普通高等医学院校护理学类专业第二轮教材

生 理 学

（第2版）

（供护理、助产、检验、医学影像、医学美容技术等专业用）

主　编　朱大诚　赵春玲
副主编　刘　燕　马宝慧　罗　海　史　君
编　者　（以姓氏笔画为序）

马宝慧（包头医学院）

史　君（内蒙古医科大学）

朱大诚（江西中医药大学）

刘　燕（长治医学院）

买文丽（川北医学院）

杨胜昌（河北中医学院）

张义伟（宁夏医科大学）

张文靖（河南中医药大学）

张雨薇（黑龙江中医药大学）

尚曙玉（黄河科技学院）

罗　海（湖南医药学院）

金　戈（甘肃中医药大学）

赵春玲（西南医科大学）

姜明春［山东第一医科大学（山东省医学科学院）］

徐亚吉（成都大学）

徐明锋（广东医科大学）

唐文超（贵州中医药大学）

潘　虹（滨州医学院）

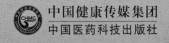

中国健康传媒集团

中国医药科技出版社

内 容 提 要

　　本教材是"普通高等医学院校护理学类专业第二轮教材"之一，系根据本套教材编写总体原则、要求和生理学课程教学大纲的基本要求及课程特点编写而成。其内容主要包括生理学的基本知识和基本理论，并在各章设有"学习目标""案例引导""知识链接""知识拓展""本章小结"及"目标检测"等模块，同时配有"医药大学堂"在线学习平台（包括电子教材、知识点体系、教学课件、习题、视频、动画、图片等），从而使教材内容立体化、生动化，易教易学。本教材具有概念简明，表达准确，逻辑条理清晰，内容深入浅出、易懂，图文并茂等特点。

　　本教材主要供全国普通高等医学院校护理、助产、检验、医学影像、医学美容技术等专业师生教学使用，也可作为其他相关专业的医务工作者学习和参考用书。

图书在版编目（CIP）数据

生理学/朱大诚，赵春玲主编． — 2 版． —北京：中国医药科技出版社，2022.7

普通高等医学院校护理学类专业第二轮教材

ISBN 978 – 7 – 5214 – 3216 – 9

Ⅰ.①生…　Ⅱ.①朱…②赵…　Ⅲ.①人体生理学 – 医学院校 – 教材　Ⅳ.①R33

中国版本图书馆 CIP 数据核字（2022）第 081549 号

美术编辑　陈君杞
版式设计　友全图文

出版　**中国健康传媒集团** | 中国医药科技出版社

地址　北京市海淀区文慧园北路甲 22 号

邮编　100082

电话　发行：010 – 62227427　邮购：010 – 62236938

网址　www.cmstp.com

规格　889mm×1194mm $^1/_{16}$

印张　18 $^3/_4$

字数　548 千字

初版　2016 年 8 月第 1 版

版次　2022 年 7 月第 2 版

印次　2023 年 11 月第 3 次印刷

印刷　北京市密东印刷有限公司

经销　全国各地新华书店

书号　ISBN 978 – 7 – 5214 – 3216 – 9

定价　**55.00 元**

获取新书信息、投稿、为图书纠错，请扫码联系我们。

为了贯彻《中共中央、国务院中国教育现代化2035》"加强创新型、应用型、技能型人才培养规模"的战略任务要求，落实《国务院办公厅关于加快医学教育创新发展的指导意见》，紧密对接新医科建设对医学教育改革的新要求，满足新时代医疗卫生事业对人才培养的新需求，中国医药科技出版社在教育部、国家药品监督管理局的领导下，通过走访主要院校对2016年出版的全国普通高等医学院校护理学类专业"十三五"规划教材进行了广泛征求意见，有针对性地制定了第2版教材的出版方案，旨在赋予再版教材以下特点。

1.立德树人，融入课程思政

把立德树人贯穿、落实到教材建设全过程的各方面、各环节。课程思政建设应体现在知识技能传授中厚植爱国主义情怀、加强品德修养、增长知识见识、培养奋斗精神灌输，不断提高学生思想水平、政治觉悟、道德品质、文化素养等。医学教材着重体现加强救死扶伤的道术、心中有爱的仁术、知识扎实的学术、本领过硬的技术、方法科学的艺术的教育，培养医德高尚、医术精湛的人民健康守护者。

2.精准定位，培养应用人才

体现《国务院办公厅关于加快医学教育创新发展的指导意见》"立足基本国情，以服务需求为导向，以新医科建设为抓手，着力创新体制机制，分类培养研究型、复合型和应用型人才"的医学教育目标，结合医学教育发展"大国计、大民生、大学科、大专业"的新定位，注重人才培养应从疾病诊疗提升拓展为预防、诊疗和康养，以健康促进为中心，服务生命全周期、健康全过程的转变，精准定位教材内容和体系。教材编写应体现以医疗卫生事业需求为导向，以岗位胜任力为核心，以培养医工、医理、医文学科交叉融合的高素质、强能力、精专业、重实践的本科护理人才培养目标。

3.适应发展，优化教材内容

教材内容必须符合行业发展要求：体现医疗机构对护理人才在临床实践能力、沟通交流能力、服务意识和敬业精神等方面的要求；体现临床程序贯穿于教学的全过程，培养学生的整体临床意识；体现国家相关执业资格考试的有关新精神、新动向和新要求；注重吸收行业发展的新知识、新技术、新方法，体现学科发展前沿，并适当拓展知识面，为学生后续发展奠定必要的基础；满足以学生为中心而开展的各种教学方法的需要，充分发挥学生的主观能动性。

4.遵循规律，注重"三基""五性"

教材内容应注重"三基"（基本知识、基础理论、基本技能）、"五性"（思想性、科学性、先进性、启发性、适用性）；"内容成熟、术语规范、文字精炼、逻辑清晰、图文并茂、易教易学"；注意"适用性"，即以普通高等学校医学教育实际和学生接受能力为基准编写教材，满足多数院校的教学需要。

5.创新模式，提升学生能力

在不影响教材主体内容的基础上要保留"案例引导""学习目标""知识链接""目标检测"模块，去掉"知识拓展"模块。进一步优化各模块的内容，培养学生理论联系实践的实际操作能力、创新思维能力和综合分析能力；增强教材的可读性和实用性，培养学生学习的自觉性和主动性。

6.丰富资源，优化增值服务内容

搭建与教材配套的中国医药科技出版社在线学习平台"医药大学堂"（数字教材、教学课件、图片、视频、动画及练习题等），实现教学信息发布、师生答疑交流、学生在线测试、教学资源拓展等功能，促进学生自主学习。

本套教材凝聚了省属院校高等教育工作者的集体智慧，体现了凝心聚力、精益求精的工作作风，谨此向有关单位和个人致以衷心的感谢！

尽管所有参与者尽心竭力、字斟句酌，教材仍然有进一步提升的空间，敬请广大师生提出宝贵意见，以便不断修订完善！

普通高等医学院校护理学类专业第二轮教材

建设指导委员会

主 任 委 员　姜小鹰

常务副主任委员 （以姓氏笔画为序）

王金胜（长治医学院）　　　　　　　　朱卫丰（江西中医药大学）

何清湖（湖南医药学院）　　　　　　　唐世英（承德医学院）

副 主 任 委 员 （以姓氏笔画为序）

于景科（济宁医学院）　　　　　　　　田维毅（贵州中医药大学）

吕雄文（安徽医科大学）　　　　　　　何　涛（西南医科大学）

曾　芳（成都中医药大学）　　　　　　熊　辉（湖南中医药大学）

委 员 （以姓氏笔画为序）

王　蕊（长治医学院）　　　　　　　　王传功（济宁医学院）

王春平（潍坊医学院）　　　　　　　　王垣芳（滨州医学院）

邓科穗（江西中医药大学）　　　　　　卢咏梅（广州中医药大学）

田玉梅（湖南医药学院）　　　　　　　田建丽（承德医学院）

田淑霞（天津中医药大学）　　　　　　冯书营（河南中医药大学）

朱大诚（江西中医药大学）　　　　　　朱天民（成都中医药大学）

乔安花（海军军医大学第二附属医院）　任立群（吉林大学）

伊淑莹（山东第一医科大学）　　　　　刘建军（江西中医药大学）

齐洁敏（承德医学院）　　　　　　　　孙贵香（湖南中医药大学）

阳大庆（湖南医药学院）　　　　　　　苏衍萍（山东第一医科大学）

杜娈英（承德医学院）　　　　　　　　李　颖（广东医科大学）

李天禹（遵义医科大学）　　　　　　　李玉红（安徽医科大学）

李惠萍（安徽医科大学）　　　　　杨　渊（湖南医药学院）

肖洪玲（天津中医药大学）　　　　宋维芳（山西医科大学汾阳学院）

张　瑛（长治医学院）　　　　　　张凤英（承德医学院）

张春玲（贵州中医药大学）　　　　张银华（湖南中医药大学）

陈　廷（济宁医学院）　　　　　　武志兵（长治医学院）

罗　玲（重庆医科大学）　　　　　金荣疆（成都中医药大学）

周谊霞（贵州中医药大学）　　　　单伟颖（承德护理职业学院）

房民琴（三峡大学第一临床医学院）孟宪国（山东第一医科大学）

赵　娟（承德医学院）　　　　　　赵秀芳（四川大学华西第二医院）

赵春玲（西南医科大学）　　　　　柳韦华（山东第一医科大学）

钟志兵（江西中医药大学）　　　　钟清玲（南昌大学）

洪静芳（安徽医科大学）　　　　　徐　刚（江西中医药大学）

徐旭东（济宁医学院）　　　　　　徐富翠（西南医科大学）

郭先菊（长治医学院）　　　　　　黄文杰（湖南医药学院）

龚明玉（承德医学院）　　　　　　章新琼（安徽医科大学）

梁　莉（承德医学院）　　　　　　彭德忠（成都中医药大学）

董志恒（北华大学基础医学院）　　蒋谷芬（湖南中医药大学）

雷芬芳（邵阳学院）　　　　　　　潘晓彦（湖南中医药大学）

魏秀红（潍坊医学院）

数字化教材编委会

主　编　朱大诚　赵春玲
副主编　刘　燕　伍庆华　马宝慧　罗　海　尚曙玉
编　者　（以姓氏笔画为序）
　　　　马宝慧（包头医学院）
　　　　史　君（内蒙古医科大学）
　　　　朱大诚（江西中医药大学）
　　　　伍庆华（江西中医药大学）
　　　　刘　燕（长治医学院）
　　　　买文丽（川北医学院）
　　　　杨胜昌（河北中医学院）
　　　　张义伟（宁夏医科大学）
　　　　张文靖（河南中医药大学）
　　　　张雨薇（黑龙江中医药大学）
　　　　尚曙玉（黄河科技学院）
　　　　罗　海（湖南医药学院）
　　　　金　戈（甘肃中医药大学）
　　　　赵春玲（西南医科大学）
　　　　姜明春［山东第一医科大学（山东省医学科学院）］
　　　　徐亚吉（成都大学）
　　　　徐明锋（广东医科大学）
　　　　唐文超（贵州中医药大学）
　　　　潘　虹（滨州医学院）

PREFACE 前　言

　　“全国普通高等医学院校护理类专业‘十三五’规划教材”自2016年8月出版发行以来，在全国高等医学院校得到普遍使用，受到了广大师生的好评，同时在使用过程中也发现一些问题。本次修订在保持原教材基本内容和框架不变的前提下进行了部分调整和修订。来自全国18所高等医学院校教研室主任和骨干教师组成编委会，根据编写原则确定了编写大纲，制定了具体方案，对修订稿进行了逐章逐节讨论、逐句逐字反复斟酌，最后书稿成型。本教材主要供本科护理学类及相关专业学生使用。

　　本版教材汲取了上一版教材的优点，又结合本学科的进展，内容有所更新，并且在本次修订中注重紧密结合专业特点。比如，内容上增加了生命活动的基本特征，补充了与尿液浓缩和稀释有关的内容，有关下丘脑调节肽的内容也进行了一定的修正；对清晰度不高且复杂的插图进行了替换等。鉴于本教材主要面向护理类专业学生，在章或节前赋予“案例引导”。在编排形式上，为使学生明确学习目标、把握要点、了解学科进展，章前列出了“学习目标”，正文中插入了“知识链接”模块。同时，各章后列出的“目标检测”模块，便于学生预习、复习、总结和自测。在每一章后根据教学和护理执业考试大纲要求列出的相应“本章小结”和“目标检测参考答案”，限于篇幅，进行了随文二维码放置。书后的“参考文献”部分则为学生提供了寻求相关知识的途径。

　　为进一步适应新时期教育转型和护理类人才培养的需要，推动信息技术与教育教学的深度融合，本次教材编写的同时开展了“普通高等医学院校护理类专业第二轮教材”（纸质教材）数字化编写的工作。本教材数字化工作是以本教材编写大纲为核心，依托“医药大学堂”网络教学平台同步建设的数字化教材，主要包括电子教材、教学课件、微课和题库同步练习等教学资源。数字化教材的建设能充分挖掘平台在线、便捷、大容量、互动、多种表现形式的特点，拓展教学资源，为教师教学手段的更新服务及为学生知识、能力、素质的协调发展创造了条件。

　　在教材修订中所有编者都认真负责、默契配合，前后经历了初稿、交叉审稿、副主编审稿，最后由主编朱大诚统稿、审稿和定稿而成。编委会全体成员为本教材的顺利完稿和付梓付出了辛勤的汗水，在此向各位编者及所在院校表示诚挚的谢意！并特别向上一版的编委会表示衷心的感谢！尽管全体编者在本教材的编写过程中已尽到最大的努力，但受能力所限，不足之处在所难免。为了使本教材更臻完善，恳切希望同仁和读者在教材使用过程中提出宝贵意见，以便再版时修正。

编　者
2022 年 4 月

目 录 CONTENTS

第一章 绪 论

PPT

📖 学习目标

1. 掌握 新陈代谢；兴奋性；内环境；稳态；机体功能的调节方式；反馈；负反馈。

2. 熟悉 生理学研究的三个水平；生理学的研究方法；体液；正反馈。

3. 了解 生理学的任务和研究内容；适应性；生殖；衰老；前馈。

第一节 生理学的研究内容和方法

一、生理学的研究内容

生理学（physiology）是研究机体正常生命活动规律的一门科学。根据其研究对象的不同，可分为动物生理学、植物生理学、人体生理学等。医药类专业学生学习的是人体生理学，通常称为生理学。生理学的任务就是研究人体表现出来的各种正常的生命现象、活动规律及其发生机制，以及内、外环境变化对机体功能活动的影响和机体所产生的相应调节，从而掌握各种生理变化的规律，为防病治病、增进人类健康、延长人类寿命提供科学的理论依据。因此，生理学是医学的重要基础理论学科。

组成人体的基本结构和功能单位是细胞。细胞由不同的大分子组成，组织是由结构相似、功能相近的细胞群构成，不同的组织又按一定的形式联结而形成器官，器官构成人体九大系统，系统的集合构成了整体。因此，在研究生命现象、规律及其机制时，需要从各个不同水平进行研究。根据研究的层次不同，生理学的研究内容大致可以分为三个不同的水平。

（一）整体水平

整个人体的生理活动并不等于心、脑、肺、肾等器官生理功能的简单总和，而是体内各器官、各系统生理功能相互联系、相互制约的完整而协调的过程。人体的生理活动还具有个体的特点，并且随着个体生活条件的变化而不断变化发展。例如，人体血压会受机体内环境、人体的健康情况以及心理、社会等因素的影响。这里所研究的人体血压是在机体完整情况下进行的，因此称为整体水平的研究。

（二）器官和系统水平

器官、系统水平是以器官和系统为研究对象，研究各器官、系统的功能及其调节机制，从而阐明各器官、系统的活动规律和它们在整体生理功能中所起的作用以及各种因素对其活动的影响。例如，循环系统中心脏的射血、血液在心血管系统中的流动都是具有规律的，且神经因素、体液因素对心血管活动规律均起了重要作用等。这就要以心脏、血管等器官和循环系统作为研究对象，称为器官和系统水平的研究。

（三）细胞和分子水平

细胞和分子水平是以细胞及其所含的生物大分子为研究对象，并研究其活动规律。细胞及其亚微结构是由生物大分子所构成的。因此，细胞的生理特性是由各种生物大分子的物理、化学特性所决定的。

例如，骨骼肌细胞发生收缩，是因为肌细胞兴奋时，细胞膜上 Ca^{2+} 通道开放，Ca^{2+} 内流，使骨骼肌细胞内 Ca^{2+} 浓度增加，并在 ATP 酶的作用下，肌细胞内若干种特殊蛋白质分子的排列方式发生变化，从而发生肌细胞收缩或舒张的活动。

机体生理功能虽然以生物大分子特性为基础，并服从于它的物理、化学变化规律，但生理学不等同于物理学和化学，它既有细胞和分子水平的研究和科学规律，还有器官、系统和整体水平的研究和科学规律。要全面地理解机体某一生理功能的机制，必须从细胞和分子、器官和系统、整体三个水平进行研究。

以上三个水平的研究是人为进行区分的，在不同水平上进行的研究。由于观察对象的不同，不同的研究只能在不同水平上说明某种功能活动的规律，不能简单地将三个水平的研究截然分割开来，它们并不是各自独立的，而是相互联系、互相补充、协调统一的。要想阐明某一种生理功能的机制，必须对细胞和分子、器官和系统以及整体三个水平的研究结果加以综合分析，才能得出比较全面和整体的认识。

二、生理学的研究方法

生理学知识是通过临床实践和实验研究所获得的，因此是一门实验性科学。早期的生理学知识主要是来源于尸体解剖和动物活体解剖。在 1628 年，英国医生威廉·哈维（William Harvey，1578—1657）撰写了人类历史上第一部基于实验证据的生理学著作《心与血的运动》。现代生理学研究最常用的实验方法有动物实验和人体试验两种。人体试验是在不影响人体健康，并得到受试者本人同意的情况下进行的无创伤性研究。如在安静、运动、情绪激动等不同条件下，观察人体的血压、体温、心率、心电等的变化。因此，在人体上进行的试验是有限的。因为人与动物的机体在结构和功能上具有许多相似之处，利用动物实验的结果来推断人体生理功能是完全可能的，所以，生理学实验研究多以动物实验为主。常用的动物实验方法又分为急性实验（acute experiment）和慢性实验（chronic experiment）两大类。

（一）急性实验 e 微课 1–1

急性实验是指动物在麻醉状态或破坏脑和脊髓等条件下，通过手术暴露或取出所需研究的器官进行的实验，根据研究的目的不同分为离体实验和在体实验。

1. 离体实验（experiment in vitro） 通常是指从活着的或刚处死的动物身上取得所要研究的器官、组织或细胞等，将其置于能保持其正常功能活动的人工控制环境中，进行观察、分析其功能活动规律及机制的实验，或观察某些人为的干预因素对其功能活动的影响。如取家兔一段小肠，在 37℃有氧条件下，观察不同因素对肠平滑肌运动的影响；应用膜片钳技术研究细胞膜上单个离子通道的电流特性。离体实验由于器官、组织或细胞脱离了整体，排除了许多体内因素的影响，因此，实验因素单纯，结果容易分析。但由于研究对象已经脱离整体，它们所处的环境已发生很大的变化，实验结果与在整体时相比，可能存在较大差异，同时也具有一定的局限性。

2. 在体实验（experiment in vivo） 是指动物在麻醉状态或破坏脑和脊髓等条件下，通过手术暴露所需研究的器官，在保持多因素不变的情况下，改变某一因素，观察该器官活动的变化。如在家兔颈总动脉中插入动脉导管，可直接观察神经或体液因素的变化对动脉血压的影响。结扎蛙心不同部位，研究蛙心搏动的起源等。由于所观察的器官活动没有脱离机体，是在整体情况下观察，不仅可以掌握该器官的功能活动，还可以了解到器官间的相互作用。在体实验的条件容易控制，观察分析较为客观，实验结果比较明确，便于进行直接观察和细致分析，但影响因素较多。

（二）慢性实验

慢性实验是以完整、清醒的动物为研究对象，且尽可能保持外界环境接近自然，以便能在较长时间内观察和记录动物某些生理功能指标的改变。通常在实验前需对实验动物进行预处理，即在无菌、麻醉条件下，通过手术破坏、摘除、移植某些器官或将电极埋藏于体内，待动物从麻醉和手术中恢复后，进行实验。例如，利用犬作为实验对象，为其手术创造多种消化瘘管，观察动物在清醒状态下，各种不同因素对消化液分泌的影响等；还有研究某种内分泌功能时，常先摘除动物某个内分泌腺，以便观察这种内分泌腺所分泌的激素缺乏时以及人为替代后的生理功能变化，用来了解这种激素的生理作用。慢性实验可以在清醒条件下长期、反复观察某一活动，所获得的结果更接近生理状态。与急性实验相比，慢性实验整体条件严格、复杂，干扰因素多，因此，对实验结果须进行综合分析。

第二节 生命活动的基本特征

凡是有生命的生物体都具有一些共同的基本特征，包括新陈代谢、兴奋性、适应性、生殖等。人体生命活动包括发育、成熟、衰老、死亡，这一全周期也是具有规律特征的过程，因此，本节还概述生命周期的衰老过程。

一、新陈代谢

新陈代谢（metabolism）是生命活动的基本特征之一。机体生存就需要不断与环境进行物质与能量交换，机体从外界摄取营养物质并形成体内的组织和储备能量，同时体内的组织成分不断分解释放能量以供给机体生命活动的需要，并将分解的终产物排出体外。这个自我更新的过程就是新陈代谢。

新陈代谢包括物质代谢和能量代谢，物质代谢又包括合成代谢和分解代谢。合成代谢是指从消化道吸收入血的物质被合成为自身物质的过程，这个过程需要供给能量。分解代谢是指机体分解自身的物质，并将分解的终产物排出体外的过程，这个过程中营养物质分解会释放能量以供机体生命活动的需要。体内的物质代谢和能量代谢是相伴随的，对于生命活动必不可少。物质代谢是能量代谢的基础，是能量的根本来源。物质在机体内进行生化转化过程中产生的能量，一方面作为机体活动的需要，维持体温，另一方面以热的形式散发到体外。

机体内各器官系统的正常功能活动在神经调节和体液调节下，相互协同地维持新陈代谢的稳定进行，而新陈代谢是一切生命活动发生和发展的基础，一旦新陈代谢停止，机体的生命活动也会随之终止。

二、兴奋性

机体的组织或细胞接受刺激后发生反应的能力或特性称为兴奋性（excitability），它是生命活动的基本特征之一。

机体生活在不断变化的环境中，当环境发生变化的时候，机体会作出适宜的反应以应对环境的变化。例如，生理学上通常将能够引起机体发生反应的体内、外环境变化称为刺激（stimulus）。刺激的种类繁多，包括物理性刺激、化学性刺激、生物性刺激、社会心理性刺激等。物理性刺激包括电、温度、机械、声波、光等；化学性刺激包括酸、碱、药物等；生物性刺激包括细菌、病毒等。

机体受刺激后所发生的生化代谢和生理功能的改变称为反应（response）。机体对刺激所产生的反应的形式多样，如神经细胞受到刺激可产生动作电位，肌细胞受到刺激可引起肌细胞的收缩，腺细胞受到刺激可引起其分泌腺液。当机体、器官、组织或细胞受到刺激时，功能活动由弱变强或由相对静止转变为比较活跃的反应过程或反应形式，称为兴奋（excitation）；相反，功能活动由强变弱或由活动状态转变为相对静止的反应称为抑制（inhibition）。兴奋与抑制相互协调，共同完成机体的生命活动，是机体功能活动不可缺少的两个方面。

三、适应性

在内、外环境因素变化时，机体根据内、外环境变化调整体内各部分功能活动的能力，称为适应性（adaptability）。机体在体内、外环境因素变化时，通过克服环境中的不利因素以避免自身受到伤害，保持其生理活动的反应，称为适应（adaptation）。通过适应以维持内环境的稳定，利于正常生命活动的进行，从而维持机体的生存。通常，适应分为行为性适应和生理性适应。如寒冷时人们可以通过增添衣服和增加活动量来抵御严寒，另外，机体还通过增加产热和减少散热以调节体温，前者是行为性适应，后者是生理性适应。

行为性适应通常伴有躯体活动的改变，例如，机体遇到伤害性刺激时会出现躲避行为，这种适应属于机体的本能性行为，由于人类大脑皮质的高度发达，行为性适应更具有主动性，如建造房屋、安装使用空调设备、制作舒适的衣物等，以创造更有利于生存的环境。

生理性适应是由于机体内存在高度完善的神经、体液调节机制，随时对代谢或功能活动进行调整。例如，长期居住在高海拔地区的人，血液中红细胞数和血红蛋白含量高于平原地区的人。

四、生殖

当生物体生长发育成熟到一定阶段后，产生与自己相似的子代个体，从而使生命得以延续的过程为生殖（reproduction）。生命活动包括维持个体的生存和种族的延续，由于个体的生命是有限的，人类需要依靠生殖活动产生与自己相似的新的子代个体，从而保证种族的延续，所以，生命现象又是无限的。虽然对于单个个体来说，生殖功能的完成不影响其生命活动，但对于整个种族而言，丧失生殖功能，意味着种族不能延续，因此，生殖也是生命的基本特征之一。

目前，辅助生殖技术的发展解决了人类不孕不育症的困扰，促进了优生优育；随着克隆技术的不断发展成熟，无性生殖已在高等动物实现，但其也对伦理学和传统生殖方式提出了新的挑战。

五、衰老

在个体的整个生命过程中，经历生命的发生、生长和发育、衰老和死亡。衰老（senescence，ageing）是指机体生长发育成熟后，随年龄增长而发生的各器官系统及其组织结构、生理功能的一系列退化过程，即生理性老化，是个体生命过程的最后阶段。衰老是一切生物体不可回避的自然规律，人体衰老表现在人体结构成分变化、细胞数量减少、全身器官功能下降、对内外环境的适应能力下降等方面。疾病可促进机体结构和功能的退化过程。

人体结构成分衰老的表现为机体水分减少、脂肪增多。正常成年男性全身含水量约为体重的60%、女性为50%，随年龄增长，机体含水量逐渐减少，60岁以上的男性减少至51.5%，女性减少至42%～45%。细胞内含水量也随年龄增长而逐渐下降。由于新陈代谢活动随年龄增长而减慢，摄入的热能转化为脂肪储存，故脂肪增加；脂肪可转化为胆固醇，所以胆固醇也随年龄增长而增加。成年人随着年龄的增长，各器官细胞数量开始减少，细胞出现萎缩、死亡，使各器官的重量减少，器官生理功能下降。如皮肤松弛干燥，皱纹增加，视力、听力下降，骨髓的造血功能降低，肺活量减少，心肌收缩力下降、搏出量减少，神经系统、消化系统、生殖系统等均出现器官功能退化的现象，导致机体对内外环境变化的适应能力逐渐下降。值得指出的是，不同个体的老化速度不同，所以衰老变化也不同，同一个体的不同组织器官的老化速度也不同。另外，老化的速度与人体的养生保养有关，所以，注意养生保养对延缓衰老过程有重要的积极意义。

第三节　机体的内环境及其稳态

⇒ 案例引导

　　临床案例　患者，男，56 岁。在 37℃ 环境下进行体力劳动时，因大量出汗，2 小时后，感到胸闷、头晕、恶心、呕吐。随即就医。查体：体温 38.5℃，心率 120 次/分，血压 82/55mmHg。

　　诊断：中暑。

　　讨论：

　　1. 请你用所学的生理学知识解释病例中出现的临床表现。

　　2. 请你设计出治疗原则。

一、体液与内环境

（一）体液及其分布

　　机体内液体的总量称为体液（body fluid）（图 1-1）。正常成年人体液总量约占体重的 60%，按其分布分为细胞内液（intracellular fluid, ICF）和细胞外液（extracellular fluid, ECF）两大类。细胞内的液体称为细胞内液，约占体重的 40%；其余的液体分布在细胞外，称为细胞外液，约占体重的 20%。细胞外液中血浆（plasma）约占 5%；其余约 15% 分布在全身的细胞间隙内，称为组织间液（interstitial fluid, ISF）或组织液（tissue fluid）。另外，还有少量的淋巴液和脑脊液等。需要指出的是，机体中与外界相通的管道内的液体不属于体液，如消化道、膀胱、呼吸道等内的液体不属于体液。

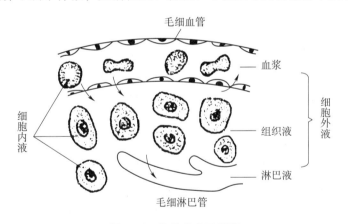

图 1-1　体液分布示意图

　　由于人体各部分体液是彼此隔开的，因而各部分体液的成分含量不同。细胞膜既是分隔细胞内液与组织液的屏障，又是两者之间相互沟通的结构，有些物质能够溶解在细胞膜中而可自由通过细胞膜，但有些物质则须经膜上镶嵌的特殊蛋白质才能从膜的一侧转移到另一侧，水主要受细胞膜两侧渗透压和静水压梯度的驱使而跨膜移动。还有，毛细血管壁既是分隔血浆与组织液的屏障，也是两者之间相互沟通的结构，组织液与毛细血管内血浆的沟通也取决于毛细血管管壁两侧的渗透压和静水压梯度。血浆是沟通各部分体液与外界进行物质交换的重要媒介，是各部分体液中最为活跃的部分，因此，血浆成分及理化性质的改变可以直接反映组织、细胞的代谢情况，这也是血液学检测成为临床诊治疾病的重要依据。

（二）内环境

人体内绝大部分细胞不能直接与外界环境接触，它们直接生活的环境是细胞外液。以区别于机体生存的外部自然环境，将细胞所处的赖以生存的环境称为内环境（internal environment），即细胞外液。内环境为细胞进行正常的生命活动提供了必要的理化条件，并为细胞提供了营养物质，同时还接受细胞代谢所产生的终产物。因此，内环境对于细胞的生存以及维持细胞的正常生理功能显得十分重要。

二、稳态 ⓔ 图集1

机体在正常生理情况下，细胞外液的理化性质是保持相对稳定的。内环境理化性质的相对稳定是指细胞外液的化学成分、pH、温度、渗透压等保持相对稳定的状态。这种内环境理化性质保持相对稳定的状态，称为稳态（homeostasis）。内环境稳态是细胞进行正常生命活动的必要条件。

内环境的稳态不是固定不变的，而是各种理化性质在不断变化中所达到的动态平衡状态。例如，虽然自然环境有春夏秋冬的变化，但人的体温总是稳定在37℃左右，变动范围不超过1℃；血浆 pH 在 7.35～7.45 波动；血浆中各种离子浓度的波动范围也很小，如 Na^+ 浓度在 135～145mmol/L，K^+ 浓度在 3.5～5.5mmol/L，铁离子浓度在 7.34～23.6μmol/L，肌酐在 44～132μmol/L，而 Ca^{2+} 浓度也仅在 2.25～2.75mmol/L 的狭小范围内波动。保持内环境稳态是一个复杂的生理过程，人体通过神经、体液等多种调节方式而实现内环境稳态，使内环境的理化性质保持动态平衡。如果内环境稳态不能维持，内环境理化条件发生较大变化，超过机体的调节能力，则机体的正常生理功能将受到威胁，导致疾病的发生，甚至危及生命。例如，高热、水和电解质平衡紊乱、酸碱平衡紊乱等都将损害细胞的功能，引起疾病甚至死亡。因此，内环境和稳态将生理学各个内容有机地联系在一起，形成了一个有机的整体。

⊕ 知识链接

内环境来源于海水的理论

在 20 世纪 20 年代，加拿大生物化学家 Macallum A. B. 曾提出的一个重要理论，即一切动物的体液都来源于海水。他认为，原始生物体的细胞是与其周围的海水相适应的。随着动物的进化，体腔与外界隔开，被包入体内的体液，虽经多种演化，但还保持其在体腔封闭前与原始海水相近似的成分。

在海水中，生物从最原始形式发展到较复杂的形式。以后，有的仍居住在海洋中，有的移向淡水，有的甚至迁移到陆地上。生活在海洋中的单细胞生物只有一个生活环境，就是它周围的海水。海水既可提供其食物和氧气，又可带走其排泄出来的代谢终产物；且海水是如此的浩瀚，海水的理化性质变动很慢。海水的比热较高，因而海水的温度变化极小；由于海水的黏滞度较大，剧烈的机械动荡对其影响也很小。

第四节　机体功能的调节与自动控制原理

机体不仅是形态上的整体，也是功能上的整体。机体任何一部分，一旦脱离了这个有机整体，它的生理功能也将难以实现，当然，机体的整体功能也必将受到影响。人体能成为一个有机整体，是因其具有较完备的调节和控制系统，能对各系统、器官、组织和细胞的各种生理功能进行有效地调节和控制，因而，能维持人体内环境乃至各种生理功能活动的稳态；也能适时地对外界环境变化作出适应意义的规律性反应，调整机体各组成部分的活动，以应对外界环境所发生的各种改变。人体生理功能调节的方式主要有三种，即神经调节、体液调节和自身调节。这三种调节方式是相互配合、密切联系，但又各有其特点。

一、神经调节

神经调节（neuroregulation）是通过神经纤维的联系，对机体各组织、器官和系统的生理功能发挥调节作用，是机体的重要调节方式。实现该调节的基本方式是反射。反射（reflex）是在中枢神经系统的参与下，机体对内外环境变化的刺激作出的有规律的适应意义的反应。其结构基础是反射弧（reflex arc），反射弧必须有感受器、传入神经、神经中枢、传出神经和效应器五部分组成（图1－2）。感受器（receptor）是指接受某种刺激的特殊装置；传入神经（afferent nerve）将感受器发出的电信号传至神经中枢；神经中枢简称中枢（center），对传入的电信号进行综合分析处理，并发布信息；传出神经（efferent nerve）将中枢发出的信息传给效应器；效应器（effector）则是产生效应的器官。例如，人体在生理情况下动脉血压能保持相对稳定，是因为当动脉血压升高时，分布在主动脉弓和颈动脉窦的压力感受器感受到了血压升高的刺激，并将其转变为神经冲动，通过传入神经纤维（迷走神经、舌咽神经）到延髓心血管中枢，经过心血管中枢的分析，经传出神经改变心脏和血管的活动，使心脏的活动减弱、血管舒张，从而使动脉血压下降至正常范围。这个反射称为压力感受性反射（详见第四章），这对于维持动脉血压的稳定起着重要作用。反射的完成依赖于反射弧结构的完整与功能的正常，反射弧中任何一部分被损伤，都会导致反射活动的消失。神经调节的特点是反应迅速，调节精确，范围局限，持续时间短暂。

刺激 ⟶ 感受器 ⟶ 传入神经 ⟶ 中枢 ⟶ 传出神经 ⟶ 效应器 ⟶ 反应

图1－2　反射弧的构成

根据反射形成条件的不同，反射可分为非条件反射（unconditioned reflex）和条件反射（conditioned reflex）两大类。非条件反射是生来就有的、较为低级的神经活动，其反射弧较为固定，其刺激性质与反应之间的因果关系是由种族遗传因素所决定的。例如吸吮反射、角膜反射、减压反射、逃避反射等。条件反射是通过后天学习所获得的，是较高级的神经活动。条件反射是建立在非条件反射基础之上，是个体在生活过程中建立起来的，其刺激性质与反应之间的因果关系是不固定的、灵活可变的；反射弧是暂时性联系，数量无限，条件反射建立的数量越多，机体对环境的适应能力就越强。例如，运动员进入比赛环境中就会发生呼吸加深、加快的条件反射，这时虽然比赛尚未开始，但呼吸系统已增强活动，为比赛准备提供足够的氧并排出二氧化碳；再如，人们谈论美食时，虽然没有食物的直接刺激，但也会引起唾液、胃液分泌等。因此，条件反射属于具有适应性意义的调节。

二、体液调节

体液调节（humoral regulation）是指体内产生的某些特殊化学物质通过体液途径而影响生理功能的一种调节方式。这些特殊化学物质是由体内内分泌腺或散在内分泌细胞分泌的具有高效能的激素（hormone），或是某些组织细胞产生的特殊化学物质，前者如生长激素、甲状腺激素、胰岛素等，后者如组胺、白细胞介素等，另外，还包括组织细胞代谢过程中产生的某些代谢产物，如腺苷、二氧化碳、氢离子等。激素分泌后由血液循环运输至全身各处，而作用于远隔的靶器官，这种调节方式称为全身性体液调节。例如，腺垂体分泌的生长激素，经过血液循环运输到骨骼和肌肉等器官，促进生长发育等；胰岛分泌胰岛素经血液循环运至全身，调节全身细胞的糖代谢，促进细胞对葡萄糖的摄取和利用，维持血糖浓度的相对稳定。而某些细胞分泌的组胺、激肽等生物活性物质以及组织代谢的产物如腺苷、乳酸等，可借细胞外液扩散至邻近细胞、组织和器官，使局部血管舒张、通透性增加等，这种调节方式称为局部性体液调节。与神经调节相比较，体液调节的特点是作用缓慢、持久，作用范围广泛。

体内绝大多数内分泌腺或内分泌细胞受神经支配，因而，体液调节便成为神经调节反射弧传出途径的延伸或补充，称为神经-体液调节（neurohumoral regulation）。如支配肾上腺髓质的交感神经兴奋时，肾上腺髓质分泌肾上腺素和去甲肾上腺素，从而发挥激素的多种生理效应。这种调节具有两种调节的共同特点，使调节的效果更加合理、准确，使机体的协调与统一更加完善。

三、自身调节

自身调节（autoregulation）是指组织或器官不依赖于神经调节和体液调节，而是由其自身特性对内、外环境变化产生适应性反应的过程。这种调节方式只存在于少数组织和器官。例如，骨骼肌或心肌的初长度能对其收缩力量起到调节作用；当在一定限度内增大初长度时，收缩力量会相应增加，而初长度缩短时收缩力量就减小。在一定范围内，动脉血压降低，则脑血管舒张，血流阻力减小，使脑血流量不致过少；动脉血压升高，则脑血管收缩，血流阻力增加，使脑血流量不致过多，从而使机体在一定范围内能保证心、脑等重要器官血流量的相对稳定，这些反应在去除神经支配和体液因素的影响后仍然存在，这都是自身调节的结果。

自身调节的范围和幅度比较小，灵敏度低，但在生理功能的调节中仍有一定意义。

四、机体功能活动的自动控制原理

通过运用数学和物理学的原理和方法，分析研究各种工程技术的控制和人体各种功能调节的一般规律的学科，称为控制论（cybernetics）。人体是一个极其复杂的有机体，体内广泛存在不同层次和不同形式的控制系统（control system）。甚至在一个细胞内也存在许多精细复杂的控制系统，能精确调控细胞内的各种功能活动。在生理学课程中，主要讨论器官系统水平和整体水平的各种控制系统，如人体通过神经和体液因素对心血管系统功能活动的调控，可以使心脏的活动和动脉血压保持相对稳定。人体内的控制系统主要有反馈控制系统和前馈控制系统。

💡 **知识拓展**

生物控制论的诞生史话

18世纪末，生物学家已开始认识调节和控制对生物机体的重要作用。1948年，美国著名数学家 Norbert Wiener（1894—1964）将通信和控制系统与生物机体中的某些控制机制进行类比，概括出两类系统的共同规律，创立了控制论这一新兴学科。在控制论发展初期是以研究共同规律为主，生物系统仅作为其中一个主要背景。20世纪50年代末到60年代初，人们开始应用控制论的方法和观点解决生理和病理机制等具体问题，并取得了一定的成效，在神经系统信息处理的研究中也取得了重要进展。到20世纪60年代中期，维纳与他人合编《生物控制论进展》，汇集了控制论在生物医学中的许多不同领域的应用，从而确立了生物控制论。

（一）反馈控制系统 e 微课 1-2

反馈控制系统是一个闭环系统（closed-loop system），是人体功能调节控制系统中最普遍的方式，在这个闭合系统中，控制部分发出控制信息，指示受控部分活动，而受控部分的输出变量可被一定的监测装置感受，监测装置再将受控部分的活动情况作为反馈信息送回到控制部分，控制部分可以根据反馈信息来改变自己的活动，调整对受控部分的指令，因而能对受控部分的活动进行修正和调整，从而使受控部分的活动更精确、更完善，以达到最佳效果（图1-3）。在这个控制系统中，受控部分的活动反过来影响控制部分的活动称为反馈（feedback）。

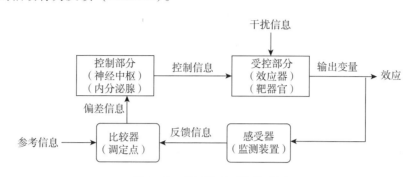

图1-3　反馈控制系统模式图

1. 负反馈　在反馈控制系统中，受控部分发出的反馈信息使控制部分的活动向相反的方向进行改变，称为负反馈（negative feedback）。负反馈控制系统平时处于稳定状态。如出现一个干扰信息作用于受控部分，则输出变量发生改变，导致该反馈控制系统发生扰乱，这时反馈信息与参考信息发生偏差，偏差信息作用于控制部分使控制信息发生改变，以对抗干扰信息的干扰作用，使输出变量尽可能恢复到扰乱前的水平。因此，正常情况下，负反馈调节存在一个调定点（set point）。调定点是指自动控制系统所设定的一个工作点，使受控部分的活动只能在这个设定的工作点附近的一个狭小范围内波动。如动脉血压调定点约为100mmHg，人体体温调定点在37℃左右。例如，现在认为下丘脑内有决定体温水平的调定点的神经元，这些神经元发出参考信息使体温调节中枢发出控制信息来调节产热和散热过程，保持体温维持在37℃左右。在人体进行剧烈运动时，产热突然增加而发出干扰信息，使输出变量，即体温随之升高，此时下丘脑内的温度敏感区（监测装置）就发出反馈信息与参考信息进行比较，由此产生偏差信息作用于体温调节中枢，从而改变控制信息来调整产热和散热过程，使升高的体温回降至37℃左右，这就是负反馈调节作用的结果。

人体内一些相对稳定的生理功能，通常都是在负反馈调节下而保持的，因此，在人体功能活动的调节过程中负反馈最常见，是一种维持机体稳态的重要控制系统。但是，负反馈调节只有在输出变量与原有的调节信息出现较大偏差后，反馈信息才会回输至控制部分，启动负反馈控制系统，所以，负反馈总是要滞后一段时间才能纠正偏差，有较大波动，发挥作用比较缓慢。　Ⓔ 微课1-3

2. 正反馈　受控部分发出的反馈信息，通过反馈联系促进和加强控制部分的活动，最终使受控部分的活动朝着与它原先活动相同的方向改变，这种调节方式称为正反馈（positive feedback）。在体内，正反馈不如负反馈常见。正反馈是使受控部分的活动处于不断的再生与加强状态，直至完成全部活动，它一般不需要干扰信息就可进入再生状态，但有时也可因出现干扰信息而引发再生。例如，如果出现一个干扰信息作用于受控部分，使输出变量发生改变，这时反馈信息为正值，导致偏差信息增大；增大的偏差信息作用于控制部分使其发出的控制信息增强，导致输出变量的改变进一步加大，由于输出变量加大，又返回来加大反馈信息，如此反复，使反馈控制系统活动不断再生。如排尿反射，当膀胱充盈时，控制部分（排尿中枢）兴奋而发动排尿，由于尿液刺激了尿道感受器，感受器不断发出反馈信息，进一步加强排尿中枢的活动，使排尿反射不断加强，直至尿液排完为止。另外，血液凝固、射精反射、分娩过程等都属于正反馈。

（二）前馈控制系统

前馈控制系统是指控制部分在反馈信息到达之前已受到前馈信息的影响，及时纠正其指令可能出现的偏差，这种控制形式称为前馈（feedforward）。在前馈控制系统模式图中（图1-4），输出变量在发出反馈信息之前，监测装置检测到干扰信息后发出前馈信息作用于控制部分，调整控制信息以对抗干扰信息对受控部分的作用，从而使输出变量保持稳定。这种使输出变量在尚未出现偏差发动负反馈控制之前，对受控部分提前发出预见性的信息，达到了弥补负反馈调节过程中出现较大波动和调节效果滞后的不足。例如，在寒冷环境中，当体温降低到一定程度时，除通过负反馈调节使机体代谢活动加强、产热增加、散热减少使体温回升外，还有前馈控制系统的参与，人们可根据气温降低的有关信息，通过视、听等感觉器官传递到脑，脑就立即发出指令增加产热活动和减少机体散热。这些产热和散热活动并不需要等到寒冷刺激使体温降低以后进行，而是在体温降低之前就已经发生。条件反射活动也是一种前馈控制系统活动。例如，动物见到食物就引起消化液分泌，这种分泌比食物进入口腔后引起的分泌来得快，而且富有预见性，更具有适应性意义。但前馈控制引起的反应有时可能发生失误，如动物见到食物后引起消化液的分泌，也可能因为某种原因，最终它并没有吃到食物，则这种消化液的分泌就是一种失误。

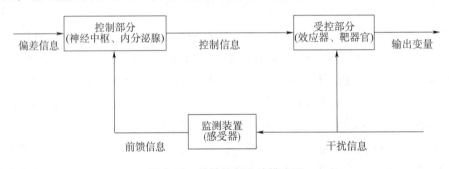

图1-4 前馈控制系统模式图

（马宝慧 朱大诚）

答案解析

目标检测

1. 简述生理学研究的水平。
2. 简述生理学的研究方法。
3. 什么是内环境稳态？有何生理意义？
4. 试述人体功能活动的调节方式的种类、特点及相互关系。
5. 反射活动的结构基础是什么？包括哪几部分？
6. 何谓负反馈调节？试举一例说明其作用及其生理意义。

书网融合……

本章小结   微课1   微课2   微课3   图集1   题库

第二章　细胞的基本功能

PPT

📖 学习目标

1. 掌握　细胞膜的物质转运功能；静息电位的概念及其产生机制；动作电位的概念、特点和产生机制；神经-肌肉接头处兴奋的传递过程；骨骼肌的兴奋-收缩耦联。

2. 熟悉　细胞的跨膜信号转导；动作电位的触发和传播；兴奋性及其变化；骨骼肌的收缩形式；影响骨骼肌收缩的因素。

3. 了解　电压钳技术和膜片钳技术；骨骼肌收缩的力学分析；平滑肌的收缩机制。

细胞是人体最基本的结构和功能单位。虽然细胞的形态和功能千差万别，但大都具有一些共同的功能特征。要理解人体各器官、系统的生理功能，必须首先了解细胞的基本功能。本章主要介绍细胞的这些具有共性的基本功能，包括细胞的物质转运功能、跨膜信号转导功能、生物电现象和肌细胞的收缩功能。

第一节　细胞膜的物质转运功能

➡ **案例引导**

临床案例　患者，女，18 岁，12 岁开始反复出现活动后胸痛，有时向左肩背部放射，休息可缓解，近 1 周上述症状加重，休息难以缓解而入院。检查发现：血压 110/75mmHg，双侧肘关节和膝关节可见黄色结节性皮损，血清总胆固醇 20.1mmol/L，三酰甘油 1.63mmol/L，高密度脂蛋白胆固醇 0.75mmol/L，低密度脂蛋白胆固醇 12.17mmol/L。家族史：患者的姐姐 20 岁时突发胸闷、胸痛猝死，外婆生前有黄色瘤出现。初步诊断为家族性高胆固醇血症。

讨论：

1. 家族性高胆固醇血症的发病原因有哪些？

2. 分析胸痛和黄色瘤出现的原因。

提示：家族性高胆固醇血症是一种常染色体显性遗传性疾病，是由于细胞膜表面低密度脂蛋白受体数目减少或缺乏所致。

细胞膜也称质膜，是分隔细胞内液和细胞外液的特殊屏障。由于细胞膜的结构是在脂质双分子层的基本骨架中镶嵌了一些特殊的功能蛋白，这就决定了细胞膜是一种特殊的半透膜，具有不同理化特性的物质，如各种离子、营养成分、生物信号分子、细胞的代谢产物等要进出细胞只能通过细胞膜特定的物质转运功能才能实现。

一、被动转运

被动转运（passive transport）是指物质分子或离子顺着电-化学梯度进行的跨膜转运，不需要消耗能量。根据物质的转运过程是否需要膜上蛋白质的帮助，可将被动转运分为单纯扩散和膜蛋白介导的易化扩散。

（一）单纯扩散

单纯扩散（simple diffusion）是一种简单的穿越质膜的物理扩散，没有生物学转运机制参与。细胞的单纯扩散是指脂溶性的小分子物质顺浓度梯度所进行的跨膜转运。能以单纯扩散跨膜流动的物质都是脂溶性物质和少数不带电荷的极性小分子物质，如 O_2、CO_2、N_2、水、乙醇、尿素、甘油等。扩散的方向和速度取决于该物质在膜两侧的浓度差和膜对该物质的通透性，后者取决于物质的脂溶性和分子大小。浓度差愈大、通透性愈高，则单位时间内物质扩散的量就愈多。

需要指出的是，水是不带电荷的极性小分子，能以单纯扩散的方式通过细胞膜，但脂质双层对水的通透性很低，故扩散速度很慢。

（二）易化扩散

易化扩散（facilitated diffusion）是指非脂溶性的小分子物质或带电离子在膜蛋白的帮助下顺浓度梯度和（或）电位梯度进行的跨膜转运。易化扩散可分为经通道易化扩散和经载体易化扩散两种形式。 📱微课 2 - 1

1. 经通道易化扩散（facilitated diffusion via channel） 是带电离子在细胞膜上通道蛋白的帮助下，顺浓度梯度和（或）电位梯度进行的跨膜转运。由于经通道转运的溶质几乎都是离子，因而通道也称离子通道（ion channel）。离子通道是一类贯穿脂质双层、中央带有亲水性孔道的膜蛋白。当通道处于关闭状态时，没有离子通过；通道开放时，离子可经孔道从膜的高浓度一侧向低浓度一侧扩散。离子通道具有以下特征。

（1）转运速度快 据测定，经通道扩散的转运速率可达每秒 $10^6 \sim 10^8$ 个离子，远大于载体的每秒 $10^2 \sim 10^5$ 个离子或分子的转运速率，这是通道与载体之间最重要的区别。

（2）离子选择性 通道的离子选择性是指每种通道都对一种或几种离子有较高的通透能力，而对其他离子的通透性很小或不通透。决定离子选择性的因素主要是孔道的口径、孔道内壁的化学结构和带电状况等。根据通道对离子的选择性，可将通道分为钠通道、钙通道、钾通道、氯通道和非选择性阳离子通道等。

（3）门控特性 大部分通道蛋白分子内有一些可移动的结构或化学基团，在通道内起"闸门"作用。许多因素可刺激闸门运动，导致通道的开放或关闭，这一过程称为门控（gating）。在静息状态下，大多数通道都处于关闭状态，只有受到刺激时才发生分子构象变化，引起闸门开放。根据对不同刺激的敏感性，离子通道通常分为 3 种类型：电压门控通道（voltage - gated ion channel），这是由膜电位（细胞膜内、外两侧的电位差）改变控制其开放和关闭的一类通道（图 2 - 1A）；化学门控通道（chemical - gated ion channel），也称配体门控通道（ligand - gated channel），这类通道受膜外或膜内某些化学物质调控，通道本身具有受体功能，即是一个兼具通道和受体功能的蛋白分子（图 2 - 1B），如骨骼肌终板膜上的乙酰胆碱（acetylcholine，ACh）受体阳离子通道；机械门控通道（mechanically - gated ion channel），这类通道受机械刺激调控（图 2 - 1C），如内耳毛细胞上的机械门控通道。

此外，也有少数几种通道始终是持续开放的，这类通道称为非门控通道，如神经纤维膜上的钾漏通道等。

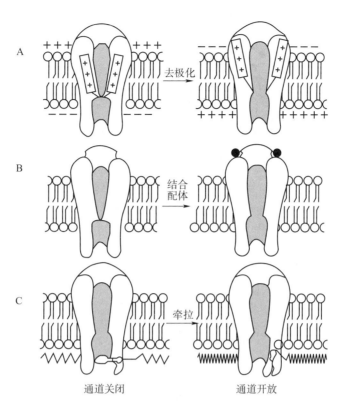

图 2 - 1 离子通道的门控特性示意图
A：电压门控通道；B：化学门控通道；C：机械门控通道

🌐 **知识链接**

遗传性长 QT 综合征

    遗传性长 QT 综合征（long QT syndrome，LQTS）是第一个被发现的离子通道病，1957 年由 Jervell 首先发现并报道。现已证实，LQTS 与钠通道和钾通道基因突变有关，是因编码离子通道蛋白的基因突变导致心肌细胞膜离子通道功能障碍而引起的一组临床综合征。LQTS 并不常见，但该病发病突然、猝死率高，多以青少年受累为多见。心电图特征性表现为 QT 间期（心肌细胞的动作电位持续时间）延长，易产生室性心律失常，尤其是尖端扭转性室性心动过速。临床表现为心慌、晕厥、抽搐，甚至猝死。

---

    2. 经载体易化扩散（facilitated diffusion via carrier） 是指水溶性小分子物质或离子在载体蛋白介导下，顺浓度梯度进行的跨膜转运。载体（carrier）也称转运体（transporter），是介导小分子物质或离子跨膜转运的另一类膜蛋白。其结构跨越细胞膜的整个脂质双分子层，并具有与被转运物质特异结合的位点。当载体与被转运物质在其浓度较高的一侧结合后，通过载体蛋白构象的变化，将物质转运至浓度较低的另一侧，并将其释放出去（图 2 - 2A）。体内许多重要的物质，如葡萄糖、氨基酸、核苷酸等，都是借助于膜上的载体蛋白而完成跨膜转运的。这种经载体易化扩散具有以下特点。

    （1）**饱和现象（saturation）** 是由于细胞膜上某种载体的数量及该载体所具有的与被转运物质结合的位点数量有限，因此，在一定范围内，随着被转运物质浓度的增加，载体转运的速率相应增加，但当底物浓度达到一定数值时，载体对物质的转运量已达到饱和状态，因此，转运速率不再随底物浓度的增加而继续增大，此时转运速率达最大值（图 2 - 2B）。

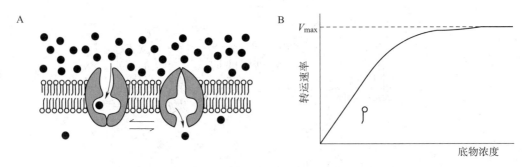

图 2 - 2　经载体易化扩散示意图

A. 经载体易化扩散的过程；B. 经载体易化扩散的饱和现象；V_{max} 是最大扩散速度

（2）结构特异性　与通道的离子选择性相似，每种载体也只能特异性地转运一种或几种溶质，但它完成这种选择性的机制与通道不同，它是通过载体分子上的结合位点与被转运物质在分子结构上的特异性结合而实现的。

（3）竞争性抑制　如果有两种结构相似的溶质能被同一载体转运，则这两种物质会竞争与该载体的结合，这就是竞争性抑制（competitive inhibition）。

二、主动转运

主动转运（active transport）是指某些物质在膜蛋白的帮助下，由细胞代谢供能而进行的逆浓度梯度和（或）电位梯度的跨膜转运。根据膜蛋白是否直接消耗能量，主动转运可分为原发性主动转运和继发性主动转运。

（一）原发性主动转运

原发性主动转运（primary active transport）是指细胞直接利用代谢产生的能量将物质逆浓度梯度和（或）电位梯度进行跨膜转运的过程。原发性主动转运的物质通常为带电离子，因此，介导这一过程的膜蛋白或载体称为离子泵（ion pump）。在哺乳动物细胞上普遍存在的离子泵有钠 - 钾泵和钙泵。

钠 - 钾泵（sodium - potassium pump）简称钠泵，因其具有 ATP 酶的活性，也称 $Na^+, K^+ - ATP$ 酶（$Na^+, K^+ - ATPase$）。钠泵每分解 1 分子 ATP 可逆浓度差将 3 个 Na^+ 移出胞外，同时将 2 个 K^+ 移入胞内（图 2 - 3）。由于钠泵的活动，可使细胞内的 K^+ 浓度约为细胞外液中的 30 倍，而细胞外液中的 Na^+ 浓度约为胞质内的 10 倍。当细胞内的 Na^+ 浓度升高或细胞外的 K^+ 浓度升高时，都可使钠泵激活，以维持细胞内外的 Na^+、K^+ 浓度梯度。

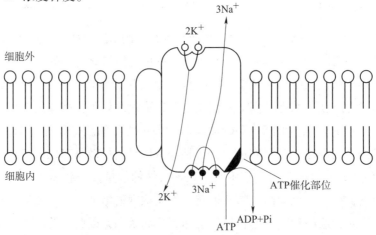

图 2 - 3　钠泵转运示意图

在哺乳动物，细胞膜钠泵活动消耗的能量占细胞代谢产能的 20% ~30%，有的细胞甚至高达 70%，提示钠泵的活动对维持细胞的正常功能具有重要作用。钠泵活动的主要生理意义：①钠泵活动造成的细胞内高 K^+ 为胞质内许多代谢反应所必需；②维持胞内渗透压和细胞容积；③建立 Na^+ 的跨膜浓度梯度，为继发性主动转运的物质提供势能储备；④由钠泵活动形成的跨膜离子浓度梯度也是细胞发生电活动的前提条件；⑤钠泵活动是生电性的，可直接影响膜电位，使膜内电位的负值增大。

毒毛花苷（哇巴因）是一种钠泵的特异性抑制药。临床上常使用小剂量的毒毛花苷类药物抑制心肌细胞膜上的钠泵，通过降低质膜两侧 Na^+ 的浓度差以减小 $Na^+ - Ca^{2+}$ 交换的驱动力，使胞质内 Ca^{2+} 浓度增加，从而产生强心效应。

（二）继发性主动转运

继发性主动转运（secondary active transport）是指驱动力并不直接来自 ATP 的分解，而是利用原发性主动转运所形成的离子浓度梯度，在这些离子顺浓度梯度扩散的同时使其他物质逆浓度梯度和（或）电位梯度跨膜转运。根据物质的转运方向，可将继发性主动转运分为同向转运和反向转运。

1. 同向转运　如果被转运的分子或离子都向同一方向运动，称为同向转运（symport），其载体称为同向转运体（symporter）。例如，葡萄糖在小肠黏膜上皮的吸收和在近端肾小管上皮的重吸收都是通过 $Na^+ -$ 葡萄糖同向转运体实现的。Na^+ 在上皮细胞顶端膜两侧浓度梯度和（或）电位梯度的作用下，被动转入胞内；葡萄糖分子则在 Na^+ 进入细胞的同时逆浓度梯度被带入胞内（图 2-4）。氨基酸在小肠也是以同样的方式被吸收的。

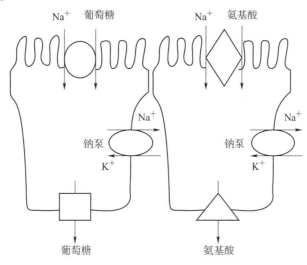

图 2-4　葡萄糖和氨基酸在小肠黏膜的吸收示意图

2. 反向转运　如果被转运物质彼此向相反的方向运动，则称为反向转运（antiport）或交换（exchange），其载体称为反向转运体（antiporter）或交换体（exchanger），如钠氢交换体、钠钙交换体等。

三、出胞和入胞

大分子物质或物质团块不能直接穿过细胞膜，它们只能通过出胞或入胞的方式完成跨膜转运（图 2-5）。出胞和入胞是主动的过程，需要消耗能量。

（一）出胞

出胞（exocytosis）又称胞吐，是指胞质内的大分子物质以分泌囊泡的形式排出细胞的过程。例如，外分泌腺细胞将合成的酶原颗粒和黏液排放到腺导管腔内，内分泌腺细胞将合成的激素分泌到血液或组织液中，以及神经纤维末梢将突触囊泡内神经递质释放到突触间隙内等都属于出胞。分泌物通常是在粗

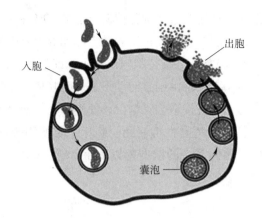

图 2 – 5 出胞和入胞过程示意图

面内质网的核糖体上合成，再转移到高尔基体被修饰成由膜结构包裹的分泌囊泡，这些囊泡逐渐移向细胞膜的内侧，并与细胞膜发生融合、破裂，最后将分泌物排出细胞，而囊泡膜随即成为细胞膜的组分。

（二）入胞

入胞（endocytosis）是指大分子物质或物质团块（如细菌、细胞碎片等）被细胞膜包裹后以囊泡的形式进入细胞的过程。入胞可分为两种形式。

1. 吞噬 被转运物质以固态形式入胞的过程称为吞噬（phagocytosis）。吞噬发生时，这些物质团块首先与细胞膜接触，然后该处细胞膜内陷，形成包裹有被转运物质的囊泡，囊泡与细胞膜分离，进入细胞中，形成直径较大（$1 \sim 2 \mu m$）的膜性囊泡，即吞噬泡。吞噬仅发生于一些特殊的细胞，如单核细胞、巨噬细胞和中性粒细胞等。

2. 吞饮 被转运物质以液态形式入胞的过程称为吞饮（pinocytosis）。吞饮可发生于体内几乎所有的细胞，形成的吞饮泡直径较小（$0.1 \sim 0.2 \mu m$）。吞饮又可分为液相入胞和受体介导入胞两种形式。

（1）液相入胞（fluid – phase endocytosis） 是指细胞外液及其所含的溶质以吞饮泡的形式连续不断地进入胞内，是细胞本身固有的活动。进入细胞的溶质量和胞外溶质的浓度成正比。

（2）受体介导入胞（receptor – mediated endocytisis） 是通过被转运物质与膜受体特异性结合后，选择性地进入细胞的一种入胞方式。受体介导入胞是一种非常有效的转运方式。溶质选择性地进入细胞时，并不同时进入较多的细胞外液，而且即使溶质的浓度很低，也不影响有效的入胞过程。许多大分子物质都是以这种方式进入细胞的，如运铁蛋白、低密度脂蛋白、维生素 B_{12} 转运蛋白、多种生长因子、一些多肽类激素（如胰岛素）等。人体血浆中的低密度脂蛋白（low – density lipoprotein，LDL）就是在细胞膜上的 LDL 受体介导下入胞而被利用的。某些人由于缺乏 LDL 受体，使 LDL 不能被正常利用，血浆中 LDL 浓度升高，LDL 颗粒中含有大量胆固醇，因而可导致高胆固醇血症。

第二节 细胞的跨膜信号转导

⇒ **案例引导**

临床案例 患者，女，12 岁，因出现呼吸困难入院。检查发现患者有反复发作的喘息，且肺部有喘鸣音，被诊断为哮喘。给予沙丁胺醇吸入治疗后，患者症状明显减轻。

讨论：

1. 该案例中主要涉及的生理学知识点有哪些？

2. 哮喘的发病机制是什么？

3. 沙丁胺醇的作用机制是什么？

提示：支气管平滑肌细胞膜上有 β_2 受体，激动后可引起平滑肌舒张。沙丁胺醇为选择性 β_2 肾上腺素受体激动药。

细胞的跨膜信号转导（transmembrane signal transduction）是指生物活性物质（激素、神经递质和细胞因子等）通过受体或离子通道的作用激活或抑制细胞功能的过程，即信号从细胞外传入细胞内的过程。受体（receptor）是指细胞中具有接受和转导信息功能的蛋白质，分布于细胞膜中的受体称为膜受体，位于胞质内和核内的受体则分别称为胞质受体和核受体。凡能与受体发生特异性结合的活性物质则称为配体（ligand）。根据所介导的配体和受体的不同，可将跨膜信号转导途径分为膜受体介导的信号转导途径和细胞内受体介导的信号转导途径。依据膜受体特性的不同，膜受体介导的信号转导途径又主要分为离子通道型受体、G 蛋白耦联受体、酶联型受体和招募型受体介导的信号转导。

一、离子通道型受体介导的信号转导

离子通道型受体（ion channel receptor）是一种同时具有受体和离子通道功能的蛋白质分子，属于化学门控通道。它们接受的化学信号绝大多数是神经递质，故也称递质门控通道（transmitter – gated ion channel），又由于激活后可引起离子的跨膜流动，所以又称促离子型受体（ionotropic receptor）。当配体与受体结合时，离子通道开放，细胞膜对特定离子的通透性增加，从而引起细胞膜电位改变。例如，骨骼肌终板膜上的 ACh 受体阳离子通道被神经末梢释放的 ACh 激活后，引起 Na^+、K^+ 和 Ca^{2+} 的跨膜流动（以 Na^+ 内流为主），使膜两侧离子浓度和电位发生变化，并进一步引发肌细胞的兴奋和收缩。离子通道型受体介导信号转导的特点是路径简单、速度快，从递质结合至产生电位改变的时间仅约 0.5 毫秒，这与神经电信号的快速传导是相适应的。

电压门控通道和机械门控通道常不称为受体，但事实上，它们是接受电信号和机械信号的"受体"，并通过通道的开放、关闭和离子跨膜流动将信号转导到细胞内部。例如，心肌细胞横管膜上的 L 型钙通道就是一种电压门控通道，动作电位发生时，横管膜的去极化可激活这种钙通道，它的开放不仅引起 Ca^{2+} 本身的内流，而且内流的 Ca^{2+} 又作为细胞内信号，进一步激活肌质网的钙释放通道，引起胞质内 Ca^{2+} 浓度升高和肌细胞收缩，从而实现动作电位（电信号）的信号转导；对血管壁的牵张刺激（如血压升高）可激活血管平滑肌细胞的机械门控离子通道，使通道开放，引起 Ca^{2+} 内流，内流的 Ca^{2+} 作为细胞内信号，可进一步引发血管收缩，从而实现管壁牵张刺激的信号转导。

二、G 蛋白耦联受体介导的信号转导

G 蛋白耦联受体（G protein – linked receptor）是指激活后作用于与之耦联的 G 蛋白，然后引发一系列以信号蛋白为主的级联反应而完成跨膜信号转导的一类受体。G 蛋白耦联受体本身不具备通道结构，也无酶活性，它所触发的信号蛋白之间的相互作用主要是一系列生物化学反应过程（图 2 – 6），因此也称促代谢型受体（metabotropic receptor）。这里所涉及的信号蛋白主要包括 G 蛋白耦联受体、G 蛋白、G 蛋白效应器和第二信使。

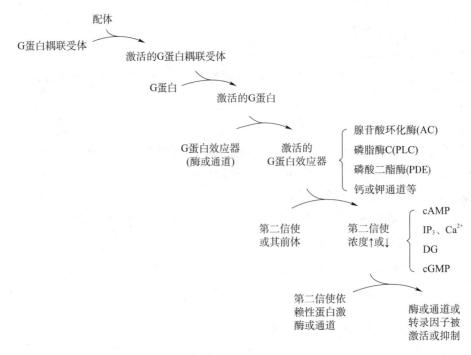

图 2-6　G 蛋白耦联受体介导的跨膜信号转导通路

（一）主要的信号蛋白

1. G 蛋白耦联受体　分布广泛，是膜受体中最大的家族。激活这类受体的配体种类也很多，包括去甲肾上腺素、多巴胺、组胺、5 - 羟色胺等生物胺，缓激肽、促甲状腺激素、黄体生成素、甲状旁腺激素等多肽和蛋白类激素，ACh、光子、嗅质和味质等。所有 G 蛋白耦联受体分子都由一条包含 7 次跨膜 α 螺旋的肽链构成，N 端在胞外侧，C 端在胞质侧，也称 7 次跨膜受体。受体蛋白的胞外侧有配体结合部位，胞质侧有 G 蛋白结合部位。受体在与配体结合后，其分子发生构象变化，引起对 G 蛋白的结合和激活。

2. G 蛋白（G protein）　是鸟苷酸结合蛋白（guanine nucleotide - binding protein）的简称，是 G 蛋白耦联受体联系胞内信号通路的关键膜蛋白，存在于细胞膜的内侧面。G 蛋白有以下主要特征：①由 α、β 和 γ 3 个不同亚单位构成异三聚体；②根据其 α 亚单位基因序列的同源性可将 G 蛋白分为 4 类，即 G_s、G_i、G_q 和 G_{12} 家族；③α 亚单位是 G 蛋白主要的功能亚单位，既具有结合 GTP 或 GDP 的能力，又具有 GTP 酶活性。

G 蛋白的分子构象有结合 GDP 的失活态和结合 GTP 的激活态两种，在信号转导中两种构象相互交替，起着分子开关（molecular switch）的作用（图 2 - 7）。经受体活化进入激活态的 G 蛋白可进一步激活下游的效应器（酶或离子通道），使信号通路瞬间导通；在回到失活态后，信号转导即终止。

3. G 蛋白效应器（G protein effector）　包括酶和离子通道两类。主要的效应器酶有腺苷酸环化酶（adenylyl cyclase，AC）、磷脂酶 C（phospholipase C，PLC）、磷脂酶 A_2（phospholipase A_2，PLA_2）和磷酸二酯酶（phosphodiesterase，PDE）等，它们催化生成（或分解）第二信使物质，将信号转导至细胞内。此外，某些离子通道也可接受 G 蛋白直接或间接（通过第二信使）的调控。

4. 第二信使（second messenger）　是指激素、递质、细胞因子等信号分子（第一信使）作用于细胞膜后产生的细胞内信号分子。通常是由效应器酶作用于胞内底物产生的小分子物质，可通过进一步激活蛋白激酶或离子通道等方式产生以靶蛋白构象变化为基础的级联反应和细胞功能改变。较重要的第二

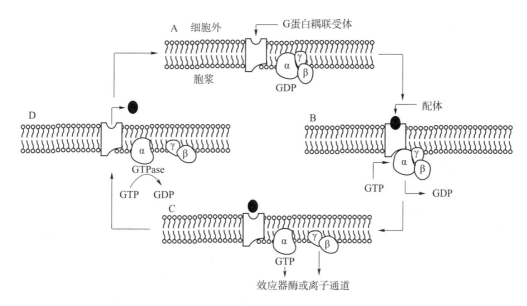

图 2-7 G 蛋白的激活和失活示意图

A：G 蛋白耦联受体处于失活态，其 α 亚单位与 GDP 结合；B：胞外信号分子与 G 蛋白耦联受体结合；C：G 蛋白耦联受体分子构象发生改变，其 α 亚单位与 GDP 解离而与 GTP 结合，且 α 亚单位与 β-γ 亚单位解离，形成激活态 G 蛋白；D：α 亚单位将与之结合的 GTP 分解为 GDP，并与 GDP 和 β-γ 亚单位结合，回到失活态

信使有环-磷酸腺苷（cycile adenosine monophosphate，cAMP）、三磷酸肌醇（inositol triphosphate，IP_3）、二酰甘油（diacylglycerol，DG）、环-磷酸鸟苷（cyclic guanosine monophosphate，cGMP）和 Ca^{2+} 等。

（二）主要的 G 蛋白耦联受体信号转导途径

1. 受体-G 蛋白-AC 途径 参与这一信号通路的 G 蛋白包括 G_s 和 G_i 两个家族。其中，激活态 G_s 能激活 AC，使细胞内 cAMP 水平增高；而激活态 G_i 则抑制 AC 活性，使细胞内 cAMP 水平降低。cAMP 作为第二信使分子，其绝大多数信号转导功能都是通过激活 cAMP 依赖性蛋白激酶 A（cAMP-dependent protein kinase A，PKA）而实现的。PKA 属于丝氨酸/苏氨酸蛋白激酶，当 cAMP 与其结合时，其构象发生改变而被激活。活化的 PKA 通过使其下游靶蛋白发生磷酸化而改变其活性，从而影响细胞的代谢、基因表达及生物学行为。

2. 受体-G 蛋白-PLC 途径 细胞外信号分子与 G 蛋白耦联受体结合后，通过 G_q 或 G_i 活化细胞膜上的 PLC，后者使细胞膜中的二磷酸磷脂酰肌醇（phosphatidylinositol bisphosphate，PIP_2）迅速水解成 IP_3 和 DG 两种第二信使分子，进而对细胞功能产生调节作用。DG 生成后仍停留在细胞膜上，激活蛋白激酶 C（protein kinase C，PKC），后者进一步通过激活其下游蛋白而发挥生理功能。与 DG 不同，IP_3 生成后，随即离开细胞膜进入细胞质，与内质网或肌质网膜上的 IP_3 受体（IP_3 receptor，IP_3R）结合。IP_3R 属于一种化学门控钙释放通道，被 IP_3 激活后可引起内质网或肌质网中 Ca^{2+} 释放而使胞质内 Ca^{2+} 浓度增高，Ca^{2+} 通过作用于相关蛋白质发挥生物学效应。

G 蛋白耦联受体介导的信号转导过程，需要多级信号分子的中继，因而也需要较长的反应时间，但其信号分子作用的空间范围要大得多，包括胞质的各个部分和细胞核，且多级信号转导具有明显的信号放大作用。一个被配体活化的受体分子，可激活数百个 G 蛋白，一个被 G 蛋白激活的效应器酶又可催化生成许多第二信使分子，而每个第二信使分子又可激活许多蛋白激酶或离子通道，如此便可产生至少几千倍的放大效应。

三、酶联型受体介导的信号转导

酶联型受体是指自身就具有酶活性，或者能与酶结合的膜受体。每个受体分子只有 1 次穿膜，它结合配体的结构域（受体部分）位于质膜的外表面，而胞内结构域则具有酶活性或含有能与酶结合的位点。这类受体的主要类型有酪氨酸激酶受体、酪氨酸激酶结合型受体、鸟苷酸环化酶和丝氨酸/苏氨酸激酶受体。

（一）酪氨酸激酶受体和酪氨酸激酶结合型受体

酪氨酸激酶受体（tyrosine kinase receptor，TKR）也称受体酪氨酸激酶（receptor tyrosine kinase），其特征是胞内结构域具有酪氨酸激酶活性。激活这类受体的配体主要是各种生长因子，如表皮生长因子、血小板源生长因子、成纤维细胞生长因子、肝细胞生长因子和胰岛素等。当受体的细胞外部分与配体结合后，可引起胞内侧酪氨酸激酶的活化，继而触发一系列细胞内信号事件。

酪氨酸激酶结合型受体（tyrosine kinase associated receptor，TKAR）本身没有蛋白激酶活性，但一旦与配体结合，即可在胞内侧结合并激活胞质内的酪氨酸激酶，进而活化下游的信号蛋白，从而产生生物学效应。通常激活该类受体的配体是各种细胞因子和一些肽类激素，如干扰素、白细胞介素、生长激素、催乳素和促红细胞生成素等。

（二）鸟苷酸环化酶受体

鸟苷酸环化酶（guanylate cyclase，GC）受体的分子只有一个跨膜 α 螺旋，分子的 N 端有配体结合位点，位于膜外侧；C 端有 GC 结构域，位于膜内侧。受体一旦与配体结合，将激活 GC，使胞质内的 GTP 生成 cGMP，后者可结合并激活依赖 cGMP 的蛋白激酶 G（protein kinase G，PKG），通过对底物蛋白的磷酸化而实现信号转导。心房钠尿肽（atrial natriuretic peptide，ANP）和脑钠尿肽（brain natriuretic peptide，BNP）是鸟苷酸环化酶受体的重要配体。

（三）丝氨酸/苏氨酸激酶受体

丝氨酸/苏氨酸激酶受体的胞内结构域具有丝氨酸/苏氨酸激酶活性，该受体被激活后使 Smad 蛋白的丝氨酸/苏氨酸残基磷酸化而激活，并转位到细胞核中，调控特定蛋白质基因的表达。

四、招募型受体介导的信号转导

招募型受体（recruitment receptor）也是单跨膜受体，其胞内域并没有酶的活性，不能进行生物信号的放大。但招募型受体的胞外域一旦与配体结合，其胞内域即可在胞质侧招募激酶或转接蛋白（adaptor protein），激活下游不涉及经典第二信使的信号转导通路，如 JAK - STAT 信号通路等。TKAR 也可看作是一种招募型受体。招募型受体的主要配体是细胞因子等。

五、细胞内受体介导的信号转导

细胞内受体介导的信号转导途径的配体物质多为亲脂性的信号分子，如类固醇激素、甲状腺激素等，由于其疏水特性，可透过细胞膜进入细胞内，与胞浆中或核内特异的受体结合。

细胞跨膜的和胞内的信号转导是目前生命科学研究的热点之一。本节只是纲要性地叙述跨膜信号转导的主要通路。事实上，每条通路上都存在着许多精细的调节，各通路之间也存在着复杂的相互联系和相互作用，形成一个错综复杂的信号网络。

第三节 细胞的电活动

⇒ **案例引导**

　　临床案例 患者，男，45岁，5年来曾多次发生双下肢弛缓性瘫痪，此次因服某药物后4小时双下肢无力不能活动急诊入院。查体：血压115/80mmHg，一般检查均正常。双下肢肌力Ⅰ级，肌张力减弱，腱反射（+），锥体束征未引出，无深浅感觉障碍。血常规正常，血钾6.3mmol/L，心电图显示T波高尖，被诊断为高血钾型周期性麻痹。

　　讨论：

　　1. 该案例中主要涉及的生理学知识点有哪些？

　　2. 高钾血症对细胞膜电位有何影响？

　　细胞在进行生命活动时都伴有电现象，称为细胞生物电。临床上诊断疾病时广泛应用的心电图、脑电图、肌电图等是在器官水平记录到的生物电，它们是在细胞生物电基础上发生总和的结果。细胞生物电主要有两种形式，即安静状态下相对平稳的静息电位和受刺激时迅速发生、并向远处传播的动作电位。

一、静息电位 ⓔ 微课2-2

（一）静息电位的测定和概念

　　静息电位（resting potential，RP）是指细胞在静息状态下存在于细胞膜内外两侧的外正内负的电位差。记录静息电位时，将参考电极置于细胞外液，细胞外液接地使之保持在零电位水平，记录电极则插入细胞内。如图2-8所示，当两电极都处于膜外时，示波器不显示电位变化，表示参考电极和记录电极之间没有电位差。在记录电极插入细胞的瞬间，示波器上立即显示有明显的电位变化，说明此时膜两侧具有电位差，此即静息电位。据测定，当细胞外液固定于零电位时，各类细胞的膜内电位在安静情况下均为负值，范围在 $-10 \sim -100$mV，如骨骼肌细胞的静息电

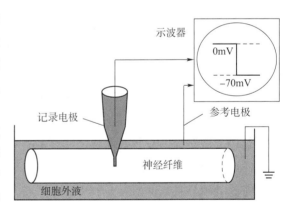

图2-8 神经纤维静息电位测定示意图

位约 -90mV，神经细胞约 -70mV，平滑肌细胞约 -55mV，红细胞约 -10mV。膜内电位负值的减小称为静息电位减小，反之，则称为静息电位增大。人们通常把安静时细胞膜两侧处于外正内负的稳定状态称为极化（polarization）；静息电位增大（如细胞内电位由 -70mV变为 -90mV）的过程或状态称为超极化（hyperpolarization）；静息电位减小（如细胞内电位由 -70mV变为 -50mV）的过程或状态称为去极化（depolarization）；去极化至零电位后膜电位如进一步变为正值，则称为反极化（reverse polarization），又称为超射（overshoot）；细胞膜反极化后再向静息电位方向恢复的过程称为复极化（repolarization）。

（二）静息电位产生机制

　　细胞膜内外离子的不均衡分布和安静状态下细胞膜主要对 K^+ 具有一定的通透性是静息电位形成的

基础。

已知细胞外 Na^+ 浓度约为细胞内的 10 倍，而细胞内 K^+ 浓度约相当于细胞外液的 30 倍。在静息状态下，由于细胞膜上存在经常处于开放状态的钾通道，细胞膜对 K^+ 的通透性较高，是 Na^+ 的 10～100 倍。因此，细胞处于静息状态时，发生的离子流动主要是 K^+ 的外流。K^+ 的外流必然使膜内正电荷减少，膜外正电荷增多，从而形成外正内负的膜电位。但 K^+ 的外流并不能无限地进行下去，因为转移到膜外的 K^+ 所形成的外正内负的电场力对 K^+ 的继续外移起阻碍作用，并且 K^+ 移出的越多，这种阻碍也越大。此时，K^+ 受到两种方向相反的作用力，一种是由膜两侧 K^+ 浓度差造成的促进 K^+ 外流的驱动力，另一种是 K^+ 移出膜外后形成的阻碍 K^+ 外流的电场力。某种离子在膜两侧的电位差和浓度差两个驱动力的代数和，称为该离子的电 - 化学驱动力。当电位差驱动力增加到与浓度差驱动力相等时，K^+ 的电 - 化学驱动力为零，K^+ 的跨膜净移动将停止即达到平衡。由 K^+ 外移所形成的外正内负的电位差也稳定在某一水平，这个电位差称为 K^+ 平衡电位（K^+ equilibrium potential，E_K）。K^+ 平衡电位可用下面 Nernst 公式进行计算。

$$E_x = \frac{RT}{ZF}\ln\frac{[X^+]_o}{[X^+]_i}$$

式中：E_x，表示某离子 X^+ 的平衡电位；R，表示气体常数；T，表示绝对温度；F，表示法拉第常数；Z，表示离子价；$[X^+]_o$ 和 $[X^+]_i$ 表示该离子在膜外侧和膜内侧溶液中的浓度。

如果离子 X^+ 为单价，环境温度设定为 29.2℃，同时将自然对数转换为常用对数，E_x 的单位用 mV 表示，则上述公式可改写为：

$$E_x = \frac{8.31 \times (29.2 + 273) \times 10^3}{1 \times 96500} \times 2.3026\lg\frac{[X^+]_o}{[X^+]_i}(mV) = 60\lg\frac{[X^+]_o}{[X^+]_i}(mV)$$

1939 年，Hodgkin 和 Huxley 第一次利用枪乌贼的巨大神经轴突测定了单一细胞静息电位的数值以及细胞内外的 K^+ 浓度，结果发现，静息电位的实际测定值为 -77mV，由 K^+ 平衡电位计算所得到的值为 -87mV，两者非常接近，这也进一步证明，静息电位主要是由 K^+ 外流造成的。但静息电位的实际测定值总是不同程度地小于 K^+ 平衡电位，这是因为膜对 Na^+ 亦有一定的通透性，扩散内流的 Na^+ 可部分抵消由 K^+ 扩散外流所形成的膜内负电位。

根据以上静息电位的形成机制，可将影响静息电位水平的因素归纳为以下 3 点：①由于膜内、外 K^+ 浓度差决定 E_K，因而细胞外 K^+ 浓度的改变可显著影响静息电位，如细胞外 K^+ 浓度升高，将使 E_K 的负值减小，导致静息电位相应减小（去极化）。②膜对 K^+ 和 Na^+ 的相对通透性可影响静息电位的大小，如果膜对 K^+ 的通透性相对增大，静息电位将增大，反之，膜对 Na^+ 的通透性相对增大，则静息电位减小。③钠泵活动除可建立和维持膜两侧的离子浓度差外，还可直接影响静息电位。钠泵每分解 1 分子 ATP，可使 3 个 Na^+ 排出胞外和 2 个 K^+ 进入胞内，结果使膜内电位的负值增大（超极化），但钠泵的生电作用对静息电位的贡献并不很大，且可因细胞的不同种类和状态有所差异。

二、动作电位

（一）动作电位的概念

动作电位（action potential，AP）是指细胞在静息电位的基础上，接受有效刺激后产生的一个迅速的、可向远处传播的膜电位波动。以神经细胞为例，当受到一个有效刺激时，膜电位首先从 -70mV 逐渐去极化到达阈电位水平，此后迅速上升至 +30mV，形成动作电位的升支（去极相），随后迅速复极至接近静息电位水平，形成动作电位的降支（复极相），两者共同形成尖峰状的电位变化，称为锋电位

（spike potential）。锋电位是动作电位的主要组成部分，被视为动作电位的标志。锋电位后膜电位出现低幅、缓慢的波动，称为后电位。后电位包括两个成分，前一个成分的膜电位仍小于静息电位，称为负后电位（negative after - potential），后一个成分大于静息电位，称为正后电位（positive after - potential）（图 2 - 9）。

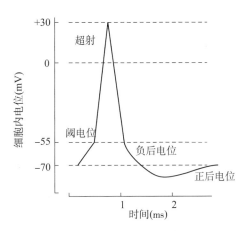

图 2 - 9 神经纤维动作电位示意图

不同细胞的动作电位具有不同的形态，如上述神经细胞的动作电位时程很短，锋电位持续时间仅约 1ms；骨骼肌细胞的动作电位时程略长，为数毫秒，但波形仍呈尖峰状；心室肌细胞动作电位时程较长，可达 300ms 左右，期间形成一个平台期。

动作电位具有以下特点：①"全或无"现象。要使细胞产生动作电位，所给的刺激必须达到一定的强度。刺激未达到一定强度，动作电位就不会发生；刺激达到一定强度后，即可触发动作电位，而且其幅度即达该细胞动作电位的最大值，不会因刺激强度的继续增强而增大。这一现象称为动作电位的"全或无"特性。②不衰减传播。动作电位产生后，并不停留在受刺激处的局部细胞膜，而是沿膜迅速向四周传播，直至传遍整个细胞，而且其幅度和波形在传播过程中始终保持不变。③脉冲式发放。连续刺激所产生的多个动作电位总有一定间隔而不会融合起来，呈现一个个分离的脉冲式发放。

（二）动作电位的产生机制

发生动作电位时，膜电位的波动实际上是离子跨膜移动的结果。当正离子由膜外向膜内转运（如 Na^+ 和 Ca^{2+} 内流）或负离子由膜内向膜外转运时，可形成跨膜电流，由于电流的方向是以正电荷流动的方向进行定义，故将此时的这种跨膜电流称为内向电流（inward current）。内向电流使膜内电位的负值减小，引起膜的去极化。反之，当正离子由膜内向膜外转运或负离子由膜外向膜内转运，则称为外向电流（outward current）。外向电流使膜两侧外正内负的电位差增大，引起膜的复极化或超极化。据此不难推出，动作电位的去极相是内向电流形成的，而复极相则是外向电流形成的。离子跨膜流动的产生需要两个必不可少的因素：一是膜两侧对离子的电 - 化学驱动力；二是膜对离子的通透性。

1. 电 - 化学驱动力 前已述及，当电位差驱动力增加到等于浓度差驱动力时，电 - 化学驱动力为零，离子的净扩散量为零，此时的跨膜电位差称为该离子的平衡电位。根据平衡电位的定义，当膜电位（E_m）等于某种离子的平衡电位（E_x）时，该离子受到的电 - 化学驱动力等于零。因此，某离子在膜两侧受的电 - 化学驱动力应为膜电位（E_m）与该离子的平衡电位（E_x）之差，即（$E_m - E_x$）。例如，静息时的膜电位 E_m 为 - 70mV，E_{Na} 和 E_K 分别为 + 60mV 和 - 90mV，此时对 Na^+ 的驱动力为：

$$E_m - E_{Na} = -70mV - (+60mV) = -130mV$$

对 K^+ 的驱动力则为：

$$E_m - E_K = -70mV - (-90mV) = +20mV$$

在这里，负值代表内向驱动力，推动产生内向电流；正值代表外向驱动力，推动产生外向电流。由此可见，在安静状态下，Na^+ 的内向驱动力明显大于 K^+ 的外向驱动力。在动作电位期间，E_{Na} 和 E_K 基本不变，因为每次动作电位进入胞内的 Na^+ 和流出的 K^+ 均只占胞质内离子总量的几万分之一，故膜两侧的离子浓度差基本不受影响；但在整个动作电位期间，膜电位将发生大幅度的改变，因此，膜对离子的每个瞬间的电 – 化学驱动力也将随着膜电位的变化而发生相应变化。当膜电位去极化至 +30mV 的锋电位水平时，膜对 Na^+ 的驱动力为：

$$E_m - E_{Na} = +30mV - (+60mV) = -30mV$$

对 K^+ 的驱动力则为：

$$E_m - E_K = +30mV - (-90mV) = +120mV$$

因此，当膜电位向 Na^+ 平衡电位方向发展（去极化）时，Na^+ 的内向驱动力将逐渐减小，而 K^+ 的外向驱动力则逐渐增大。

2. 动作电位期间细胞膜通透性的变化　根据以上分析，细胞在安静时，Na^+ 受到很强的内向驱动力，如果此时膜对 Na^+ 的通透性增大，将出现很强的内向电流，从而引起膜的快速去极化；细胞发生动作电位后，随着膜去极化程度的增加，K^+ 受到越来越强的外向驱动力，若此时膜对 K^+ 的通透性增加，将出现很强的外向电流，从而引起膜的快速复极化。为了能直接测定动作电位期间膜对离子通透性的动态变化，20 世纪 40 年代后期，Hodgkin 和 Huxley 设计并成功地在枪乌贼巨轴突上进行了著名的电压钳（voltage clamp）实验。他们通过测定跨膜离子电流以观察膜通透性的改变，证明了膜对 Na^+ 和 K^+ 通透性的相继改变是动作电位形成的离子基础。

（1）电压钳技术与膜电导的测定　由于离子跨膜流动时会产生膜电流，因此膜对离子的通透性可用膜电导（G_x）（膜电阻的倒数）表示。膜电导的测定原理是欧姆定律，可在电 – 化学驱动力（$E_m - E_x$）保持不变的条件下直接测量某种离子 X 的膜电流（I_x），再利用欧姆定律来计算该离子的膜电导（G_x），即：

$$G_x = \frac{I_x}{E_m - E_x}$$

但是，如前所述，动作电位期间，各种离子的电 – 化学驱动力并不恒定，总是随膜电位的变化而变化。因此，只有在膜电位保持不变的情况下观测膜电流的变化，才能反映出膜对该离子的通透性，亦即膜电导的改变。电压钳技术采用一个反馈电路，能使膜电位 E_m 被钳制（固定）于任一水平，因而能保证在测量膜电流期间的电 – 化学驱动力保持不变。

（2）钠电导和钾电导的变化　Hodgkin 和 Huxley 在电压钳实验中通过钳制枪乌贼巨大轴突的膜电位于不同水平，直接测定了动作电位期间发生的膜电流变化，并推算出 G_{Na} 和 G_K 的变化。

如图 2 - 10A 所示，将枪乌贼巨大神经纤维的膜电位从 -65mV 迅速钳制到 -9mV，可记录到膜电流的改变，表现为首先出现一个向下的内向电流，随后又出现一个向上的外向电流（图 2 - 10B）。当应用钠通道特异性阻断药河鲀毒后，内向电流全部消失（图 2 - 10C），表明这一内向电流是 Na^+ 电流（I_{Na}）；而当应用钾通道特异性阻断药四乙胺后，延迟出现的外向电流完全消失（图 2 - 10D），表明这部分外向电流是 K^+ 电流（I_K）。利用被钳制的电位值和记录的膜电流值，便可分别计算出膜的 G_{Na} 和 G_K。如果每次将膜电位钳制到不同的水平，则每次也均可记录到不同的 I_{Na} 和 I_K，计算出不同的 G_{Na} 和 G_K。如此便可观测膜的离子通透性（膜电导）对电压和时间的依赖性（图 2 - 11）。

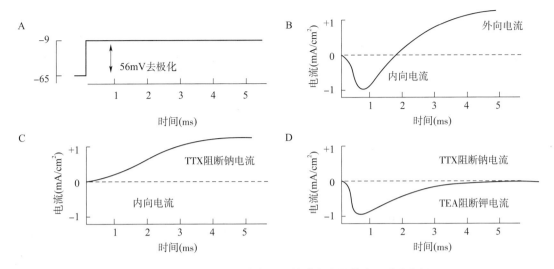

图 2 – 10　利用电压钳技术记录的膜电流及其离子成分分析

TTX：河鲀毒素；TEA：四乙胺

根据以上对离子电 – 化学驱动力以及对细胞膜 G_{Na} 和 G_K 的电压依赖性和时间依赖性特征的分析，不难理解动作电位期间的跨膜离子流动和动作电位的形成过程：当细胞受到有效刺激时，细胞膜的 G_{Na} 首先增大，Na^+ 在较大的电 – 化学驱动力 Na^+ 内流，称为 Na^+ 内流的再生性循环（regenerative cycle），使膜在不足 1 毫秒时间内迅速去极化到接近 E_{Na} 的水平。此后随着 G_{Na} 迅速下降和 G_K 的增大，K^+ 在强大的外向驱动力作用下快速外流，使膜迅速复极化，形成动作电位的降支，并与升支共同构成尖峰状的锋电位。

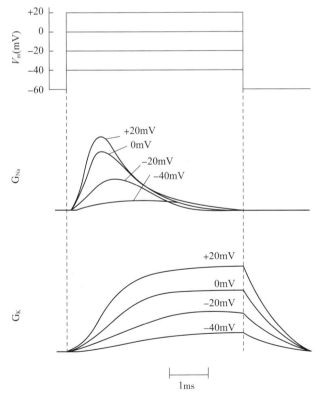

图 2 – 11　细胞膜钠电导和钾电导的电压及时间依赖性示意图

V_m：膜电位；G_{Na}：钠电导；G_K：钾电导

（3）膜电导改变的实质　离子通透性变化的实质是由于膜上离子通道的开放和关闭造成的，这个结论是利用膜片钳（patch clamp）技术在观测单个离子通道活动的基础上得出的。利用膜片钳技术可以记录单通道电流（single channel current），观测单个离子通道是如何活动的，以及它们的活动与膜电导和整个细胞电活动的关系。利用膜片钳技术对单通道活动的研究，揭示了动作电位期间膜电导的变化，以及由此引起的膜电流变化，都是基于膜上单个离子通道行为的改变。

根据记录的单通道离子电流，发现离子通道表现为关闭和开放两种状态，但事实上，由于通道的分子构象不同，每种离子通道的功能状态可能有很多种。根据钠电导的电压依赖和时间依赖特性，人们推测神经细胞膜中的电压门控钠通道具有激活门 m 和失活门 h，两个闸门的开放和关闭决定了 Na^+ 通道具有 3 种不同的功能状态，分别称为关闭（close）、激活（activation）和失活（inactivation）状态。通道的激活和失活机制如图 2 - 12 所示，膜电位在 - 70mV 时，m 门完全关闭，h 门接近完全开放，通道处于关闭状态。当膜去极化至 + 20mV 时，m 门应完全开放，h 门应完全关闭；但由于 h 门关闭的速度比 m 门开放的速度慢得多，激活状态就是在 m 门迅速开放而 h 门尚未关闭之前的瞬间出现的。以后随着 h 门的关闭，通道就进入 m 门开放而 h 门关闭的失活状态。因此，钠通道的激活是 m 门开启的过程，失活则是 h 门关闭的过程。关闭状态和失活状态的通道从电流描记上看虽然都不导通，但它们是两种完全不同的功能状态。处于失活状态的通道无论如何刺激也不能直接进入激活状态，它必须随着膜电位的复极化首先进入关闭状态，才能被再次激活。从失活进入关闭状态的过程称为复活（recovery from inactivation），是 m 门迅速关闭和 h 门较慢开启的过程。以上分析表明，钠通道的关闭状态和失活状态是稳态，而激活只是一个瞬态；激活的通道会自动进入失活状态。

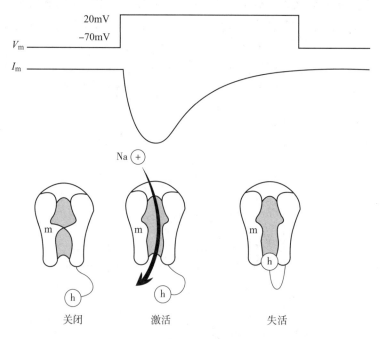

图 2 - 12　去极化过程中钠通道状态的变化

V_m：膜电位；I_m：膜电流；m 和 h 分别表示钠通道的激活门和失活门

（三）动作电位的触发

1. 阈刺激　刺激是指组织细胞能够感受到的内外环境变化，包括物理、化学和生物等性质的环境变化。若使细胞对刺激发生反应，刺激必须达到一定的量。刺激量通常包括 3 个参数，即刺激强度、刺激持续时间和刺激强度 - 时间变化率。由于电刺激的这 3 个参数很容易控制，且重复性好，对组织的损伤小，故生理学实验中常选用电刺激作为人工刺激。实际测量中为方便起见，常将刺激持续时间和强

度 – 时间变化率固定，观察刺激强度与反应的关系。能使细胞产生动作电位的最小刺激强度，称为阈强度（threshold intensity）或阈值（threshold value）。相当于阈强度的刺激称为阈刺激，大于或小于阈强度的刺激分别称为阈上刺激和阈下刺激。而有效刺激，指的是能使细胞产生动作电位的阈刺激或阈上刺激。

2. 阈电位 刺激作用于细胞可以引起动作电位，但不是任何刺激都能触发动作电位。只有当某些刺激引起膜内正电荷增加，即负电位减小（去极化）并减小到一个临界值时，细胞膜中的钠通道才大量开放而触发动作电位，这个能触发动作电位的膜电位临界值称为阈电位（threshold potential）。一般来说，细胞的阈电位约比静息电位绝对值小 $10 \sim 20$ mV，如神经细胞的静息电位约 – 70mV 其阈电位为 – 55mV 左右。阈刺激就是其强度刚好能使细胞的静息电位发生去极化达到阈电位水平的刺激。一定强度的阈下刺激也能引起部分钠通道开放，引起 Na^+ 内流而产生轻微的去极化，但由于达不到阈电位水平，其去极化很快被增强的 K^+ 外流所抵消而出现复极化。当刺激引起的去极化达到阈电位水平时，则 K^+ 外流不足以对抗 Na^+ 内流，于是在净内向电流的作用下，膜发生的去极化与 Na^+ 电导之间形成正反馈，使膜电位出现爆发性去极化，形成动作电位的上升支。

（四）动作电位的传播

1. 动作电位在同一细胞上的传播 细胞膜某一部分产生的动作电位可沿细胞膜不衰减地传播至整个细胞，这一过程也称为传导。动作电位传导的机制可用局部电流学说解释。如图 2 – 13 所示，在动作电位的发生部位即兴奋区，膜两侧电位呈外负内正的反极化状态，而与它相邻的未兴奋区则仍处于外正内负的极化状态。因此，兴奋区与邻近未兴奋区之间将出现电位差，并产生由正电位区流向负电位区的电流。这种在兴奋区与邻近未兴奋区之间的电流称为局部电流（local current）。局部电流的方向在膜内侧是由兴奋区经细胞内液流向邻近未兴奋区，而在膜外侧，局部电流则是由邻近未兴奋区流向兴奋区。局部电流的结果是使邻近未兴奋区的膜电位减小，即发生去极化，当去极化达到阈电位时，即可触发动作电位，使它成为新的兴奋区，而原来的兴奋区则进入复极化状态。新的兴奋区又与其相邻的未兴奋区再形成新的局部电流，有如多米诺骨牌倾倒一样，从而使动作电位由近及远地传播开来。此外，由于兴奋区和未兴奋区之间的电位差高达 100mV，是未兴奋区去极化达到阈电位所需幅值（$10 \sim 20$ mV）的数倍，因而动作电位在生理情况下的传导是十分"安全"的。

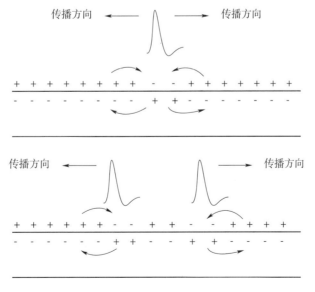

图 2 – 13 无髓神经纤维动作电位的传导示意图

　　上述兴奋的传导过程和机制是在无髓鞘神经纤维和肌纤维等细胞上发生的。在有髓鞘神经纤维，局部电流仅在郎飞结之间发生，即在发生动作电位的郎飞结与静息的郎飞结之间产生，这种传导方式称为跳跃式传导（saltatory conduction）。在有髓鞘神经纤维，最高的传导速度可达 100m/s 以上，而许多无髓鞘神经纤维的传导速度尚不足 1m/s。髓鞘不仅能提高神经纤维的传导速度，还能减少能量消耗。因为动作电位只发生在郎飞结，因而传导过程中跨膜流入和流出的离子将减少，它们经主动转运返回时所消耗的能量也将减少。

　　2. 动作电位在细胞之间的传播　由于细胞之间的电阻很大，无法形成有效的局部电流，因此，动作电位通常只在同一细胞范围内传播。但在某些组织，如神经组织、心肌组织、肝组织和晶状体上皮细胞，细胞间普遍存在缝隙连接（gap junction），这是一种特殊的细胞间连接方式，使兴奋得以在细胞间直接传播。在缝隙连接处，相耦联的两个细胞的质膜靠得很近（<3nm），如图 2-14 所示，每侧细胞膜上都规则地排列着一些蛋白颗粒，它们是由六个连接蛋白（connexin）单体形成的同源六聚体，称为连接子（connexon）。每个连接子中央有一个亲水性孔道。两侧膜上的连接子端端相连，使两个连接子的亲水性孔道对接，形成缝隙连接通道（gap junction channel），每侧膜上的连接子相当于一个半通道。这些缝隙连接通道通常是开放的，允许水溶性分子和离子通过，同时也形成细胞间的一个低电阻区。一个细胞产生的动作电位可通过流经缝隙连接的局部电流直接传播到另一个细胞。由于动作电位通过缝隙连接的传导速度快，因此便于这些组织的细胞进行同步活动。

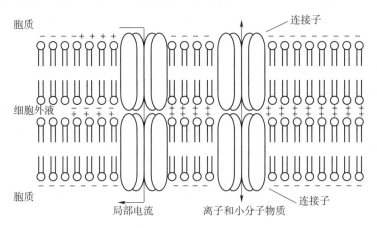

图 2-14　动作电位通过缝隙连接在细胞之间传播

（五）细胞兴奋后兴奋性的变化

　　神经细胞、肌细胞和腺细胞很容易接受刺激并发生明显的兴奋反应，因此，在生理学中这些细胞通常被称为可兴奋细胞（excitable cell）。如前所述，产生动作电位的关键环节是电压门控钠通道（或电压门控钙通道）的电压依赖性及其激活过程中与膜电位之间的正反馈。因此，所有可兴奋细胞都必然具有电压门控钠通道（或电压门控钙通道），它们在受刺激后首先发生的共同反应就是基于这些离子通道激活而产生的动作电位，而后才表现出不同的功能活动形式，如肌细胞通过兴奋-收缩耦联产生收缩；腺细胞通过兴奋-分泌耦联引起分泌；而神经细胞产生神经冲动。细胞在发生一次兴奋后，其兴奋性将出现一系列变化（图 2-15）。

　　1. 绝对不应期　在兴奋发生后的最初一段时间内，无论施加多强的刺激也不能使细胞再次兴奋，这段时间称为绝对不应期（absolute refractory period）。处在绝对不应期的细胞，阈刺激无限大，兴奋性为零，其原因是大部分钠（或钙）通道已进入失活状态，不可能再次接受刺激而激活。绝对不应期大约相当于锋电位发生的时期，所以锋电位不会发生叠加，并且细胞产生锋电位的最高频率也受到绝对不应期的限制。如果绝对不应期为 2 毫秒，则理论上锋电位的最大频率不可能超过 500 次/秒。

2. 相对不应期 在绝对不应期之后，细胞的兴奋性逐渐恢复，受刺激后可发生兴奋，但刺激强度必须大于阈强度，这段时期称为相对不应期（relative refractory period）。相对不应期是细胞兴奋性从无到有，直至接近正常的一个恢复时期。此期兴奋性较低的原因是失活的钠（或钙）通道虽已开始复活，但复活的通道数量较少（部分通道尚处于复活的过程中），因此必须给予阈上刺激才能引发动作电位。在神经纤维，相对不应期的持续时间相当于动作电位负后电位的前半时段。

3. 超常期 相对不应期过后，有的细胞可出现兴奋性轻度增高的时期，这段时期称为超常期（supranormal period）。在神经纤维，超常期相当于动作电位负后电位的后半时段。此时钠（或钙）通道已基本复活，膜电位却尚未完全回到静息电位，由于距离阈电位水平较近，因而较原来阈刺激略小的刺激也能使膜去极化达到阈电位而再次兴奋。

4. 低常期 超常期后，有的细胞还会出现兴奋性轻度降低的时期，这段时期称为低常期（subnormal period）。低常期相当于动作电位的正后电位时段。这个时期钠（或钙）通道虽已完全复活，但膜电位处于轻度的超极化状态，与阈电位水平的距离加大，因此需要阈上刺激才能引起细胞再次兴奋。

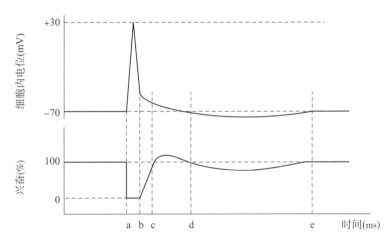

图 2-15 兴奋性变化与动作电位的时间关系

ab. 绝对不应期；bc. 相对不应期；cd. 超常期；de. 低常期

三、局部电位

如果所施加的刺激强度不足以使膜去极化达到阈电位引发动作电位，但仍然可以引起受刺激局部产生一定程度的去极化电位，这就是局部电位（local potential）。局部电位具有以下特征：①其幅度与刺激强度呈正相关，因而不具有"全或无"的特征；②呈衰减传播的特性，即局部电位的幅度随着传播距离增加而越来越小，直至最后消失；③总和现象，没有不应期，可以发生空间总和和时间总和。除局部电位外，体内有许多重要的电信号都具有上述局部反应的特征，如终板电位、突触后电位（包括兴奋性的和抑制性的）、感受器电位等。如果局部反应总和起来使膜电位达到阈电位，也可引起动作电位。

（罗 海）

第四节 肌细胞的收缩

人体各种形式的运动，主要是靠肌细胞的收缩和舒张活动来完成。根据形态学特征，肌肉可分为横纹肌和平滑肌；根据肌肉的结构和功能特性，肌肉可分为骨骼肌（skeletal muscle）、心肌（cardiac muscle）和平滑肌（smooth muscle），其中，骨骼肌和心肌属于横纹肌；根据神经支配，肌肉可分为躯体神经支配的随意肌和自主神经支配的非随意肌。躯体运动由骨骼肌来完成，心脏的射血活动由心肌来完成，一些中空器官如胃肠、膀胱、子宫、血管等器官的运动，由平滑肌来完成。

⇒案例引导

　　临床案例　患者，女，31岁，1小时前因与家人争吵自服农药1小瓶，家人发现后5分钟，患者出现腹痛、恶心，并呕吐一次，吐出物呈大蒜味，逐渐神志不清，急诊入院。体格检查发现：心率60次/分，呼吸30次/分，血压110/80mmHg；神志不清，压眶上有反应，皮肤湿冷，肌肉颤动，巩膜不黄，瞳孔针尖样，对光反射弱，口腔流涎，两肺可闻及较多哮鸣音和散在湿啰音，心界不大，大小便失禁。辅助检查：血清胆碱酯酶活力为30%。初步诊断为有机磷农药中毒。

　　讨论：

　　1. 该案例中主要涉及的生理学知识点有哪些？

　　2. 有机磷农药中毒的主要机制是什么？

　　3. 如何快速判断有机磷农药中毒？

　　提示：有机磷农药进入体内后迅速与胆碱酯酶结合，使胆碱酯酶丧失了水解乙酰胆碱的功能，导致胆碱能神经递质大量积聚。

一、骨骼肌细胞的微细结构　微课2-3

骨骼肌细胞含有排列高度规则有序的大量肌原纤维和高度发达的肌管系统。

（一）肌原纤维和肌节

　　每个肌细胞含有上千条直径 $1\sim2\mu m$ 的纵向平行排列的肌原纤维，纵贯肌纤维全长。每条肌原纤维呈现规律的明、暗交替，分别称为明带（I带）和暗带（A带）。暗带中央有一段相对较亮的区域，称为H带，H带中央有一条横向的暗线，称为M线，明带中央也有一条横向的暗线，称为Z线（或Z盘）。两条Z线之间的区域，称为肌节（sarcomere），是肌肉收缩和舒张的基本单位，它包含位于中间部分的暗带和两侧各1/2的明带（图2-16）。暗带的长度固定，不论肌肉处于静止、受到被动牵拉或进行收缩时，其长度都保持 $1.5\mu m$；明带的长度是可变的，它在肌肉安静时较长，肌肉收缩时变短。

（二）肌管系统

　　肌管系统指包绕在肌原纤维周围的膜性囊管状结构。骨骼肌有两套独立的肌管系统。一套是横管或称T管（T tubule），走行方向和肌原纤维相垂直，由肌细胞的表面膜向内凹入而形成，在Z线水平形成环绕肌原纤维，管腔通过肌膜凹入处的小孔与细胞外液相通，它使肌膜上的电信号传导至细胞内部的肌原纤维周围（图2-16）。另一套是纵管或称L管（L tubule），走行方向和肌原纤维平行，即肌质网（sarcoplasmic reticulum，SR）。肌质网的管道交织成网，包绕在肌原纤维周围。包绕肌原纤维的肌质网膜上有钙泵，可将 Ca^{2+} 逆浓度梯度由胞质转运到肌质网内；接近肌节两端的肌质网管腔膨大，称为终池（terminal cistern），终池内的 Ca^{2+} 浓度约比肌质中高数千倍，动作电位传来时，其中的 Ca^{2+} 可释放到肌质中触发肌肉收缩。骨骼肌80%的T管和其两侧的纵管终池构成了三联管结构，三联管是骨骼肌兴奋-收缩耦联的关键部位。

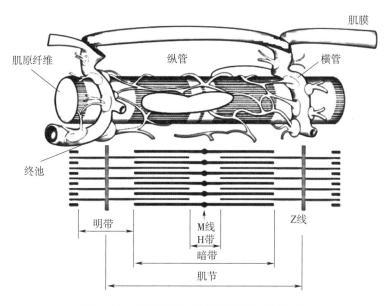

图 2-16　骨骼肌细胞的肌原纤维和肌管系统

二、骨骼肌收缩的分子机制 📱 微课 2-4

（一）肌丝的分子组成

肌节含有两套不同的肌丝：粗肌丝和细肌丝。粗肌丝位于暗带，固定于 M 线；细肌丝一端锚定于 Z 线，另一端插入粗肌丝之间。粗肌丝主要由肌球蛋白或称肌凝蛋白（myosin）分子组成，每一个肌球蛋白分子呈长杆状，分为杆部和球部，杆部都朝向 M 线平行排列，形成粗肌丝的主干；球部有规则地裸露在 M 线两侧的粗肌丝主干的表面，形成横桥（cross-bridge）（图 2-17A、B）。横桥对于肌丝的滑行有重要意义，它具有与细肌丝上的肌动蛋白分子可逆性结合的作用，同时还具有 ATP 酶的作用，可以分解 ATP 而获得能量，作为横桥摆动和做功的能量来源。

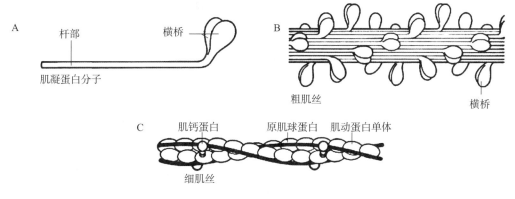

图 2-17　粗、细肌丝的分子组成

细肌丝由 3 种蛋白构成，即肌动蛋白或肌纤蛋白（actin）、原肌球蛋白或原肌凝蛋白（tropomyosin）和肌钙蛋白（troponin）。肌动蛋白单体是球形分子，它在肌丝中聚合成两条链并相互缠绕成螺旋状，构成细肌丝的主干。原肌球蛋白分子呈长杆状，由两条肽链缠绕成双螺旋结构，在细肌丝中，许多原肌球蛋白分子首尾相连形成长链，沿肌动蛋白双螺旋的浅沟旁走行，阻止肌动蛋白分子与横桥头部结合（图 2-17C）。肌钙蛋白由 3 个亚单位组成，即肌钙蛋白 T（troponin T，TnT）、肌钙蛋白 I（troponin I，TnI）和肌钙蛋白 C（troponin C，TnC）。静息时，TnT 与 TnI 分别与原肌球蛋白和肌动蛋白紧密相连，将原肌球蛋白保持在遮盖肌动蛋白上结合位点的位置；TnC 具有 Ca^{2+} 结合位点，每分子 TnC 可结合 4 个 Ca^{2+}，胞质内 Ca^{2+} 浓度升高时促进 TnC 与 Ca^{2+} 结合，使肌钙蛋白发生构象变化，这种变构将导致 TnI 与肌动蛋白的结合减弱，原肌球蛋白分子向肌动蛋白双螺旋沟槽的深部移动，从而暴露出肌动蛋白上的结合位点，引发横桥与肌动蛋白的结合和肌肉收缩。

在肌肉的收缩过程中，因肌球蛋白和肌动蛋白直接参与肌肉收缩，故称为收缩蛋白；而原肌球蛋白和肌钙蛋白虽不直接参与肌肉收缩，但可调控收缩蛋白之间的相互作用，故称为调节蛋白。

（二）肌肉的收缩过程

目前公认的骨骼肌的收缩机制是 Huxley 等在 20 世纪 50 年代初期提出的肌丝滑行理论（myofilament sliding theory），其主要内容是：肌肉收缩时，虽然在外观上可以看到整个肌肉或肌纤维的缩短，但在肌细胞内并无肌丝或它们所含的分子结构的缩短，而只是在每一个肌节内发生了细肌丝向粗肌丝之间的滑行，亦即由 Z 线发出的细肌丝向暗带中央移动，结果各相邻的 Z 线都互相靠近，肌节长度变短，造成整个肌原纤维、肌细胞乃至整条肌肉长度的缩短。这一理论最直接的证据是，肌肉收缩时暗带长度不变，只有明带长度发生缩短，同时 H 带相应变窄。

肌丝滑行的基本过程一般为四个连续的阶段：①肌细胞膜上的动作电位引起肌质中 Ca^{2+} 浓度升高，肌钙蛋白与 Ca^{2+} 结合，原肌球蛋白的双螺旋结构发生变构，暴露肌动蛋白和横桥的结合位点，导致二者结合。②通过激活横桥 ATP 酶的活性，分解 ATP 释放能量，使横桥头部向杆部方向扭动 45°，拖动细肌丝向肌节中央滑行。③继而出现横桥与细肌丝的解离和复位，同细肌丝上新位点再结合及再扭动，如此反复进行，肌节缩短，肌肉完成收缩。④当肌质中的 Ca^{2+} 被钙泵转运回终池，肌质中 Ca^{2+} 浓度降低，Ca^{2+} 和肌钙蛋白解离，原肌球蛋白复位，又遮盖与横桥结合的位点，导致横桥与肌动蛋白分离，横桥复位，细肌丝

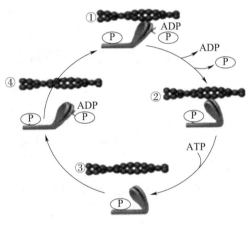

图 2 - 18　横桥周期

滑回到收缩前的位置，肌肉进入舒张状态。上述横桥与肌动蛋白结合、扭动、复位的过程称为横桥周期（cross - bridge cycling）（图 2 - 18）。

三、骨骼肌的兴奋 - 收缩耦联 微课 2 - 5　微课 2 - 6

（一）骨骼肌神经 - 肌肉接头的结构

骨骼肌神经 - 肌肉接头（neuromuscular junction）由运动神经末梢和与它接触的骨骼肌细胞膜构成（图 2 - 19）。运动神经纤维到达神经末梢处时失去髓鞘，末梢部位膨大嵌入肌细胞膜向内凹陷的浅槽中，这部分轴突末梢膜称为接头前膜（prejunctional membrane），与之相对应的向内凹陷的肌细胞膜称为接头后膜（postjunctional membrane）或终板膜（endplate membrane），接头前膜和终板膜之间存在约 50nm 的间隔，充满了细胞外液，称为接头间隙（junction cleft）。在轴突末梢的轴浆中，含有大量直径约 50nm 的囊泡，称为突触囊泡（synaptic vesicle），也称突触小泡，每个囊泡中储存有上万个乙酰胆碱（acetylcholine，ACh）分子。终板膜有规则地向细胞内凹入，形成许多皱褶，增加接头后膜的面积，终板膜上有 N_2 型乙酰胆碱受体阳离子通道（N_2 - ACh receptor cantin channel），集中分布于皱褶开口处，属于化学门控通道，能与 ACh 特异性结合，终板膜的表面还分布有乙酰胆碱酯酶（acetylcholinesterase），可促进 ACh 分解为乙酸和胆碱。

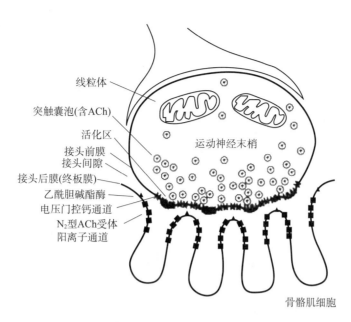

线粒体

突触囊泡(含ACh)

活化区
接头前膜
接头间隙
接头后膜(终板膜)
乙酰胆碱酯酶
电压门控钙通道
N₂型ACh受体
阳离子通道

运动神经末梢

骨骼肌细胞

图 2-19 骨骼肌神经-肌肉接头的超微结构示意图

(二) 骨骼肌神经-肌肉接头处兴奋传递的过程

当神经末梢处有神经冲动传来时，动作电位造成轴突末梢膜的去极化，引起电压门控式 Ca^{2+} 通道开放，Ca^{2+} 进入轴突末梢，触发了囊泡移动，将囊泡内的 ACh 以出胞的方式排放到接头间隙。ACh 分子通过接头间隙扩散到达终板膜后，同终板膜上的 N_2 型乙酰胆碱受体结合，引起受体蛋白质分子内部构象发生改变，导致 N_2 型 ACh 受体阳离子通道开放，主要出现 Na^+ 内流和 K^+ 外流，且以 Na^+ 内流为主，总的结果是使终板膜处膜电位减小，出现膜的去极化，这一电变化称为终板电位 (end-plate potential, EPP)，其幅度约 50mV。终板电位属于局部兴奋，具有局部电位的特点。终板电位不表现"全或无"特性，其大小与接头前膜释放的 ACh 的量成比例；无不应期，可表现总和现象。终板电位以电紧张性扩布的形式传至邻近肌细胞膜使其去极化，电压门控钠通道被激活，引起 Na^+ 内流，当肌细胞膜去极化达到阈电位水平时，便可引发一次动作电位，后者通过"兴奋-收缩耦联"引起肌细胞机械收缩。

正常情况下，一次神经冲动到达，能使 200~300 个囊泡排放，将近 10^7 个 ACh 分子释放，引起的终板电位可达引发肌细胞膜动作电位所需阈值的 3~4 倍，因此，神经-肌肉接头处的兴奋传递通常是一对一的，即神经纤维每一次神经冲动到达末梢，都能"可靠地"使肌细胞兴奋一次，诱发一次收缩。接头传递能保持一对一的关系，还须依靠乙酰胆碱酯酶将释放的 ACh 迅速清除，乙酰胆碱酯酶可以在 2.0 毫秒内将释放的 ACh 清除掉。

许多药物作用于神经-肌肉接头传递过程中的不同阶段，影响正常的接头传递功能。例如，美洲箭毒和 α-银环蛇毒同 ACh 竞争终板膜的 ACh 受体，阻断接头传递而使肌肉失去收缩能力，有类似作用的药物称为肌肉松弛药；有机磷农药对胆碱酯酶有选择性的抑制作用，可造成 ACh 在接头和其他部位的大量积聚，引起中毒症状。重症肌无力则是由于体内骨骼肌终板处的 ACh 门控通道数量不足或功能障碍所引起，新斯的明因可抑制胆碱酯酶活性而对肌无力患者的症状有改善作用。

在体骨骼肌纤维至少接受一个运动神经末梢的支配，只有神经纤维有神经冲动传来时，才能进行收缩，因此，骨骼肌的活动都是在中枢神经系统的控制下完成的。兴奋-收缩耦联 (excitation-contraction coupling) 是指将膜的电位变化为特征的兴奋过程和以肌丝的滑行为基础的收缩过程联系起来的过程。兴奋-收缩耦联包括 3 个过程：①当肌细胞膜产生动作电位时，动作电位沿着肌膜和横管系统传导，将动作电位传导至骨骼肌深处的横管与两侧肌节的终末池构成的三联管结构部位。②通过横管将信息传递给旁边的肌质网，导致终池上的钙通道开放，于是肌质网中的 Ca^{2+} 顺着浓度梯度进入胞质内。发生兴奋-收缩耦联时，胞质内的 Ca^{2+} 浓度可增高 100 倍之多。③胞质中 Ca^{2+} 浓度升高促进 Ca^{2+} 与肌钙蛋白结合，引起肌肉收缩；胞质中 Ca^{2+} 浓度升高的同时，激活肌质网膜上的钙泵，将 Ca^{2+} 逆浓度梯度由胞质转运到终池内，使胞质中 Ca^{2+} 浓度降低，引起肌肉舒张（图 2-20）。

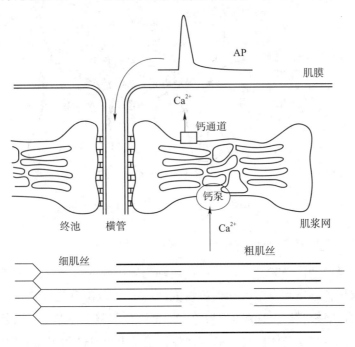

图 2-20 骨骼肌的兴奋-收缩耦联

🌐 知识链接

重症肌无力

重症肌无力（myasthenia gravis，MG）是一种由神经-肌肉接头处传递功能障碍所引起的自身免疫性疾病，临床主要表现为部分或全身骨骼肌无力和易疲劳，活动后症状加重，经休息后症状减轻。重症肌无力护理包括以下几点：①重症肌无力患者在恢复过程中，一定要起居有常，劳逸结合，只有这样才能配合药物治疗，逐步增强体质，早日恢复健康。②注意恰当的运动锻炼，增强自身的体质，提高机体免疫力，但是不要使自己的身体太劳累，以免过劳使重症肌无力复发或产生危象。此外，注意肢体的功能锻炼还可以防止肌肉萎缩。③合理的日常饮食，饮食适量，注重各种营养搭配，不要偏食，多吃含有高蛋白的食物，像鸡、鸭、鱼、瘦肉、豆腐以及鸡蛋等食物，还要多吃些新鲜的蔬菜和水果，补充大量的维生素，增强自身的免疫力和抵抗力。④保持情绪上的稳定，情志舒畅，精神愉快。

四、骨骼肌收缩的形式与力学分析

（一）骨骼肌的收缩形式

肌肉收缩时能产生张力和长度的变化，以完成躯体运动或对抗外力。根据肌肉收缩的外部表现，可分为等长收缩（isometric contraction）和等张收缩（isotonic contraction），前者表现为收缩时肌肉只有张力的增加而长度保持不变；后者表现为收缩时只发生肌肉缩短而张力保持不变。在机体内骨骼肌收缩时，既有长度改变又有张力改变，属于混合型收缩。

骨骼肌受到不同频率的刺激时，收缩的形式和强度会发生改变。当骨骼肌受到一次刺激时，出现一次机械收缩，称为单收缩（single twitch），收缩过程分为潜伏期、收缩期和舒张期。在人体内，骨骼肌在运动神经的支配下进行收缩，无一例外地接受神经的连续刺激，如果刺激频率较低时，后一刺激到来时前一刺激引起收缩和舒张已经结束，机械反应为分别出现的单收缩；如果刺激频率加快，后一刺激到来时在前一刺激引起收缩的舒张期，在尚未舒张结束就产生了新的收缩，表现为锯齿形的收缩曲线，称为不完全强直收缩（incomplete tetanus）（图 2 – 21A）；如果刺激频率继续加快，

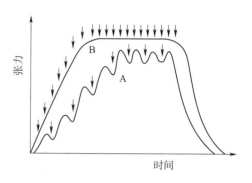

图 2 – 21　骨骼肌收缩的总和

后一刺激落在前一刺激引起收缩的收缩期，在收缩的基础上又产生了新的收缩，表现为平滑增高的收缩曲线，称为完全强直收缩（complete tetanus）或强直收缩（图 2 – 21B）。在等长收缩条件下，强直收缩产生的张力可达单收缩的 3 ~ 4 倍，正常体内运动神经传到骨骼肌的兴奋冲动都是快速连续的，体内骨骼肌收缩几乎都属于完全强直收缩。

（二）影响骨骼肌收缩的因素及力学分析

肌肉收缩效能（performance of contraction）表现为肌肉收缩时所产生的张力的大小、肌肉缩短的程度，以及产生张力或肌肉缩短的速度。影响骨骼肌收缩效能或其力学表现的因素包括前负荷、后负荷、肌肉收缩能力及收缩的总和。

1. 前负荷　肌肉在收缩前所承受的负荷，称为前负荷（preload）。前负荷使肌肉在收缩之前处于某种被拉长的状态，使它具有一定的长度，即初长度（initial length）。在生理学实验中，肌肉的前负荷也可用初长度来表示。在一定范围内，前负荷逐渐增加，肌肉收缩的主动张力也随之增大；当过度增加前负荷时，再增加前负荷其主动张力反而下降，以致最后为零。说明肌肉收缩存在一个最适前负荷和相对应的最适初长度（optimal initial length）。在最适初长度时，肌节长度为 2.0 ~ 2.2 μm，每个横桥都有与细肌丝相互作用的条件，在此初长度下收缩，可产生最大的主动张力；小于此初长度，每个肌节中两侧细肌丝伸入暗带过多，互相重叠或发生卷屈，不利于与横桥间的相互作用，肌张力下降；大于此初长度，例如肌节长度为 3.5 μm 时，细肌丝全部由暗带被拉出，失去产生张力的条件。

2. 后负荷　肌肉在收缩过程中所承受的负荷，称为后负荷（after load）。在等张收缩的条件下，测定不同后负荷时肌肉收缩产生的张力和缩短的速度，可得到张力 – 速度曲线，该曲线类似一条双曲线，横坐标表示肌肉所产生的张力，纵坐标表示收缩速度，双曲线的性质则说明这二者呈反比的关系，即后负荷减小时，使肌肉产生的张力减小，但可得到一个较大的缩短速度；在曲线同纵坐标相交的点，说明后负荷理论上为零时，可以得到该肌肉在当时的功能状态下的最大收缩速度，在图 2 – 22 中用 V_{max} 表示；但这时因无负荷，肌肉并未做功，亦无功率输出。在曲线同横坐标相交的点，后负荷的值相当于肌肉所能产生的最大张力，这时不能移动负荷，也没有做功和功率输出；在这两个极端之间，在

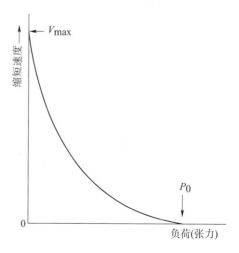

图 2 – 22　张力 – 速度曲线

不同的后负荷时都能看到肌肉在产生与负荷相同的张力的情况下使负荷移动一定距离，这种类型的收缩，称为等张收缩，都可做功和有功率输出。

3. 肌肉收缩能力（contractility） 是指与负荷无关的肌肉本身的内在收缩特性。肌肉这种内在的收缩特性与多种因素有关，如兴奋－收缩耦联过程中胞质内 Ca^{2+} 浓度的变化、肌球蛋白的 ATP 酶活性、细胞内各种功能蛋白及其亚型的表达水平等。许多神经递质、体液因子、病理因素和药物等，都可通过上述途径来调节和影响肌肉收缩能力，如缺氧、酸中毒、肌肉中能源物质缺乏可影响这些内在特性而降低肌肉的收缩效果，而 Ca^{2+}、咖啡因、肾上腺素等体液因素则能提高肌肉的收缩效果。当其他条件不变时，肌肉收缩能力增强，可以使肌肉收缩张力增加、收缩速度加快、做功效率提高。

4. 收缩的总和（summation） 是指肌细胞收缩的叠加特性，是骨骼肌快速调节其收缩效能的主要方式，其中空间总和形式称为多纤维总和，时间总和形式称为频率总和。但是，心肌的收缩为全或无式的，不会发生收缩的总和（见第四章）。

五、平滑肌细胞的收缩功能

平滑肌细胞广泛分布于呼吸道、消化道、血管、泌尿生殖器等器官，在细胞结构和收缩机制方面与横纹肌有许多不同之处，平滑肌细胞互相连接，形成管状结构或中空器官，它收缩时产生张力和缩短为这些器官的运动提供动力，如胃和肠；它还可产生持续性或紧张性的收缩，以对抗外加的负荷，保持器官的形状和功能，如动脉血管。

（一）平滑肌的分类

根据兴奋传导的特征，通常将平滑肌分为单个单位平滑肌（single－unit smooth muscle）和多单位平滑肌（multi－unit smooth muscle）两类。单个单位平滑肌也称内脏平滑肌（visceral smooth muscle），类似心肌组织，其中各细胞通过细胞间的缝隙连接可以进行同步性活动，这类平滑肌大都具有自动节律性或称自律性（autorhythmicity），在没有外来神经支配时也可进行收缩活动（由于起搏细胞的自律性和内在神经丛的作用），如消化道、输尿管和子宫平滑肌。多单位平滑肌细胞之间很少缝隙连接，类似骨骼肌细胞，每个肌细胞的活动都是彼此独立的，一般没有自律性，肌细胞的收缩活动受支配它们的自主神经的控制，收缩强度取决于被激活的肌纤维数目和神经冲动的频率，如竖毛肌、虹膜肌、瞬膜肌（猫）及大血管平滑肌等。还有一些平滑肌兼有两方面的特点，如小动脉和小静脉平滑肌，一般认为属于多单位平滑肌，但又有自律性；膀胱平滑肌没有自律性，但在遇到牵拉时可作为一个整体起反应。

（二）平滑肌的微细结构

平滑肌细胞一般呈梭形，长 $20\sim500\mu m$，直径为 $2\sim5\mu m$，细胞内充满肌丝，平滑肌细胞的细肌丝数量明显多于粗肌丝，二者之比为 $10:1\sim15:1$（横纹肌是 $2:1$），没有肌节结构。平滑肌细胞内没有 Z 盘，致密体（dense body）和附着于细胞膜上的致密斑是细肌丝的附着点和传递张力的结构，中间丝（intermediate filament）把致密体和致密斑连接起来，形成细胞的结构网架。平滑肌粗肌丝以相反的方向在不同方位上伸出横桥，使粗、细肌丝的滑动范围可以伸延到细肌丝全长，因而具有较大的舒缩范围。平滑肌的肌膜没有向内凹入的横管系统，而是形成一些纵向走行的袋状凹入，以增加肌膜的表面积，横管系统的缺乏使肌膜上传播的动作电位不能迅速到达细胞深部，这也是平滑肌收缩缓慢的原因之一。平滑肌细胞间有两种连接结构，一种是机械连接，称为致密带（compact zone），组成机械性耦联以完成细胞间张力的传递；另一种是缝隙连接，通过电耦联结构实现细胞间的电耦联和化学耦联。

（三）平滑肌的收缩机制

平滑肌细胞的收缩也是由 Ca^{2+} 引发的，细胞被激活时，细胞外 Ca^{2+} 和靠近膜的肌浆网中 Ca^{2+} 进入细胞浆，胞内游离 Ca^{2+} 浓度增加，Ca^{2+} 首先结合于钙调蛋白（CaM），Ca^{2+} 与 CaM 的复合物进一步结合并激活胞质内的肌球蛋白轻链激酶（myosin light chain kinase，MLCK），活化的 MLCK 可使横桥中的肌球蛋白轻链（myosin light chain，MLC）磷酸化，MLC 的磷酸化使横桥 ATP 酶活性提高，并引发肌丝滑行和肌肉收缩。而胞内 Ca^{2+} 浓度降低后，MLCK 失活，磷酸化的 MLC 在胞质内肌球蛋白轻链磷酸酶（myosin light chain phosphatase，MLCP）的作用下脱磷酸，导致肌肉舒张。

（四）平滑肌活动的神经调控

大多数平滑肌接受神经支配，除小动脉一般只接受交感神经系统支配外，其他器官的平滑肌通常接受交感和副交感神经的双重支配。平滑肌组织（特别是消化管平滑肌）还存在内在神经丛，称为内在神经系统，可以完成神经反射。平滑肌的神经 - 肌肉接头有些类似骨骼肌，支配平滑肌的外来神经纤维在进入靶组织时多次分支，分支上每隔一定距离出现一个膨大，呈念珠状，称为曲张体，其中含有囊泡，在神经冲动到达时可以释放囊泡中的神经递质或其他神经活性物质，作用于其相应受体，达到支配平滑肌的作用。每个曲张体和靶细胞的距离不固定，平均为 $80 \sim 100nm$，说明神经末梢释放出来的递质分子要扩散较远距离才能达到靶细胞。神经末梢和靶细胞的关系也是固定的，凡是递质分子可以到达而又具有该递质受体的平滑肌细胞，都可能接受外来神经的影响。

（唐文超）

答案解析

目标检测

1. 细胞的跨膜物质转运方式有几种？各有何特点？
2. 细胞膜上钠泵的活动有何生理意义？
3. 什么是继发性主动转运？请举例。
4. 简述细胞跨膜信号转导的主要途径。
5. 简述静息电位的形成机制及其影响因素。
6. 简述动作电位的概念、波形组成及其产生机制。
7. 试比较冲动在神经纤维上传导与在神经 - 肌肉接头处的传递有何不同？
8. 肌丝滑行理论的主要内容是什么？
9. 何谓兴奋 - 收缩耦联？简述骨骼肌的兴奋 - 收缩耦联过程。

书网融合……

本章小结　　　　　　微课 1　　　　　　微课 2　　　　　　微课 3

微课 4　　　　　　微课 5　　　　　　微课 6　　　　　　题库

第三章 血 液

PPT

📖 **学习目标**

1. **掌握** 血量；血浆渗透压；各类血细胞的生理功能；血液凝固的基本过程；ABO 血型；输血与交叉配血试验。

2. **熟悉** 血液的组成及血液的生理功能；血细胞比容；各类血细胞的正常值及生理特性；红细胞的生成与调节；生理性止血；抗凝；Rh 血型。

3. **了解** 血浆酸碱度；白细胞、血小板的生成、破坏；纤维蛋白溶解。

血液（blood）是一种通过心脏泵血作用在心血管系统中周而复始循环流动的流体组织。血液具有运输功能，运输 O_2 和各种营养物质到组织细胞，并及时将组织细胞的代谢产物（如 CO_2、尿酸、尿素等）通过排泄器官排出体外。血液可把内分泌腺产生的激素运送到相应靶细胞，通过体液调节维持内环境稳态。血液对于内环境中各种营养物质及电解质的含量、渗透压、体温、pH 等理化因素的相对稳定起重要作用。血液中的 γ–球蛋白参与机体的免疫功能，白细胞吞噬细菌和病毒等病原微生物，血小板和血浆中凝血因子有止血和凝血作用，从而达到保护机体的作用。所以血量的恒定，是维持全身器官血供的必要条件。当全身或组织、器官的血流量供应不足时，可造成组织、器官损伤和功能障碍，甚至危及生命。许多疾病可引起血液成分或理化性质发生改变，因此，血液的相关生化检查在临床上具有重要的诊断价值。

第一节 血液的组成和理化特性

一、血液的组成

血液由血浆（blood plasma）和悬浮于其中的血细胞（blood cells）组成。将新采的血液与抗凝剂混匀，置于比容管中，以 3000 转/分的速度离心 30 分钟。由于血浆和血细胞密度不同，管内的血液分为三层：上层为淡黄色的血浆，下层为深红色不透明的红细胞，中间夹有白色不透明的薄层即白细胞和血小板（图 3–1）。

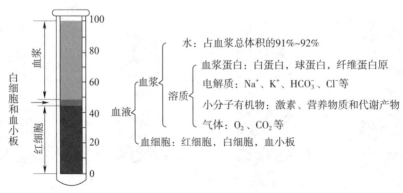

图 3–1 血液组成示意图

（一）血浆

血浆是淡黄色的液体，占血液的 50%～60%，是机体内环境的重要组成部分。其主要成分是水，占血浆总量的 91%～92%，它的主要作用是运输血浆中的营养物质和代谢产物，以及运输热量参与体温调节。其次是占 8%～9%的溶质，包括血浆蛋白、多种电解质、小分子有机化合物（如激素、营养物质和代谢产物等）和少量的 O_2、CO_2 等。正常情况下，血浆中各种成分和理化性质保持相对稳定。当机体患病时，可引起血浆中的某些成分偏离正常范围。因此，临床上测定血浆成分有助于某些疾病的诊断。血浆中的蛋白质统称为血浆蛋白（plasma protein）。用盐析法可将血浆蛋白质分为白蛋白（清蛋白）（albumin，A）、球蛋白（globulin，G）和纤维蛋白原（fibrinogen）三类。白蛋白分子量小而含量多，是形成和维持血浆胶体渗透压的主要血浆蛋白。球蛋白根据电泳速度不同可分为 α_1-球蛋白、α_2-球蛋白、β-球蛋白及 γ-球蛋白。其中，α_1-球蛋白为葡萄糖的载体；α_2-球蛋白可非特异性转运碘、铁等；β-球蛋白通常与脂类结合形成 β-脂蛋白；γ-球蛋白为免疫球蛋白，又可分为 IgA、IgD、IgE、IgM、IgG 5 种，主要行使免疫功能。健康成人血浆蛋白总量为 65～85g/L，其中白蛋白为 40～50g/L，球蛋白为 20～30g/L，纤维蛋白原仅为 2～4g/L，白蛋白/球蛋白（A/G）的比值为（1.5～2.0）∶1，白蛋白和大多数球蛋白主要由肝脏产生（除 γ 球蛋白外），所以，肝脏疾病时常出现 A/G 比值下降，甚至倒置。纤维蛋白原分子量最大，含量最少，主要参与凝血和止血过程。因此，血浆蛋白的主要功能包括：①形成血浆胶体渗透压，调节血管内外水平衡；②营养作用；③作为载体运输脂质、离子、药物等物质，血浆蛋白可与某些激素结合，使这些激素不能很快从肾脏中排泄，从而维持这些激素在血液中较长的半衰期；④参与血液凝固、抗凝和纤溶等生理过程；⑤免疫功能；⑥缓冲功能。

血浆中含有多种电解质，约占 0.9%，大多数以离子形式存在。血浆中的阳离子主要有 Na^+，还有少量 K^+、Ca^{2+}、Mg^{2+} 等；阴离子以 Cl^- 为主，还有 HCO_3^-、SO_4^{2-}、HPO_4^{2-} 等，这些离子对形成血浆晶体渗透压、维持酸碱平衡和神经肌肉的兴奋性等具有重要作用。

此外，血浆中还有小分子有机物、气体、激素和维生素等物质。

（二）血细胞

血细胞在血液中所占的容积百分比称为血细胞比容（hematocrit）。健康人的血细胞比容：成年男性为 40%～50%，成年女性为 37%～48%，新生儿约为 55%。由于白细胞和血小板在血细胞中所占的容积比例很小，故可将血细胞比容近似看成红细胞比容（图 3-1）。血细胞比容反映红细胞的相对数值。严重腹泻或大面积烧伤时，血浆容量减少，红细胞比容增大；而贫血时由于红细胞数量的减少，出现红细胞比容降低。

（三）血量

全身血液总量称为血量（blood volume）。正常成年人血量相当于体重的 7%～8%，即每千克体重有 70～80ml 血液。因此，如体重为 60kg 的成年人，血量为 4.2～4.8L。安静时，全身血液的大部分在心血管系统中快速循环流动，称为循环血量；小部分血液在肝、肺、静脉系统中流动缓慢，称为储存血量。在剧烈运动、情绪激动以及其他应急状态时，储存血量可以释放出来补充循环血量的相对不足，维持血压的正常，保证心、脑等重要器官的血液供应。

血量的相对稳定是组织、器官正常血液供应的必要条件。当机体失血时，如一次失血量不超过血液总量的 10%，可反射性引起心血管活动加强、血管收缩；同时储存血量释放以补充循环血量，不出现明显的临床症状。但如果一次失血过快过多，失血量超过体内血液总量的 20%，则血压会显著下降，导致机体各器官功能活动障碍而出现脉搏细数、四肢冰冷、乏力、眩晕等一系列临床症状；若失血量超过总血量的 30%就可能危及生命。因此，大量失血时需要及时进行输血抢救。

二、血液的理化特性 ⓔ 微课 3-1

（一）密度

血液的密度为 1.050 ~ 1.060，主要取决于血液中的红细胞数量；血液中红细胞数量越多，全血的密度就越大。血浆的密度为 1.025 ~ 1.030，主要取决于血浆蛋白的含量。

（二）血液的黏度

黏度（viscosity）来源于血液流动时内部分子或颗粒之间的摩擦。血液的相对黏度为水的 4 ~ 5 倍，主要取决于血细胞中红细胞的数量；血浆的相对黏度为 1.6 ~ 2.4，主要取决于血浆蛋白的含量。在某些病理情况下，红细胞数量异常增多，血液的黏度增加，使血液循环阻力增大，引起血流速度减慢，而导致红细胞发生叠连和聚集，出现血液循环障碍。

（三）血浆渗透压

1. 渗透与渗透压 渗透（osmosis）是指被半透膜隔开的两种不同浓度的溶液，自行发生的水分子从低浓度溶液向高浓度溶液中扩散的现象。渗透压（osmotic pressure）是指溶液所具有的吸引水分子透过单位面积半透膜的力量。渗透压高低取决于溶液中溶质颗粒（分子或离子）数目的多少，与溶质的种类和颗粒大小无关。医学上通常用渗透浓度来表示溶液的渗透压，单位是 mmol/L 或 mOsm/$(kg \cdot H_2O)$（毫渗量）。

2. 血浆渗透压的形成 正常情况下，血浆渗透压（plasma osmotic pressure）约为 300mmol/L，即约 300mOsm/$(kg \cdot H_2O)$（相当于 5790mmHg 或 770kPa）。血浆渗透压由晶体渗透压和胶体渗透压两部分组成。血浆中的小分子晶体物质形成的渗透压，称为晶体渗透压（crystal osmotic pressure），约为 298.7mOsm/$(kg \cdot H_2O)$，占血浆渗透压的 99.6%，80% 来自于 NaCl。血浆中的胶体物质形成的渗透压称为胶体渗透压（colloid osmotic pressure），约为 1.3mOsm/$(kg \cdot H_2O)$（相当于 25mmHg），占总渗透压的 0.4%，主要由血浆蛋白形成，其中 75% ~ 80% 为白蛋白。

3. 血浆渗透压的生理作用 由于血浆中晶体物质能够自由通过毛细血管壁，因而血浆与组织液中晶体物质的浓度相等，即毛细血管内外两侧晶体渗透压基本相同，所以在正常情况下，血浆晶体渗透压对毛细血管内外水的分布不发生显著影响。但血浆中大部分晶体物质不易通过细胞膜，而且血浆中晶体渗透压保持相对稳定，所以，晶体渗透压对于维持细胞内外水平衡起重要作用（图 3-2）。血浆中形成胶体渗透压的血浆蛋白分子量较大，不易通过毛细血管壁，所以，虽然血浆胶体渗透压很低，但对维持血管内外水平衡起重要作用。如果血浆蛋白含量减少，血浆胶体渗透压降低，使组织液回流减少而滞留于组织间隙，形成水肿。

4. 等渗溶液与等张溶液 在生理实验中和临床所使用的各种溶液中，通常把其渗透压与血浆渗透压相等的溶液称为等渗溶液（isosmotic solution），如 0.9% NaCl 溶液或 5% 的葡萄糖溶液。渗透压低于或高于血浆渗透压的溶液分别称为低渗或高渗溶液。把使悬浮于其中的红细胞能保持正常形态和大小的溶液称为等张溶液（isotonic solution）。其实，等张溶液是由不能自由透过细胞膜的颗粒所形成的等渗溶液。由于 NaCl 和葡萄糖都不易通过细胞膜，红细胞可在这些溶液中维持正常的形态和大小，因而 0.9% 的 NaCl 溶液和 5% 的葡萄糖溶液既是等渗溶液，也是等张溶液。而 1.9% 尿素溶液虽是等渗溶液，但尿素能自由通过细胞膜进入细胞内，引起溶血，所以不是等张溶液。

（四）血浆酸碱度

正常人血浆的 pH 为 7.35 ~ 7.45。血浆 pH 的相对稳定取决于血液中的缓冲物质、肺和肾的正常生理功能。血浆中最主要的缓冲对是 $NaHCO_3/H_2CO_3$，其他的缓冲对还有 Na_2HPO_4/NaH_2PO_4、蛋白质钠

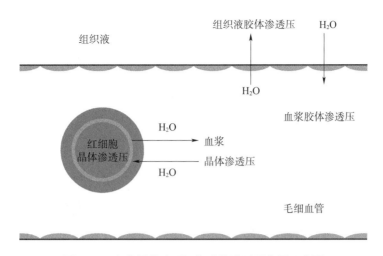

图 3 - 2 血浆晶体渗透压与胶体渗透压作用示意图

红细胞晶体渗透压与血浆晶体渗透压大致相等，可维持细胞膜内外水平衡；血浆胶体渗透压大于组
织液胶体渗透压，可将组织中的水转入血管

盐/蛋白质，以及红细胞内的缓冲对 K_2HPO_4/KH_2PO_4、$KHCO_3/H_2CO_3$、KHb/HHb、$KHbO_2/HHbO_2$ 等。
当代谢所产生的酸或碱物质进入血液，由于这些缓冲对的作用，可有效地减弱对血浆 pH 的影响，特别
是肺和肾具有排出过多的酸性或碱性物质的功能，故而血浆酸碱度能够保持相对恒定。机体的血浆 pH
低于 7.35，称酸中毒；如高于 7.45，称碱中毒。血浆 pH 如低于 6.9 或高于 7.8 时，将危及生命。

第二节 血细胞

⇒ 案例引导

临床案例　患者，男，18 岁，主诉转移性右下腹痛半天余。患者于入院前一晚9时左右无明
显诱因出现上腹部剑突下疼痛，约6小时后经脐周转移至右下腹，呈持续性钝痛，伴有恶心、呕
吐，遂急诊入院。入院后血常规检查提示，WBC $26.8 \times 10^9/L$，N 0.81，RBC $4.68 \times 10^{12}/L$，Hb
150g/L，PLT $225 \times 10^9/L$，血细胞比容为 45%。拟诊断为"急性化脓性阑尾炎"。

讨论：

1. 该案例中主要涉及哪些学过的生理学知识？

2. 患者血常规检查结果有哪些不正常？哪些指标变化支持"急性化脓性阑尾炎"的诊断？

一、红细胞 🄴 微课 3 - 2

红细胞（erythrocyte，或 red blood cell，RBC）是血液中数量最多的血细胞。成熟红细胞无核、无细
胞器，呈双凹圆碟形，直径为 7～8μm，周边较厚，中央较薄。红细胞内的蛋白质主要是血红蛋白（he-
moglobin，Hb）。年龄、性别和居住地海拔高度均可影响红细胞数量和血红蛋白浓度。我国成年男性红
细胞正常值为 $(4.5～5.5) \times 10^{12}/L$，平均为 $5.0 \times 10^{12}/L$；成年女性为 $(3.8～4.6) \times 10^{12}/L$，平均为
$4.2 \times 10^{12}/L$；新生儿为 $6.0 \times 10^{12}/L$ 以上。我国成年男性血红蛋白含量为 $(120～160)g/L$，成年女性为
$(110～150)g/L$，新生儿可达 $(170～200)g/L$。若血液中红细胞数量或血红蛋白含量低于正常，则称为
贫血。

（一）红细胞的生理特性

1. 可塑变形性 是红细胞生存所需的重要特性。红细胞在血管中循环流动时，通常要发生扭曲变形，才能通过小于其直径的毛细血管和血窦孔隙，然后又恢复原状。把机体内正常红细胞在外力作用下具有变形的能力称为可塑变形性（deformability）。红细胞变形能力主要受 3 个因素的影响。①表面积与容积的比值：比值越小，变形能力越小。②红细胞膜的弹性：弹性降低，变形能力减弱。③红细胞内的黏度：黏度越大，变形能力越小。红细胞内血红蛋白浓度增高或变性，均可使黏度增大。变形能力减弱的红细胞在血液流动过程中容易破裂而发生溶血。

2. 悬浮稳定性 将经过抗凝处理的血液置于垂直静置的血沉管中，正常红细胞因其密度大于血浆而下沉，但下沉速度十分缓慢。正常的红细胞具有悬浮于血浆中而不易下沉的特性，称为悬浮稳定性（suspension stability）。通常以测定红细胞在第 1 小时末下沉的距离（mm）表示红细胞沉降的速度，称为红细胞沉降率（erythrocyte sedimentation rate，ESR），简称血沉。正常成年男性的血沉为 0 ~ 15mm/h，女性为 0 ~ 20mm/h。红细胞沉降率越大，表示红细胞的悬浮稳定性越小。正常情况下，红细胞表面积与体积的比值较大，使它下沉时与血浆间产生的摩擦较大，故下沉缓慢。而红细胞发生叠连后，表面积与体积之比减少，故红细胞悬浮稳定性减少，血沉加快。在临床上有很多疾病能导致患者血沉加快，说明红细胞悬浮稳定性变小，可能与红细胞彼此叠连有关。将血沉加快患者的红细胞置于健康人的血浆中，血沉并不加快；反之，若将健康人的红细胞置于血沉加快患者的血浆中，则血沉加快。因此，红细胞发生叠连主要取决于血浆成分的变化而非红细胞本身。通常血浆中白蛋白减少，球蛋白、纤维蛋白原及胆固醇增多时，血沉加快。临床上许多疾病可使血沉加快，如活动性肺结核、风湿热等，故血沉检查可作为某些疾病辅助诊断的方法之一，也可作为判断病情变化的参考指标。

3. 渗透脆性 红细胞在 0.9% NaCl 溶液中的形状和大小保持不变；将红细胞悬浮于不同浓度的 NaCl 溶液中时，发现在高渗溶液中可见红细胞皱缩；而在低渗溶液中红细胞膜膨胀甚至破裂溶血。健康人的红细胞一般在 0.42% 的 NaCl 溶液中开始溶血，在 0.35% 的 NaCl 溶液中完全溶血。这反映红细胞对低渗盐溶液具有一定的抵抗能力。红细胞在低渗溶液中发生膨胀破裂的特性称为渗透脆性（osmotic fragility）。红细胞抗低渗液的能力小，表示渗透脆性大，易破裂；抗低渗液的能力大，表示渗透脆性小，不易破裂。新生的红细胞不易破裂，而遗传性球形红细胞及衰老的红细胞脆性大，易破裂。巨幼红细胞贫血的患者其脆性显著减小。

（二）红细胞的功能

红细胞的主要功能是运输 O_2 和 CO_2。血液中 98.5% 的氧是与血红蛋白结合形成氧合血红蛋白的形式运输，比溶解于血浆的氧多 65 倍；95% 的二氧化碳运输依靠红细胞进行。红细胞的运输功能主要依靠血红蛋白来完成，而血红蛋白只有存在于红细胞内才能发挥作用，所以当红细胞破裂溶血时，血红蛋白逸出则丧失其运输功能。此外，红细胞内还有多种缓冲对，具有一定的缓冲血浆 pH 的能力。

（三）红细胞的生成和调节

1. 红细胞的生成过程 骨髓是成年人生成红细胞的唯一场所，胚胎期为肝、脾和骨髓。红骨髓中的造血干细胞首先分化成为红系定向祖细胞，再经过幼稚红细胞（包括早、中、晚）和网织红细胞的阶段，最终成为成熟红细胞。

2. 红细胞生成所需物质 在红细胞生成和发育成熟过程中，需要有足够的蛋白质、铁、叶酸、维生素 B_{12} 和内因子，其中，蛋白质和铁是合成血红蛋白最重要的基本物质。此外，红细胞生成还需要氨基酸、维生素 B_6、维生素 B_2、维生素 C、维生素 E 及微量元素铜、锰、钴、锌等。

（1）**铁** 是血红蛋白合成必需的原料。健康成人每天需要 20 ~ 30mg 的铁用于红细胞生成。其中，

1mg（约5%）由食物补充，95%来自衰老红细胞破坏后释放的铁。衰老的红细胞被巨噬细胞吞噬后，血红蛋白被分解，释放出铁，血浆中的转铁蛋白穿行在巨噬细胞和幼红细胞之间，将铁运至红细胞，此过程称为体内铁的再循环利用。Fe^{3+}需还原成Fe^{2+}才能被利用。体内铁的供应不足或铁代谢紊乱均可导致血红蛋白合成不足，引起小细胞低色素性贫血，又称缺铁性贫血。

（2）叶酸和维生素B_{12} 叶酸和维生素B_{12}是红细胞合成DNA所需要的辅酶。叶酸需在体内转化成四氢叶酸后，才能参与DNA的合成。叶酸的转化需要维生素B_{12}的参与。当维生素B_{12}缺乏时，叶酸的利用率降低，可引起叶酸的相对不足，使红细胞合成DNA减少，幼红细胞分裂增殖减慢，红细胞体积变大，出现巨幼红细胞贫血，又称大细胞性贫血。食物中维生素B_{12}的吸收有赖于胃黏膜壁细胞分泌的内因子（intrinsic factor）与其结合，形成复合物才能在回肠末端被吸收。当萎缩性胃炎、胃大部分切除时，内因子分泌减少，或体内产生抗内因子抗体时，均可导致维生素B_{12}吸收障碍，引起巨幼红细胞贫血的发生。

3. 红细胞生成的调节 不同发育阶段的红系祖细胞受不同调节因子的调控。红系祖细胞向红系前体细胞增殖分化是红细胞生成的关键。红系祖细胞的发育分为两个亚群：一种是早期红系祖细胞在体外培养时因能形成很大的集落，称为爆式红系集落形成单位（burst forming unit – erythroid，BFU – E），并依赖爆式促进活性因子（burst promoting activity，BPA）的刺激作用。研究发现，白细胞介素 – 3（inter-leukin – 3，IL – 3）和粒 – 巨噬细胞集落刺激因子（GM – CSF）具有BPA效应。另一种是晚期红系祖细胞在体外培养时只能形成很小的集落，称为红系集落形成单位（colony forming unit – erythroid，CFU – E）。晚期红系祖细胞对BPA不敏感，主要受促红细胞生成素（erythropoietin，EPO）的调节。

EPO是一种分子量为34kDa的糖蛋白，主要由肾脏合成，肝脏也可合成少量EPO。它可促进晚期红系祖细胞的分化、增殖，加速幼红细胞的增殖。当组织细胞低氧时，肾脏合成分泌的EPO增加，刺激骨髓的红系祖细胞增殖分化，红细胞生成增加，从而缓解低氧状况。应用现代分子生物学手段已从肾组织细胞中提取出编码EPO的mRNA，基因重组的人红细胞生成素（rhEPO）与天然的EPO基本相同，目前已大量应用于临床，除治疗肾性贫血外，对其他各种贫血，如恶性肿瘤所致贫血、慢性炎症或感染性贫血等均取得一定疗效。近年来有资料显示，某些再生障碍性贫血可能是红系祖细胞上EPO受体有缺陷所致。

雄激素对红细胞生成也有促进作用，它既可促进肾脏产生EPO，又能直接刺激骨髓，促进红细胞生成。所以，临床上用雄激素类制剂丙酸睾酮、司坦唑醇治疗再生障碍性贫血有一定疗效。并且临床上成年男性的红细胞数量和血红蛋白含量高于女性，也与体内雄激素的水平不同有关。

此外，生长激素、甲状腺激素、肾上腺糖皮质激素等均可通过提高组织对氧的需求，促进红细胞生成。而肿瘤坏死因子、转化生长因子β、白细胞介素 – 1等可抑制红系祖细胞的分化，对红细胞生成起负性调节作用。体内各种刺激因子与抑制因子相互拮抗、相互影响，共同对红细胞造血过程进行精细的调节。

（四）红细胞的破坏

循环血液中的红细胞平均寿命约120天。每天约有0.8%的红细胞因衰老被破坏。衰老红细胞主要由肝、脾中的巨噬细胞破坏并清除。由于衰老红细胞的变形能力减退，脆性增高，当红细胞流经脾时，难以通过微小的孔隙，而被滞留于脾被巨噬细胞吞噬。90%的衰老红细胞被巨噬细胞吞噬，称为血管外破坏。10%的衰老红细胞膜脆性增加，在血流湍急处，衰老的红细胞可因机械冲击而破裂，称为血管内破坏。红细胞在血管内破坏后释放出血红蛋白，血红蛋白中的血红素经代谢释放铁，一部分被骨髓重新利用以合成新的红细胞，一部分以铁蛋白的形式暂储于网状内皮细胞，供以后利用。

二、白细胞

白细胞（leucocyte，或 white blood cell，WBC）是一类无色有核的球形细胞。按白细胞胞质内有无特殊颗粒，可分为颗粒细胞和无颗粒细胞。按颗粒细胞胞质颗粒的嗜色特性的不同又可分为中性粒细胞（neutrophil）、嗜酸性粒细胞（eosinophil）和嗜碱性粒细胞（basophil）；无颗粒细胞又可分为淋巴细胞（lymphocyte）和单核细胞（monocyte）。健康成人的白细胞总数是 $(4.0 \sim 10.0) \times 10^9/L$，其中，中性粒细胞占白细胞总数的 50% ~ 70%，淋巴细胞占 20% ~ 40%，单核细胞占 3% ~ 8%，嗜酸性粒细胞占 0.5% ~ 5%，嗜碱性粒细胞占 0% ~ 1%。通常白细胞的总数和分类计数保持相对稳定，但在各种急性感染、炎症、组织损伤或白血病等病理情况下，可发生特征性变化，在临床诊断中具有重要参考价值。

（一）白细胞的生理特性和功能

白细胞具有变形运动、趋化性、吞噬和分泌等特性，是机体执行防御功能的生理基础。白细胞（除淋巴细胞）可伸出伪足做变形运动，并凭借这种运动穿过血管壁，向某些化学物质游走的特性，称为白细胞的趋化性。白细胞游走到细菌等异物周围，能把异物包围起来并吞入胞浆内的过程，称为白细胞的吞噬作用。因此，机体内各类白细胞的功能主要是参与机体的防御和免疫反应，防止病原微生物的入侵，但不同种类白细胞的生理功能又有所不同。

1. 颗粒细胞

（1）中性粒细胞　又称多形核白细胞，血管中的中性粒细胞约有一半随血液循环，称为循环池，通常的白细胞计数仅反映这部分中性粒细胞的数量；另一半则滚动在小血管壁的内皮细胞上，称为边缘池。此外，骨髓中还储备了大量成熟的中性粒细胞，当机体需要时，边缘池和骨髓中储备的中性粒细胞均可大量进入血液循环发挥作用。中性粒细胞的变形能力、趋化性及吞噬能力都很强，所以在血液的非特异性免疫中起重要作用。当细菌入侵时，中性粒细胞在炎症产生的趋化物质作用下，以阿米巴样运动通过血管壁，进入组织吞噬细菌，细胞内的溶酶体酶能将吞入的细菌和组织碎片分解，防止细菌在体内扩散。当中性粒细胞吞噬 5 ~ 10 个细菌后，自身也会变性解体，形成脓细胞。脓细胞和周围被溶解的组织及细菌碎片一起形成脓液。此外，中性粒细胞还可吞噬和清除衰老的红细胞和抗原 - 抗体复合物等。

（2）嗜酸性粒细胞　其胞质内含有过氧化物酶和碱性蛋白，缺乏溶菌酶，虽有微弱的吞噬能力，但基本上无杀菌作用。嗜酸性粒细胞在体内的主要功能有：①限制嗜碱性粒细胞和肥大细胞引起的超敏反应。嗜酸性粒细胞通过产生前列腺素 E，抑制嗜碱性粒细胞合成和释放生物活性物质；嗜酸性粒细胞还可吞噬嗜碱性粒细胞所释放的颗粒，使其所含的生物活性物质不能发挥作用；并且嗜酸性粒细胞能释放组胺酶，破坏嗜碱性粒细胞所释放的组胺活性。②参与对蠕虫的免疫反应。超敏反应或某些寄生虫感染时，常伴血液中嗜酸性粒细胞数目的升高。此外，血液中的嗜酸性粒细胞的数目有明显的昼夜周期性波动，清晨较少、午夜增多，这可能与糖皮质激素释放的昼夜波动有关。

（3）嗜碱性粒细胞　含有较大的嗜碱性颗粒，颗粒中含有肝素、组胺、白三烯、嗜酸性粒细胞趋化因子 A 等，其功能与肥大细胞类似，释放的肝素有抗凝血的作用，有利于保持血管畅通；组胺、白三烯可使毛细血管通透性增加，引起局部充血水肿，并可使支气管平滑肌收缩，从而引起荨麻疹、哮喘等过敏症状；嗜酸性粒细胞趋化因子 A 可吸引嗜酸性粒细胞，以限制嗜碱性粒细胞在超敏反应中的作用。

2. 无颗粒细胞

（1）淋巴细胞　是机体内的免疫细胞，主要执行特异免疫功能。在免疫应答反应过程中起核心作用，特别是病毒感染。血液中的淋巴细胞可分为三大类。①T 淋巴细胞：由骨髓生成的淋巴干细胞，在胸腺的作用下发育成熟，称为 T 淋巴细胞，主要执行细胞免疫，血液中的淋巴细胞 80% ~ 90% 属于 T 淋巴细胞。②B 淋巴细胞：由骨髓生成的淋巴干细胞在骨髓或肠道淋巴组织中发育成熟的，称为 B 淋巴细胞，主要执行体液免疫。③自然杀伤细胞（natural killer cell，NK）：是不同于 T 淋巴细胞、B 淋巴细胞的一类非特异性免疫细胞，占人外周血淋巴细胞总数的 5% ~ 10%。NK 细胞在免疫系统被激活前就起到破坏病毒和肿瘤细胞的作用，它能识别并攻击与正常细胞不同的任何膜表面发生变化的细胞。因此，NK 细胞不仅与抗肿瘤、抗病毒感染和免疫调节有关，而且还在某些情况下参与超敏反应和自身免疫性疾病的发生。

（2）单核细胞　体积大，胞质内没有特殊颗粒，是尚未成熟的细胞。当它进入组织后，可进一步发育成熟成为巨噬细胞，从而具有比中性粒细胞更强的吞噬能力，巨噬细胞还可加工处理并呈递抗原、分泌多种生物活性物质等作用。

（二）白细胞的生成与破坏

1. 白细胞的生成及调节　白细胞与其他血细胞一样，都起源于骨髓的造血干细胞，均经历造血干细胞→定向祖细胞→可识别的前体细胞等阶段而生成具有各种功能的成熟白细胞。粒细胞的生成受集落刺激因子（colony stimulating factor，CSF）的调节。CSF 在体外可刺激造血细胞形成集落，主要包括：粒 – 巨噬细胞集落刺激因子（GM – CSF）、粒细胞集落刺激因子（G – CSF）、巨噬细胞集落刺激因子（M – CSF）等。GM – CSF 由活化的淋巴细胞产生，能刺激中性粒细胞、单核细胞和嗜酸性粒细胞生成；GM – CSF 还可与骨髓基质细胞产生的干细胞因子联合作用，刺激早期造血干细胞与祖细胞的分化。G – CSF 由巨噬细胞、内皮细胞和间质细胞释放，促进粒系祖细胞和前体细胞的增殖与分化，增强成熟粒细胞的功能，动员骨髓中干细胞与祖细胞进入血液。GM – CSF 和 M – CSF 可诱导单核细胞的生成。另外，转化生长因子 β、乳铁蛋白等可抑制白细胞生成并与促白细胞生成的刺激因子共同调节白细胞的正常生成。GM – CSF 和 G – CSF 已在临床用于中性粒细胞减少症的治疗。目前对淋巴细胞生成调节的机制还不太清楚。

2. 白细胞的破坏　各种白细胞的寿命长短不一。一般来说，中性粒细胞在循环血液中停留 8 小时左右即进入组织，4 ~ 5 天后即衰老死亡，或经消化道黏膜从胃肠道排出。若有细菌入侵，粒细胞在吞噬活动中可因释放出的溶酶体酶过多而发生"自我溶解"，与被杀灭的细菌和组织碎片一起构成脓液。单核细胞在循环血液中 2 ~ 3 天后进入组织，继续发育成巨噬细胞，在组织中可生存 3 个月左右。淋巴细胞一般寿命较长，它们往返于血液、组织液、淋巴液之间，而且可以在淋巴结等处增殖分化。

三、血小板　ⓔ 微课 3 – 3

血小板（thrombocyte，或 blood platelet）是骨髓中成熟的巨核细胞胞质脱落而形成的具有代谢能力的活细胞，体积小，无细胞核，常呈双面微凸圆盘形，可伸出伪足而呈不规则形。在电镜下可见血小板内存在 α – 颗粒、致密体、开放小管系统、致密小管系统、微管、微丝、线粒体等复杂的超微结构。正常成年人，血液中血小板的正常值为（100 ~ 300）× 10^9/L，平均为 160 × 10^9/L。当血小板数量超过 1000 × 10^9/L 时，可增加血液黏度，容易形成血栓；而当血小板数量低于 50 × 10^9/L 时，可产生异常出血，皮肤和黏膜下出现瘀点，甚至大片瘀斑，称为血小板减少性紫癜。

（一）血小板的生理特性

血小板具有黏附、聚集、释放、吸附和收缩等多种生理特性。

1. 黏附　血小板黏着于血管损伤处暴露的胶原纤维上的现象称为血小板黏附（platelet adhesion）。血小板黏附需要血小板膜上的糖蛋白（glycoprotein，GP）、内皮下成分（主要是胶原纤维）和血浆 von Willebrand 因子（简称 vWF）的参与。当血管受损伤时，内皮下胶原纤维暴露，vWF 首先与胶原纤维结合，引起 vWF 变构，再使血小板膜上的主要糖蛋白 GP I b 与变构的 vWF 结合，使血小板黏附于胶原纤维上。

2. 聚集 血小板彼此黏着的现象称为血小板聚集（platelet aggregation）。此过程需要纤维蛋白原、Ca^{2+} 和 GP II b/III a 参与。当血小板受到刺激时，血小板发生聚集形成血小板栓子。假如血管损伤很小，血小板栓子可完全阻止血液流失，这对于微小血管损伤的封闭极为重要。ADP 是引起血小板聚集最重要的物质。血小板聚集可分为两个时相：第一时相发生迅速，但可解聚，主要由受损组织释放的 ADP 或低浓度的外源性 ADP 引起，称为可逆性聚集。第二时相发生较慢，聚集后不能解聚，主要由血小板释放的内源性 ADP 引起，称为不可逆聚集。引起血小板聚集的因素称为致聚剂（诱导剂）。生理性的致聚剂主要有 ADP、胶原、组胺、5 - 羟色胺（5 - HT）、凝血酶、血栓烷 A_2（thromboxane A_2，TXA_2）、前列腺素类物质等；病理性致聚剂有细菌、病毒、抗原 - 抗体复合物、药物等。已知血小板膜上存在各种致聚剂相应的受体，致聚剂与相应的受体结合后，引起血小板内第二信使的变化，通过细胞内的一系列信息传递过程而导致血小板聚集。

3. 释放 当血小板受到刺激后，将储存在致密体、α - 颗粒或溶酶体内的多种活性物质释放出来的过程称为血小板释放（platelet secretion）。血小板释放的物质包括致密体中的 ADP、ATP、5 - HT、Ca^{2+}，α - 颗粒中的血小板巨球蛋白质、纤维蛋白原、vWF、凝血因子、抗凝因子和血小板源生长因子等。血小板释放的这些物质有促进血小板聚集、血管收缩、血液凝固等多种复杂的生理功能。此外，血小板被激活还释放 TXA_2，有强烈的聚集血小板和缩血管作用。阿司匹林可抑制环加氧酶从而减少 TXA_2 的生成，具有抗血小板聚集的作用。

4. 吸附 血小板表面能吸附（absorption）血浆中多种凝血因子（如 I、V、XI、XIII 等）。当血管内皮受损时，血小板可在破损的局部黏附和聚集，使局部凝血因子的浓度升高，促进血液凝固和生理性止血。

5. 收缩 血小板具有收缩（contraction）功能。在血小板中含有与骨骼肌类似的收缩蛋白系统；如肌动蛋白、肌球蛋白、微管和微丝等。当血小板活化后，胞质中的 Ca^{2+} 浓度增高引起血小板收缩反应。血凝块中的血小板收缩时导致血块回缩。因而，临床上常根据体外血块回缩的状态大致估计血小板的数量与功能是否正常。

（二）血小板的生理功能

1. 参与生理性止血 小血管损伤后血液将从血管流出，数分钟后出血将自行停止，这一现象称为生理性止血（hemostasis）。临床上常用采血针刺破耳垂或指尖使血自然流出，然后测定出血延续时间，称为出血时间，正常为 1~3 分钟。当血小板减少时，出血时间延长，可发生出血倾向；但止血功能过度激活时，则可导致血管内血栓形成。

生理性止血过程主要包括血管收缩、血小板激活和凝血系统激活三个过程，并且是相继发生、相互重叠、密切相关的。生理性止血首先表现为受损局部血管和邻近的小血管收缩，局部血流减少，血流速度减慢。血小板激活后释放的 TXA_2、5 - HT 促进血管收缩，如血管破损小，可使血管破口封闭，达到制止出血的效果。血管损伤后，暴露内皮下胶原纤维，会有少量血小板附在胶原上，血小板活化释放 ADP 及 TXA_2，促使血小板发生不可逆聚集，血液中的血小板不断聚集，形成血小板止血栓，堵塞伤口来封闭出血，达到初步止血。血管受损后启动凝血系统，血小板吸附大量凝血因子，并相继激活，在受损局部迅速发生血液凝固的过程，使血浆中可溶性的纤维蛋白原转变成不溶性的纤维蛋白，并交织成网，形成坚实的止血栓，进一步加固止血。

2. 促进血液凝固 血小板可吸附因子 I、V、XI、XII 等，加速凝血过程。同时血小板可通过释放的凝血因子 I、XII、血小板第二因子（PF_2）、血小板第三因子（PF_3）促进凝血，释放的血小板第四因子（PF_4）可中和肝素，释放的血小板第六因子（PF_6）可抑制纤溶。

3. 维持血管内皮细胞的完整性 血管破损后血小板黏附于血管内皮，并可融合入血管内皮细胞中，而且能随时沉着于毛细血管壁，填补内皮细胞脱落留下的空隙，修复并保持其完整性。此外，血小板还可释放血管内皮生长因子（vascular endothelial growth factor，VEGF）、血小板源生长因子（platelet – derived growth factor，PDGF），促进血管内皮细胞、平滑肌细胞、成纤维细胞的增殖，利于受损血管的修复。

临床上检查患者止血功能常测血小板的数量、出血时间等。

（三）血小板的生成、调节与破坏

1. 血小板的生成及其调节　生成血小板的巨核细胞是从骨髓造血干细胞分化而来的。骨髓窦壁外的成熟巨核细胞胞质伸向骨髓窦腔，并脱落成为血小板，进入血流。从原始巨核细胞到释放血小板入血，需 8 ~ 10 天，进入血液的血小板，一半以上在外周血液中循环，其余的储存于脾脏。1985 年在血小板减少症患者或动物的血浆中发现存在着一种物质，可以促进巨核细胞发育成熟及生成血小板，被命名为血小板生成素（thrombopoietin，TPO）。TPO 主要由肝细胞产生，肾脏也可少量产生。TPO 为一种糖蛋白，能刺激造血干细胞向巨核系祖细胞分化，特异性地促进巨核祖细胞增殖、分化及巨核祖细胞成熟并释放血小板，TPO 是体内血小板生成最重要的生理调节因子。研究发现造血干细胞、巨核细胞与血小板的胞膜上都存在 TPO 受体，提示 TPO 对血小板生成的全过程均有一定的调控作用。目前，TPO 制剂的临床试用正在进行，对促进化疗患者血小板减少症的恢复有明显效果。

2. 血小板的破坏　血小板进入血液后，平均寿命为 7 ~ 14 天，但只在最初的 2 天内具有生理功能。衰老的血小板可被肝、脾、肺组织中的巨噬细胞吞噬破坏；也可融入血管内皮细胞，或发生聚集、释放反应时在血管内破坏。在生理止血过程中，血小板凝集后解体并释放出全部活性物质，在发挥生理功能时被消耗。

（杨胜昌）

第三节　血液凝固和纤维蛋白溶解

一、血液凝固

血液凝固（blood coagulation）简称血凝，指血液由流动的液体状态变成不流动的凝胶状态的过程。血凝的实质就是血浆中可溶性的纤维蛋白原转变为不溶性的纤维蛋白多聚体，交织成网并网罗血细胞及其他成分，形成血凝块。血液凝固 1 ~ 2 小时后，血凝块发生回缩所析出的淡黄色液体，称为血清（serum）。血清与血浆的区别在于血清中缺少纤维蛋白原和血凝发生时消耗的一些凝血因子，增添了一些血凝时由血管内皮细胞和血小板释放出的化学物质。

（一）凝血因子

血液凝固是一系列复杂的酶促反应的过程，有赖于多种凝血物质的参与。将血浆与组织中直接参与血液凝固的物质称为凝血因子（blood coagulation factor）。目前凝血因子共有 14 种（表 3 – 1），用罗马数字按照发现的先后顺序来编号，即凝血因子Ⅰ ~ Ⅷ（其中凝血因子Ⅵ是血浆中活化的凝血因子Ⅴa，故被删除）。此外，还有前激肽释放酶、高分子激肽原等。凝血因子的特点有：①除因子Ⅳ（Ca^{2+}）和血小板磷脂外，其余的凝血因子均为蛋白质。②除因子Ⅲ，又称组织因子（tissue factor，TF），由组织损伤释放外，其余的凝血因子均存在于血浆中，而且多数在肝脏内合成，其中，凝血因子Ⅱ、Ⅶ、Ⅸ、Ⅹ的合成过程需要维生素 K 参与，又称维生素 K 依赖因子。③在一般情况下，大部分凝血因子是以无活性的酶原形式存在于血浆中，如Ⅱ、Ⅶ、Ⅸ、Ⅹ、Ⅺ、Ⅻ和前激肽释放酶须被激活才具有活性。被激活的凝血因子，在右下角以"a"来表示，如活化的凝血因子Ⅱ表示为因子Ⅱa。

表3-1 凝血因子

因子	同义名	合成部位
Ⅰ	纤维蛋白原（fibrinogen）	肝脏
Ⅱ	凝血酶原（prothrombin）	肝脏（需要维生素K）
Ⅲ	组织因子（tissue factor, TF）	内皮细胞、组织细胞
Ⅳ	钙离子（Ca^{2+}）	
Ⅴ	前加速素（proaccelerin）	内皮细胞、血小板
Ⅶ	前转变素（proconvertin）	肝脏（需要维生素K）
Ⅷ	抗血友病因子（antihemophilic factor, AHF）	肝脏
Ⅸ	血浆凝血激酶（plasma thromboplastin component, PTC）	肝脏（需要维生素K）
Ⅹ	斯图亚特因子（stuart-prower factor）	肝脏（需要维生素K）
Ⅺ	血浆凝血激酶前质（plasma thromboplastin antecedent, PTA）	肝脏
Ⅻ	接触因子（contact factor）	肝脏
ⅩⅢ	纤维蛋白稳定因子（fibrin-stabilizing factor）	肝脏、血小板
HK	高分子量激肽原（high-molecular weight kininogen）	肝脏
PK	前激肽释放酶（prekallikrein, PK）	肝脏

（二）血液凝固过程

血液凝固的过程大体可分为三个基本步骤：第一步凝血酶原激活复合物的形成；第二步凝血酶原被激活生成凝血酶；第三步纤维蛋白原在凝血酶作用下生成纤维蛋白（图3-3）。

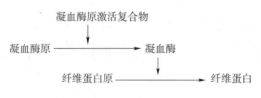

图3-3 血液凝固的基本步骤

根据凝血酶原激活复合物生成的途径不同，将凝血过程分为内源性凝血和外源性凝血两种途径。区别之处在于启动方式和参与的凝血因子不同，但某些凝血因子可以相互激活，故两条途径不是完全独立，而是密切联系的。

1. 内源性凝血途径 该途径的特点是凝血过程开始于因子Ⅻ的活化，参与凝血反应的所有凝血因子都来自血液（或者说存在于血管内）。正常情况下，因子Ⅻ以非激活的酶原状态存在于血液中，当血管内皮受损时，血管内膜下的胶原纤维暴露，因子Ⅻ与胶原纤维接触而被激活，成为有活性的因子Ⅻa。因子Ⅻa的主要作用是激活因子Ⅺ成为因子Ⅺa，从而启动内源性凝血途径。因子Ⅻa还可激活前激肽释放酶使之形成激肽释放酶，此酶又可激活因子Ⅻ，从而以正反馈的方式形成大量的因子Ⅻa，使血液凝固不断加速。因子Ⅺa形成后，在Ca^{2+}的共同作用下可激活因子Ⅸ使之成为因子Ⅸa，因子Ⅸa在Ca^{2+}与因子Ⅷ的共同作用下，在血小板磷脂表面结合成复合物，可进一步激活因子Ⅹ，生成因子Ⅹa，从而形成了凝血酶原激活复合物，之后内源性和外源性凝血过程进入相同的途径。临床上，缺乏因子Ⅷ、因子Ⅸ和因子Ⅺ的患者凝血过程缓慢，轻微外伤即可引起出血不止，分别称为甲型、乙型和丙型血友病。

2. 外源性凝血途径 由于组织受到损伤，凝血因子Ⅲ被释放入血所启动的途径，称为外源性凝血途径；是由血管外的凝血因子Ⅲ与血液接触而启动的凝血过程。由于因子Ⅲ由组织释放，故该途径又可称为组织因子途径。当血管损伤后，组织释放的因子Ⅲ与血浆中的因子Ⅶ形成复合物，在Ca^{2+}的共同作用下激活因子Ⅹ为因子Ⅹa，从而形成凝血酶原激活复合物。外源性凝血途径过程简单，耗时短。

通过内源性和外源性凝血途径形成的凝血酶原激活复合物，可激活无活性的凝血酶原（即凝血因子Ⅱ）形成有活性的凝血酶（凝血因子Ⅱa）。在这一过程中，直接发生水解作用的蛋白酶是因子Ⅹa。但因子Ⅴ是重要的辅助因子，它可使凝血酶生成的速度提高10000倍，凝血酶能迅速水解纤维蛋白原使之成为纤维蛋白单体。在Ca^{2+}的作用下，凝血酶还能激活因子ⅩⅢ成为因子ⅩⅢa，因子ⅩⅢa使纤维蛋白单体变为牢固的不溶性的纤维蛋白多聚体，后者交织成网，把血细胞网罗其中形成血凝块，使血液由流动状态变成不流动的凝胶状态，最终完成血液凝固过程（图3-4）。

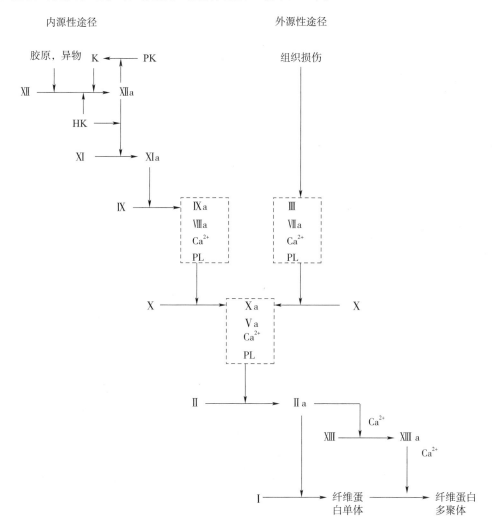

图3-4 血液凝固过程示意图

罗马数字表示各相应的凝血因子；PL：磷脂；PK：前激肽释放酶；K：激肽释放酶；HK：高分子激肽原

由于血液凝固是一系列凝血因子相互激活的过程，故其中的某些过程如受到影响，都会对血液凝固造成障碍，使凝血速度减慢甚至停止。

二、抗凝系统

正常情况下，血管内的血液能保持流体状态不发生凝固。在生理止血时，凝血也只限于受损伤的局部，而不会影响全身血液循环，说明血浆中还存在抗凝系统。

（一）血管内皮细胞的抗凝作用

正常情况下，血管内皮细胞（vessel endothelial cell，VEC）可阻止凝血因子、血小板与内皮下的成分接触，避免凝血系统的激活和血小板活化，起到屏障保护作用。血管内皮细胞能合成分泌多种物质参与机体生理止血过程，主要包括：合成硫酸乙酰肝素蛋白多糖，覆盖内皮细胞表面，与抗凝血酶结合后，破坏因子Ⅱa、因子Ⅸa等多种活化的凝血因子；合成释放前列环素（PGI_2）和一氧化氮（NO），抑制血小板的聚集；并可合成在膜上表达凝血酶调节蛋白（thrombomodulin，TM）灭活因子Ⅴa、因子Ⅷa；以及合成分泌组织型纤溶酶原激活物（tissue plasminogen activator，t-PA），降解纤维蛋白，保证血管通畅。

（二）纤维蛋白的抗凝作用、血流稀释及单核巨噬细胞的吞噬作用

纤维蛋白与凝血酶有高度亲和力。在凝血过程中形成的凝血酶，85%～90%可被纤维蛋白吸附。这不但可以促进其局部血液凝固，并且能够避免凝血酶向其他部位扩散。进入血液循环中活化的凝血因子可被血流稀释，并被血浆中的抗凝物质灭活和被单核巨噬细胞吞噬，也有助于防止凝血过程的扩散。

（三）生理性抗凝物质

1. 丝氨酸蛋白酶抑制物 血浆中有许多丝氨酸蛋白酶抑制物，主要有抗凝血酶、肝素辅助因子Ⅱ、蛋白酶连接抑制素、C_1抑制物、α_2-巨球蛋白、α_2-抗纤溶酶、α_1-抗胰蛋白酶等。抗凝血酶（antithrombin）是最重要的抑制物，由肝细胞和血管内皮细胞产生，它能与凝血酶、因子Ⅸa、因子Ⅹa、因子Ⅺa、因子Ⅻa等分子活性中心的丝氨酸残基结合而抑制其活性，可灭活60%～70%的凝血酶。在肝素缺乏的情况下，抗凝血酶的直接抗凝作用慢而弱，但它与肝素结合后，其抗凝作用可增强2000倍。由于正常情况下血浆中几乎无肝素存在，抗凝血酶主要通过与内皮细胞表面的硫酸乙酰肝素结合而增强血管内皮的抗凝功能。

2. 组织因子途径抑制物（tissue factor pathway inhibitor，TFPI） 是由小血管内皮细胞分泌的一种糖蛋白，是外源性凝血途径抑制物。目前认为，TFPI是机体内最主要的生理性抗凝物质，TFPI能与因子Ⅹa和因子Ⅶa-组织因子复合物结合而抑制其活性。但只有结合因子Ⅹa后才能结合因子Ⅶa-组织因子复合物，TFPI可与内皮细胞表面的硫酸乙酰肝素结合，因而注射肝素可引起内皮细胞结合的TFPI释放，使血浆中的TEPI水平升高数倍。

3. 肝素（heparin） 是一种酸性黏多糖，主要由肥大细胞和嗜碱性粒细胞释放，肺、心、肝、肌肉等组织中含量丰富。无论在体内还是体外，肝素的抗凝作用都很强。肝素能与抗凝血酶结合，能极大地提高后者与凝血因子的亲和力，使两者的结合更快更稳固，促使激活的凝血因子立即失活。因而肝素是一种强抗凝剂，它可注射到体内防止血管内凝血和血栓形成，也可用于体外抗凝。

4. 蛋白质C系统 主要包括蛋白质C、凝血酶调节蛋白、蛋白质S和蛋白质C的抑制物。蛋白质C由肝脏合成，其合成需要维生素K参与，以酶原的形式存在于血浆中，可水解灭活因子Ⅴa和因子Ⅷa，还有促进纤维蛋白溶解作用。在血浆中，蛋白S是蛋白质C活化的辅助因子，可增强蛋白质C的作用。

（四）促凝和抗凝

在临床工作中通常需要采用各种措施防止血液凝固和促进血液凝固。外科手术中常用温热盐水纱布等进行压迫止血，主要是通过纱布作为异物激活因子Ⅻ和血小板，而凝血又是一系列的酶促反应过程，适当加温可加速凝血反应。相反，降低温度或增加异物的光滑面可延缓血凝的过程。当温度降低至10℃以下时，可延缓血凝速度，但不能完全阻止凝血发生。因血液凝固过程中多个环节都需要Ca^{2+}参加，通常使用枸橼酸钠、草酸铵和草酸钾作为体外抗凝剂，它们能与Ca^{2+}结合而除去血浆中的Ca^{2+}，从而起到抗凝的作用。由于少量的枸橼酸钠进入血液循环后不会产生毒素，因此也常用它作为抗凝药来处理输血用的血液。维生素K拮抗药如华法林可抑制因子Ⅱ、因子Ⅶ、因子Ⅸ、因子Ⅹ等维生素K依

赖性凝血因子的合成，在体内具有抗凝作用。

三、纤维蛋白溶解系统

纤维蛋白溶解系统在维持血液处于流体状态，溶解血栓保持血流通畅中起着重要的作用。纤维蛋白溶解（fibrinolysis）简称纤溶，是指凝胶状态的纤维蛋白降解为可溶性的纤维蛋白分解产物的过程。纤溶可使止血过程中形成的纤维蛋白凝血块适时溶解、清除，以保持血流畅通，有利于损伤组织的修复、愈合及血管的再生。纤溶系统主要包括：纤维蛋白溶解酶原（plasminoge，简称纤溶酶原）、纤溶酶（plasmi）、纤溶酶原激活物（plasminogen activator）和纤溶抑制物。

纤溶的基本过程有两个阶段：纤溶酶原的激活和纤维蛋白的降解（图3-5）。

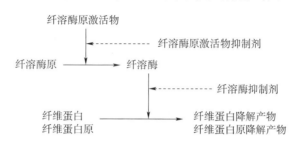

图3-5 纤维蛋白溶解系统示意图
——→：催化作用；----→：抑制作用

（一）纤溶酶原的激活

纤溶酶原的激活是纤维蛋白溶解的关键步骤，正常情况下，血浆中的纤溶酶是以无活性的纤溶酶原形式存在的，必须在纤溶酶原激活物的作用下，才能成为有活性的酶。纤溶酶原主要由肝脏合成，嗜酸性粒细胞也可合成少量纤溶酶原，纤溶酶原激活物包括组织型纤溶酶原激活物（tissue plasminogen activator，t-PA）、尿激酶型纤溶酶原激活物（urinary-type plasminogen activator，u-PA）、激肽释放酶等，以前两者最为重要。t-PA由血管内皮细胞产生，刚分泌出来即有激活纤溶酶原的活性，它在子宫中存在较多。因此，正常的经血应该是不含血凝块的流体血液。u-PA由肾小管、集合管上皮细胞产生，主要功能是溶解血管外的蛋白，其次才是清除血浆中的纤维蛋白。当血液与异物表面接触而激活因子Ⅻ时，机体一方面启动内源性凝血系统，另一方面也通过因子Ⅻa激活激肽释放酶而激活纤溶系统，使体内纤溶与凝血相互配合，保持平衡状态。在体外循环的情况与循环的血液大量接触带负电荷的异物表面，可使激肽释放酶成为纤溶酶原的主要激活物。

⊕ **知识链接**

溶栓疗法

溶栓疗法是指用于治疗急性心肌梗死、肺栓塞等血栓性疾病的一种治疗方法。即用药物把已经形成的血栓打碎，从而再通病变血管，起到临床治疗作用。以纤溶酶原激活剂激活血栓中纤溶酶原，使之转变为纤溶酶而溶解冠状动脉内的血栓。目前常用的有尿激酶（UK）、链激酶（SK）、重组组织型纤维蛋白溶解酶原激活剂（rt-PA），静脉滴注。冠心病的溶栓治疗，其疗效可根据冠状动脉造影直接判断，或者根据：①心电图抬高的 ST 段于 2 小时内回降大于 50%；②胸痛 2 小时内基本消失；③2 小时内出现再灌注性心律失常；④血清 CK-MB 酶峰值提前出现（14 小时内）。以上 4 点均可作为判断血栓是否溶解的间接依据。

（二）纤维蛋白降解

纤溶酶属于丝氨酸蛋白酶，是血浆中活性最强的蛋白水解酶，它最敏感的底物是纤维蛋白和纤维蛋白原。在纤溶酶的作用下，纤维蛋白和纤维蛋白原可被裂解为许多可溶性的小肽，称为纤维蛋白降解产物。这些降解产物通常不再发生凝固，其中部分还有抗凝血作用，当纤溶系统功能亢进时，可因血液中凝血因子大量分解及纤维蛋白降解产物的抗凝作用而发生出血倾向。

（三）纤溶抑制物

机体内有多种物质抑制纤溶系统的活性，主要有 α_2-抗纤溶酶（α_2-AP）和纤溶酶原激活物抑制物-1（plasminogen activator inhibitor type-1，PAI-1）。PAI-1 主要由血管内皮细胞产生，可通过抑制纤溶酶原激活物而降低纤溶过程。α_2-AP 主要由肝脏产生，可通过与纤溶酶结合成复合物而抑制纤溶酶的活性。临床上常用的止血药氨甲苯酸、氨基己酸和氨甲环酸等，就是抑制纤溶酶的生成及其作用。上述的作用既保证了血栓形成部位有适度纤溶过程，又不会引起全身性纤溶亢进，以维持凝血和纤溶之间的动态平衡。

第四节　血型与输血

血型（blood group）是指血细胞膜上存在的特异抗原性物质的类型。通常所说的血型是指红细胞血型。至今已经发现了 ABO、Rh、MNSs、Lutheran 等 35 个不同的红细胞血型系统。其中对人类输血最为重要的是 ABO 系统和 Rh 系统。血型是由遗传因素决定的，所以血型鉴定对法医学和人类学的研究具有重要的意义。当给人体输入不相容的血液时，可在血管内发生红细胞凝集和溶血反应，严重者危及生命。为此，血型鉴定是安全输血的前提条件。

此外，白细胞和血小板除了也存在一些与红细胞相同的血型抗原外，还有其本身特有的血型抗原。白细胞上最强的同种抗原是人白细胞抗原（human leukocyte antigen，HLA）系统，又被称为组织相容性抗原系统，可应用于器官移植、成分输血、亲子鉴定和人类学等方面的研究。人类血小板表面也有一些特异性的抗原系统，如 PI、Zw、Ko 等，与输血后血小板减少症的发生有关。

本节主要讨论临床上常用的 ABO 血型系统和 Rh 血型系统。

一、ABO 血型系统

（一）ABO 血型系统分型依据

ABO 血型系统是 1901 年奥地利病理学家与免疫学家 Landsteiner 发现的第一个人类血型系统。ABO 血型系统中有两种不同的抗原，抗原又称为凝集原，分别是 A 抗原和 B 抗原。血清中含有与其相对应的两种抗体，抗体又称为凝集素，即抗 A 抗体和抗 B 抗体。ABO 血型的分型是根据红细胞膜上是否存在 A 抗原与 B 抗原将血液分为 4 种血型：凡红细胞膜上只含 A 抗原的称为 A 型，只含 B 抗原的称为 B 型，A 和 B 两种抗原都存在的称为 AB 型，A 和 B 两种抗原都缺乏的称为 O 型。不同血型人的血清中含有不同的抗体，但都不含与自身红细胞抗原相对应的抗体，即 A 型血的血清中只含抗 B 抗体，不含抗 A 抗体；B 型血的血清中只含抗 A 抗体，不含抗 B 抗体；AB 型血的血清中不含抗 A 和抗 B 抗体；而 O 型血的血清中则含有抗 A 和抗 B 抗体。若将血型不相容的两个人的血液混合，当红细胞膜上的 A 抗原和抗 A 抗体或 B 抗原和抗 B 抗体相结合时，会出现红细胞彼此聚集成簇，这种现象称为红细胞凝集（agglutination）。其实质是红细胞膜上的特异性抗原和相应的抗体发生的抗原-抗体反应，在补体的作用下，可引起聚集的红细胞破裂，发生溶血。

（二）ABO 血型系统的抗原和抗体

ABO 血型系统中各种抗原的特异性主要决定于红细胞膜上的糖蛋白或糖脂上所含的糖链。这些糖链都是由暴露在红细胞表面的少数糖基组成的寡糖链。A 抗原和 B 抗原的特异性就是由寡糖链的组成和连接顺序所决定的。ABO 血型系统的凝集素抗 A 抗体或抗 B 抗体是天然抗体。ABO 血型系统还有几种亚型，其中最重要的亚型是 A 型中的 A_1 和 A_2 亚型。A_1 型红细胞上含有 A 抗原和 A_1 抗原，其血清中只含有抗 B 凝集素；而 A_2 型红细胞上仅含有 A 抗原，血清中则含有抗 B 凝集素和抗 A_1 凝集素。同样，AB 型血型中也有 A_1B 和 A_2B 两种主要亚型（表 3 – 2）。虽然在我国汉族人中 A_2 型和 A_2B 型者分别只占 A 型和 AB 型人群的 1%，但由于 A_1 型红细胞可与 A_2 型血清中的抗 A_1 凝集素发生凝集反应，而且 A_2 型和 A_2B 型红细胞比 A_1 型和 A_1B 型红细胞的抗原性弱得多。在用抗 A 凝集素进行血型鉴定时，容易将 A_2 型和 A_2B 型血误定为 O 型和 B 型。因此，在输血时应特别注意 A 型中亚型的存在。

血型抗体分为天然抗体和免疫抗体两类，ABO 血型系统存在天然抗体，新生儿的血液中无 ABO 血型系统抗体。因此，血型与胎儿不合的孕妇，不会使胎儿的红细胞发生聚集而破坏。ABO 血型系统抗体在出生后 2～8 个月开始产生，8～10 岁时达高峰。天然抗体多属 IgM，分子量大，不能通过胎盘。每个 IgM 具有 10 个抗原结合位点。免疫抗体是因为机体接受自身不存在的红细胞抗原刺激所产生的，免疫抗体属 IgG 抗体，分子量小，可以透过胎盘进入胎儿体内。

表 3 – 2　ABO 血型系统中的抗原和抗体

血型	亚型	红细胞上的抗原	血清中的抗体
A 型	A_1	$A + A_1$	抗 B
	A_2	A	抗 B + 抗 A_1
B 型		B	抗 A
AB 型	A_1B	$A + A_1 + B$	无抗 A、无抗 A_1、无抗 B
	A_2B	$A + B$	抗 A_1
O 型		无 A、无 B	抗 A + 抗 B

（三）ABO 血型的鉴定

临床上鉴定 ABO 血型的常规方法是用已知的抗 A 和抗 B 血清（含有抗体）检测未知的抗原，即正向定型。采用玻片法鉴定血型的具体方法是：在双凹玻片两端的凹孔内，分别滴加抗 A 和抗 B 血清各 1 滴，然后在血清上再加 1 滴待测的红细胞悬液，并使红细胞混悬液与血清相混匀，静置，观察有无凝集现象。若待测红细胞仅与抗 A 血清发生凝集反应，为 A 型；红细胞仅与抗 B 血清发生凝集反应，则为 B 型；红细胞与抗 A 和抗 B 血清均发生凝集反应，为 AB 型；红细胞与抗 A 和抗 B 血清均不发生凝集反应，为 O 型。在某些情况下也用已知血型的红细胞检测血清中未知的抗体，即反向定型。

二、Rh 血型系统 🔲 微课 3 – 4

（一）Rh 血型系统的发现和分布

1940 年，Landsteiner 与 Wiener 在恒河猴（Rhesus monkey）红细胞表面发现一类凝集原，即 Rh 抗原。这种血型系统称为 Rh 血型系统，是仅次于 ABO 血型的另一重要的血型系统。我国汉族人和其他大部分民族的 Rh 阳性约占 99%，Rh 阴性占 1%。但在某些少数民族中，Rh 阴性的人数较多，如塔塔尔族占 15.8%，苗族占 12.3%。

（二）Rh 血型系统的抗原与分型

Rh 血型系统中的抗原有 40 多种，与临床关系密切的有 D、E、e、C、c 5 种，其中，以 D 抗原的抗原性最强，有重要的临床意义。医学上将红细胞膜上含有 D 抗原的称为 Rh 阳性，红细胞膜上不含 D 抗原的称为 Rh 阴性。控制 Rh 血型抗原的等位基因位于 1 号染色体上，抗原的特异性决定于蛋白质中氨基酸的序列。Rh 血型抗原只存在红细胞上，在出生时已发育成熟。

（三）Rh 血型系统的抗体

与 ABO 血型不同，抗 Rh 抗体不是先天就有的抗体，它是后天获得的免疫抗体，即只有对 Rh 阴性的人，输入 Rh 阳性血液以后，在体内发生免疫反应才产生的抗体。这类抗体主要是 IgG，分子量小，能通过胎盘屏障。Rh 血型系统的临床意义主要有两点：第一，Rh 阴性的人，如果第一次接受 Rh 阳性人的输血，由于他们体内没有天然的抗 Rh 抗体，因而不会发生凝集反应，但是他们体内将产生原来不存在的抗 Rh 抗体。当他们第二次或多次接受 Rh 阳性输血时，就会发生抗原 – 抗体反应，从而发生严重的输血反应。第二，Rh 阴性的孕妇妊娠 Rh 阳性的胎儿，则胎儿体内的 D 抗原有可能进入母体，使母体通过体液免疫而产生抗 Rh 抗体，后者透过胎盘进入胎儿血液中，使胎儿血液中的红细胞发生凝集反应而溶血，严重时可导致胎儿死亡。由于一般只有在分娩时才有足够的胎儿红细胞进入母体，故 Rh 阴性母体妊娠的第一胎 Rh 阳性的胎儿时，很少出现新生儿溶血，但在第二次妊娠时，母体的抗 Rh 抗体可进入胎儿体内引起新生儿溶血。

三、输血原则

输血（blood transfusion）已经成为临床治疗某些疾病、抢救伤员生命和保证一些手术顺利进行的一种特殊而重要的手段。但如果输血不当，将会造成严重后果，为了确保输血安全，必须严格遵守输血原则。输血原则是血型相合，配血相合。

血型相合是指在输血前，首先必须鉴定血型，保证 ABO 血型相合，因为不相容输血常引起严重的反应。生育年龄的妇女和需要反复输血的患者，必须使供血者与受血者的 Rh 血型相合，避免受血者在被致敏后产生抗 Rh 的抗体。

配血相合是指即使在 ABO 血型系统血型相同的人之间进行输血，在输血前也必须进行交叉配血试验（cross – match test）。所谓交叉配血试验，是指不仅将供血者的红细胞与受血者的血清进行配血，还要将供血者的血清和受血者的红细胞进行配血。前者称为交叉配血试验的主侧，后者称为次侧，并观察两侧是否发生凝集（图 3 – 6）。若主、次侧均没出现凝集反应，说明配血相合，可以安全输血；若主侧出现凝集反应，不管次侧是否出现凝集反应，说明配血不合，不能进行输血；若主侧不出现凝集反应，但次侧出现凝集反应，在紧急的情况下可少量（一般不能超过 200ml）且缓慢输血。这是因为少量而缓慢的输血，随供血者红细胞一起进入受血者血液中的抗体，可以被冲散或稀释而达不到致凝浓度。

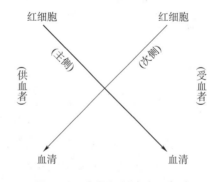

图 3 – 6　交叉配血试验示意图

总之，输血是一个多环节的过程，每个环节上的失误都将造成严重事故。因此，在输血时，必须严格遵守输血原则，密切注意观察，且在确实需要时才进行输血，绝不可盲目滥用。

随着医学科学技术的发展，输血疗法已从输注全血发展到成分输血（blood component therapy）。成分输血是把人血中的各种不同成分，如红细胞、粒细胞、血小板及血浆，分别制备成高纯度或高浓度的制品，根据患者的不同需求进行输注。如严重贫血的患者主要是红细胞缺乏，总血量不一定减少，适合输入浓缩红细胞悬液；而大面积烧伤患者主要因创面渗出导致血浆大量丢失，适宜输入血浆或血浆代用品；对各种出血性疾病的患者，根据疾病的情况输入浓缩血小板悬液或含凝血因子的新鲜血浆，以促进凝血或止血过程。成分输血不仅针对性强、节约血源，而且因纯度大、浓度高而疗效好，还可减少不良反应，使输血更加安全。因此，成分输血已成为目前输血的主要手段。另外，近年来，自体输血（autologous blood transfusion）也得到迅速发展。自体输血是指收集患者自身血液进行回输。这种输血疗法不仅可以节约库血，减少输血反应和疾病传播，而且输血前不需要进行血型鉴定和交叉配血试验。

输血也有一些不良反应，如发热反应、超敏反应、溶血反应、心脏负荷过重、出血倾向、细菌污染、传播疾病等，因此要有输血的适应证才能进行。

（徐明锋）

答案解析

目标检测

1. 简述血液的组成。

2. 何谓血浆渗透压？简述血浆渗透压的分类、形成和作用。

3. 简述血沉的影响因素及血沉加快可见于哪些临床疾病？

4. 某患者皮肤黏膜下出现瘀点，血小板数量 $30 \times 10^9/L$，应用所学的生理学知识，分析患者出现瘀点的原因。

5. 外源性凝血系统和内源性凝血系统有何异同点？

6. 试述 ABO 血型的鉴定。

7. 简述肝素、枸橼酸钠、华法林产生抗凝效应的原因。

8. 简述输血的原则。

书网融合……

本章小结　　　微课1　　　微课2　　　微课3　　　微课4　　　题库

第四章　血液循环

PPT

学习目标

1. **掌握**　心动周期与心率；心脏泵血过程及其机制；心脏泵血功能的评价；影响心脏泵血功能的因素；心肌的生物电现象；心肌细胞的生理特性及其影响因素；动脉血压的形成机制及其影响因素；心血管活动的神经调节和体液调节（肾上腺素与去甲肾上腺素、血管紧张素）。

2. **熟悉**　各类血管的功能特点；心音的组成及意义；微循环；静脉血压及影响静脉回心血量的因素；组织液生成与回流及其影响因素；冠状动脉循环的特点。

3. **了解**　心电图各波的意义；其他体液因素对心血管活动的调节；肺、脑循环的特点。

　　循环系统包括心血管系统和淋巴系统，是人体内相对封闭的管道系统。心脏、血管和存在于心腔与血管内的血液组成了心血管系统。在生命活动过程中，心脏不停地搏动，推动血液在心血管系统内按照一定的方向周而复始地流动，称为血液循环（blood circulation）。

　　血液循环的基本功能是完成体内的物质运输。通过血液循环，将氧和营养物质运输至全身组织细胞，而又将各组织产生细胞的代谢产物和二氧化碳运输至排泄器官，保证机体新陈代谢能正常进行；内分泌腺分泌的激素或其他体液因素，通过血液的运输，作用于相应的靶细胞，实现机体的体液调节；机体内环境理化特性相对稳定的维持和血液防御功能的实现，也都有赖于血液的不断循环流动。血液循环功能的正常是机体赖以生存的重要条件，循环一旦出现障碍，将严重影响机体的生理功能，甚至危及生命。

　　心血管系统还具有重要的内分泌功能，如心肌细胞可合成并分泌心房钠尿肽，血管内皮细胞可以合成和分泌内皮素、一氧化氮等活性物质，这些激素和生物活性物质不仅参与体内心血管系统及其他系统的功能调节，还与多种心血管疾病密切相关。

第一节　心脏的泵血功能

案例引导

　　临床病例　患者，女，55岁。反复咳嗽、咳痰8年，心悸、气短4年，嗜睡半天入院。入院8年前开始反复咳嗽，咳白色泡沫痰，受凉时加重，经用抗生素治疗后缓解。4年前上述症状加重，伴活动时心悸气短，下肢水肿，多次到当地医院诊治。一个月前咳嗽、咳痰加重，夜间不能平卧，半天前神志不清、嗜睡。体格检查：血压118/80mmHg，脉搏106次/分，呼吸26次/分，体温37.1℃，神志不清，口唇发绀，颈静脉怒张，桶状胸，双肺叩诊呈过清音，双肺中下可闻及细湿啰音。在剑突下可见心尖搏动，三尖瓣区有收缩期杂音。肝肋下3cm，下肢水肿。临床确诊为慢性肺源性心脏病，右心衰竭。

　　讨论：

　　1. 请用所学生理学知识解释引起右心衰竭的原因是什么？

　　2. 根据本章内容分析心衰的治疗措施。

心脏是一个具有泵血功能的循环动力装置。在生命活动过程中，心脏不断交替进行着收缩和舒张活动，舒张时容纳返回心脏的静脉血，收缩时把血液射入动脉，为血液流动提供能量。通过心脏的这种节律性活动，并在瓣膜的规律性开启和关闭的配合下，血液沿单一方向循环流动。

一、心动周期与心率 📱 微课 4-1

心脏每收缩和舒张一次，构成一个机械活动周期，称为心动周期（cardiac cycle）。一个心动周期包括心房的收缩期（systole）和舒张期（diastole）以及心室的收缩期和舒张期。由于在心脏的泵血活动中，心室起主要作用，因此，心动周期通常指心室的活动周期。

心动周期的持续时间与心率有关，二者呈反比关系。以正常成年人平均心率 75 次/分为例，每个心动周期持续 0.8 秒。一个心动周期中，左、右心房首先收缩，持续约 0.1 秒，继而心房舒张，持续约 0.7 秒；心房进入舒张期后不久，左、右心室开始收缩，持续约 0.3 秒，随后进入舒张期，持续约 0.5 秒。心室舒张期的前 0.4 秒期间，心房也处于舒张状态，这一时期称为全心舒张期（图 4-1）。可见，在一个心动周期中，心房和心室的收缩与舒张是按一定顺序先后完成的，而左、右两侧心房或两侧心室的活动则是同步进行的。另一方面，无论心房或心室，收缩期时长均短于舒张期时长。如果心率增快，心动周期持续时间将缩短，收缩期和舒张期均相应缩短，但舒张期的缩短更明显。因此，心率增快时，心肌的休息时间相对缩短，这对心脏的持久活动是不利的。

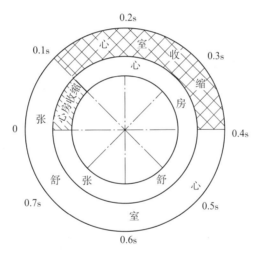

图 4-1　心动周期中心房和心室的活动

二、心脏泵血过程及其机制 📱 微课 4-2

在心脏的泵血活动中，心室起主导作用，左、右心室的活动几乎同时进行，其射血和充盈过程极为相似，射血量也基本相等。现以左心室为例，分析心脏的泵血过程（图 4-2）。

（一）心室收缩与射血过程

心室收缩与射血包括等容收缩期、快速射血期和减慢射血期。

1. 等容收缩期　心室开始收缩后，室内压立即升高，当压力超过房内压时，推动房室瓣关闭，因而血液不能返流入心房。此时室内压尚低于主动脉压，动脉瓣仍处于关闭状态。由于封闭的心室腔中充满着不容易被压缩的血液，心肌的强烈收缩使室内压急剧升高，但容积不变，故称为等容收缩期（period of isovolumic contraction）。此期持续约 0.05s，其特点是：房室瓣和动脉瓣均处于关闭状态；室内压上升速率最快；血液存留于心室内。

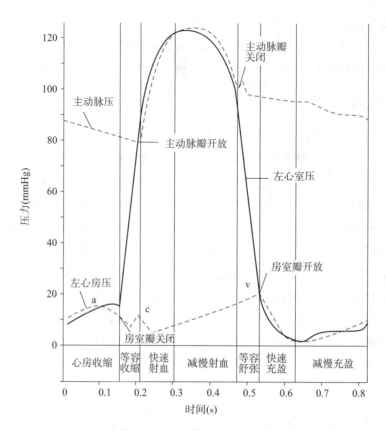

图 4 - 2 心动周期各时相中左心内压力、容积和瓣膜等的变化

a、c、v：心动周期中 3 个向上的心房波

2. 快速射血期 心肌的持续收缩使室内压继续升高至超过主动脉压时，血液冲开主动脉瓣由心室快速射入主动脉，且血液量较多，即进入快速射血期（period of rapid ejection）。此期室内压随着心室肌的强烈收缩而继续升高并达到峰值，心室容积随着血液的射出而明显减小。此期持续约 0.10s，其特点是：房室瓣处于关闭状态，动脉瓣开放；室内压继续上升达峰值；射血量大（约占总射血量的 2/3）。

3. 减慢射血期 由于快速射血期内已有大量的血液射入主动脉，主动脉压相应增高，而心室容积迅速减小，心室肌的收缩强度逐步减弱，室内压由峰值逐步下降，射血速度逐渐减慢，这段时期称为减慢射血期（period of reduced ejection）。在此期，虽然室内压已低于主动脉内压，但心室内的血液因受到心室收缩的挤压具有较大的动能，依其惯性作用逆着压力差继续射入主动脉。此期持续约 0.15s，其特点是：房室瓣处于关闭状态，动脉瓣处于开放状态；室内压逐渐下降，心室容积缩至最小；射血量小（约占总射血量的 1/3）。

（二）心室舒张与充盈过程

心室收缩结束后开始舒张充盈，为下次射血储备血量。心室的舒张与充盈包括等容舒张期、快速充盈期、减慢充盈期和心房收缩期。

1. 等容舒张期 如前所述，在减慢射血期，室内压已经低于主动脉内压，心室开始舒张后，室内压进一步下降，主动脉内反流的血液，冲击主动脉瓣使其关闭。但此时心室内压仍明显高于心房内压，房室瓣依然处于关闭状态，心室再次成为一个密闭的腔。这时，心室肌舒张，室内压快速下降但容积不变，称为等容舒张期（period of isovolumic relaxation）。此期持续约 0.07s，其特点是：房室瓣和动脉瓣均处于关闭状态；室内压下降速率最快。

2. 快速充盈期 当室内压下降到低于房内压时，房室瓣被血液冲开，心房和大静脉内的血液顺房室压力梯度被"抽吸"快速流入心室,心室容积随之增大,这一时期称为快速充盈期(period of rapid filling)。此期持续约 0.11s,其特点是:房室瓣开放,动脉瓣处于关闭状态;室内压下降达最低值;充盈量大(约占总充盈量的 2/3)。

3. 减慢充盈期 快速充盈期后,心室内已有相当的充盈血量,大静脉、房室间的压力梯度逐渐减小,血液以较慢的速度继续流入心室,心室容积继续增大,称减慢充盈期(period of reduced filling)。此期持续约 0.22s,其特点是:房室瓣处于开放状态,动脉瓣处于关闭状态;心室容积逐渐增大;充盈量少。

4. 心房收缩期 在心室充盈期末,随着血液不断流入心室,房室间的压力趋于平衡。在此基础上,心房开始收缩,房内压升高,心房内的血液继续被挤入已有相当充盈但仍处于舒张状态的心室。心房收缩持续约 0.1s,其特点是:房室瓣处于开放状态,动脉瓣处于关闭状态;心室容积达最大;占总充盈量的 10%～30%,故临床上心房纤颤患者虽心室充盈量有所减少,但对心脏静息状态下的泵血功能影响不大。

从以上对左心室射血和充盈过程的描述中,可以看出:心室肌通过收缩和舒张引起室内压的改变,是导致心房和心室之间、心室和主动脉之间形成压力梯度的基本原因,而压力梯度又是推动血液流动和瓣膜启、闭的直接动力。瓣膜启闭既在血液单向流动方面起关键作用,又对室内压的急剧变化起重要作用。总之,在一个心动周期中,心肌(尤其是心室肌)的收缩与舒张是心脏泵血的原动力,由此原动力引起的心室内压变化使心房、心室及动脉间压力差发生周期性变化,由此产生的压力差是推动血液流动和瓣膜启闭的直接动力。

(三)心动周期中心房压力的变化

一个心动周期中,左心房压力曲线依次出现了 3 个正波:a 波、c 波和 v 波。首先,心房收缩,房内压升高,形成 a 波。当心室收缩时,室内压升高,心室内血液上推关闭了房室瓣,造成房内压轻度上升而形成 c 波。在心室收缩期末,由于房室瓣关闭,而静脉血不断流入心房,心房内血液量不断增加,形成 v 波的升支,随后房室瓣开放,血液由心房迅速进入心室,房内压下降,形成 v 波的降支。心房的压力波可沿着静脉管壁传到大静脉,用脉搏描记仪可在颈外静脉记录到每个心动周期中的 a、c、v 波,具有一定临床应用价值(图 4-2)。

(四)心房的初级泵功能

整个心室舒张充盈期的前 4/5 时间内,心房也处于舒张状态,这时心房只是静脉血液回流心室的一条通道,只有后 1/5 时间心房才收缩。但心房收缩时房内压提高,血液继续流入心室以增加心室充盈,使心室舒张末期容积和压力都有一定程度的增加。如果心房收缩和舒张功能缺失,将会导致房内压增加,不利于静脉血液回流,从而间接影响心室射血。可以认为,心房收缩起着初级泵的作用,对于心脏射血和血液的回流都是有利的。心房泵作用的缺失,对静息状态下心脏泵血功能影响不大;但机体在运动、心率加快或心室舒张功能下降时,就可能出现严重的心输出量不足。

三、心脏泵血功能的评价

心脏泵血功能是否正常,是医疗实践以及科学研究工作中经常遇到的问题。因此,用什么样的方法和指标来测量和评定心脏功能,在理论上和实践中都是十分重要的。

(一)每搏输出量与射血分数

一侧心室一次收缩时射出的血液量,称为每搏输出量(stroke volume,SV),简称搏出量。在静息状态下,左心室舒张末期最大的容积可达 125ml,收缩末期最小容积约为 55ml,每搏输出量约为 70ml

（60~80ml）。可见心室收缩时并没有将全部血液射出。每搏输出量占心室舒张末期容积的百分比，称为射血分数（ejection fraction，EF），用公式表示：

$$射血分数 = [搏出量(ml)/心室舒张末期容积(ml)] \times 100\%$$

安静状态下，健康成人的射血分数为55%~65%。当心室舒张末期容积增加时，搏出量也相应增加，而射血分数基本保持不变；心交感神经兴奋时，心脏收缩加强，搏出量增多，射血分数增加；在心室功能减退、心室异常扩大的情况下，虽然每搏输出量可能不变，但射血分数明显下降，若单纯依据每搏输出量来评定心脏的泵血功能，不考虑心室舒张末期容积是不全面的，可能做出错误的判断。因此，与搏出量相比，射血分数能更准确地反映心脏泵血功能，对早期发现心脏泵血功能异常具有重要意义。

（二）每分输出量与心指数

一侧心室一分钟射出的血液量称为每分输出量，或称心输出量（cardiac output，CO），它等于每搏输出量与心率的乘积。假如健康成年男性在静息状态下，心率为75次/分，每搏输出量为70ml（60~80ml），心输出量则为5L/min（4.5~6.0L/min）。心输出量与机体代谢水平相适应，因此，通常情况下女性比同体重男性的心输出量约低10%；青年人的心输出量高于老年人，在剧烈运动时可达25~35L/min；麻醉情况下则可能降低到2.5L/min。

心输出量以个体为观察对象，身体高大者和矮小者的新陈代谢总量并不相等，对心输出量的需求也不同。因此，若以心输出量的绝对值作为指标进行不同个体之间心功能的比较，是不全面的。人体静息时的心输出量与体表面积成正比。以单位体表面积（m^2）计算的心输出量，称为心指数（cardiac index），安静和空腹情况下的心指数，称之为静息心指数。中等身材的成年人体表面积为1.6~1.7m^2，安静时心输出量为5~6L/min，故静息心指数为3.0~3.5L/(min·m^2)。静息心指数是分析比较不同个体心功能时常用的指标。

心指数随不同生理条件而异。年龄在10岁左右时，静息心指数最大，可达4L/(min·m^2)以上，以后随年龄增长而逐渐下降；到80岁时，静息心指数接近于2L/(min·m^2)。运动时，心指数随运动强度的增大而成比例地增高；妊娠、情绪激动和进食时，心指数也增高。

（三）心脏做功量

血液在心血管内流动过程中所消耗的能量，是由心脏做功所供给的，即心脏做功所释放的能量转化为提升动脉血压的压强能和推动血液流动的动能。

心室一次收缩所作的功称为每搏功或搏功（stroke work，SW），包括压力-容积功和动力功两部分。一般情况下，动能在左心室搏功中所占比例很低（约1%），且血液流速变化不大，故动能部分可忽略不计。

也常用每分功（minute work）表示心脏在1分钟内所作的压力-容积功，等于每搏功乘以心率。

$$每分功(J/min) = 每搏功(J) \times 心率(beats/min)$$

假设搏出量为70ml，平均动脉压为92mmHg（12.3kPa），平均心房压为6mmHg（0.8kPa），心率为75次/分，则搏功为0.803J，每分功为60.2J/min。

正常情况下，左、右心室的输出量基本相等，但肺动脉平均压仅为主动脉压的1/6左右，故右心室做功量也只有左心室的1/6。

用做功量来评定心泵血功能，其意义是显而易见的。因为心脏收缩不仅是排出一定量的血液，而且使这部分血液具有很高的压强能。在动脉压增高的情况下，心脏要射出与原先同等量的血液就必须加强收缩。如果此时心肌收缩的强度不变，那么，搏出量将会减少。实验资料也表明，心肌的耗氧量与心肌的做功量是相平行的，其中，心输出量的变动不如心室射血期压力和动脉压的变动对心肌耗氧量的影响大。这就是说，心肌收缩释放的能量主要用于维持血压。由此可见，作为评定心泵血功能的指标，心脏做功量要比单纯的心输出量更为全面。在需要对动脉压不相等的个体，以及同一个体动脉压发生变动前后的心脏泵血功能进行分析比较时，情况更是如此。

四、影响心脏泵血功能的因素

心脏泵血功能具体体现为心输出量，机体通过对搏出量和心率这两方面的调节来改变心输出量。因此，凡影响搏出量与心率的因素都将影响心输出量。

（一）搏出量的调节

搏出量的多少取决于心肌收缩强度和速度，与骨骼肌类似，心肌收缩的强度和速度又受前负荷、后负荷及心肌收缩能力的影响。

1. 前负荷　心室肌在收缩前所承受的负荷，称为前负荷（pre-load）。在完整心脏，心室肌的前负荷就是其舒张末期的充盈量（心室舒张末期容积或充盈压），舒张末期充盈量的多少决定了心室肌收缩前的初长度，而初长度则影响心肌的收缩力量。

为了分析前负荷或初长度对心脏泵血功能的影响，可以在实验中逐步改变动物心室舒张末期充盈压，并测量心室搏出功。以心室舒张末期充盈压为横坐标，心室搏功为纵坐标所绘制的曲线，即为心室功能曲线（ventricular function curve）（图 4 - 3）。心室功能曲线可分为 3 段：①充盈压在不足 15mmHg 时，曲线处于升支阶段，表明搏功随初长度的增加而增加，其中，12 ~ 15mmHg 的充盈压是人体心室的最适前负荷。②充盈压在 15 ~ 20mmHg 范围内，曲线渐趋平坦，提示此时

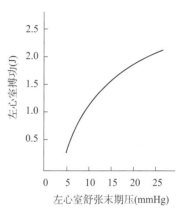

图 4 - 3　左心室功能曲线

充盈压的改变对心泵功能影响不大。③充盈压高于 20mmHg 后，曲线平坦或轻度下倾，说明随着充盈压的增加，搏功基本不变或仅轻度减少。

与骨骼肌相似，心肌肌节的最适初长度为 2.0 ~ 2.2μm。在一般情况下，左心室的充盈压为 5 ~ 6mmHg，远低于其最适前负荷，表明心室具有较大的工作潜力。此时左心室活动在心室功能曲线的升支阶段。随着前负荷的增加，左心室肌纤维初长度增长，收缩力量增大，搏出量增多。这种通过心肌本身初长度的改变引起心肌收缩强度变化继而影响搏出量的调节，称为异长自身调节（heterometric autoregulation），又称 Staring 机制（Staring mechanism）。

心功能曲线表明，当过量的血液进入心室后，心室肌受到较大程度的牵拉，这种牵拉或初长度的增加，可使肌节中粗细肌丝有效重叠的程度增加，肌节收缩强度也就增加，其结果是整个心室收缩强度增加，心室便能自动地泵出额外增加的回心血量，这是心功能曲线上升支产生的原因。心肌细胞未能继续被拉长，是由于在正常人体心肌细胞外间质内含有大量的胶原纤维，心肌处于最适初长度时产生的静息张力很大，即可扩张性较小。实验证明，即使在前负荷很大的情况下，肌节的长度也不会超过 2.25 ~ 2.30μm，心肌的这种抗伸展作用使心功能曲线不出现降支，其重要的生理意义在于，心脏不至于在前负荷明显增加时发生搏出量和做功能力的下降。

在整体内，心室前负荷是由心室舒张末期血液充盈量决定的。心室充盈量是静脉回心量和心室射血后剩余血量的总和。在多数情况下，静脉回心血量又受到心室充盈的持续时间、静脉回流速度和心包内压等因素的影响。①当心率增快时，心动周期尤其是心室舒张期将缩短，因而心室充盈的持续时间缩短，心室充盈不完全，静脉回心血量减少；反之，心室充盈的持续时间延长，心室充盈完全，则静脉回心血量增多，但在心室完全充盈后继续延长充盈持续时间将不能进一步增加静脉回心血量。②在心室充盈持续时间不变的情况下，静脉回流速度越快，静脉回心血量越大；反之，则静脉回心血量越小。静脉

回流速度决定于外周静脉压与心房压之差。当外周静脉压增高（如循环血量增多、外周静脉管壁张力增高等）和（或）心房、心室内压降低时，静脉回流速度加快。③正常情况下，心包的存在有助于防止心室的过度充盈。当发生心包积液时，心包内压增高，可使心室充盈受到限制，导致静脉回心血量减少。

异长调节的生理意义在于对搏出量的微小变化进行精细的调节，使心室射血量与静脉回心血量之间保持平衡，从而使心室舒张末期容积和压力保持在正常范围内。动脉血压突然增高，或体位改变使静脉回流突然增加或减少，或当左、右心室搏出量不平衡等，均可导致充盈量的微小变化，此时都可以通过异长调节来改变搏出量，使之与充盈量达到新的平衡。但若循环功能发生幅度较大、持续时间较长的改变，如肌肉活动时的循环功能改变，仅靠异长调节已不足以使心脏的泵血功能满足机体当时的需要，在这种情况下，需要通过调节心肌收缩能力来进一步加强心脏的泵血功能。

2. 后负荷 心室肌的后负荷（afterload）指心室肌开始收缩时才遇到的负荷，即动脉血压。在心率、前负荷和收缩能力不变的情况下，当动脉血压升高时，等容收缩期室内压峰值必然相应增高，因而等容收缩期延长而射血期缩短；再加上射血期心肌纤维缩短速度和程度减小，搏出量减少；反之，动脉血压降低，则搏出量增加。但实验表明，在整体情况下，正常成人主动脉血压变动于 80～170mmHg 时，心输出量无明显改变。这与体内多种调节机制的活动有关：搏出量的减少，一方面使心室剩余血量增加，充盈量增加，初长度增加，通过异长调节使心肌收缩力量增强，搏出量又可以恢复到正常水平；另一方面，如果动脉血压长期持续升高，可通过增加心肌收缩能力，使机体在动脉血压升高的情况下，能够维持适当的心输出量。但是由于心室肌的收缩活动长期加强，久之心肌逐渐发生肥厚，最终可能导致泵血功能减退。在高血压病引起心脏病变时，可先后出现左心室肥厚、扩张，以致左心衰竭。

当大动脉血压降低时，若其他条件不变，则心输出量将增加。临床上用扩血管药物降低后负荷以提高心输出量，就是这个道理。

3. 心肌收缩能力 心肌收缩能力（myocardial contractility）是指心肌不依赖于前、后负荷而能改变其力学活动的一种内在特性。当人们在运动或强体力劳动时，搏出量可成倍增加，而此时心室舒张末期容积不一定增大，甚至可能减小。即此时心脏收缩强度和速度的变化并不主要依赖于前、后负荷的改变。研究结果表明，机体还可通过改变心肌收缩能力来适应不同代谢水平的需要。当心肌收缩能力增强时（如在去甲肾上腺素的作用下），其心室功能曲线向左上方移位；当心肌收缩能力下降时，心室功能曲线向右下方移位（图 4-4）。心脏泵血功能的这种调节是通过收缩能力这个与初长度无关的因素改变而实现的，故称等长调节（homometric regulation）。

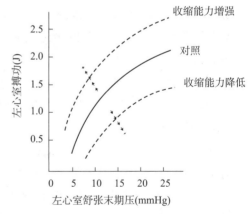

图 4-4 心肌收缩力对心室功能曲线的影响

心肌收缩能力受多种因素影响，凡能影响兴奋-收缩耦联各个环节的因素都能影响收缩能力。在一定初长度下，心肌可以通过增加活化横桥连接数目来提高心肌的收缩力量。活化横桥连接在全部横桥连接中所占的比例，取决于兴奋后胞浆内 Ca^{2+} 浓度和（或）肌钙蛋白对 Ca^{2+} 的亲和力。儿茶酚胺激活 β 肾上腺素能受体，可增加胞质内 cAMP，激活 L 型 Ca^{2+} 通道，促进 Ca^{2+} 内流，通过钙触发钙释放机制，使胞质 Ca^{2+} 浓度升高，心肌收缩能力增强。钙增敏剂如茶碱可以增加肌钙蛋白对 Ca^{2+} 的亲和力，使肌钙蛋白对胞质 Ca^{2+} 的利用率增加，活化的横桥数目增多，心肌收缩能力增强。甲状腺激素和体育锻炼可以提高肌球蛋白的 ATP 酶活性，增强心肌收缩能力；反之，心肌收缩能力减弱。

（二）心率

正常成年人在安静状态时，心率在 60~100 次/分。不同年龄、性别和生理条件下，心率都不同。新生儿的心率较快，随着年龄的增长，心率逐渐减慢，至青春期接近成人的心率。成年女性的心率比同龄男性的稍快。经常进行体育运动和体力劳动的人，平时心率较慢。在同一个体，安静或睡眠时心率较慢，运动或激动时心率则较快。

心率是决定输出量的基本因素之一。在一定范围内，心率与心输出量成正比，如心率加快，心输出量增多。但是如果心率太快（超过 170~180 次/分），心室充盈时间明显缩短，充盈量减少，搏出量可减少到正常的一半左右，心输出量开始减少；反之，如心率太慢，低于 40 次/分，虽然心舒期延长，但心室肌的伸展性已达极限，因此，心舒期的充盈量并不随心舒期的延长而继续增加，结果心输出量下降。

心率的变化也可影响心肌收缩能力。在实验条件下，使心室肌进行等长收缩，可观察到心室肌的收缩张力随刺激频率的增加而逐渐增大，当刺激频率为 150~180 次/分时，心肌收缩张力达到最大值；进一步增加刺激频率，心肌收缩力反而下降。

生理条件下，心率主要取决于窦房结活动的节律性，后者受神经、体液、温度、代谢和环境等多种因素的调节。交感神经兴奋、血中肾上腺素、去甲肾上腺素和甲状腺激素水平增高等，均可使心率加快。迷走神经兴奋或乙酰胆碱可使心率减慢。此外，体温升高也可影响心率，体温每升高 1℃，心率将增加 12~18 次/分。

五、心力储备

健康成年人静息状态下的心输出量为 5L/min 左右，强体力劳动时可达 25~30L/min，为静息时的 5~6 倍，即达到最大心输出量，表明健康人心脏泵血功能有相当大的储备力量。心输出量随机体代谢需要而增加的能力，称为泵功能储备或心力储备（cardiac reserve）。心力储备主要取决于搏出量和心率可能发生的最大、最适宜的变化，即取决于搏出量储备和心率储备的大小和匹配程度。

（一）心率储备

充分动用心率储备可使心输出量显著增加。在正常成人，能使心输出量增加的最高心率为 160~180 次/分，故心率的最大变化为静息时的 2~2.5 倍。当心率超过 160~180 次/分，因每搏输出量明显减少而导致心输出量减少。

（二）搏出量储备

搏出量是心室舒张末期容积和收缩末期容积之差，搏出量储备的变化又可分为舒张期储备和收缩期储备。静息状态下，舒张末期容积约为 125ml，由于心肌的伸展性小，心室不能过分扩大，一般只能达到 140ml 左右，即舒张期储备只有 15ml 左右。左心室收缩末期容积通常约为 55ml，当心肌收缩能力增加时，能射出更多的血，使心室收缩末期容积小于 15~20ml。在静息状态下，心室收缩期容积与心室作最大射血后的心室余血量之差就是收缩期储备。由此可见，通过收缩期储备，可使搏出量增加 35~40ml。当进行强烈体力活动时，由于交感–肾上腺髓质系统活动增强，主要通过动用心率储备和收缩期储备，使心输出量增加；另一方面由于肌泵的作用，使静脉回流增加，心舒末期的心室容积有所增大，也动用了舒张期的储备，使心输出量增加。经常进行体育锻炼可以提高心力储备。

在心力衰竭患者，心肌收缩力减弱，搏出量减少，射血后心室内的剩余血量增多，心室舒张末期容积加大，表明收缩期储备和舒张期储备均下降。在这种情况下，常出现心率代偿性加快，以保证心输出量不致过低，即在静息状态下心率储备已被动用；当心力衰竭患者的心率增快到 120~140 次/分时，心输出量往往就开始下降，表明此时心率储备已不足以代偿搏出量储备的降低，所以心力衰竭患者的心力储备显著低于正常人。

交感神经兴奋或去甲肾上腺素可加快心率，增强心肌收缩和舒张的能力，故可同时通过增加心率储备、收缩期储备与舒张期储备而使心输出量增加。经常参加体育锻炼可使心肌纤维变粗，心肌收缩能力增强，故收缩期储备增加；同时，心率储备也增加，表现为心率增快至 200～220 次/分才开始出现心输出量的下降。

六、心音

心动周期中，心肌舒缩、瓣膜启闭、血液对心血管壁的撞击等因素引起的机械振动，可通过周围组织传递到胸壁，如将听诊器放在胸壁某些部位，就可听到声音，称为心音（heart sound）。若用换能器将这些机械振动转换成电信号记录下来，便得到心音图（phonocardiogram，PCG）。

心音发生在心动周期的某些特定时期，其音调和持续时间也有一定的规律。正常心脏有 4 个心音，即第一、第二、第三和第四心音。多数情况下只能听到第一和第二心音，在某些健康儿童和青年人也可听到第三心音，40 岁以上的健康人也有可能出现第四心音。心脏某些异常活动可以产生杂音或异常心音。因此，听取心音或记录心音图对于心脏疾病的诊断有一定意义。

1. 第一心音 发生在心室收缩初期，音调较低，持续时间相对较长，在心尖搏动处（左第 5 肋间锁骨中线）听得最清楚。在心缩期由于房室瓣关闭所引起的振动及心室射血引起大血管扩张及产生的涡流发出的低频振动，是第一心音的主要组成部分，因此，通常可用第一心音作为心室收缩期开始的标志，反映房室瓣的功能。

2. 第二心音 发生在心室舒张初期，音调较高，持续时间较短。第二心音主要由主动脉瓣和肺动脉瓣的关闭，血流冲击大动脉根部及心室内壁振动而产生，故标志着心室舒张期的开始，反映动脉瓣的功能。

3. 第三心音 发生在心室舒张早期（快速充盈期末），是由于心室快速充盈时，血液冲击心室壁和瓣膜发生振动而产生的一种低频、低振幅的心音。

4. 第四心音 是由于心房收缩使血液进入心室引起心室壁振动而产生的，故也称心房音（atrial sound）。正常心房收缩，听不到声音，但在心房收缩力量过强和左心室壁变硬的情况下，心房收缩使心室充盈的血量增加，心室进一步扩张，引起左心室肌及二尖瓣和血液的振动，则可产生第四心音。

⊕ **知识链接**

心脏杂音

心脏杂音是指在正常心音之外，血液在心脏或血管内产生涡流所致的室壁、瓣膜或血管振动所产生的异常声音。心脏杂音分为生理性（功能性）和病理性（器质性）。生理性杂音多发生在正常青少年，均为收缩期杂音，多在三级以下，声音呈柔和吹风样。妊娠、贫血、发热等时也可出现功能性杂音。而病理性杂音主要是心瓣膜本身的器质性病变或心脏及其附近的大血管有先天性畸形引起，心缩期和心舒期均可产生，性质多为粗糙或隆隆样声音。如二尖瓣狭窄时可在心尖区听到全收缩期吹风样杂音；主动脉瓣关闭不全时可在心尖区听到舒张期隆隆样杂音。因此，临床上通过听取杂音可帮助诊断某些心血管疾病。

第二节　心肌细胞的生物电现象和生理特性

⇒案例引导

　　临床案例　患者，男，68岁，因心前区不适伴突发晕厥15分钟入院。15分钟前，患者于活动中突感心前区不适，继之晕厥；无胸闷、胸痛、头痛、呕吐和肢体瘫痪。既往有高血压及冠心病史多年。查体发现：心率28次/分，律齐；血压80/40mmHg；意识清晰，表情紧张焦虑；四肢肌力和肌张力正常。心电图显示：①Ⅱ、Ⅲ、aVF导联Q波时间0.06秒，电压等于同导联R波的1/3；②三度房室传导阻滞。初步诊断为：①完全性房室传导阻滞；②陈旧性下壁心肌梗死。

　　讨论：

　　1. 为什么患者会出现心率减慢？

　　2. 房室传导阻滞的结构基础是什么？

　　3. 临床检查心电图的生理学基础是什么？

　　4. 针对患者的三度房室传导阻滞，医生考虑安装人工起搏器，使用人工起搏器有哪些注意事项？

　　心肌协调有序的收缩和舒张活动是心脏实现泵血功能的必要条件。与骨骼肌相同，心肌的收缩活动也是由兴奋触发的。心肌兴奋的本质是其生物电现象，而心肌细胞的生物电现象又是其生理特性的基础。因此，掌握心肌细胞的生物电现象，并根据生物电现象分析其生理特性，对于明确心脏节律性收缩和舒张的机制具有重要意义。

一、心肌细胞的分类

　　不同类型心肌细胞的生物电现象和生理特性有所不同。

　　根据组织学特点、电生理特性和功能的不同，可将心肌细胞（cardiac myocyte）分为两种类型。①普通心肌细胞：包括心房肌细胞和心室肌细胞，此类细胞含有丰富的肌原纤维，具有收缩功能，又称为工作细胞（working cell）。工作细胞具有兴奋性、传导性和收缩性，但不具有自律性，故又称为非自律细胞（non-autorhythmic cell）。②特殊分化心肌细胞：是组成心脏的特殊传导系统（specific conduction system）的心肌细胞，包括窦房结P细胞（sinoatrial node pacemaker cell）、房室束（atrio-ventricular bundle，A-V bundle）细胞和浦肯野细胞（Purkinje cell）等，此类细胞具有兴奋性、传导性和自律性，故又称为自律细胞（autorhythmic cell）。两类心肌细胞各司其职，并相互配合，共同完成心脏的泵血功能。

　　根据生物电活动特征，尤其是动作电位0期去极化的速度，可将心肌细胞分为快反应细胞（fast response cell）和慢反应细胞（slow response cell）。快反应细胞0期去极化速度快，多由Na^+内流形成，包括心房肌细胞、心室肌细胞和浦肯野细胞等；慢反应细胞0期去极化速度慢，由Ca^{2+}内流形成，包括窦房结P细胞和房室结细胞等。

　　不同类型心肌细胞的跨膜电位，不仅在幅度和持续时间上有所不同，在波形和形成的离子基础上也有一定的差别（图4-5）。

二、工作细胞的跨膜电位及其形成机制

　　工作细胞包括心房肌细胞和心室肌细胞，两者的跨膜电位及其形成机制相似。现以心室肌细胞为

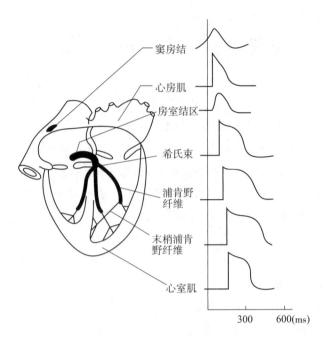

图 4-5 心脏各部分心肌细胞的跨膜电位模式图

例，介绍工作细胞的跨膜电位及其形成机制。

（一）心室肌细胞的静息电位及其形成机制

1. 静息电位 心室肌的静息电位是指心室肌细胞在静息状态下，膜两侧所存在的电位差，即膜外为正、膜内为负的极化状态。心室肌细胞的静息电位约为 -90mV。

2. 静息电位的形成机制 在静息状态下，心室肌细胞膜上的内向整流钾通道（inward rectifier K channel，I_{k_1} 通道）处于开放状态，对 K^+ 的通透性较高，但对其他离子的通透性很低。因此，膜内的 K^+ 顺浓度梯度向膜外扩散，最终达到 K^+ 平衡电位。I_{k_1} 通道开放引起的 K^+ 外流是形成心室肌细胞静息电位的主要原因；此外，少量 Na^+ 内流及生电性 $Na^+ - K^+$ 泵的外向电流也参与心室肌细胞静息电位的形成过程。

（二）心室肌细胞的动作电位及形成机制 📱 微课 4-3

1. 动作电位的形成过程 心室肌细胞的动作电位分为去极化和复极化两个过程，共 0、1、2、3、4 期 5 个时期（图 4-6）。

（1）去极化过程（0 期） 心室肌细胞在适宜刺激作用下发生兴奋时，其膜电位可在极化状态的基础上，发生去极化并迅速转变为反极化状态，形成了动作电位的上升支。此期去极幅度大，约 120mV（可从 -90mV 上升到 $+30\text{mV}$ 左右）；去极速度快，历时仅 1~2 毫秒。

（2）复极化过程 心室肌细胞兴奋而发生去极化达到顶峰后，立即开始复极，但其复极化的过程较慢，历时 200~300 毫秒，可分为 4 个时期。

1）快速复极初期（1 期） 此期膜电位由 $+30\text{mV}$ 迅速下降到 0mV 左右，耗时约 10 毫秒。在记录图形上，0 期和 1 期的快速膜电位变化呈一个向上的尖锋状波形，常合称为锋电位（spike potential）。

2）缓慢复极期（2 期） 此期膜电位下降非常缓慢，常停滞于 0mV 水平，呈等电位状态，故又称平台期（plateau），持续 100~150 毫秒。平台期是心室肌细胞动作电位的主要特征。

3）快速复极末期（3 期） 此期膜电位由 0mV 左右迅速下降至 -90mV，历时 100~150 毫秒。

4）静息期（4 期） 此期膜电位基本稳定于静息电位水平，故又称为静息期。

2. 动作电位的形成机制　心室肌细胞膜两侧离子的不均匀分布和特定离子的跨膜转运是形成动作电位的前提。由于心室肌细胞膜上具有多种不同类型的离子通道，使得其动作电位的形成机制也较为复杂（图4-6）。

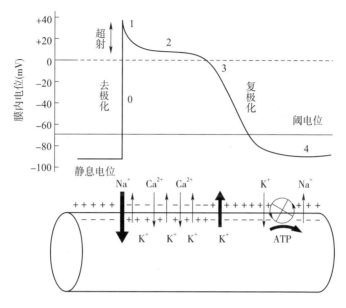

图4-6　心室肌细胞动作电位及其离子转运示意图

（1）去极化过程（0期）　0期去极化主要由 Na^+ 快速内流形成。当心室肌细胞受到刺激时，会引起部分电压门控 Na^+ 通道开放，出现少量 Na^+ 内流，造成细胞膜部分去极化；当膜电位去极化达到阈电位水平（-70mV）时，大量 Na^+ 通道被激活而开放，形成再生性 Na^+ 内流，使细胞膜进一步快速去极化，膜电位向内正外负转变；当膜电位去极化到0mV左右时，Na^+ 通道就开始失活而关闭，Na^+ 内流停止，膜电位接近于 Na^+ 平衡电位（+30mV），从而形成了动作电位的上升支。决定心室肌细胞0期去极化的 Na^+ 通道是一种快通道，激活和失活速度都很快，因此，又称为快 Na^+ 通道。快 Na^+ 通道可以被河鲀毒素（tetrodotoxin，TTX）所阻断。

（2）复极化过程

1）1期　此期由于快 Na^+ 通道已失活，Na^+ 内流停止，而一种一过性外向电流（transient outward current，I_{to}）被激活，故而使膜电位迅速复极化到0mV。I_{to} 主要是由 K^+ 通道开放引起的 K^+ 短暂、快速外流造成的。

2）2期　此期主要是由两种反向的离子流相互拮抗而形成，一种参与2期形成离子流是 L 型 Ca^{2+} 通道开放引起的 Ca^{2+} 内流，另一种是电压门控 K^+ 通道（也称为延迟整流钾通道）开放引起的 K^+ 外流（I_K）。在2期早期，L 型 Ca^{2+} 通道开放引起的 Ca^{2+} 内流和电压门控 K^+ 通道开放引起的 K^+ 外流（I_K）处于相对平衡状态，使膜电位停滞于1期复极末的0mV附近；随着时间的推移，L 型 Ca^{2+} 通道逐渐失活，K^+ 外流逐渐增强，使膜电位又缓慢地向着复极化的方向转化，形成2期的晚期。

3）3期　2期过后，L 型 Ca^{2+} 通道已经失活，Ca^{2+} 内流停止，而延迟整流钾通道（I_K通道）开放进一步增加，K^+ 外流进行性增强，使膜电位迅速地从0mV复极化至 -90mV。I_{K_1} 也对3期起明显作用，它在复极化到 -60mV左右开始加强，加快了3期末期的复极化。

4）4期　3期末，膜电位虽已稳定于静息电位水平，但是膜内、外的离子分布尚未恢复。动作电位过程中，Na^+ 和 Ca^{2+} 进入细胞内，而 K^+ 流出细胞外。只有将细胞内、外的离子分布恢复至正常浓度梯度，才能为心室肌细胞的再次兴奋创造条件。细胞膜内的 Na^+ 浓度增高及膜外的 K^+ 浓度增高均可激活

$Na^+ - K^+$ 泵，通过主动转运逆浓度梯度将 Na^+ 泵出，同时将 K^+ 泵入，使细胞内、外的 Na^+ 和 K^+ 分布恢复至正常水平。Ca^{2+} 的逆浓度梯度外运则是靠 $Na^+ - Ca^{2+}$ 交换体和 Ca^{2+} 泵进行的。

三、自律细胞的跨膜电位及其形成机制

与工作细胞不同，自律细胞的 4 期膜电位并不稳定，而是在 3 期复极达到最大值之后，立即自发地发生缓慢的去极化，当去极化达到阈电位水平时，则可爆发一次新的动作电位，并如此周而复始。自律细胞 3 期复极达到的最大值，称为最大复极电位（maximum repolarization potential）或最大舒张电位（maximum diastolic potential）。4 期自动去极化是自律细胞产生自动节律性兴奋的基础，不同类型自律细胞的动作电位的产生机制各不相同（图 4 - 7）。

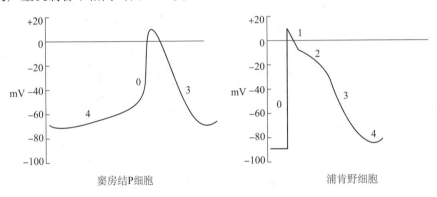

图 4 - 7　自律细胞动作电位示意图

（一）窦房结 P 细胞

窦房结 P 细胞属于慢反应自律细胞，其动作电位具有鲜明的特征：①最大复极（舒张）电位（-70mV）和阈电位（-40mV）的绝对值较小；② 0 期去极化速度慢（约 10V/s），幅度小（约 70mV），无明显的超射；③没有明显的 1 期和 2 期，仅表现为 0、3、4 共 3 个时期；④4 期自动去极化的速度快（约 0.1V/s），故窦房结 P 细胞是自律细胞中自律性最高的。

窦房结 P 细胞动作电位的具体形成机制如下。

1. 去极化过程（0 期）　当窦房结 P 细胞自动去极化达到阈电位水平（-40mV）时，会激活细胞膜上的 L 型 Ca^{2+} 通道，引起 Ca^{2+} 内流，使膜发生去极化。L 型 Ca^{2+} 通道是一种慢通道，激活和失活均较为缓慢，可被 Ca^{2+} 通道阻断剂维拉帕米所阻断。

2. 复极化过程（3 期）　0 期去极化到 0mV 时，窦房结 P 细胞膜上 L 型 Ca^{2+} 通道逐渐失活而关闭，Ca^{2+} 内流减少；同时，有一种 K^+ 通道（I_K）被激活而开放，使 K^+ 外流增多，结果使膜逐渐复极化，直至达到最大复极（舒张）电位。

3. 自动去极化过程（4 期）　窦房结 P 细胞膜复极达到最大复极（舒张）电位后，立即发生 4 期自动去极化。此时，可以记录到 3 种膜电流，即 I_K 电流、I_f 电流和 T 型钙流（I_{Ca-T}）。

（1）I_K 电流　当膜复极化到 -50mV 时，I_K 通道便开始逐渐失活，K^+ 外流进行性衰减，这是窦房结 P 细胞 4 期自动去极化最重要的离子基础。

（2）I_f 电流　I_f 电流是一种由 Na^+ 负载的、进行性增强的内向电流。当膜复极化到 -60mV 时，I_f 通道才开始被激活；与快 Na^+ 通道不同，I_f 通道不会被 TTX 所阻断，但可被铯（Cs）所阻断。

（3）T 型钙电流（I_{Ca-T}）　T 型 Ca^{2+} 通道是在 4 期自动去极化到 -50mV 时才被激活，可引起一过性的 Ca^{2+} 内流，从而促进 4 期自动去极化的发生。T 型 Ca^{2+} 通道不会被一般的 Ca^{2+} 通道阻断剂所阻断，但可被镍（Ni）阻断。

（二）浦肯野细胞

浦肯野细胞是一种快反应自律细胞，其动作电位的波形与心室肌细胞相似，也可分为 0、1、2、3、4 期共 5 个时相。0~3 期的产生机制与心室肌细胞相似；不同的是，4 期膜电位不稳定，会发生自动去极化。

目前认为，浦肯野细胞的 4 期自动去极化是由 K^+ 外流（I_K）的进行性衰减和 Na^+ 内流（I_f）的进行性增强共同引起的。I_f 通道在 3 期复极化至 $-60mV$ 时开始被激活而开放，该通道具有电压依从性和时间依从性，其激活的程度随膜内负电位的加大和时间的推移而增强，复极化至 $-100mV$ 时被充分激活，由此形成了进行性增加的 Na^+ 内流，使膜去极化的程度也随之增强，一旦达到阈电位（$-70mV$ 左右）水平，便会产生一个新的动作电位。I_f 的进行性增强在浦肯野细胞自动去极化过程中起主要作用。由于 I_f 通道在浦肯野细胞膜上的密度过低，其激活开放的速度较慢，4 期自动去极化的速度较慢（约 $0.02V/s$），自律性较低。

四、心肌细胞的生理特性

心脏的各种功能活动是由心肌细胞的生理特性决定的。心肌细胞具有兴奋性、自动节律性、传导性和收缩性 4 种生理特性，其中兴奋性、自动节律性和传导性是以生物电活动为基础，故又合称为电生理特性；而收缩性则是以收缩蛋白之间的活动为基础，是一种机械特性。

（一）心肌细胞的兴奋性 🄴 微课 4 - 4

与神经纤维和骨骼肌细胞一样，心肌细胞也是可兴奋细胞，具有在受到刺激时产生兴奋的能力或特性，即具有兴奋性。

1. 兴奋性的周期性变化　在每次兴奋的过程中，心肌细胞的兴奋性不是一成不变的，而是会随着膜电位以及离子通道状态的变化而发生相应的周期性改变。

在每次兴奋的过程中，心室肌细胞的兴奋性的变化可以分为以下几个时期。

（1）有效不应期　从动作电位的 0 期去极化开始到复极化 3 期至 $-55mV$ 这段时期内，由于膜电位过低，Na^+ 通道完全失活，无论给予心室肌细胞多么强大的刺激，膜电位都不会发生任何程度的去极化，表现为细胞对外界刺激绝对无反应，这一时期称为绝对不应期（absolute refractory period，ARP），即兴奋性为零。此后，当膜电位进一步复极化，至 $-60mV$ 这段时期，Na^+ 通道开始复活，若给予心室肌细胞足够强大的刺激，可引起少量的 Na^+ 通道开放，膜电位会发生小幅度的局部去极化，但不能引起动作电位，这一时期称局部反应期（local response period，LRP）。由此可见，从动作电位的 0 期开始到复极化 3 期至 $-60mV$ 这段时期内，心室肌细胞不能产生新的动作电位，故将这一时期称为有效不应期（effective refractory period，ERP）。

（2）相对不应期　有效不应期过后，膜电位从 $-60mV$ 复极化到 $-80mV$ 这段时期内，复活的 Na^+ 通道数目增多，但还未全部复活，若给予心室肌细胞一次阈刺激，仍不能产生新的动作电位；但若给予一个阈上刺激，则可产生一次新的动作电位，这一时期称为相对不应期（relative refractory period，RRP）。

（3）超常期　相对不应期后，膜电位继续复极，从 $-80mV$ 复极化到 $-90mV$ 这段时期内，Na^+ 通道基本全部复活，由于膜电位与阈电位之间的差距较小，只需阈下刺激便可引起心室肌细胞产生新的动作电位，即兴奋性高于正常水平，故称为超常期（supranormal period，SNP）。

超常期后，心室肌细胞膜电位复极化至静息电位水平，兴奋性则恢复到正常水平。心室肌细胞动作电位时程与其兴奋性变化周期的对应关系如图 4 - 8 所示。

2. 兴奋性的周期性变化与收缩活动的关系　正常情况下，工作细胞接受由窦房结发放的节律性兴

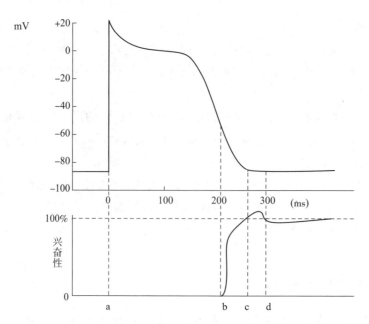

图 4-8　心室肌细胞动作电位兴奋性的周期性变化示意图

a~b：有效不应期；b~c：相对不应期；c~d：超常期

奋而兴奋，再通过兴奋-收缩耦联引起心肌节律性的收缩和舒张，从而实现心脏泵血。

　　将心室肌细胞兴奋性的周期性变化在时间上与其机械收缩曲线相对应（图 4-9），不难看出，心肌的有效不应期特别长，平均为 250 毫秒，相当于整个收缩期加上舒张早期的时程。在这段时间内，心肌不会接受新的刺激而产生兴奋和收缩；只有过了舒张早期，其兴奋性转入相对不应期后，才能接受新的刺激而产生兴奋和收缩。心肌的这一特点使得心肌不会发生完全强直收缩，而是始终保持收缩和舒张相交替的运动，从而保证了心脏泵血功能的顺利进行。

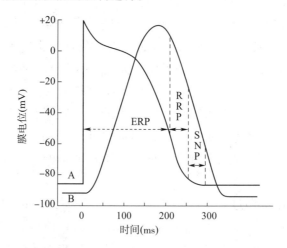

图 4-9　心室肌细胞动作电位兴奋性的周期性变化与心肌机械收缩曲线的对应关系

A：心室肌细胞动作电位；B：心室肌细胞机械收缩曲线

ERP：有效不应期；RRP：相对不应期；SNP：超常期

　　如果在心室兴奋的有效不应期之后，下一次窦房结兴奋到达之前，心室受到一次外来刺激，则可产生一次提前出现的兴奋和收缩，这个提前出现的兴奋称为期前兴奋（premature excitation），所引起的收缩称为期前收缩（premature systole）或期外收缩（extrasystole），又称早搏。由于期前兴奋也有自己的有效不应期，当紧随其后的一次窦房结兴奋到达时，常常恰好落在期前兴奋的有效不应期内，因而不能引起心室的兴奋和收缩。这样，在一次期前收缩之后，往往会出现一段较长的心室舒张期，称为代偿间歇（compensatory pause）（图4-10）。

3. 影响心肌细胞兴奋性的因素　心肌细胞兴奋性的高低主要与静息电位或最大复极（舒张）电位与阈电位之间差距的大小以及0期去极化相关的离子通道所处的状态有关。

（1）静息电位或最大复极（舒张）电位水平　当静息电位或最大复极（舒张）电位的绝对值增大时，其与阈电位之间的差距增大，引起兴奋所需刺激的阈值就随之增大，兴奋性降低；反之，当静息电位或最大复极（舒张）电位的绝对值减小时，则兴奋性增高。

（2）阈电位水平　当阈电位水平上移时，其与静息电位或最大复极（舒张）电位之间的差距增大，引起兴奋所需刺激的阈值就随之增大，兴奋性降低；反之，当阈电位水平下移时，则兴奋性增高。

（3）引起0期去极化的离子通道的状态　心肌细胞产生

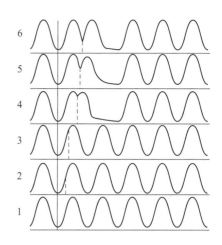

图 4-10　期前收缩和代偿间歇
曲线下虚线表示给予心室肌细胞电刺激的时间；曲线1~3表示刺激落在心室肌细胞的有效不应期内，不引起新的兴奋；曲线4~6表示刺激落在心室肌细胞的相对不应期内，可引起期前收缩和代偿间歇。

兴奋的前提条件是 Na^+ 通道或 Ca^{2+} 通道能被激活而发生去极化。Na^+ 通道或 Ca^{2+} 通道均具有3种不同的功能状态，即激活、失活和备用，它们处于哪一种状态取决于当时的膜电位水平（电压依从性）和时间进程（时间依从性）。

（二）心肌细胞的自动节律性

在没有外来刺激的情况下，组织或细胞能够自动地、有节律地发生兴奋的能力或特性，称为自动节律性（autorhythmicity），简称自律性。具有自律性的组织或细胞，称为自律组织或自律细胞。单位时间（每分钟）内能够自动产生节律性兴奋的次数，即自动兴奋的频率，是衡量自律性高低的指标。

1. 心脏的正常起搏点　各种自律细胞组成了心脏的特殊传导系统，包括窦房结、房结区、结希区、房室束、左右束支和浦肯野纤维，它们的自律性具有等级性差异。窦房结P细胞自律性最高（约100次/分），但在整体情况下，由于迷走神经的紧张性较高，其自律性仅表现为75次/分左右；其次为房室交界，约为50次/分；房室束约40次/分；浦肯野纤维自律性最低，约为25次/分。

⊕ **知识链接**

心脏起搏器

　　心脏起搏器是由电池和电路组成的脉冲发生器，能定时发放一定频率和振幅的脉冲电流，通过起搏电极导线使局部的心肌细胞受到刺激而兴奋，兴奋通过细胞间的传播，导致整个心房和心室的收缩。因此，当心脏起搏点功能失常或心脏传导系统有严重病变时，心脏起搏器能替代心脏的起搏点，使心脏有节律地跳动起来。起搏器适用于严重心率过慢、心脏收缩无力和心搏骤停的患者。

正常情况下，窦房结P细胞发放的冲动按一定顺序传播，依次激动心房肌、房室交界、房室束、浦肯野纤维和心室肌，使整个心脏产生与窦房结一致的节律性活动。因此，窦房结是心脏的正常起搏点（normal pacemaker），由窦房结起搏所形成的心搏节律称为窦性心律（sinus rhythm）。而窦房结以外的部位起搏所形成的心搏节律称为异位心律（ectopic rhythm）。心脏其他部位的自律细胞虽然具有起搏的能

力，但由于自律性较低，通常处于窦房结抢先占领和超速驱动压抑机制的控制之下，并不表现出其本身的自律性，只是起传导兴奋的作用，故而称为潜在起搏点（latent pacemaker）。但是，当潜在起搏点的自律性异常增高或窦房结自律性降低时，潜在起搏点的自律性超过窦房结，它就将作为起搏点控制部分或整个心脏的活动，此时潜在起搏点就转变成为异位起搏点（ectopic pacemaker）。

2. 影响心肌细胞自律性的因素　4 期自动去极化是心肌自律性形成的基础，因此，4 期自动去极化的速度是影响心肌自律性的主要因素。此外，心肌自律性的高低还受到最大复极（舒张）电位水平和阈电位水平的影响（图 4 – 11）。

（1）4 期自动去极化的速度　当 4 期自动去极化速度加快时，从最大复极（舒张）电位到达阈电位所需时间缩短，则单位时间内发生自动节律性兴奋的次数增多，自律性增高；反之，当 4 期自动去极化速度减慢时，则自律性降低。

（2）最大复极（舒张）电位的水平　当最大复极（舒张）电位的绝对值减小时，与阈电位之间的差距缩小，则 4 期自动去极化所需的时间缩短，自律性增高；反之，当最大复极（舒张）电位的绝对值增大时，则自律性降低。

（3）阈电位水平　当阈电位水平下移时，其与最大复极（舒张）电位之间的差距缩小，则 4 期自动去极化所需的时间缩短，自律性增高；反之，当阈电位水平上移时，则自律性降低。

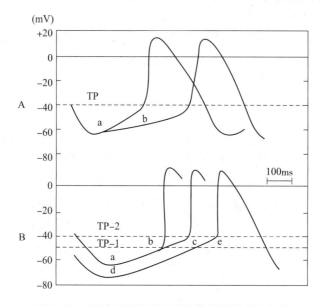

图 4 – 11　影响心肌自律细胞自律性的因素示意图

A：4 期自动去极化的速度由 a 减小到 b 时，自律性降低；B：最大舒张电位的水平由
a 达到 d 时，或阈电位由 TP – 1 上移至 TP – 2 时，自律性均降低；TP：阈电位

（三）心肌细胞的传导性

心肌细胞具有传导兴奋的能力，称为传导性（conductivity）。与神经纤维和骨骼肌细胞相同，同一心肌细胞膜上兴奋的传播也是通过局部电流来实现的。通常将动作电位沿心肌细胞膜传播的速度作为衡量心肌传导性的指标。

闰盘的存在，使得结构上彼此分开的心肌细胞在功能上表现为一个合胞体，但由于结缔组织将心房肌和心室肌分开，故心房和心室各自构成一个功能性合胞体，其间的兴奋传播则依靠心脏的特殊传导系统来实现。即，心房肌和心室肌分别同步地兴奋或收缩。

1. 心脏内兴奋传播的途径和特点

（1）心脏内兴奋传播的途径　正常情况下，窦房结发出的兴奋通过心房肌传至整个心房，同时通过由心房肌组成的优势传导通路（preferential pathway）迅速传至房室交界区（又称房室结，包括房结区、结区和结希区），经由房室束（希氏束）传至左、右束支，然后经浦肯野纤维网引起心室肌兴奋，再通过心室肌将兴奋由内膜侧向外膜侧扩布，最终引起整个心室兴奋（图 4 - 12）。

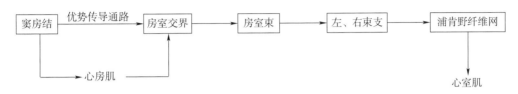

图 4 - 12　心脏内兴奋传播的途径

（2）心脏内兴奋传播的特点

1）心脏各部位兴奋传播的速度不同　兴奋从窦房结传导至心室外膜的过程中，由于各种心肌细胞的传导性快慢不同，故兴奋在不同部位的传播速度也不相同：窦房结为 0.05m/s，心房肌为 0.4m/s，优势传导通路为 1.0 ~ 1.2m/s，房室交界区仅为 0.02 ~ 0.05m/s，房室束为 1.2 ~ 2.0m/s，浦肯野纤维为 2.0 ~ 4.0m/s，心室肌为 1.0m/s。浦肯野纤维呈网状分布于心室壁，且传导速度最快，由房室交界传入心室的兴奋可经由浦肯野纤维迅速而广泛地向左、右两侧心室壁传导，这对于保证左、右心室的同步收缩具有重要的意义。

2）产生房室延搁　正常情况下，房室交界是兴奋由心房传入心室的唯一通道。由于房室交界区的传导速度最慢，从而使兴奋在通过房室交界区时要延搁一段时间（约 0.1 秒）才能传向心室，这种现象称为房室延搁（atrioventricular delay）。房室延搁避免了房室收缩的重叠，对于保证心脏各部分有顺序而协调地进行收缩和舒张活动具有重要的意义。如果房室交界区的兴奋不能顺利地传播到心室，将会发生传导阻滞。

2. 影响心肌细胞传导性的因素　心肌的传导性取决于心肌细胞的解剖结构特点和电生理特性。

（1）解剖学因素　心肌细胞的直径是影响心肌传导性的主要结构因素。由于细胞的直径大小与细胞内电阻呈反比关系，故细胞的直径越小其内电阻越大，产生的局部电流越小，传导速度越慢；反之，细胞的直径越大，则传导速度越快。浦肯野细胞的直径最大，故其兴奋传导速度最快；而结区细胞直径最小，故其传导速度最慢。

（2）电生理学因素　心肌细胞兴奋的传播是以局部电流的形式实现的，因此，我们可以从局部电流的形成和邻近未兴奋部位膜的兴奋性两个方面来分析影响心肌传导性的电生理学因素。

1）动作电位 0 期去极化的速度和幅度　动作电位 0 期去极化的速度越快，局部电流的形成越快，就能迅速促使邻近未兴奋部位的膜电位去极化达到阈电位水平，因而兴奋传导越快。另一方面，动作电位 0 期去极化的幅度越大，兴奋部位与邻近未兴奋部位之间的电位差就越大，形成的局部电流越强，因而兴奋传导越快。

2）邻近未兴奋部位膜的兴奋性　兴奋在心肌细胞上的传播就是心肌细胞膜依次兴奋的过程，因此，邻近未兴奋部位膜的兴奋性必然会影响兴奋的传导。只有当邻近未兴奋部位膜的兴奋性处于正常状态时，兴奋才可以正常地传播。影响膜的兴奋性的因素主要包括：静息电位或最大复极（舒张）电位水平、阈电位水平以及引起 0 期去极化的离子通道的状态。

⊕ **知识链接**

房室传导阻滞

　　房室传导阻滞（atrioventricular block）是指心脏电兴奋传导过程中，发生在心房和心室之间的电兴奋传导异常，可导致心律失常，使心脏不能正常收缩和泵血。

　　房室传导阻滞可按阻滞的程度进行以下分类。

　　一度房室传导阻滞：症状不明显，第一心音减弱。心电图表现为 PR 间期延长，>0.20 秒，但每个心房激动都能传导至心室。

　　二度房室传导阻滞：可有头晕、心悸、乏力等表现，可有心音脱漏。它又进一步被分为 I 型和 II 型。I 型是最常见的二度房室传导阻滞类型，从心房到心室的传导时间逐渐延长，直至有一个心房的兴奋不能传递到心室。心电图表现为 PR 间期逐渐延长，直至 P 波后脱漏一次 QRS 波群，周而复始。II 型是心房的兴奋突然阻滞不能下传到心室，心电图表现为 PR 间期恒定，每隔 1 个或数个 P 波后有一次 QRS 波群脱漏。

　　三度房室传导阻滞：全部的心房兴奋都不能传导至心室，可有心悸、眩晕、乏力、昏厥，有时出现阿 - 斯综合征，心率 30~40 次/分，心电图表现为：P 波频率 60~100 次/分，QRS 波频率 30~40 次/分，QRS 波可宽大畸形。

（四）心肌细胞的收缩性

　　心肌细胞能够在肌膜动作电位的触发下产生收缩的能力或特性，即为心肌细胞的收缩性。与骨骼肌收缩的性质和机制相似，心肌细胞的收缩也是以肌丝滑行为基础的机械活动。

　　1. 心肌细胞收缩的特点

　　（1）同步性收缩　心房和心室各自形成功能性合胞体，加之心房和心室内兴奋的传导速度快，兴奋一经引起，便可使整个心房或整个心室几乎同步地进行收缩，也称"全或无"式收缩。心肌的同步性收缩，收缩力量大，有利于心脏泵血。

　　（2）不发生完全强直收缩　由于心肌兴奋后的有效不应期特别长，相当于心肌的整个收缩期和舒张早期，故心肌只有在前一次兴奋收缩完毕并开始舒张之后，才能接受新的刺激而产生第二次收缩。因此，心肌不会发生完全强直收缩，而是始终保持收缩与舒张相交替的节律性活动，使心脏能够有效地进行射血和充盈。

　　（3）对细胞外液 Ca^{2+} 依赖性大　心肌细胞的肌质网和终池不发达，储存 Ca^{2+} 量少，故心肌兴奋 - 收缩耦联过程中所需的 Ca^{2+} 除由终池释放提供之外，还需由细胞外液提供；同时，心肌兴奋 - 收缩耦联过程中，肌质网对 Ca^{2+} 的释放也需要细胞外液中的 Ca^{2+} 进入细胞内才能触发；因此，心肌细胞的收缩对细胞外液的 Ca^{2+} 有明显的依赖性。在一定范围内，细胞外液中 Ca^{2+} 浓度升高时，兴奋时 Ca^{2+} 的内流增多，则心肌收缩力增强；反之，细胞外液中 Ca^{2+} 浓度降低时，则心肌收缩力减弱。当细胞外液中 Ca^{2+} 浓度极低甚至无 Ca^{2+} 时，兴奋时 Ca^{2+} 的内流显著减少，心肌可能会出现有动作电位产生而不会引起收缩的现象，称为兴奋 - 收缩脱耦联。

　　2. 影响心肌细胞收缩性的因素

　　（1）血浆中 Ca^{2+} 浓度　在一定范围内，心肌收缩力与血浆中 Ca^{2+} 浓度成正比，即血浆中 Ca^{2+} 浓度升高时，兴奋时 Ca^{2+} 内流增多，心肌收缩力增强；反之，血浆中 Ca^{2+} 浓度降低时，则心肌收缩力减弱。

　　（2）交感神经和儿茶酚胺　心交感神经兴奋或儿茶酚胺浓度增高时，通过促进慢通道的开放，加

速兴奋时 Ca^{2+} 内流，并促进 ATP 释放能量，最终引起心肌收缩力增强。

（3）迷走神经和乙酰胆碱 心迷走神经兴奋时，其节后纤维释放 ACh，可通过心肌细胞膜上的 M 受体，直接或间接抑制 Ca^{2+} 通道，减少兴奋时 Ca^{2+} 内流，最终引起心肌收缩力减弱。

（4）低氧和酸中毒 缺氧会引起 ATP 生成减少，引起心肌收缩力减弱；酸中毒时，细胞外液中 H^+ 浓度升高，由于 H^+ 和 Ca^{2+} 产生竞争性抑制，故兴奋时 Ca^{2+} 内流减少，最终引起心肌收缩力减弱。

五、体表心电图

正常情况下，窦房结是心脏的起搏点，窦房结自动节律性产生的兴奋会沿着一定的途径，按照一定的进程，依次传向心房和心室，最终引起整个心脏的兴奋。因此，在每一个心动周期中，心脏各部分兴奋过程中出现的电变化的传播方向、途径、次序和时间等都是有规律的。通过其周围的导电组织和体液，心脏兴奋过程中的生物电变化可传导至体表及体内的各部位。如将测量电极放置于体表的特定部位可以记录到心脏电变化的曲线，这就是临床上具有重要辅助诊断意义的心电图（electrocardiogram，ECG）。心电图反映了心脏兴奋产生、传导和恢复过程中的生物电变化，而与心脏的机械收缩活动无直接关联。

（一）常用心电图导联

记录心电图时，将记录电极放置于体表的不同部位，并通过导线与心电图机连接，就可描记出心电图。记录电极与心电图机连接而成的线路，称为心电图导联。

目前，临床上常用的心电图导联包括：①标准导联（Ⅰ、Ⅱ、Ⅲ），亦称双极肢体导联，反映两个肢体之间的电位差；②加压单极肢体导联（aVR、aVL、aVF），反映体表某两点之间的电位差；③胸导联（V1、V2、V3、V4、V5、V6），就是把探查电极放置于胸前一定部位的单极导联。

（二）正常心电图各波和间期及其生理意义

心电图记录纸上，有横线和竖线画出的长、宽均为 1mm 的小方格。通常将心电图机的灵敏度和走纸速度分别设置为 1mV/10mm 和 25mm/s，故记录纸上纵向的小格表示电压，每一小格相当于 0.1mV；横向的小格表示时间，每一小格相当于 0.04 秒，据此，可以测量出心电图各波的电位值的大小和所经历时间的长短。

心电图导联不同，所记录到的心电图波形也有所不同，但基本上都包括以下几个基本波形：一个 P 波（P wave）、一个 QRS 波群（QRS complex）和一个 T 波（T wave），有时在 T 波后面还会出现一个小的 U 波（图 4-13）。心电图中各波的形状以及它们之间的时程关系具有重要的理论和临床意义。下面以标准Ⅱ导联记录到的心电图为例，介绍心电图各波和间期的特点及其生理意义。

1. P 波 心电图中最早出现的是 P 波。P 波小而圆钝，波幅不超过 0.25mV；P 波的起点标志着右心房兴奋的开始，终点标志着左、右心房已全部兴奋；波宽代表去极化过程在整个心房传导所需的时间，历时 0.08~0.11 秒。P 波反映左、右心房去极化过程中电位和时间的变化。

2. QRS 波群 典型的 QRS 波群包括 3 个紧密相连的电位波动：第一个向下的波为 Q 波，其后是向上的高而尖的 R 波，最后是一个向下的 S 波。用不同导联记录心电图时，这 3 个波不一定都出现，且波幅的大小和方向也不同。正常 QRS 波群历时 0.06~0.10 秒，代表左、右心室兴奋扩布所需要的时间。QRS 波群反映左、右心室去极化过程中电位和时间的变化。

3. T 波 正常 T 波的方向与 QRS 波群的主波方向相同，在不同导联中，T 波的振幅差异较大（0.1~0.8mV）；正常 T 波的形态：两支不对称，前半部平缓，后半部陡峭；历时 0.05~0.25 秒。T 波反映心室复极化过程中的电位变化。T 波低平、双向或倒置，均被称为 T 波异常，提示心肌缺血的存在。

4. U 波　是 T 波后可能会出现的一个低而宽的波。U 波方向一般与 T 波一致，波幅大多小于 0.05mV；正常 U 波的形态：前半部陡峭，后半部平缓；历时 0.1 ~ 0.3 秒。U 波的成因和意义尚不清楚，U 波倒置可见于高血压和冠心病。

5. P - R 间期　从 P 波起点到 QRS 波群起点之间的时程，称为 P - R 间期（或 P - Q 间期）。P - R 间期代表窦房结产生的兴奋经心房、房室交界和房室束传到心室，并引起心室开始兴奋所需的时间。心率正常的成年人的 P - R 间期为 0.12 ~ 0.20 秒。房室传导阻滞时，P - R 间期可延长。

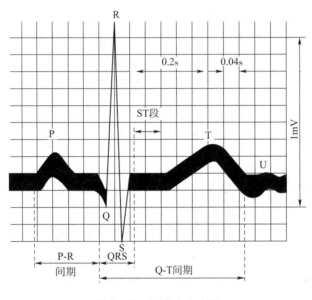

图 4 - 13　正常人心电图

6. P - R 段　是指从 P 波终点到 QRS 波群起点之间的时段，通常与基线同一水平。兴奋通过心房之后，要经房室交界区才能传向心室，而房室交界区兴奋传导的速度非常缓慢，所形成的电位变化也非常微弱，故在 P 波之后，曲线便回到基线水平，形成 P - R 段。

7. Q - T 间期　从 QRS 波群起点到 T 波终点的时程，称为 Q - T 间期。Q - T 间期代表心室开始去极化到完全复极化至静息状态所需要的时间。心率正常的成年人的 Q - T 间期为 0.32 ~ 0.44 秒。

8. ST 段　是指从 QRS 波群终点到 T 波起点之间的时段，通常与基线平齐。ST 段代表心室各部分心肌细胞均处于动作电位的平台期（2 期），各部分之间没有电位差存在，曲线恢复到基线水平。ST 段异常压低或抬高常提示心肌缺血或损伤。

（张义伟）

第三节　血管生理

血管是与心脏相连的、相对密闭的管道系统。在心脏射血动力的推动下，血液从心室经动脉输送到全身；在流经毛细血管时，血液与组织细胞进行物质交换；毛细血管内的血液最终由静脉汇集回流至心脏。由此可见，血管不仅是输送血液的管道，还在推动血流、参与形成和维持血压、分配器官血流、进行物质交换和生成组织液等方面起到重要作用。在血液循环过程中，组成血管系统的各类血管不但在结构上各具特点，而且在功能上也有很大差别。

➡ 案例引导

　　临床病例　患者，女，63岁，因心悸、气短、不能平卧3天入院。患者于半个月前偶感风寒后咳嗽、流涕；继而出现水肿，由足背开始，蔓延到腰腹；胸腹胀闷，食欲减退，尿少；近日出现心悸、气短、不能平卧，遂急诊入院。查体发现：体温36℃，呼吸36次/分，心率140次/分，心律不齐，收缩期杂音Ⅱ～Ⅲ级；面色苍白，口唇发绀，端坐体位，语声低微，颈静脉怒张。ECG显示：心房纤颤，心肌损伤。

　　讨论：

　　1. 患者出现水肿的原因是什么？

　　2. 患者为何会心悸、气短、不能平卧？

　　3. 患者出现颈静脉怒张提示什么？

一、各类血管的结构与功能特点

根据结构和功能特点的不同，可将血管分为以下几类。

（一）弹性储器血管

弹性储器血管（windkessel vessel）是指主动脉、肺动脉干及其发出的最大分支，又称为大动脉。此类血管口径大，管壁厚，富含弹性纤维，故具有明显的可扩张性和弹性。当心室收缩时，射血入大动脉，致使大动脉内压升高；大动脉内压的升高在推动血液向前流动的同时，也使大动脉壁被动扩张，容量增大，将射入的部分血液暂时储存于其中。当心室舒张时，动脉瓣关闭，心脏射血停止，大动脉内压降低，被动扩张的大动脉壁弹性回缩，推动射血期暂时储存的那部分血液继续流向外周。大动脉的这种功能称为弹性储器作用（windkessel effect），其生理意义在于使心动周期中心脏间断的射血转变为血管系统中连续的血液流动，并可缓冲心动周期中血压的大幅度波动，使收缩压不致过高，舒张压不致过低。

（二）分配血管

分配血管（distribution vessel）是指从弹性储器血管以后至分支为小动脉前的动脉管道，又称中动脉。此类血管的管壁主要由平滑肌纤维组成，收缩性较强，其主要功能是将血液输送至全身各处器官和组织。

（三）阻力血管

阻力血管（resistance vessel）主要是指小动脉和微动脉，其次是微静脉。

小动脉和微动脉的管壁富含平滑肌纤维，收缩性好，对血流的阻力大，约占总外周阻力的47%。由于小动脉和微动脉血管处于毛细血管前，所以又被称为毛细血管前阻力血管（precapillary resistance vessel）。在毛细血管前阻力血管末端、真毛细血管的起始部常有1～2个平滑肌细胞环绕，称为毛细血管前括约肌（precapillary sphincter）。毛细血管前括约肌的舒缩活动可控制其后真毛细血管的开闭，从而决定了某一时间内流入真毛细血管的血流量。

微静脉口径小，对血流也产生一定的阻力，由于其处于毛细血管之后，所以又被称为毛细血管后阻力血管（postcapillary resistance vessel）。微静脉的舒缩活动会引起毛细血管前、后阻力的比值发生改变，从而调节毛细血管的血压和血流量及组织液的生成量。

（四）交换血管

交换血管（exchange vessel）是指真毛细血管。真毛细血管（true capillary）分布于各器官、组织的细胞间隙，彼此吻合成网。真毛细血管数量多，口径小，血流缓慢，管壁仅由单层内皮细胞和基膜构成，是血液与组织液进行物质交换的主要场所。

（五）容量血管

容量血管（capacitance vessel）是指从微静脉至大静脉的整个静脉系统。静脉数量多，口径大，管壁薄，易扩张，因而容量大且易发生改变。安静状态下，机体 60% ~ 70% 的循环血量容纳在静脉系统内，故静脉系统发挥着血液储存库（blood reservoir）的作用。

（六）短路血管

短路血管（shunt vessel）是指微循环中直接连接微动脉与微静脉的动 - 静脉吻合支。此类血管主要分布于四肢末端及耳郭等处的皮肤中，主要参与机体的体温调节。

二、血流动力学

血流动力学（hemodynamics）属于流体动力学的一个分支，主要研究血液在心血管系统中流动的力学规律，包括血流量、血流阻力和血压以及它们之间的相互关系。由于血液是含有血细胞和胶体物质等多种成分的非理想流体，且血管是有弹性的管道，因此，血液在心血管内的流动既服从一般流体力学的规律，又有其自身的特点。

（一）血流量和血流速度

1. 血流量 通常将单位时间内流经血管某一横截面的血量称为血流量（blood flow），又称容积速度（volume velocity），单位为 ml/min 或 L/min。根据流体力学原理，血流量（Q）与血管两端的压力差（△P）成正比，与血流阻力（R）成反比，即：

$$Q = \frac{\Delta P}{R} = \frac{P_1 - P_2}{R}$$

2. 血流速度 血液在血管内流动的线速度称为血流速度（velocity of blood flow），即血液中的一个质点在血流中前进的速度，单位为 cm/s 或 m/s。血流速度与血流量成正比，与血管的横截面积成反比。

在循环系统中，动脉系统不断地分支为无数的小动脉与微动脉，单一管道的横截面积会随分支的增加而减小，但总横截面积会逐渐增大，故而血流速度随之减慢；而静脉系统由无数微静脉与小静脉汇聚成大静脉，单一管道的横截面积逐渐增加，而总横截面积会逐渐减小，故而血流速度逐渐加快。

3. 血液的流动形式 血液在血管内流动的形式可分为层流（laminar flow）和湍流（turbulent flow）两种。

层流是一种规律的运动，血液中各个质点的流动方向都是一致的，即与血管的长轴平行；但血液中各个质点的前进速度（流速）是不同的，以血管轴心处的流速为最快，越靠近血管壁流速则越慢。如图 4 - 14 所示，箭头所指方向为血流方向，箭头的长度则表示流速的大小。从血管轴心向血管壁方向上，各层液体的流速是逐渐递减的，故而在血管的纵剖面上各箭头的连线形成一条抛物线。

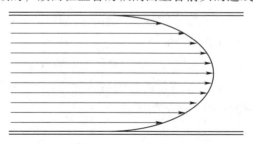

图 4 - 14　层流情况下各层血液的流速

血流速度加快到一定程度时就会发生湍流。湍流时，血液中各个质点的流动方向不再一致，血流中会出现旋涡，血流阻力远远大于层流。生理情况下，心室、主动脉和动脉分支处的血流可出现湍流。当血管发生局部狭窄时（如血管壁有粥样硬化、房室瓣或动脉瓣狭窄或关闭不全），局部血流会加速，在狭窄处的下游可形成湍流。

（二）血流阻力

血液在血管内流动时所遇到的阻力，称为血流阻力（resistance of blood flow）。血流阻力主要是由血液在血管内流动时，血液内部成分之间以及血液与血管壁之间的摩擦阻力所导致的。实验表明，血流阻力（R）与血管半径（r）、血管长度（L）及血液黏度（η）密切相关，它们之间的关系可表示如下：

$$R = \frac{8L\eta}{\pi r^4}$$

由上式可见，血流阻力与血管的长度和血液黏度成正比，与血管半径的 4 次方成反比。由于血流量（Q）与血管两端的压力差（△P）成正比，与血流阻力（R）成反比，经转换得到：

$$Q = \frac{\pi \Delta P r^4}{8\eta L}$$

这个公式就是泊肃叶定律（Poiseuille's law）。血液流动时，单位时间内的血流量与血管两端的压力差（△P）及血管半径（r）的 4 次方成正比，与血液黏度（η）及血管长度（L）成反比。但这一公式仅适用于血流为层流时；在湍流的情况下，不再适用。

通常情况下，人体内血管的长度和血液黏度的变化都很小，因此，血管半径是影响血流阻力的主要因素，即血流阻力的大小主要受阻力血管口径大小所控制。病理情况下，血液黏度可以明显增加，使血流阻力增大。

（三）血压

血压（blood pressure，BP）是指流动的血液对单位面积血管壁的侧压力，即压强。血压的国际制单位是 kPa，但习惯上多采用 mmHg 作为血压的单位（1mmHg = 0.133kPa）。

由于血管可分为动脉、毛细血管和静脉，所以，血压包括动脉血压、毛细血管血压和静脉血压。通常所说的血压是指动脉血压。

测量血压时，通常是以血压高于大气压的数值来表示血压的值。如测得的动脉血压为 100mmHg（13.3kPa），表示动脉内的血液对血管壁的压强比大气压高 100mmHg（13.3kPa）。

三、动脉血压和动脉脉搏

（一）动脉血压

1. 动脉血压的概念 动脉血压（arterial blood pressure）是指血液对单位面积动脉管壁的侧压力。通常所说的动脉血压是指体循环中大动脉的血压，即主动脉压。

每个心动周期中，动脉血压会随着心室的节律性舒缩而发生周期性的波动。心室收缩时，主动脉压升高，在心室收缩期中期达到的最高值称为收缩压（systolic pressure，SP）；心室舒张时，主动脉压下降，在心室舒张期末达到的最低值称为舒张压（diastolic pressure，DP）。因此，习惯上用"收缩压/舒张压"的形式来表示动脉血压。收缩压与舒张压的差值称为脉搏压（pulse pressure，PP），简称脉压。在一个心动周期中，动脉血压各个瞬间的平均值称为平均动脉压（mean arterial pressure，MAP）。由于心室舒张期时程长于心室收缩期，故平均动脉压要比两者的平均值略小一些，更接近于舒张压，约等于舒张压 + 1/3 脉压。

2. 动脉血压的形成机制 循环系统中有足够的血液充盈是动脉血压形成的前提条件，心脏射血及外周阻力的存在是动脉血压形成的基本因素，大动脉的弹性储器作用是缓冲因素。

（1）循环系统内足够的血液充盈 循环系统中血液充盈的程度可用循环系统平均充盈压（mean circulatory filling pressure）表示。当心脏射血停止时，循环系统中各个部位的压力是相等的，此时的压力即为循环系统平均充盈压，正常值约为 7mmHg。循环系统平均充盈压的高低主要取决于循环系统血量和血管系统容积之间的比例关系。当循环血量增多或血管系统容积减小时，循环系统平均充盈压就会增高；反之，则降低。

（2）心脏射血 在循环系统内有足够的血液充盈的基础上，心脏射血是推动血液循环的原动力。由于外周阻力的存在，心室收缩期的搏出量只有 1/3 流向外周，其余的 2/3 则暂时储存于大动脉内。因此，心脏收缩所释放的能量被分为两部分：一部分是动能，推动血液流动；另一部分则形成血液对血管壁的侧压力，使血管壁扩张并转化为势能，即压强能，使动脉血压升高，这是形成收缩压的主要机制。

（3）外周阻力 正是由于外周阻力的存在，才使得心室收缩期的搏出量中仅有 1/3 的血量直接流向外周，而其余的 2/3 则暂时储存于大动脉之中，使大动脉压升高，并使大动脉被动扩张，从而使心室射血所释放的大部分能量转化为势能；进入心室舒张期后，心室射血停止，于是大动脉壁发生的弹性回位，又将心室收缩期储存的势能转化为动能，推动暂时储存于大动脉的血液继续流向外周，从而使舒张压维持在一定水平。可见，外周阻力的存在是形成舒张压的必要条件。

（4）大动脉的弹性储器作用 大动脉的弹性储器作用一方面可使心室间断的射血转变为动脉内的连续血流；另一方面还可缓冲心动周期中动脉血压的波动，使收缩压不致过高，舒张压不致过低（图4-15）。

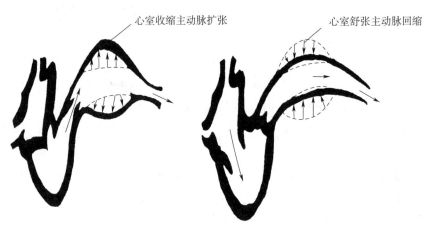

图4-15 大动脉弹性储器作用示意图

3. 动脉血压的正常值 通常所说的动脉血压是指主动脉压，但主动脉压的测量并不易于实现。由于血压从大动脉到中动脉降落的很少，故通常以肱动脉处所测得的血压数值代表主动脉压。安静状态下，我国健康成人的收缩压为 90～140mmHg（12.0～18.7kPa），舒张压为 60～90mmHg（8.0～12.0kPa），脉压为 30～40mmHg（4.0～5.3kPa），平均动脉压则在 100mmHg（13.3kPa）左右。我国健康青年人的动脉血压比成年人低 10～20mmHg。

动脉血压还存在着个体、性别和年龄的差异。一般而言，肥胖者的动脉血压稍高；在更年期（55～65岁）前，女性的动脉血压比同龄男性略低；随着年龄的增长，动脉血压会逐渐升高，且收缩压的升高要比舒张压的升高更为显著。此外，动脉血压还会随着生理情况的变化而发生相应的变动，如情绪激动、恐惧、忧虑、剧烈运动、进食、吸烟、饮酒时，血压均可暂时性升高；而睡眠时，血压则会降低。

动脉血压的稳定是推动血液循环和保证器官、组织得到充足血液灌注的重要前提。只有全身各器官、组织得到了足够的血液灌注，其物质代谢和生理功能才能正常进行。因此，动脉血压不仅是反映心血管功能的综合性指标，而且也是衡量整体功能状态的重要指标之一。血压过低或过高（低血压、高血压）都会造成严重后果。在安静状态下，成年人如果收缩压≥140mmHg 或舒张压持续≥90mmHg，则可认定为高血压；如果收缩压<90mmHg，舒张压<60mmHg，则为低血压。

⊕ 知识链接

原发性高血压

原发性高血压（essential hypertension）是以血压升高为主要表现的综合征，是最常见的心血管疾病，也是多种心脑血管疾病的重要危险因素。

病因：与遗传和环境因素密切相关，其发病机制尚未完全阐明。

临床表现：无特殊表现，常在患者测量血压或发生心、脑、肾等并发症后才被发现。

诊断标准：收缩压≥140mmHg 和（或）舒张压≥90mmHg。

治疗原则：合理膳食，减肥，适当运动，保持健康的心态，选用降压药等。治疗的目的是稳定血压，减少心、脑、肾等器官的并发症，降低死亡率。

4. 影响动脉血压的因素　凡能影响动脉血压形成的因素都会影响动脉血压。现将影响动脉血压的各种因素分述如下。

（1）每搏输出量　当每搏输出量增多时，心室收缩期射入大动脉的血量增多，导致大动脉管壁所受到的侧压力增大，收缩压明显升高；收缩压的升高又会使血液的外流加快，致使心室舒张期末大动脉内存留的血量增多并不明显（与每搏输出量增加之前相比），故舒张压升高的幅度不如收缩压显著，结果导致脉压增大。反之，当每搏输出量减少时，则主要表现为收缩压降低，舒张压降低不明显，脉压减小。通常情况下，收缩压的高低主要反映每搏输出量的多少。

（2）心率　当心率加快时，心室舒张期明显缩短，流向外周的血量减少，致使心室舒张期末大动脉内存留的血量增多，舒张压升高；心室舒张期末大动脉内存留的血量增多，而每搏输出量不变，则收缩压也会升高，但由于收缩压的升高可使血流速度加快，致使收缩期大动脉内血量增多并不明显，故收缩压升高的幅度不如舒张压显著，结果导致脉压减小。反之，当心率减慢时，舒张压降低的幅度比收缩压降低的幅度显著，故脉压增大。

（3）外周阻力　当外周阻力增加时，心室舒张期血液流向外周的速度减慢，心室舒张期末大动脉内存留的血量增多，故舒张压明显升高；在此基础之上，收缩压也会升高，但由于收缩压升高可使血流速度加快，致使收缩期大动脉内血量增加并不明显，故收缩压升高的幅度不如舒张压显著，结果导致脉压减小。反之，当外周阻力减小时，舒张压降低的幅度比收缩压降低的幅度显著，故脉压增大。通常情况下，舒张压的高低主要反映外周阻力的大小。

（4）大动脉的弹性储器作用　大动脉的弹性储器作用可以缓冲动脉血压的波动，使收缩压不致过高而舒张压不致过低，可以降低脉搏压。一般地，大动脉的弹性储器作用在健康成年人正常动脉血压的保持中起一定作用。随着年龄的增大，血管壁内的弹性纤维和平滑肌逐渐被胶原纤维所取代，血管壁的弹性明显减小，此时大动脉的顺应性降低，缓冲血压变化作用相应减弱，导致收缩压升高，舒张压降低，故脉压显著增大。

（5）循环血量与血管系统容积的比例关系　在生理情况下，循环血量与血管系统容积是相适应的，从而维持了足够的循环系统充盈程度，产生一定的循环系统平均充盈压。正常生理情况下，循环系统平均充盈压变动不大，不是动脉血压显著升降的重要因素。但在严重失血时，如失血量超过30%，循环血量不能维持心血管系统的充盈状态，循环系统平均充盈压将下降到不能推动足够的血量回心，则动脉血压降低。此外，药物过敏可引起全身血管广泛扩张，也可使循环系统平均充盈压降低，最终导致动脉血压降低。

影响动脉血压的因素归纳如图 4 - 16。在整体情况下，体内状态的改变往往会通过上述 5 个方面因素的影响，引起动脉血压的变化。

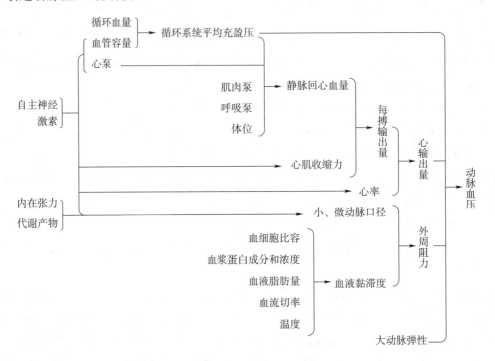

图 4 - 16　影响动脉血压的因素

（二）动脉脉搏

动脉脉搏（arterial pulse）是由心脏节律性地收缩和舒张引起主动脉的容积和压力发生改变，从而使动脉管壁出现振动而产生的。动脉脉搏产生后沿管壁依次向外周血管传播，在身体浅表有动脉通过的部位都可触摸到。动脉脉搏能反映心血管系统多方面的状态，如心搏的频率和节律、心脏的收缩力、血管充盈度、动脉管壁的弹性等，所以，脉搏的测定是一项重要的临床检查项目。

四、微循环

微循环（microcirculation）是指微动脉和微静脉之间的血液循环，是血液和组织细胞之间直接进行物质交换的场所。

（一）微循环的组成及血流通路

各器官、组织的形态与功能不同，其微循环的组成也有所不同。典型的微循环一般由微动脉、后微动脉、毛细血管前括约肌、真毛细血管、通血毛细血管、动 - 静脉吻合支和微静脉 7 个部分组成（图 4 - 17）。其中，微动脉是小动脉的直接延续，是微循环的"总闸门"。后微动脉是微动脉的分支，管壁内只有一层平滑肌细胞。真毛细血管以垂直方向从后微动脉分出，是进行物质交换的主要场所。在真毛细血管的起始端常有 1 ~ 2 个平滑肌细胞，形成一个环，称为毛细血管前括约肌，其舒缩决定着进入真毛细血管的血量。后微动脉和毛细血管前括约肌在微循环中起到"分闸门"的作用。通血毛细血管则是后微动脉的直接延续，血液可直接汇入微静脉。微静脉是微循环的"后闸门"，其舒缩活动影响毛细血管的血压，从而影响微循环的血流量。动 - 静脉吻合支是连接微动脉和微静脉的吻合血管。微循环中微动脉、真毛细血管和微静脉三者是不可缺少的，而其余部分则不一定出现在所有的微循环结构中。

微循环的血液可通过以下 3 条通路从微动脉流向微静脉。

1. 迂回通路　血液从微动脉经后微动脉、毛细血管前括约肌、真毛细血管网最终汇入微静脉的通路，称为迂回通路（circuitous channel）。此通路中，真毛细血管穿行于细胞间隙，迂回曲折，并彼此连通成网；真毛细血管管壁薄，通透性好，血流速度缓慢，是血液与组织细胞进行物质交换的场所，故又称之为营养通路（nutritional channel）。

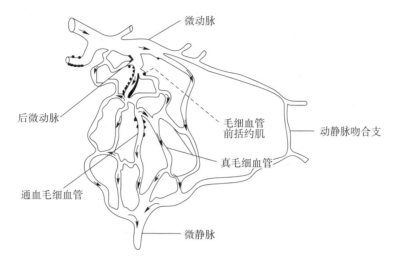

图 4 - 17　典型微循环模式图

2. 直捷通路　血液从微动脉经后微动脉和通血毛细血管直接进入微静脉的通路，称为直捷通路（thoroughfare channel）。在骨骼肌微循环中此类通路较多。通血毛细血管口径较粗，常处于开放状态，血流速度较快，很少与组织细胞进行物质交换，其主要功能是使一部分血液通过微循环快速返回心脏。

3. 动-静脉短路　血液从微动脉经动-静脉吻合支回流到微静脉的通路，称为动-静脉短路（arterio-venous shunt）。动-静脉吻合支的管壁厚，有完整的平滑肌层。多分布在皮肤、手掌、足底和耳郭，其口径变化与体温调节有关。通常情况下，动-静脉短路处于关闭状态；当环境温度升高时，吻合支开放，上述组织的血流量增加，有利于散发热量；反之，当环境温度降低时，吻合支关闭，有利于保存体内的热量。

（二）微循环的生理特点

1. 血压低　血液从动脉流经小动脉及微动脉时，需不断克服血管阻力，故血液流入真毛细血管后，血压明显降低。

2. 血流速度慢　毛细血管数量大，分支多，总横截面积大，血流速度仅为主动脉血流速度的 1/500，为 0.3~0.7mm/s。

3. 潜在血容量大　安静状态下，骨骼肌中只有约 20% 的真毛细血管处于开放状态，此时毛细血管所容纳的血量约为全身血量的 10%。由此可见，毛细血管拥有巨大的容纳血量的潜力。

4. 灌流量易变　微循环中的真毛细血管间断交替开放，其开放和关闭受到微动脉和毛细血管前括约肌的控制。当真毛细血管开放时，微循环的血液灌流量增加；当真毛细血管关闭时，则微循环的血液灌流量锐减。

（三）微循环血流量的调节

微循环血流量的调节主要通过神经和体液等因素调节血管平滑肌的舒缩活动来实现。

1. 神经调节　交感神经支配微动脉、后微动脉和微静脉的平滑肌，并以微动脉为主。当交感神经兴奋时（如缺氧、损伤、疼痛等），微动脉、后微动脉和微静脉均收缩，血管口径变小。由于交感神经对微动脉的收缩作用大于微静脉，使微循环中的血流量减少，血压下降。反之，微循环中血流量增多，血压上升。

2. 体液调节 去甲肾上腺素、肾上腺素、血管紧张素Ⅱ和血管升压素均可使微循环中的前、后阻力血管收缩，微循环血流量减少。缓激肽和组胺则可使微循环中的前、后阻力血管舒张，微循环血流量增加。

3. 局部组织代谢产物的调节 虽然神经和体液因素通过舒缩微循环中的前、后阻力血管可以调节微循环的血流量，但微循环血流量的调节主要还是通过局部组织代谢产物的调节来实现的。

安静状态下，组织代谢水平较低，局部代谢产物（如 CO_2、乳酸、腺苷、H^+ 等）积聚较慢，毛细血管前括约肌处于收缩状态，真毛细血管关闭；当局部代谢活动增强时，多种局部代谢产物积聚，该处的后微动脉和毛细血管前括约肌舒张，导致相应的真毛细血管开放，局部血流量增多，为组织提供更多的 O_2，并将局部代谢产物带走；当局部代谢产物被清除后，后微动脉和毛细血管前括约肌又恢复到收缩状态，使真毛细血管重新关闭（图 4 - 18）。如此周而复始，真毛细血管交替地开放和关闭，从而使微循环的血流量与组织的代谢水平相适应。

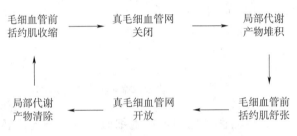

图 4 - 18 微循环的局部组织代谢产物调节

（四）血液与组织液之间的物质交换

组织液（tissue fluid）是细胞直接接触的环境。细胞通过细胞膜与组织液进行物质交换，组织液则通过毛细血管壁与血液进行物质交换。因此，细胞与血液之间的物质交换需要组织液作为中介。分子大小不同、性质不同的物质在血液和组织液之间的交换方式也不同。

1. 扩散（diffusion） 是血液和组织液之间进行物质交换最主要的方式。脂溶性物质（如 O_2、CO_2 等）可直接通过毛细血管内皮细胞迅速扩散，而水溶性物质（如 Na^+、Cl^-、葡萄糖及尿素等）则只能通过毛细血管壁的孔隙进行扩散。扩散的动力是该溶质在毛细血管壁两侧的浓度差；扩散的速度与该溶质在毛细血管壁两侧的浓度差、毛细血管壁对该物质的通透性以及毛细血管壁的有效交换面积成正比，与毛细血管壁的厚度成反比。

2. 滤过和重吸收 在静水压的作用下，水分子通过毛细血管壁上的小孔从压力高的一侧向压力低的一侧发生移动。此外，血浆胶体渗透压可吸引毛细血管壁外侧的水分子进入毛细血管内。与此同时，分子直径小于毛细血管壁上小孔的水溶性溶质分子也会随着水分子一起发生移动。

在毛细血管壁两侧静水压或胶体渗透压的作用下，水和小分子溶质从毛细血管内向组织液的移动称为滤过（filtration），而水和小分子溶质向相反方向的移动则称为重吸收（reabsorption）。以滤过和重吸收方式进行的血液和组织液之间的物质交换对于组织液的生成具有重要意义。

3. 吞饮 毛细血管的内皮细胞具有吞饮功能，内皮细胞一侧的某种物质可被内皮细胞包围，并以吞饮（pinocytosis）的方式进入细胞质，形成吞饮小泡，吞饮小泡被运送至细胞另一侧，然后被排出至细胞外。分子较大的物质（如血浆蛋白等）可通过吞饮方式进行毛细血管内外的交换。

五、组织液、淋巴液的生成与回流 e 微课 4-5

组织液是存在于组织细胞间隙内的细胞外液。绝大部分的组织液以胶冻形式存在，不能自由流动，因此，在正常情况下，组织液不致因重力的作用而流至身体的低垂部分。部分组织液还可进入毛细淋巴管成为淋巴液，淋巴液经淋巴循环最后又回流入血液。

组织液是血浆经毛细血管壁滤过而成的，因此，其中的各种离子成分与血浆相同，只是蛋白质的浓度明显低于血浆。

（一）组织液的生成与回流

1. 组织液生成与回流的机制 血浆经毛细血管壁滤出进入组织间隙的过程称为组织液的生成；而组织液经毛细血管壁重吸收入毛细血管内的过程则称为组织液的回流。

在组织液生成和回流的过程中，液体通过毛细血管壁移动的方向取决于4个力量的代数和，即毛细血管血压、组织液胶体渗透压、组织液静水压和血浆胶体渗透压。其中，毛细血管血压和组织液胶体渗透压是促进液体从毛细血管内向组织间隙滤过的力量；而组织液静水压和血浆胶体渗透压则是将液体从组织间隙重吸收入毛细血管内的力量。促进液体滤过的力量与重吸收的力量之间的对比关系决定着液体通过毛细血管壁的方向和流量，两者之间的差值称为有效滤过压（effective filtration pressure，EFP），可用下式表示：

有效滤过压 =（毛细血管血压 + 组织液胶体渗透压）-（组织液静水压 + 血浆胶体渗透压）

当促进液体滤过的力量大于重吸收的力量时，有效滤过压为正值，液体就从毛细血管滤出，则组织液净生成；而当促进液体重吸收的力量大于滤过的力量时，有效滤过压为负值，液体就从组织间隙回流入毛细血管，则组织液净回流。

经测定，人体毛细血管动脉端平均血压为32mmHg，静脉端平均血压为14mmHg；组织液胶体渗透压为8mmHg；组织液静水压为2mmHg；血浆胶体渗透压约为25mmHg。由此可知，毛细血管动脉端 EFP =（32 + 8）-（2 + 25）= 13mmHg，液体从毛细血管动脉端滤出生成组织液；而毛细血管静脉端 EFP =（14 + 8）-（2 + 25）= -5mmHg，使组织液在毛细血管静脉端被重吸收而回流（图4-19）。

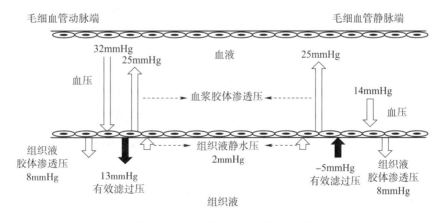

图4-19 组织液生成和回流示意图

在血液从毛细血管动脉端向静脉端流动的过程中，血压是逐渐下降的，EFP 也逐渐下降（由正值逐渐下降到零，最后转变为负值）。因此，毛细血管中组织液的生成与回流也是一个逐渐变化的过程，组织液不断的生成又不断地回流至毛细血管中，形成动态平衡。总体说来，流经毛细血管的血浆量有0.5% ~2% 在毛细血管动脉端以滤过的方式成为组织液；生成的组织液，约90% 在毛细血管静脉端重吸收回流入血，剩余的10% 进入毛细淋巴管内，成为淋巴液，再经淋巴系统进入大静脉而回流入血。

2. 影响组织液生成与回流的因素 正常情况下，组织液的生成量和回流量保持动态平衡，从而保证了体液的正常分布。一旦组织液生成过多或回流减少，原有的动态平衡就会被破坏，导致体液在组织间隙潴留而形成水肿（edema）。参与形成 EFP 的因素、淋巴回流以及毛细血管通透性变化都会影响组织液的生成和回流。

（1）毛细血管血压 当毛细血管血压升高时，组织液生成增多；反之，则织液生成减少。例如，在运动的肌肉或发生炎症的部位，由于局部微动脉扩张，使毛细血管前阻力减小，毛细血管血压升高，EFP 增大，组织液的生成增多，表现为局部组织水肿。右心衰竭时，静脉血回流受阻，静脉淤血，毛细血管血压逆行性升高，组织液的生成增加，表现为全身水肿。

（2）血浆胶体渗透压 临床上，血浆胶体渗透压升高并不多见，但因血浆蛋白减少所致的血浆胶体渗透压降低却较为常见。例如，某些消化道疾病患者对蛋白质消化、吸收不良，或肝功能减退患者不能合成足够的蛋白质，或某些肾病患者血浆蛋白质大量随尿排出，这些情况均可导致血浆胶体渗透压降低，EFP 增大，组织液生成增多而出现水肿。

（3）毛细血管壁的通透性 当毛细血管壁的通透性增大时，会有部分血浆蛋白质渗出而进入组织液，使组织液胶体渗透压升高，而血浆胶体渗透压降低，导致 EFP 增大，此时，组织液生成增多而回流减少，可出现局部组织水肿，常见于超敏反应、严重烧伤等。

（4）淋巴回流 由于约有 10% 的组织液是经淋巴系统回流入血液的，因此，一旦发生淋巴管阻塞时，就可引起受阻部位远端出现水肿，常见于局部慢性淋巴管炎、丝虫病及乳腺癌根治切除术后等。由于进入组织间液中的少量蛋白也是经淋巴系统回流入血，故组织间液中的蛋白含量较高，这也使组织液生成进一步增多，导致水肿更为严重，如果持续下去则可引起慢性炎症，导致间质组织纤维化等。

（二）淋巴液的生成与回流

淋巴系统（lymphatic system）是组织液回流入血液的重要辅助系统。淋巴循环起自毛细淋巴管，毛细淋巴管又彼此吻合成网并逐渐汇合成较大的淋巴管，最后经右淋巴导管和胸导管汇入静脉。

1. 淋巴液的生成与回流 毛细淋巴管以盲端起始于组织间隙，其管壁由单层内皮细胞构成，管壁外无基膜，通透性极高。相邻的内皮细胞边缘呈叠瓦状互相覆盖，并形成只向管腔内开放的单向活瓣（图 4 - 20）。组织液及悬浮于其中的微粒（红细胞、细菌、蛋白分子等）可以通过单向活瓣进入毛细淋巴管而不会倒流。

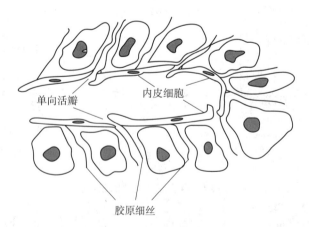

图 4 - 20 毛细淋巴管盲端结构示意图

组织液进入毛细淋巴管即成为淋巴液（lymph fluid）。安静状态下，成年人每 24 小时可生成淋巴液 2 ~ 4L，相当于全身血浆的总量；其中约有 1/6 通过右淋巴导管回流入血，其余的则是通过胸导管回流入血。

组织液与毛细淋巴管内淋巴液的压力差是组织液进入淋巴管的动力，因此，任何能增加组织液压力的因素均可加速淋巴液的生成。

2. 淋巴液回流的生理意义　淋巴液回流在机体稳态调节及免疫防御反应中具有重要的意义：①淋巴液回流是回收毛细血管动脉端滤出的血浆蛋白的唯一途径，每天有 75～200g 蛋白质由淋巴液带回血液；②小肠绒毛的毛细淋巴管可输送 80%～90% 从肠道吸收的脂肪、胆固醇及磷脂等营养物质；③调节血浆和组织液之间的液体平衡；④淋巴液回流途中要经过多个淋巴结，淋巴结内大量的巨噬细胞可吞噬、清除进入组织间隙中的红细胞、细菌及其他异物；⑤淋巴结还可释放淋巴细胞和浆细胞，参与机体的免疫和防御反应。

六、静脉血压和静脉回心血量

静脉既是血液回流入心脏的通道，也是循环系统的血液储存库。此外，静脉还可通过其管壁平滑肌的舒缩活动有效地调节回心血量和心输出量，从而使循环功能与机体的代谢水平相适应。

(一) 静脉血压

体循环从左心室开始，血液由左心室射入主动脉后，经动脉的各级分支流向全身各个器官的毛细血管；然后借助组织液与组织细胞进行物质交换，由动脉血变成了静脉血；再流经小静脉和中静脉，最后经由上、下腔静脉流回右心房。血液在从主动脉流入右心房的过程中，需不断克服外周阻力，消耗能量，血压会逐渐下降：血液经过动脉和毛细血管到达微静脉时，血压已降至 15～20mmHg；在下腔静脉仅为 3～4mmHg；到体循环的终点右心房时，血压最低，接近于 0。

1. 中心静脉压（central venous pressure，CVP）　是指右心房和胸腔内大静脉的血压。CVP 会随着呼吸运动而发生波动，吸气时下降，呼气时上升，正常变动范围为 4～12cmH$_2$O。

CVP 的高低取决于心脏射血能力和静脉回心血量之间的相对关系。正常情况下，心脏射血能力良好，能及时将回心血液射入动脉，故 CVP 较低；但当心力衰竭时，右心房和腔静脉淤血，CVP 就会升高。另外，当静脉回心血量增多、回流速度快时，CVP 也升高。由此可见，CVP 是反映心血管功能的一项重要指标。在临床上，CVP 也常作为控制补液速度和补液量的重要监测指标。CVP 的升高，常提示输血或输液过多或过快，已超过心脏的射血能力。

2. 外周静脉压（peripheral venous pressure）　是指机体各器官静脉的血压。通常以平卧时的肘正中静脉压来代表外周静脉压，正常值为 5～14cmH$_2$O（0.5～1.4kPa）。当心力衰竭时，由于 CVP 升高，静脉回流减慢，滞留于外周静脉内的血量增多，外周静脉压升高。外周静脉压易受体位的影响，而 CVP 则不受体位影响，因此，后者的临床意义更大。

(二) 重力对静脉压的影响

血管内的血液会受到地球重力场的作用，此重力作用于血管壁，也可产生一定的压力，即静水压（hydrostatic pressure）。因此，各部分血管的血压应是流动的血液形成的对血管壁的侧压强与该处静水压之和。各部分血管静水压的高低取决于人体所取的体位：平卧位时，身体各部分血管的位置大致都与心脏处于相同的水平，静水压大致相等；但当人体从平卧位转为直立位时，位置低于心脏水平的血管内的血压比卧位时高；而位置高于心脏水平的血管内的血压较平卧时为低（图 4-21）。对于处在同一水平的动脉和静脉而言，重力对血压的影响是相同的。但由于静脉血压较低，故重力对静脉血压的影响远远大于对动脉血压的影响。跨壁压（transmural pressure）是指血液对血管壁的压力与血管外组织对血管壁的压力之差。当静脉的跨壁压增大时，静脉充盈和容积增大，静脉容纳的血液增多；相反，则容积变小，静脉内血液较少。

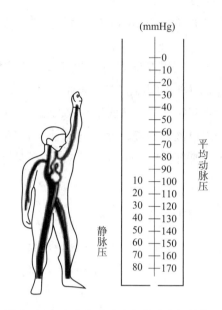

图 4-21　直立位对动脉和静脉血压的影响

(三) 静脉回心血量及其影响因素

1. 静脉回心血量（venous return）　是指单位时间内由静脉返回心脏的血量。正常情况下，静脉回心血量与心输出量相等。

2. 影响静脉回心血量的因素　单位时间内的静脉回心血量取决于外周静脉压和中心静脉压的差以及静脉对血流的阻力。凡能影响外周静脉压、中心静脉压和静脉血流阻力的因素都会引起静脉回心血量的变化。

（1）循环系统平均充盈压　是反映循环系统内血液充盈程度的指标。血管系统内血液充盈程度越高，静脉回心血量就越多。当循环血量增加或静脉收缩时，循环系统平均充盈压升高，静脉回心血量增多。反之，当循环血量减少或静脉舒张时，循环系统平均充盈压降低，则静脉回心血量减少。

（2）心肌收缩力　是静脉回流的原动力。心肌收缩力量越强，射血时心室排空越完全，心舒期心室内压就越低，对心房和大静脉内血液的抽吸力也就越大，静脉回心血量增多。反之，心肌收缩力量减弱，静脉回心血量减少。

（3）骨骼肌的挤压作用　骨骼肌收缩时，可对肌肉内或肌肉间的静脉发生挤压，使静脉回流加快；骨骼肌舒张时，外周静脉压降低，则有利于远端血液流入。此外，静脉内的特殊结构——静脉瓣，使静脉内的血液只能向心脏方向流动而不能倒流。因此，骨骼肌节律性的舒缩活动与静脉瓣相互配合，对静脉血回流起着"泵"的作用，称为"静脉泵"（venous pump）或"肌肉泵"（skeletal muscle pump）。长期站立不动的人，骨骼肌持续维持在紧张的收缩状态，"肌肉泵"的作用不能充分发挥，静脉回流量减少，易引起下肢静脉淤血，严重者可发展成下肢静脉曲张。

（4）呼吸运动　正常情况下，胸膜腔内压低于大气压，胸腔内大静脉的跨壁压较大，经常处于充盈扩张状态。吸气时，胸膜腔负压进一步增大，使 CVP 降低；加之膈肌下降，腹压增高，挤压血液流向心脏，结果使静脉回心血量增加。呼气时，胸膜腔负压减小，静脉回心血量则相应减少。由此可见，呼吸运动对静脉回流也起着"泵"的作用，称为"呼吸泵"（respiratory pump）。

（5）体位改变　当人体从平卧位转为直立位时，由于重力作用的缘故，身体低垂部位的静脉血管扩张、血液滞留，因此静脉回心血量减少。静脉回心血量的减少会引起搏出量的减少，结果使心输出量减少、血压降低。体位的突然改变会迅速发动神经和体液调节机制，使下肢和腹腔内脏的阻力血管及容量血管收缩，使外周阻力和回心血量增加；同时，也可使心率加快，最终使血压迅速得以恢复正常。久病卧床的患者，静脉管壁的紧张性较低，可扩张性较大；加之腹壁和下肢肌肉的收缩力量减弱，对静脉的挤压作用减小，故当从平卧位突然坐起或站立时，可因大量血液淤滞于下肢，回心血量过少而发生晕厥。

第四节　心血管活动的调节

⇒ 案例引导

临床病例　患者，男，67 岁，于 5 年前体检时测血压为 180/90mmHg，之后反复出现头晕、胸闷等症状，自服"复方降压片"后可缓解，未系统诊治。3 小时前，患者因情绪激动致头晕、胸闷加重，前来就诊，急诊测血压 200/130mmHg，心率 120 次/分。诊断为高血压病。

讨论：

1. 动脉血压在正常人体是如何维持稳定的？

2. 情绪激动时会引起心血管系统的哪些反应？

3. 如果该患者经过积极治疗后症状明显缓解，舒张压降至正常，而收缩压却保持在较高水平，试分析其原因。

正常人体的心率、心输出量、动脉血压及静脉回流量常保持相对稳定。当内、外环境发生变化时，各器官、组织的代谢水平也相应改变，对血流量的需求也将发生变化。机体可通过对心血管活动的调节，稳定血压，使心输出量和各器官血流量等能够适应机体的需要，并协调各器官之间的血流分配。心血管活动的调节包括神经调节、体液调节和自身调节，这 3 种调节机制互相联系，互相制约，共同调节心血管的活动，维持机体循环功能的稳态。

一、神经调节

心肌和血管平滑肌受自主神经的双重支配。心血管活动的神经调节主要通过各种心血管反射来实现，其中，压力感受性反射在血压的快速调节中起重要作用，是保持动脉血压相对稳定最主要的心血管反射。

（一）心脏和血管的神经支配

1. 心脏的神经支配　支配心脏的传出神经主要为心交感神经（cardiac sympathetic nerve）和心迷走神经（cardiac vagus nerve）（图 4 - 22）。心交感神经兴奋可加强心脏活动，心迷走神经兴奋则抑制心脏活动，窦房结的自律性约为 100 次/分，但正常人安静时心率仅为 75 次/分左右。这是因为安静时心迷走神经比心交感神经的作用占优势，这一作用随年龄的增长逐渐减弱。如果应用 M 受体阻断剂阿托品阻断心迷走神经对心脏的作用，心率可加快到 150 次/分。

（1）心交感神经及其作用　心交感神经节前纤维起自第 1~5 胸段脊髓（即脊髓 T_1~T_5 节段）的中间外侧柱，在星状神经节或颈交感神经节更换神经元，节后纤维组成心脏神经丛，进入心脏，支配心脏各个部分，包括窦房结、房室交界、房室束、心房肌和心室肌。两侧心交感神经对心脏的支配各有侧重，右侧心交感神经主要支配窦房结，兴奋时引起心率加快；左侧心交感神经主要支配房室交界和心室肌，兴奋时使心肌收缩能力增强和房室传导速度加快。

心交感神经节后纤维末梢释放去甲肾上腺素（norepinephrine，NE），与心肌细胞膜上的 β_1 肾上腺素

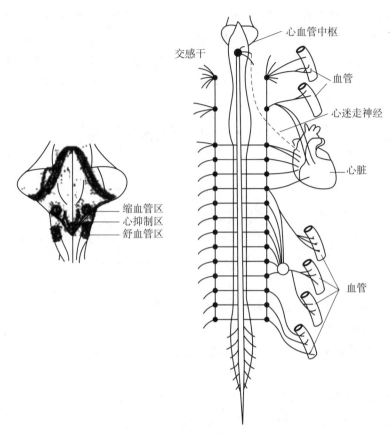

图 4 – 22　延髓心血管中枢、心脏和血管的神经支配示意图
分布于心脏的实线为心交感神经；分布于血管的实线为交感缩血管神经

能受体结合，通过激活 G 蛋白 – AC – cAMP – PKA 通路，提高细胞膜和肌质网对 Ca^{2+} 的通透性，导致 Ca^{2+} 内流和肌质网对 Ca^{2+} 的释放增多，结果使心率加快、心传导速度加快和心肌收缩力增强，分别称为正性变时作用（positive chronotropic action）、正性变传导作用（positive dromotropic action）和正性变力作用（positive inotropic action）。正性变时作用的产生是由于去甲肾上腺素通过增强窦房结 P 细胞 Ca^{2+} 内流和 4 期内向电流 I_f，使自动去极速度加快，同时使 3 期 K^+ 外流增快，导致复极化过程加速，不应期缩短，从而使自律性增高，心率加快。正性变传导作用是由于去甲肾上腺素能增加房室交界慢反应细胞膜上 Ca^{2+} 通道开放的概率和 Ca^{2+} 内流，使慢反应细胞 0 期去极化的速度和幅度增大，因而房室传导速度加快。正性变力作用一方面是由于去甲肾上腺素通过激活心肌细胞膜上的 Ca^{2+} 通道，使心肌细胞 2 期 Ca^{2+} 内流增加和肌质网释放 Ca^{2+} 增多，心肌收缩力增强；另一方面，去甲肾上腺素还能促进肌钙蛋白释放 Ca^{2+} 并加速肌质网对钙离子的摄取，故心肌舒张过程也加快。临床应用 β 受体拮抗剂普萘洛尔（propranolol）或选择性 $β_1$ 受体拮抗剂阿替洛尔（atenolol）可以阻断交感神经对心脏的兴奋作用。

（2）心迷走神经及其作用　心迷走神经节前神经元胞体起源于延髓的迷走神经背核和疑核，发出的节前纤维行走于迷走神经干中，在胸腔与心交感神经一起组成心脏神经丛。心迷走神经在心内神经节换元，节后纤维主要支配窦房结、心房肌、房室交界、房室束及其分支，仅有少量纤维支配心室肌。两侧心迷走神经对心脏的支配也有差异，右侧迷走神经对窦房结的影响占优势，兴奋时引起心率减慢；左侧迷走神经对房室交界的影响，兴奋时减慢房室传导速度。

心迷走神经节后纤维末梢释放乙酰胆碱（acetylcholine，Ach），与心肌细胞膜的 M 型胆碱能受体结合，抑制腺苷酸环化酶，使细胞内 cAMP 浓度降低，增加 K^+ 外流，导致心率减慢、心传导速度减慢和心肌收缩力减弱，分别称为负性变时作用（negative chronotropic action）、负性变传导作用（negative dromotropic action）和负性变力作用（negative inotropic action）。负性变时作用主要是由于乙酰胆碱能增加窦房结细胞 3 期 K^+ 外流，使最大复极电位负值增大，4 期 K^+ 外流递减的速度变慢；此外，乙酰胆碱还能抑制 4 期 I_f 内向电流，致 4 期去极速度减慢，自律性降低，心率减慢。负性变传导作用是由于乙酰胆碱可以抑制 Ca^{2+} 通道，减少 Ca^{2+} 内流，使房室交界处的慢反应细胞的 0 期去极化速度和幅度均减小，故房室传导速度减慢。负性变力作用是由于乙酰胆碱通过直接抑制 Ca^{2+} 通道，使 Ca^{2+} 内流减少；兴奋 M 受体，细胞内 cAMP 水平降低，肌质网释放 Ca^{2+} 减少；增加心肌细胞动作电位 2 期的 K^+ 外流，减少 Ca^{2+} 内流；以上 3 方面均可导致心肌收缩力下降。M 型胆碱受体阻断剂阿托品可阻断心迷走神经和乙酰胆碱对心脏的抑制作用。

（3）肽能神经 动物和人类的心脏中存在多种肽能神经纤维，它们释放的递质有神经肽 Y（neuropeptide Y，NPY）、血管活性肠肽（vasoactive intestinal polypeptide，VIP）、速激肽（tachykinin）、降钙素基因相关肽（calcitonin gene – related peptide，CGRP）、阿片肽（opioid peptide）等。这些肽类递质可与其他递质如单胺类递质和乙酰胆碱共存于同一神经元内，在受到刺激时共同释放。目前关于心脏内肽能神经元的生理功能还不是很清楚，可能参与对心肌和冠状血管活动的调节。

2. 血管的神经支配 除毛细血管外，血管壁都有平滑肌分布，以小动脉和微动脉居多。绝大多数血管平滑肌都接受自主神经的调节。支配血管平滑肌的神经纤维可分为缩血管神经纤维（vasoconstrictor fiber）和舒血管神经纤维（vasodilator fiber）两大类。

（1）缩血管神经纤维 均为交感神经纤维，故一般称为交感缩血管纤维（sympathetic vasoconstrictor fiber）。其节前神经元位于脊髓 $T_1 \sim L_3$ 段灰质的中间外侧柱，节后神经元位于椎旁和椎前神经节内，节后神经末梢释放的递质为去甲肾上腺素。血管平滑肌细胞有 α 和 β_2 两类肾上腺素能受体。去甲肾上腺素与 α 受体结合引起血管平滑肌收缩；与 β_2 结合引起血管平滑肌舒张。由于去甲肾上腺素与 α 受体结合的能力比与 β_2 受体结合的能力强得多，故缩血管纤维兴奋时主要引起缩血管效应。

人体大多数血管只接受交感缩血管纤维的单一支配。在安静状态下，交感缩血管纤维持续发放为 $1 \sim 3$ 次/秒的低频冲动，称为交感缩血管紧张（sympathetic vasomotor tone）。这种紧张性活动使血管平滑肌保持一定程度的收缩状态。当交感缩血管紧张增强时，血管平滑肌进一步收缩；交感缩血管紧张减弱时，血管平滑肌收缩程度减低，血管舒张。因此，通过改变交感缩血管纤维的紧张性，可以实现对血管口径的双向调节。

体内几乎所有的血管平滑肌都受交感缩血管纤维支配，但不同器官的血管中分布的密度不同。皮肤血管的缩血管纤维分布最密，其次是骨骼肌和内脏的血管，冠状血管和脑血管中分布最少。这一分布特点对机体在紧急状态下的血液重新分配有重要生理意义。在同一器官中，动脉（尤其是微动脉）中缩血管纤维的密度高于静脉，毛细血管前括约肌分布很少，真毛细血管则无缩血管神经纤维支配。

（2）舒血管神经纤维 体内有一部分血管除接受交感缩血管纤维的支配外，还接受舒血管纤维的支配。舒血管神经纤维主要有以下几种。

1）交感舒血管神经纤维（sympathetic vasodilator nerve fiber） 为防御反应调节系统中的一部分，主要分布在骨骼肌血管。节后纤维末梢释放乙酰胆碱，作用于 M 受体，引起血管舒张，阿托品可阻断其效应。该类神经纤维平时没有紧张性活动，只有在动物处于情绪激动和发生防御反应时才发放冲动，使骨骼肌血管舒张，血流量增多。

2）副交感舒血管神经纤维 少数器官如脑膜、唾液腺、胃肠外分泌腺和外生殖器等，其血管平滑肌除接受交感缩血管纤维的支配外，还接受副交感舒血管神经纤维（parasympathetic vasodilator nerve fiber）的支配。副交感舒血管神经节后纤维末梢释放乙酰胆碱，与血管平滑肌膜上的 M 受体结合，引起血管舒张，阿托品可阻断其效应。

3）脊髓背根舒血管纤维　当皮肤受到伤害性刺激时，伤害性感觉冲动一方面沿传入纤维向中枢传导，另一方面也可沿伤害性感觉传入纤维在外周末梢分叉处发出的分支到达邻近受刺激部位的微动脉，使之舒张，局部皮肤出现红晕。这种仅通过轴突外周部位完成的反应，称为轴突反射（axon reflex），这种神经纤维也称为脊髓背根舒血管纤维（dorsal root vasodilator fiber），其末梢释放的递质尚不确定，可能是降钙素基因相关肽、ATP 或 P 物质。

4）血管活性肠肽神经元　某些自主神经元，如支配汗腺的交感神经元轴突末梢内有血管活性肠肽（VIP）和乙酰胆碱两种递质，当该神经元兴奋时，其末梢一方面释放乙酰胆碱，引起腺细胞分泌；另一方面释放血管活性肠肽，引起舒血管效应，使局部组织血流增加，在功能上对汗腺分泌起协同作用。

（二）心血管中枢

中枢神经系统内与心血管活动有关的神经元集中的部位，称为心血管中枢（cardiovascular center）。心血管中枢分布于从脊髓到大脑皮层的各个水平。它们各具不同功能，又相互密切联系，使心血管系统的活动协调一致，以适应整个机体功能活动的需要。

1. 延髓心血管中枢　延髓是调节心血管活动的基本中枢。早在 1873 年，Dittmar 和 Owsjanikow 采用在不同水平横切动物脑干的方法观察其对血压的影响，发现在延髓上缘横断脑干血压并无明显的变化；而在延髓和脊髓之间横断时，动物血压则降低至 40mmHg。由此说明，心血管的紧张性活动起源于延髓。

延髓头端腹外侧部是产生和维持心交感与交感缩血管紧张性活动的关键部位。这些神经元的轴突下行到脊髓灰质侧角，控制交感节前神经元的活动，使血压升高。而延髓尾端腹外侧部神经元兴奋时，则可抑制交感缩血管紧张性，使血管舒张，血压下降。延髓孤束核位于延髓背侧，是重要的心血管整合中枢。当来自颈动脉窦、主动脉弓压力感受器的传入冲动增多，经孤束核接替后，在心血管中枢分析整合，最终引起迷走神经活动加强，而交感神经活动受抑制。

2. 延髓以上的心血管中枢　在延髓以上的脑干部分以及大脑和小脑中也都存在与心血管活动有关的神经元。它们在心血管活动调节中所起的作用更加高级，表现为根据不同环境或不同的机体功能状态对心血管活动进行更为复杂的整合。例如，电刺激下丘脑的"防御反应区"，立即引起动物的警觉状态，同时出现一系列心血管活动的变化，主要是心率加快、心搏加强、心输出量增加、皮肤和内脏血管收缩、骨骼肌血管舒张等。大脑的边缘系统中的一些结构，能影响下丘脑和脑干其他部位的心血管神经元活动，并和机体各种行为的改变相协调。大脑新皮质的运动区兴奋时，除引起相应的骨骼肌收缩外，还能引起该骨骼肌的血管舒张。刺激小脑顶核可引起血压升高、心率加快，这种效应可能与姿势和体位改变时伴随的心血管活动变化有关。

（三）心血管反射

当机体处于不同的生理状态或内、外环境发生变化时，机体可通过各种心血管反射，使心血管活动发生相应的变化，以维持机体内环境的相对稳定。

1. 颈动脉窦和主动脉弓压力感受性反射　当动脉血压升高时，可反射性引起心率减慢，心肌收缩力减弱，心输出量减少，血管扩张，总外周阻力减小，血压下降；这一反射称为压力感受性反射（baroreceptor reflex）或降压反射（depressor reflex）。　🔲 微课 4 - 6

（1）压力感受器　为颈动脉窦和主动脉弓血管外膜下的感觉神经末梢（图 4 - 23）。它属于牵张感受器，其适宜刺激并不是动脉血压本身，而是由动脉血压变化导致血液对动脉管壁的机械牵张程度的变化。在一定范围内，压力感受器的传入冲动频率与动脉管壁的扩张程度成正比，当动脉血压升高时，动脉管壁受到的牵张程度加大，压力感受器发放的神经冲动就增多。

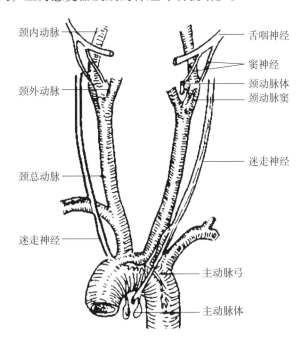

图 4 - 23　颈动脉窦区和主动脉弓区的压力感受器与化学感受器

（2）传入神经及中枢联系　颈动脉窦压力感受器的传入神经纤维组成窦神经，合并入舌咽神经后进入延髓，与孤束核神经元发生联系。主动脉弓压力感受器的传入神经纤维加入迷走神经干，同样进入延髓孤束核。动物实验中，兔和大鼠的主动脉弓压力感受器传入纤维在颈部自成一束，与迷走神经伴行，称为主动脉神经或减压神经。孤束核接受压力感受器等的传入冲动后，其最终结果不仅兴奋延髓迷走神经背核和疑核，使心迷走紧张性增强；还抑制延髓头端腹外侧部心血管神经元，使心交感和交感缩血管紧张性减弱（图 4 - 24）。

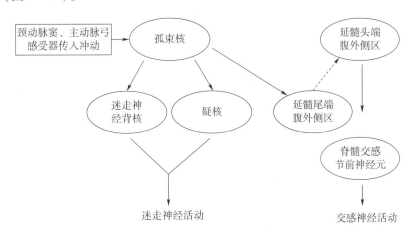

图 4 - 24　压力感受性反射的中枢通路
实线箭头表示兴奋；虚线箭头表示抑制

压力感受性反射的传出神经为心迷走神经、心交感神经和交感缩血管神经，效应器主要是心脏和血管。

（3）反射效应　动脉血压升高时，压力感受器传入冲动增多，通过中枢机制，使心交感紧张和交感缩血管紧张减弱，心迷走紧张加强，结果心率减慢、搏出量及心输出量减少、外周血管阻力降低，故血压回降；反之，当动脉血压降低时，压力感受性反射减弱，血压回升。因此，压力感受性反射的意义在于维持血压稳态。

动物实验观察到，正常犬24小时内动脉血压波动一般在平均动脉压上、下10～15mmHg以内，而切除两侧压力感受器传入神经的犬，血压经常出现很大的波动，其范围可超过平均动脉压上、下各50mmHg，但一天中动脉血压的平均值并不明显高于正常水平。因此认为，压力感受性反射在动脉血压的长期调节中并不起重要作用。

（4）压力感受性反射的特点　①该反射是一种典型的负反馈调节，具有双向调节能力。②主要对急骤变化的血压起缓冲作用。尤其是低血压时，对动脉血压进行快速的调节。因此，生理学又将动脉压力感受器的传入神经称为缓冲神经（buffer nerve）。③当窦内压在正常平均动脉压水平（约100mmHg）左右变动时，反射最敏感，纠偏能力最强。④当血压持续升高时，压力感受性反射可发生重调定（re-setting）。压力感受性反射重调定的机制较为复杂，可能发生在感受器水平，也可能发生在反射的中枢部分。

（5）压力感受性反射的生理意义　当心输出量、外周血管阻力、循环血量等发生突然变化时，压力感受性反射可在短时间内快速调节动脉血压，维持动脉血压相对稳定。由于压力感受器正好位于脑和心脏供血通路的起始部位，所以对脑和心脏的正常供血尤为重要。例如，在急性失血或久蹲突然站立时，由于颈动脉窦内压力降低，降压反射减弱，促使动脉血压回升，可避免因血压过低而引起晕厥和休克。

2. 颈动脉体和主动脉体化学感受性反射　在颈总动脉分叉处和主动脉弓区域存在一些特殊的感受装置，称为颈动脉体（carotid body）化学感受器和主动脉体（aortic body）化学感受器（图4－23）。它们有丰富的血液供应，对血液中某些化学成分的改变极为敏感。当动脉血液中 PO_2 降低、PCO_2 升高、pH下降时，均可刺激感受器兴奋，传入冲动分别经窦神经（合并入舌咽神经）和迷走神经传入延髓孤束核，影响延髓内呼吸神经元和心血管活动神经元的活动。

在生理状态下，颈动脉体和主动脉体化学感受性反射的兴奋效应主要是调节呼吸运动，引起呼吸加深加快（详见第五章），对心血管活动并不起明显的调节作用。只有当低氧、窒息、失血、动脉血压过低和酸中毒等情况下才明显调节心血管的活动，通过提高延髓心血管中枢的兴奋性，使心输出量增加，外周阻力增大，血压升高。此时的主要意义在于增加循环系统的总外周阻力，重新分配全身血流量，优先保证心、脑等重要器官的供血。

3. 心肺感受器引起的心血管反射　在心房、心室和肺循环大血管壁存在许多调节心血管活动的感受器，统称心肺感受器（cardiopulmonary receptor），其传入神经纤维行走于迷走神经干内。引起心肺感受器兴奋的适宜刺激包括：①牵张刺激，如心房、心室或肺循环大血管中压力升高或血容量增多而使之受到牵拉时，感受器兴奋。在生理情况下，心房壁的牵张主要是由血容量增多而引起的，故心房壁的牵张感受器又称容量感受器（volume receptor）。②化学物质，如前列腺素、心房钠尿肽、缓激肽或药物（如藜芦醇）等。

大多数心肺感受器受刺激时引起的效应是心交感和交感缩血管紧张性降低，心迷走紧张加强，导致心率减慢、心输出量减少、总外周阻力降低，故动脉血压下降。心肺感受器还能抑制血管升压素释放而引起肾排水、排钠增多，循环血量减少，血压下降。

此外，刺激躯体传入神经、腹腔内脏感受器及脑缺血等也可通过各自的反射途径引起心血管反射。

二、体液调节

心血管活动的体液调节是指血液和组织液中一些化学物质对心肌和血管平滑肌活动的调节作用。在众多体液因素中，有些是通过血液携带的，可广泛作用于心血管系统，属于全身性体液调节；有些则在组织中生成，主要作用于局部的血管，对局部组织的血流起调节作用，属于局部性体液调节。

（一）肾素－血管紧张素系统

肾素－血管紧张素系统（renin－angiotensin system，RAS）也称肾素－血管紧张素－醛固酮系统（renin－angiotensin－aldosterone system，RAAS），是人体重要的体液调节系统。对心血管系统的正常发育、电解质和体液平衡的维持以及血压的调节均具有重要意义。

当机体肾血流量不足或血 Na^+ 降低时，可刺激肾近球细胞合成和分泌一种酸性蛋白酶肾素（renin）。经肾静脉进入血液循环的肾素，可将肝脏合成的血管紧张素原（angiotensinogen）水解成十肽的血管紧张素 I（angiotensin I，Ang I），然后主要在肺循环血管内皮表面存在的血管紧张素转换酶（angiotensin converting enzyme，ACE）的作用下，血管紧张素 I 脱去两个氨基酸，生成八肽的血管紧张素 II（Ang II），血管紧张素 II 在血浆和组织中氨基肽酶的作用下，转变成七肽的血管紧张素 III（angiotensin III，Ang III）。

血管紧张素原和血管紧张素 I 对体内多数组织、细胞不具有生理活性。血管紧张素 II 是血管紧张素中最具活性的一种。其生理作用表现为：①兴奋血管平滑肌血管紧张素 II 受体，使全身小动脉和微动脉收缩，外周阻力增加，血压升高，也能使静脉收缩，回心血量增加；②作用于中枢神经系统的某些部位，加强交感缩血管中枢紧张性；③促进交感神经末梢释放去甲肾上腺素；④与血管紧张素 III 一起促进肾上腺皮质球状带细胞合成和释放醛固酮，保钠保水；⑤增强动物渴觉，导致饮水行为，血量增多。总之，血管紧张素 II 的效应均与血压升高有关，是目前已知的较强的缩血管活性物质之一。血管紧张素 III 的生物效应与血管紧张素 II 相似，但其缩血管效应仅为血管紧张素 II 的 $10\% \sim 20\%$，而刺激肾上腺皮质球状带合成和释放醛固酮的作用则较强。

（二）肾上腺素和去甲肾上腺素

肾上腺素（epinephrine，E）和去甲肾上腺素（norepinephrine，NE）在化学结构上都属于儿茶酚胺（catecholamine）。循环血液中的肾上腺素和去甲肾上腺素主要由肾上腺髓质分泌，其中，肾上腺素约占80%，去甲肾上腺素约占20%。交感神经末梢释放的去甲肾上腺素也有一小部分进入血液循环。肾上腺素和去甲肾上腺素对心脏和血管的作用有许多共同点，但由于二者与不同肾上腺素能受体的结合能力不同，对心血管系统产生的作用也不同。

肾上腺素与 α 和 β 受体结合的能力都很强。在心脏，肾上腺素能激活心肌细胞膜上的 β_1 受体，产生正性变时、变力、变传导作用，使心输出量增加。在血管，肾上腺素既能引起 β_2 受体占优势的肝血管和骨骼肌血管舒张，又能使 α 受体占优势的皮肤、肾脏和胃肠道等处的血管收缩，有重新分配血流量的作用。小剂量的肾上腺素以兴奋 β_2 受体为主，引起骨骼肌等处血管舒张；而大剂量的肾上腺素对 α 受体的作用明显加强，使这部分血管收缩。由于肾上腺素可在不增加或降低外周阻力的情况下增加心输出量，故临床上常被用作强心药。

去甲肾上腺素主要与血管平滑肌 α 受体结合，也能与心肌 β_1 受体结合，而与血管平滑肌 β_2 受体结合的能力较弱。静脉滴注去甲肾上腺素，可使全身血管广泛收缩，血压明显升高，而血压升高又可使降压反射活动增强，若降压反射对心脏的抑制效应（间接效应）超过了去甲肾上腺素对心脏的直接正性效应，此时反而使心率减慢。故临床上去甲肾上腺素常被用作升压药。

（三）血管升压素

血管升压素（vasopressin，VP）由下丘脑视上核和室旁核内的神经元合成，经下丘脑－垂体束运送至神经垂体储存，以神经分泌的方式释放进入血液循环。

血管升压素有两种类型受体，即主要分布在血管平滑肌上的 V_1 受体和主要分布在肾脏远曲小管和

集合管上皮细胞的 V_2 受体。生理情况下，血管升压素与 V_2 受体结合，促进肾小管对水的重吸收，使尿量减少，故又称抗利尿激素（详见第八章）；大剂量的血管升压素作用于 V_1 受体，引起血管平滑肌收缩，外周阻力增加，血压升高。在完整机体中，生理剂量的血管升压素的主要作用是抗利尿效应，只有当其血浆浓度明显高于正常时，才引起血压升高。例如，禁水、失水、失血等情况下，心肺容量感受器的传入冲动减少，血管升压素释放增加，对保持体液量和维持动脉血压发挥重要作用。

（四）血管内皮生成的血管活性物质

血管内皮细胞可合成和释放多种血管活性物质，通过旁分泌的方式对血管平滑肌的舒缩活动起到一定的调节作用。

1. 舒血管活性物质　血管内皮合成的舒血管活性物质主要有前列环素、一氧化氮和内皮超极化因子。

（1）前列环素　也称前列腺素 I_2（prostaglandin，PGI_2），是血管内皮细胞膜花生四烯酸的代谢产物，在前列环素合成酶作用下合成。前列环素可降低平滑肌细胞内 Ca^{2+} 浓度，使血管舒张和抑制血小板聚集。

（2）一氧化氮（nitric oxide，NO）　即内皮舒张因子（endothelium – derived relaxing factor，EDRF）。由 L – 精氨酸在一氧化氮合酶的作用下生成。一氧化氮可激活血管平滑肌内的鸟苷酸环化酶，使胞内 cGMP 浓度升高，Ca^{2+} 浓度降低，血管舒张；一氧化氮还可抑制平滑肌细胞的增殖，对维持血管的正常结构与功能有重要意义。去甲肾上腺素、ATP、ADP、乙酰胆碱、缓激肽和花生四烯酸等体液因子可引起一氧化氮的释放。

（3）内皮超极化因子　除 PGI_2 和 NO 外，内皮细胞还能产生一种引起血管舒张的因子，称为内皮超极化因子（endothelium – dependent hyperpolarizing factor，EDHF）。它可以通过促进 Ca^{2+} 依赖性钾通道开放而引起血管平滑肌细胞超极化，从而使血管舒张。

2. 缩血管活性物质　血管内皮细胞生成的缩血管活性物质主要有内皮素和血栓烷 A_2。

（1）内皮素（endothelin，ET）　是由 Yangagisawa 等于 1988 年从猪的主动脉内皮细胞中分离提纯的一种 21 肽，具有强烈而持久的缩血管效应，还可促进细胞增殖及肥大，并参与心血管细胞的凋亡、分化、表型转化等多种病理过程，是心血管活动的重要调节因子之一，可能参与血压的长期调节。在生理情况下，血流对血管壁的切应力可促进内皮素的合成和释放。

（2）血栓烷 A_2（thromboxane A_2，TXA_2）　具有缩血管和促进血小板聚集的作用，其生理功能与 PGI_2 相抗衡。

（五）激肽释放酶 – 激肽系统

血浆中的激肽原在激肽释放酶的作用下生成两种具有生物活性的激肽，即缓激肽和血管舒张素。它们是目前已知较强烈的舒血管活性物质，可通过使内皮释放一氧化氮致血管平滑肌舒张，并能增加毛细血管壁的通透性。循环血液中的缓激肽和血管舒张素能使血管舒张，血压降低。在一些腺体生成的激肽还有助于局部血管舒张，增加腺体的血流量。

（六）心血管活性多肽

1. 心房钠尿肽（atrial natriuretic peptide，ANP）　是由心房肌细胞合成和释放的一类多肽，具有较强的利钠和利尿作用。ANP 主要作用于肾脏，抑制 Na^+ 的重吸收，使肾排钠和排水增多；ANP 还可舒张血管，降低血压，也可使搏出量减少，心率减慢，心输出量减少；此外，ANP 还能抑制血管内皮细胞、平滑肌细胞、心肌成纤维细胞等多种细胞的增殖。

> **知识拓展**
>
>

心房钠尿肽的研究

> 自 1628 年 Harvey 提出血液循环的概念以来，人们一直认为心脏就是一个循环的动力器官。但在 1956 年，Kisch 用电镜观察到豚鼠的心房肌细胞中有颗粒物质，1981 年 DeBold 等将大鼠的心房组织的提取液注射入麻醉的大鼠，观察到大鼠的尿钠排泄量增加了 30 倍，而用同样方法提取到的心室组织液则无此作用。随后，他们阐明了该物质的氨基酸组成，并命名为 ANP。后来的研究还认为，它也是一种神经递质或神经调质。除心房外，肺和下丘脑均有合成 ANP 的能力。目前，已人工合成 ANP，并证实了内源性和外源性 ANP 都具有排钠、利尿、扩张血管、降低血压、抑制肾素 - 血管紧张素 - 醛固酮系统（RAAS）及交感神经系统兴奋性的功能。

2. 前列腺素（prostaglandin，PG） 是一族活性强、种类多的二十碳不饱和脂肪酸。按分子结构的差别，前列腺素可分为多种类型。前列腺素 E_2（PGE_2）由肾脏生成；前列环素（PGI_2）在血管组织合成，具有强烈的舒血管作用，参与血压调节；前列腺素 $F_{2\alpha}$（$PGF_{2\alpha}$）则使静脉收缩。

3. 阿片肽（opioid peptide） 在体内有 β - 内啡肽、脑啡肽、强啡肽 3 类。在中枢，垂体释放的 β - 内啡肽可作用于心血管中枢相关核团，使心交感紧张减弱，心迷走紧张增强，血压降低。应激、内毒素、失血等强烈刺激可引起 β - 内啡肽释放，这可能是引起循环休克的原因之一。在外周，脑啡肽可作用于血管壁的阿片受体，引起血管舒张；阿片肽可作用于交感缩血管纤维末梢膜上的阿片受体，使去甲肾上腺素释放减少。

4. 组胺（histamine） 是由脱羧酶催化组氨酸生成的。当组织受损或发生炎症和超敏反应时，都可释放组胺。它具有强烈的舒血管作用，并能使毛细血管和微静脉管壁的通透性增加，组织液生成增多，导致局部水肿。

5. 尾加压素Ⅱ（urotensinⅡ，UⅡ） 最早是从硬骨鱼类的尾部下垂体中分离的神经环肽，目前已能从人体克隆，分为Ⅰ、Ⅱ两型。尾加压素Ⅱ能持续、高效地收缩血管，是迄今所知最强的缩血管活性肽。尾加压素Ⅱ的缩血管效应在不同部位和不同种属具有很大差异，其缩血管作用主要是对动脉血管，但也能通过 NO 和 PG 的途径引起离体灌流心脏的冠状动脉扩张。

6. 降钙素基因相关肽（calcitonin gene - related peptide，CGRP） 是人类应用分子生物学技术发现的第一种生物活性多肽，由 37 个氨基酸残基组成，由感觉神经末梢释放，是目前已知最强的舒血管活性物质之一。它对心肌具有正性变力和变时作用，对缺血性心肌损伤具有明显的保护作用。

三、自身调节

心脏泵血的自身调节已于前述。在没有外来神经和体液因素的作用下，血压在一定范围内变动时，器官、组织的局部血流量的调节仍能依赖局部血管本身舒缩活动而实现，称为血管的自身调节（vascular auto - regulation）。血管的自身调节主要有以下两类。

（一）代谢性自身调节

当组织代谢活动增强时，氧分压降低，同时多种代谢产物（如 CO_2、H^+、腺苷、ATP、K^+ 等）在局部组织积聚，都可以使局部组织微动脉和毛细血管前括约肌舒张，局部血流量增多，结果使组织可以获取更多的氧并带走代谢产物，这一效应称为代谢性自身调节。一旦组织中的氧分压升高，代谢产物被移走，局部的微动脉和毛细血管前括约肌收缩，组织的血流量减少。因此，代谢性自身调节的意义在于使器官组织的血流量与代谢水平相适应。

（二）肌源性自身调节

血管平滑肌本身经常保持一定的紧张性收缩，称为肌源性活动（myogenic activity）。肌源性活动强度与血管平滑肌被牵张的程度成正比。因此，当供应某一器官的血液灌注压突然升高时，由于血管跨壁压增大，血管平滑肌受到牵张刺激而加强收缩，其结果是增大器官的血流阻力，使器官的血流量不致因灌注压升高而增多。反之，当器官的血液灌注压突然降低时，血管平滑肌舒张，局部血流阻力减小，使该器官的灌流量不至于明显减少。肌源性自身调节在肾血管表现最为明显，在实验中用罂粟碱、水合氯醛或氰化钠等药物抑制血管平滑肌的活动后，肌源性自身调节现象也随之消失。

第五节　器官循环

> ⇒ **案例引导**
>
> **临床病例**　患者，女，60岁，体检时冠状动脉造影显示冠状动脉病变，左前降支起始部狭窄75%，心率70次/分，血压185/85mmHg。诊断：冠状动脉粥样硬化性心脏病（冠心病）。
>
> 讨论：
>
> 该患者冠状动脉左前降支起始部已经狭窄75%，为什么无明显心肌缺血表现？

体内各器官的血流量，与灌注该器官的动脉和静脉之间的压力差成正比，与该器官的血流阻力成反比。不同的器官有各自不同的生理特征和结构特点，因而其血流量调节除服从前述的一般规律外，还有其自身的特点。本节主要叙述心、肺和脑的血液循环。

一、冠脉循环

（一）冠脉循环的功能结构特点

供应心脏的血液循环称为冠脉循环（coronary circulation）。心脏的血液供应来自于从主动脉根部发出的冠状动脉，分左、右两支。左冠状动脉主要供应左心室前部，右冠状动脉供应左心室后壁、窦房结和右心室等。冠状动脉的主干及其大分支走行于心脏的表面，小分支常以垂直于心脏表面的方向穿入心肌，并在心内膜下分支成网。这种分支方式使冠状动脉血管容易在心肌收缩时受到压迫。

心肌的毛细血管网极为丰富，毛细血管数和心肌纤维数的比例为1:1，这个特点有利于心肌与冠状动脉血液进行物质交换。当心肌肥厚时，心肌纤维直径增大，但毛细血管数目不能相应增加，毛细血管间距增大，容易发生供血不足。心内膜下的冠状动脉血管之间常有侧支互相吻合，但均较细小，血流量很少，因而当冠状动脉突然阻塞时，不易很快建立侧支循环，常可导致心肌梗死。如冠状动脉阻塞较缓慢时，侧支可逐渐扩张，可建立新的有效侧支循环，起代偿作用。

（二）冠脉循环的血流特点

1. 途径短、流速快、压力高　冠状动脉直接开口于主动脉根部，其开口处的血压等于主动脉压，加上冠状动脉循环的途径短，故血压高、血流快，循环周期只需几秒即可完成。

2. 血流量大且储备丰富　在安静状态下，人冠状动脉血流量为每百克心肌60~80ml/min，占心输出量的4%~5%，而心脏的重量只占体重的0.5%左右。当心肌活动加强，冠状动脉达到最大舒张状态时，冠状动脉血流量可增加到静息时的4~5倍，达到每百克心肌300~400ml/min。

3. 摄氧率高，耗氧量大　心肌主要通过有氧氧化获得大量能量，心肌耗氧量大，同时摄氧能力也很强。安静状态下，动脉血流经心脏后，其中约70%的氧被心肌摄取，故经冠状动脉循环后的静脉血氧储备已很小，当机体活动增强时，心肌只能依赖于冠状动脉扩张、增加血流量来满足心肌对氧的需求。

4. 血流量受心肌收缩的影响显著　由于冠状动脉血管的大部分分支深埋于心肌内，心肌收缩时，冠状动脉受压，血流量减少；心肌舒张时，冠状动脉受到的压迫解除，血流量增加。因此在一个心动周期内，冠状动脉血流量呈周期性变化。由于左侧心室壁厚和收缩力强，故而舒张期的左侧冠状动脉血流量占到了总血流量的70%~80%。心率加快导致心室舒张期缩短，或主动脉瓣关闭不全等原因导致动脉舒张压过低时，均可引起心肌供血不足。

5. 心肌血流分布不均匀　心室收缩时，由于室内压急剧升高，心内膜下血流将完全中断，而心外膜的血流还可以流动。另一方面，由于心内膜下心肌承受较大的张力，其耗氧量大，通过代谢因素的调节，使心内膜血管扩张较多，已经动用了部分冠状动脉储备，当有动脉粥样硬化时，易失代偿而使梗阻远端心内膜下血流急剧下降。因此，心内膜下心肌容易发生缺血性损害与心肌梗死。

（三）冠脉血流量的调节

冠状动脉血流量受心肌代谢水平、神经和体液因素的调节，但后两者的作用是次要的。

1. 心肌代谢水平对冠脉血流量的影响　心肌收缩的能量来源几乎完全依靠有氧代谢。实验证明，冠状动脉血流量和心肌代谢水平成正比。当心肌耗氧量增加或心肌组织中的氧分压降低时，代谢产物增多可引起冠状动脉舒张，血流量增加以得到更多的氧。在各种代谢产物中，腺苷可能起最主要的作用。腺苷是由ATP分解产生的AMP，在5′-核苷酸酶的作用下进一步分解而成，具有强烈的舒张小动脉的作用。其他的代谢产物，如H^+、CO_2、乳酸、缓激肽和前列腺素E等，也能使冠状动脉舒张，但作用较弱。

2. 神经调节　冠状动脉受迷走神经和交感神经支配。迷走神经兴奋可通过激活M受体引起冠状动脉舒张；但同时使心率减慢、心肌代谢减弱，这些因素可抵消其直接舒张冠状动脉的作用。心交感神经兴奋，可激活冠状动脉平滑肌的α受体，使血管收缩，但交感神经兴奋又同时激活心肌的$β_1$受体，使心率加快、心肌收缩加强、耗氧量增加、代谢产物增多，故综合效应表现为冠状动脉舒张，冠状动脉血流量增加。

3. 体液调节　肾上腺素、去甲肾上腺素和甲状腺激素等可增强心肌代谢和增加耗氧量，使冠状动脉舒张，冠状动脉血流量增加；内皮素、血管紧张素Ⅱ和大剂量血管升压素能使冠状动脉收缩，冠状动脉血流量减少。

二、肺循环

血液从右心室经肺动脉、肺毛细血管、肺静脉返回左心房的血液循环，称为肺循环（pulmonary circulation）。肺循环的功能是进行气体交换，将含氧量较低的静脉血转变为含氧量较高的动脉血。对肺组织起营养作用的是体循环中的支气管血管，肺循环与支气管血管末梢之间有吻合支沟通，少量的支气管静脉血可经吻合支直接进入肺静脉，从而使主动脉血中混入1%~2%的未经气体交换的静脉血。

（一）肺循环的生理特点

1. 血流阻力小、血压低　与体循环血管相比，肺动脉分支短、管径大、管壁薄，易于扩张，总横截面积大，且肺血管全部位于胸腔内，受胸内负压的影响，经常处于扩张状态，故肺循环的血流阻力明显小于体循环。虽然左、右心室的每分心输出量相等，但由于右心室的收缩能力弱，肺动脉的血压仅为主动脉压的1/6~1/5，平均肺动脉压约为13mmHg。肺毛细血管的平均压仅为7mmHg，低于血浆胶体渗透压，肺毛细血管的有效滤过压较低，肺毛细血管仅有少量的液体进入组织间隙，故左心衰竭时，肺静脉压及肺毛细血管压升高，组织液生成增多，积聚在肺泡或肺组织间隙而形成肺水肿，导致呼吸功能障碍。

2. 肺血容量大、变动大　肺部的血容量为 450～600ml，占全身血量的 9%～12%。由于肺组织和肺血管的可扩张性大，故肺部血管容量变动较大，肺血容量在用力呼气时可减少至约 200ml，而在深吸气时，可增加到约 1000ml。当机体失血时，肺循环可将一部分血液转移至体循环，因此，肺循环血管可起"储血库"的作用。在每一个呼吸周期中，肺循环的血容量发生周期性变化，并对左心室搏出量和动脉血压发生影响。

（二）肺循环血流量的调节

1. 神经调节　肺血管受交感神经和迷走神经支配。交感神经兴奋对肺血管的直接作用是引起血管收缩和血流阻力增大；但在整体情况下，因体循环的血管收缩，将一部分血液挤入肺循环，肺循环血容量增加。刺激迷走神经可使肺血管轻度舒张，肺循环血流量增加。

2. 肺泡气的氧分压　肺泡气氧分压可显著地影响肺血管的舒缩活动。与体循环不同，当肺泡气氧分压降低时，肺循环血管收缩。低氧的这种效应使肺泡血流量得到有效的分配，即通气不好的肺泡血流量减少，而通气好、氧分压高的肺泡血流量增加，有利于维持适当的通气/血流比值（详见第五章）。当吸入气中氧分压过低时，可引起肺循环微动脉广泛收缩，肺血流阻力加大，肺动脉压明显升高，如长期居住在高海拔地区的人，常可因肺动脉高压使右心室负荷长期加重，导致右心室肥厚、右心衰竭。

3. 体液调节　肾上腺素、去甲肾上腺素、血管紧张素 II、血栓素 A_2、前列腺素 $F_{2\alpha}$ 等能使肺循环的微动脉收缩；乙酰胆碱、组胺、一氧化氮、缓激肽等可引起肺血管舒张。

三、脑循环

脑组织的血液循环称为脑循环（cerebral circulation），其主要功能是为脑组织提供氧、能量和营养物质，排出代谢产物，维持脑的内环境稳定。

（一）脑循环血流特点

1. 脑组织血流量大，耗氧量大　脑的重量虽仅占体重的 2% 左右，但其血流量却占心输出量的 15% 左右，达 700～900ml/min；脑组织耗氧量也较大，安静状态下，每百克脑组织耗氧 3～3.5ml/min，约占全身总耗氧量的 20%。但脑的能量储存极为有限，必须依赖血中的葡萄糖供能，因此对血流的依赖程度大。脑组织对缺氧和缺血极为敏感，脑血流中断 10 秒可导致意识丧失，中断 5～6 分钟以上将引起不可逆性脑损伤。

2. 血流量变化较小，血流分布不均匀　脑组织位于骨性的颅腔内，容积较为固定。由于脑组织的不可压缩性，脑血管的舒缩程度受到相当大的限制，血流量的变化较小。脑内血流分布与脑功能密切相关。灰质的血供较多，白质较少；在不同外周功能状态下，脑内血液供应向相关脑区集中。如左手握拳时，右侧大脑皮质运动区的血流量显著增加。表明脑的各部位的血流量与该处脑组织的代谢程度有关。

3. 许多物质不易进入脑组织　由于有血-脑脊液屏障和血-脑屏障存在，许多物质难以进入脑组织。

4. 脑循环的吻合支少　脑循环一旦栓塞，不易建立侧支循环。

（二）脑血流量的调节

1. 自身调节　脑血流量与脑动、静脉之间的压力差成正比，与脑血管阻力成反比。正常情况下，颈内静脉压接近右心房压，且变化不大，故影响脑血流量的主要因素是颈动脉压。当平均动脉压在 60～140mmHg 范围内变动时，通过脑血管的自身调节即可保持脑血流量的相对稳定。平均动脉压低于

60mmHg 时，脑血流量明显减少，引起脑功能障碍；平均动脉压高于 140mmHg 时，脑血流量显著增加，严重时引起脑水肿。

2. CO_2 和 O_2 分压的影响 血液 CO_2 分压升高时，可能通过一氧化氮作为中介引起脑血管舒张，血流量增加。过度通气时，CO_2 呼出过多，脑血管收缩，脑血流量减少，可引起头晕等症状。低氧也能使脑血管舒张，其机制与一氧化氮、腺苷的生成和 ATP 依赖的钾通道的激活有关。

3. 脑组织代谢的影响 脑各部分的血流量与该部分脑组织的代谢活动成正比。如脑某一部位活动加强时，该部分的血流量就增多。这可能是由于代谢产物（如 H^+、K^+、腺苷）在该处的积聚以及氧分压降低等引起的脑血管舒张所致。

4. 神经调节 脑血管接受交感缩血管纤维、副交感舒血管纤维和血管活性肠肽神经纤维的支配，但神经调节对脑血管活动的作用不很明显。在多种心血管反射中，脑血流量变化都很小。

（三）血-脑脊液屏障和血-脑屏障

脑脊液（cerebrospinal fluid）是指存在于脑室和蛛网膜下隙内的液体，可被视为脑和脊髓的组织液和淋巴。正常成年人的脑脊液总量约 150ml。脑脊液的主要功能是缓冲外力冲击，以防脑和脊髓发生震荡，也是脑和脊髓组织与血液之间进行物质交换的媒介，另外，脑脊液循环也是回收蛋白质的途径之一。

血中的一些大分子物质较难从血液进入脑脊液，表明在血液与脑脊液之间存在某种特殊的屏障，称为血-脑脊液屏障（blood-cerebrospinal fluid barrier）。这一屏障的结构基础是无孔的毛细血管壁和脉络丛中的特殊载体系统。

血液与脑组织之间也存在类似的屏障，可限制物质在血液和脑组织之间的自由交换，称为血-脑屏障（blood-brain barrier）。其结构基础是毛细血管内皮细胞、基膜和星状胶质细胞的血管周足。脂溶性物质如 CO_2、O_2、某些麻醉药和乙醇等易通过血-脑屏障；而甘露醇、蔗糖以及许多离子的通透性则很低，甚至不能通透。可见，血-脑之间的物质交换也是主动转运过程。

血-脑脊液屏障和血-脑屏障对于保持脑组织的内环境理化性质相对稳定，防止血液中有害物质进入脑组织具有重要意义。脑损伤、脑肿瘤等可导致毛细血管的通透性增高，引起脑脊液的理化性质、血清学和细胞学特性的改变。临床采集并检查脑脊液样本，可为某些神经系统疾病的诊断提供参考依据。

（张雨薇）

目标检测

答案解析

1. 简述心脏泵血过程。
2. 简述影响心输出量的因素。
3. 比较心室肌与骨骼肌、窦房结的动作电位及形成机制。
4. 何谓动脉血压？正常值是多少？哪些因素会影响动脉血压？
5. 简述影响组织液生成与回流的因素。
6. 长期卧床的患者由卧位突然转为直立时，出现一过性头晕、眼前发黑，请分析原因及调节机制。
7. 为什么长期站立不动的人易患下肢静脉曲张？
8. 简述心脏的神经支配及其作用。

9. 在失重机舱里生活数天后，宇航员返回地面站立时，血压会明显下降，甚至可引起头晕或晕厥。请应用所学的生理学知识分析可能的原因。

10. 试述压力感受器反射的全过程及其生理意义。

11. 在家兔动物实验中，从耳缘静脉分别注入 1∶10000 的肾上腺素或去甲肾上腺素各 0.3ml，家兔的血压和心率各有何变化？为什么？

12. 试述冠脉循环的特点及其血流量的调节。

书网融合……

| 本章小结 | 微课 1 | 微课 2 | 微课 3 |

| 微课 4 | 微课 5 | 微课 6 | 题库 |

第五章 呼吸

PPT

学习目标

1. 掌握 呼吸过程的三个环节；呼吸运动；胸膜腔内压；肺泡表面活性物质；潮气量、肺活量、用力呼气量；肺泡通气量；氧解离曲线及其影响因素；呼吸运动的化学反射性调节。

2. 熟悉 弹性阻力与顺应性；每分通气量；气体交换的原理；影响肺换气的因素；气体在血液中的运输形式；血氧容量、血氧含量、血氧饱和度；呼吸的基本中枢及肺牵张反射。

3. 了解 呼吸道和肺泡的功能特征以及肺的非呼吸功能；非弹性阻力；CO_2 解离曲线；呼吸本体感受器反射。

呼吸（respiration）是指机体与外界环境之间的气体交换过程。由于机体在新陈代谢的过程中必须不断从外界环境中摄取 O_2，并将代谢产生的 CO_2 排出体外，以维持内环境的稳定。因此，呼吸是维持机体正常代谢和其他功能活动所必需的基本生理过程，一旦呼吸停止，生命也将终结。

在高等动物和人体，呼吸的全过程由外呼吸（external respiration）、气体在血液中的运输（gas transport）和内呼吸（internal respiration）三个相互衔接的环节组成（图 5-1）。其中，外呼吸包括肺通气（肺与外界环境之间的气体交换过程）和肺换气（肺泡与肺毛细血管血液之间的气体交换过程）。内呼吸包括组织换气（血液与组织细胞之间的气体交换过程）和细胞内的生物氧化过程。呼吸过程的任一环节发生障碍均可导致组织缺氧和（或）CO_2 潴留，影响细胞的代谢和功能。

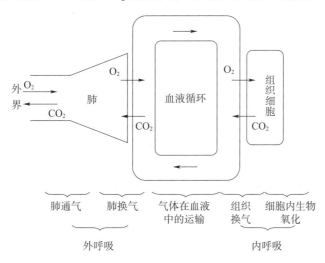

图 5-1 呼吸过程的三个环节

第一节 肺通气

肺通气（pulmonary ventilation）是指肺与外界之间进行气体的交换过程。实现肺通气的结构包括呼吸道、胸廓和肺泡等。呼吸道是气体进出肺的通道，胸廓节律性运动是实现肺通气的动力，肺泡则是肺泡气与血液气体进行气体交换的主要场所。

一、呼吸道的结构与功能

呼吸道又称气道（airway），临床上常以喉环状软骨为界，将呼吸道分为上呼吸道（鼻、咽、喉）与下呼吸道（气管、支气管及其在肺内的分支）两部分。整个呼吸道内表面分布有分泌液和纤毛（鼻孔、咽后壁和声带黏膜除外），能加温湿润吸入的气体；呼吸道黏膜下层有丰富的传入神经末梢，能感受机械或化学刺激，引起喷嚏和咳嗽等反射，把呼吸道的异物排出口、鼻之外，因此起到过滤和净化吸入气体的作用；此外，呼吸道分泌的免疫球蛋白、溶菌酶等可以提高机体免疫调节等功能。当各种原因引起防御功能下降或外界的刺激过度，均可引起呼吸系统损伤和病变。

呼吸道通过改变气道阻力调节进出肺的气体的量和速度。在呼吸道的不同部位，其口径和内壁的几何形状各不相同，下呼吸道的管壁内有环形平滑肌纤维，这些肌纤维的活动状况直接关系到下呼吸道的口径（尤其是缺乏软骨的膜性细支气管），从而影响呼吸的气流阻力。呼吸道管壁以细支气管平滑肌最为丰富，对气道阻力的调节主要通过改变呼吸道口径的大小。呼吸道平滑肌受迷走神经和交感神经支配。迷走神经兴奋时，平滑肌收缩，气道口径缩小，气体流量减少。交感神经兴奋时，平滑肌舒张，气道口径扩大，气体流量增加。此外，一些体液因素如肾上腺素，可引起平滑肌的舒张；而组胺、5 - 羟色胺则引起平滑肌强烈收缩。

二、肺通气原理

气体经呼吸道进出肺取决于两方面的因素：一是推动气体流动的动力；二是阻止气体流动的阻力。动力必须克服阻力，才能实现肺通气。

（一）肺通气的动力

气体总是顺着压力梯度运动，因此，气体进出肺取决于外界大气与肺泡之间的压力差。一定海拔高度，外界大气压较为恒定。在自然呼吸情况下，肺的扩张和缩小所引起的肺内压的变化可以导致大气与肺泡之间产生压力差。但肺本身不能主动张缩，其活动要靠胸廓的扩大和缩小来带动；而胸廓的扩大和缩小则是由呼吸肌的舒缩来完成的。可见，呼吸肌舒缩引起的呼吸运动是肺通气的原动力。

1. 呼吸运动 呼吸肌的收缩和舒张引起胸廓节律性的扩大和缩小，称为呼吸运动（respiratory movement）。胸廓扩大时，将肺向外方牵引，空气入肺，称为吸气运动（inspiratory movement）；胸廓缩小时，肺内空气被排出体外，称为呼气运动（expiratory movement）。每分钟呼吸运动的次数，称为呼吸频率。呼吸频率有个体差异性，与年龄、肌肉活动、情绪变化等有关。

（1）呼吸运动的过程 参与呼吸运动的肌肉称为呼吸肌，包括吸气肌、呼气肌和辅助吸气肌。膈肌和肋间外肌为主要的吸气肌；肋间内肌和腹肌为主要的呼气肌。此外，还有一些辅助吸气肌，如斜角肌、胸锁乳突肌等。

膈肌位于胸腔底部，呈穹窿状向上隆起。收缩时，穹窿顶部下降，使胸腔上下径增大（安静吸气时下降 1~2cm，深吸气时可达 10cm）。由于脊椎的位置固定，而肋骨和胸骨可以上下移位，当肋骨和胸骨上举，胸廓的前后、左右径增大。肋骨之间有肋间肌，肋间外肌分布于相邻两肋之间，肌纤维起自上位肋的下缘，斜向前下，止于下位肋的上缘。当肋间外肌收缩时，肋骨和胸骨上举，并使肋骨下缘向外侧偏转，从而增大胸腔的前后径和左右径。

机体平静呼吸时，吸气过程主要通过膈肌和肋间外肌的收缩实现胸腔上下径、前后径和左右径的增大，引起胸腔和肺容积增大，肺内压降低（低于大气压 1~2mmHg），外界气体进入肺内，产生吸气。膈肌和肋间外肌舒张时，肺依靠自身的回缩力而回位，并牵引胸廓使其缩小，从而引起胸腔和肺的容积缩小，肺内压增加（高于大气压 1~2mmHg），气体从肺内排出，产生呼气。平静呼吸时，呼气肌基本上没有收缩活动，因此呼气是被动的。

用力吸气时，除膈肌与肋间外肌收缩外，一些辅助吸气肌如斜角肌、胸锁乳突肌也参与收缩，可使胸骨柄及第 1 对肋骨向上向外提起以扩展胸廓上部，胸腔与肺的容积进一步扩大，肺内压进一步降低，吸入更多气体。用力呼气时，除吸气肌群舒张外，肋间内肌（其纤维走向与肋间外肌相反）和腹肌等呼气肌群也参与收缩，使胸腔的前后径和左右径进一步缩小，胸腔与肺的容积进一步缩小，肺内压增高，呼出更多气体。通过呼吸运动，肺实现了与外界环境的气体交换，使肺泡内的气体不断地得到更新。

（2）呼吸运动的形式　根据参与的呼吸肌的主次、舒缩程度和肌群的多少，呼吸运动可分成以下几种形式。

1）腹式呼吸和胸式呼吸　以膈肌舒缩为主伴有腹壁起落明显的呼吸运动，称为腹式呼吸（abdominal breathing）；以肋间外肌舒缩为主伴有胸部起伏明显的呼吸运动，称为胸式呼吸（thoracic breathing）。一般情况下，呼吸运动都不是某种单一的呼吸模式，正常成年人呼吸大多是腹式呼吸和胸式呼吸同时存在，为混合式呼吸。临床上，在妊娠后期、肥胖、腹腔炎症、胃肠道胀气、腹水等情况下，膈肌运动受阻，多呈胸式呼吸；胸廓有病变的患者如胸膜炎、胸腔积液、胸廓外伤等，胸廓运动受限，常呈腹式呼吸；婴幼儿因胸廓活动度小，呼吸运动主要依靠膈肌，因此以腹式呼吸为主。

2）平静呼吸和用力呼吸　机体安静状态下平稳而均匀的呼吸运动称为平静呼吸（eupnea）。正常成人呼吸频率为 12~18 次/分，婴幼儿较快，可达 60~80 次/分。人在劳动或运动时，用力而加深加快的呼吸运动称为用力呼吸（forced breathing）或深呼吸（deep breathing）。在缺 O_2 或 CO_2 增多较严重的情况下，不仅呼吸加深加快，而且可出现鼻翼扇动等现象，同时有喘不过气的主观感觉，称为呼吸困难（dyspnea）。

2. 肺内压　存在于肺内气道和肺泡内的压力称为肺内压（intrapulmonary pressure）。在呼吸运动过程中，肺内压呈周期性变化。吸气初，肺容积随胸廓的扩大而增加，肺内压降低，低于大气压，外界气体进入肺泡。随着肺内气体逐渐增多，肺内压逐渐升高，至吸气末，肺内压与大气压相等，压力差为零，气体停止流动，吸气结束。呼气初，肺容积随着胸廓缩小而减小，肺内压升高，高于大气压，气体由肺内呼出。随肺泡内气体逐渐减少，肺内压逐渐降低，至呼气末，肺内压与大气压达到新的平衡，压力差为零，气体又停止流动，呼气结束（图 5-2）。

呼吸过程中，肺内压的变化与呼吸运动的深浅、缓急和呼吸道通畅程度有关。肺内压在平静呼吸时波动较小，吸气时为 -2~-1mmHg，呼气时为 1~2mmHg；用力呼吸或呼吸道不够通畅时，肺内压波动幅度显著增大，吸气时可低至 -100~-30mmHg，呼气时可高达 60~140mmHg。

由此可见，在呼吸过程中正是由于肺内压的周期性交替升降，造成肺内压和大气压之间的压力差，这一压力差成为推动气体进出肺的直接动力。一旦呼吸停止，便可根据这一原理，用人为的方法造成肺内压和大气压之间的压力差来维持肺通气，这便是人工呼吸（artificial respiration）。人工呼吸的方法很多，有正压人工呼吸和负压人工呼吸。简便易行的口对口人工呼吸为正压人工呼吸，节律性举臂压背或挤压胸廓为负压人工呼吸。施行人工呼吸时，必须保持呼吸道通畅。

3. 胸膜腔和胸膜腔内压　肺悬浮于胸腔之中。肺表面与胸廓内面并无原生质联系在一起，肺也不能自主扩张或回缩，但是肺能随胸廓的运动而运动。胸膜有紧贴于肺表面的脏层和紧贴于胸壁内壁的壁层，在肺根部相互移行，形成左、右两个封闭的腔隙，称为胸膜腔（pleural cavity）。胸膜腔是潜在的腔隙，脏、壁层紧紧相贴，其间仅有一薄层浆液。浆液一方面起润滑作用，减少呼吸运动中两层胸膜的摩擦，另一方面，浆液分子的内聚力使胸膜腔的脏、壁层贴在一起，不易分开，就如同两片用水粘起来的玻

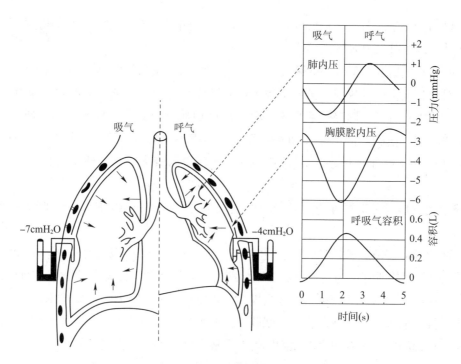

图 5 - 2　呼吸时肺内压和胸膜腔内压的变化

璃。呼吸过程中两层胸膜可以相互滑动，这样肺就可随胸廓的运动而运动。在外伤或疾病等原因导致胸膜腔破裂时，胸膜腔与大气相通，气体进入胸膜腔而造成气胸（pneumothorax）。两层胸膜彼此分开，肺因其本身的弹性回缩力而塌陷，造成肺不张，这时尽管呼吸运动仍在进行，肺却不能随胸廓的运动而舒缩，导致肺通气功能障碍。 🅔微课 5 - 1

　　胸膜腔内的压力称为胸膜腔内压（intrapleural pressure），可以用连接检压计的注射针头斜刺入胸膜腔内测定（图 5 - 2）。测量表明，胸膜腔内压通常低于大气压，习惯上称为胸膜腔负压，或简称胸内负压。平静呼气末胸膜腔内压为 - 5 ~ - 3mmHg，吸气末为 - 10 ~ - 5mmHg。 🅔微课 5 - 2

　　胸膜腔内负压的形成与肺和胸廓的自然容积不同有关。在人的生长发育过程中，由于胸廓发育比肺快，胸廓的自然容积大于肺的自然容积，肺一直处于被扩张状态，只是呼气时被扩张的程度较小。肺作为弹性组织，被扩张时总存在回缩倾向。因此，胸膜腔内负压的形成与作用于胸膜腔的两种力有关：一是肺内压，促使肺泡扩张；二是肺弹性回缩，促使肺泡缩小产生的肺回缩压，胸膜腔内压力是这两种方向相反的力的代数和，可表示为：

胸膜腔内压 = 肺内压 - 肺回缩压

　　在吸气末或呼气末，肺内压等于大气压，若以大气压为零。则：

胸膜腔内压 = - 肺回缩压

　　可见胸膜腔负压大小实际上是由肺回缩压所决定的。吸气时，肺扩张程度增大，肺回缩压增大，胸膜腔负压增大；呼气时，肺扩张程度减小，肺回缩压降低，胸膜腔负压也减小。呼吸越强，胸膜腔负压的变化也越大。在人的生长发育过程中，由于胸廓发育比肺快，胸廓的自然容积大于肺的自然容积，肺总是处于牵张状态，表现为回缩倾向，即使是最强呼气，肺泡也不可能完全被压缩。

　　胸膜腔负压的生理意义：①维持密闭胸膜腔的耦联作用，保持肺的扩张状态。胸膜腔负压的牵拉作用使肺总是处于扩张状态，并使肺能随胸廓的张缩而张缩，实现肺通气。②有利于静脉血和淋巴液的回流。胸膜腔内负压作用于胸腔内静脉血管，使之扩张。胸腔内负压具有"抽吸"作用，促进静脉血和淋巴液向心脏方向流动。在气胸患者，不仅肺通气功能障碍，而且血液和淋巴回流发生障碍，血液及炎性渗出液大量进入胸膜腔也会导致肺扩张受阻，严重影响肺换气功能。如不及时治疗，则将导致呼吸、循环功能衰竭而危及生命。

🌐 **知识链接**

初级心肺复苏 ABC 三部曲

初级心肺复苏是机体呼吸、循环骤停时的现场急救措施。主要任务是迅速有效地恢复生命器官（特别是心脏和脑）的血液灌流和供氧。初级复苏的步骤可归纳为 A（air - way）——保持呼吸顺畅，B（breathing）——进行有效的人工呼吸，C（circulation）——建立有效的人工循环。人工呼吸和心脏按压是初期复苏时的主要措施。

1. 人工呼吸　首先要保持患者呼吸道通畅，同时将耳靠近患者的口和鼻，以听或感觉是否有气流，并观察患者胸廓是否有起伏，以判断呼吸是否停止。人工呼吸可分为两类：一类是徒手人工呼吸法，其中以口对口（鼻）人工呼吸最适于现场复苏。另一类是利用器械或特制的呼吸器，以求得最佳的人工呼吸，主要用于后期复苏和复苏后处理，应由专业人员使用。有效的人工呼吸应能保持患者的血液氧分压和二氧化碳分压接近正常。

2. 心脏按压　胸外心脏按压选择剑突以上 4~5cm 处，即胸骨上 2/3 与下 1/3 的交接处为按压点，按压频率为 80~100 次/分。按压呼吸比无论是单人复苏还是双人复苏均为 30：2。

（二）肺通气的阻力

肺通气过程中遇到的阻力称为肺通气的阻力。呼吸肌运动所产生的肺通气的动力必须克服通气的阻力，才能实现肺通气。阻力增大是临床上肺通气障碍最常见的原因。肺通气的阻力可分为弹性阻力和非弹性阻力两部分，弹性阻力包括肺的弹性阻力和胸廓的弹性阻力，非弹性阻力包括气道阻力、惯性阻力和组织的黏滞阻力。

1. 弹性阻力和顺应性　肺和胸廓的弹性组织在受外力作用时产生的对抗变形的回位力，称为弹性阻力（elastic resistance）。平静呼吸时，弹性阻力是平静呼吸时的主要阻力，约占总通气阻力的 70%。受到同等大小外力作用时，弹性阻力大者不易变形，弹性阻力小者易变形。弹性阻力的大小可用顺应性的高低来度量。顺应性（compliance）是指在外力作用下，呼吸器官可扩张的难易程度。弹性阻力越大，可扩张性越小，即顺应性越小；反之，弹性阻力越小，容易扩张，顺应性越大。顺应性与弹性阻力成反比。

空腔器官的顺应性可用单位跨壁压的变化（ΔP）所引起的容积变化（ΔV）来表示，单位是 L/cmH_2O。即：

$$C = \frac{\Delta V}{\Delta P}(L/cmH_2O)$$

（1）肺弹性阻力及其顺应性　肺是弹性组织，扩张时可产生弹性回缩力，即肺的弹性阻力。其方向与肺扩张的方向相反，因而构成吸气的阻力、呼气的动力。肺的弹性阻力可用肺顺应性（compliance of lung，C_L）来衡量，即：

$$肺顺应性(C_L) = \frac{肺容积变化(\Delta V)}{跨肺压变化(\Delta P)}(L/cmH_2O)$$

式中，跨肺压是指肺内压与胸膜腔内压之差，正常成人两肺的总顺应性均为 $0.2L/cmH_2O$。肺顺应性大，说明肺的回缩力小，肺易于扩张，如肺气肿；肺顺应性小，说明肺的回缩力大，肺难于扩张，如肺纤维化。

测定肺顺应性时，采用逐步吸气（或充气入肺）或呼气（或从肺放气）的方法，每步吸入或呼出一定量空气后即测定肺容积的变化和胸膜腔内压（因为这时呼吸道内没有气体流动，肺内压等于大气压，所以只需测定胸膜腔内压就可算出跨肺压），绘制容量－压力曲线，即肺的顺应性曲线。由图 5－3 可以看出，肺的顺应性曲线由吸气顺应性曲线和呼气顺应性曲线两部分构成。曲线的斜率反映不同肺容量下顺应性或弹性阻力的大小。曲线斜率大，表示肺顺应性大，弹性阻力小；曲线斜率小，表示肺顺应性小，弹性阻力大。正常成年人在平静呼吸时，肺顺应性约为

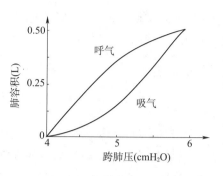

图 5－3　肺静态顺应性曲线

0.2L/cmH_2O，且位于顺应性斜率最大的曲线中段，故平静呼吸时肺弹性阻力较小，呼吸比较省力。

肺顺应性大小受肺总量的影响。肺总量较大时，顺应性较大；肺总量较小时，顺应性较小。

（2）肺的弹性阻力来源　肺的弹性阻力来自肺组织本身的弹性回缩力和肺泡表面张力，两者均使肺具有回缩倾向。

肺的弹性回缩力主要来自肺的弹性纤维和胶原纤维等弹性成分所产生的阻力。在一定范围内，肺扩张愈大，肺弹性回缩力也愈大，即弹性阻力愈大。实验发现，用弹性蛋白酶处理肺以溶解弹性纤维，组织回缩力几乎完全丧失。说明肺弹性回缩力几乎完全来源于弹性纤维。

肺泡表面张力（surface tension）：在肺泡上皮内表面分布有极薄的液体层，与肺泡内的气体形成液－气界面，由于界面液体分子密度大，导致液体分子间的吸引力大于液－气分子间的吸引力，因而产生的表面张力。表面张力使液体表面有收缩的倾向，因而使肺泡趋向回缩。

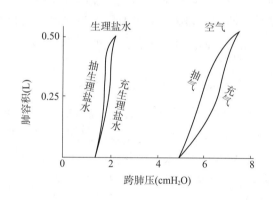

图 5－4　充空气和充生理盐水时肺的顺应性曲线

肺弹性阻力主要是由肺泡液－气界面的表面张力造成。如图 5－4 所示，在肺离体实验中，用空气扩张肺比用生理盐水扩张肺所需的压力（跨肺压）要大得多，前者约为后者的 3 倍。这是因为肺在充气扩张时，肺泡内表面的液体和肺泡气体之间存在液－气界面，产生表面张力，使弹性阻力增大；如果向肺泡内注入生理盐水，肺泡内没有了液－气界面，取消了肺泡表面张力，此时肺扩张遇到的阻力只有肺弹性回缩力，弹性阻力显著减小，仅为空气扩张时的 1/3。由此可见，肺泡表面张力所形成的弹性阻力占总弹性阻力的 2/3 左右。

由于表面张力的存在，在弯曲液面内外将会出现压强差，称为附加压强。肺泡表面张力形成的肺泡回缩压可根据 Laplace 公式计算：即 $P = \dfrac{2T}{r}$。式中，P 为肺回缩压，T 为肺泡液－气界面的表面张力系数，r 为肺泡半径。如果表面张力系数不变，则肺泡的回缩压与肺泡半径成反比，即大肺泡回缩压小，小肺泡回缩压大。

（3）肺泡表面活性物质　能够使某液体表面张力系数减小的物质，称为该液体的表面活性物质。肺泡Ⅱ型上皮细胞具有合成分泌表面活性物质（pulmonary surfactant, PS）的作用。这是一种复杂的脂蛋白混合物，由脂质、蛋白质和糖基组成，其有效成分是二棕榈酰卵磷脂（dipalmitoyl phosphatidyl choline, DPPC）。该物质分子的一端是非极性疏水的脂肪酸，不溶于水，另一端是极性的，易溶于水。因此，DPPC 分子垂直排列于气－液界面，极性端插入水中，非极性端伸入肺泡气中，形成单分子层分布在气－液界面上，并随肺泡的张缩而改变其密度。

肺泡表面活性物质主要作用是降低肺泡液－气表面张力，具有重要的生理意义：①减小肺回缩力，增加肺顺应性，减少吸气阻力。②减少肺组织液生成，防止肺水肿。肺泡表面张力指向肺泡腔内，对肺泡间质起"抽吸"作用，使肺间质内静水压降低，肺毛细血管有效滤过压增加，组织液生成增加，肺泡表面张力较高时导致肺间质和肺泡腔内水分潴留，发生肺水肿，妨碍气体交换。肺表面活性物质降低肺泡表面张力，减小肺回缩力，从而减弱对肺间质的抽吸作用，防止肺水肿的发生。③调整肺泡表面张力，稳定肺泡容积。

从 Laplace 公式可以看出，肺泡半径越小，由表面张力导致的回缩力就越大。由于大小肺泡彼此相通，小肺泡内气体将进入大肺泡，出现小肺泡逐渐塌陷而大肺泡过度扩张，使肺泡失去稳定性（图5－5）。肺泡内表面活性物质就可消除这一现象，因为表面活性物质的密度可随肺泡表面积的变化而变化。在大肺泡或吸气时，表面活性物质密度减小，其降低表面张力的作用减弱，表面张力增加，回缩压增加，防止肺泡过度膨胀而破裂；在小肺泡或呼气时，表面活性物质密度增大，其降低表面张力的作用增强，表面张力减小，防止肺泡塌陷，也防止了气体从小肺泡流向大肺泡，维持了大小肺泡及肺内压的相对稳定。正常肺泡表面活性物质不断更新，以保持其正常的功能。

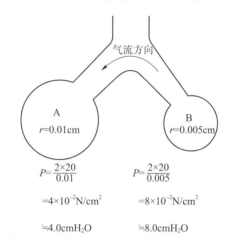

图 5－5　大小不同的肺泡内压及气流方向示意图

成人患肺炎、肺血栓等疾病时，可导致肺表面活性物质减少而发生肺不张。胎儿在 6～7 个月之后肺泡 II 型上皮细胞才开始合成和分泌肺表面活性物质，因此，早产儿可因缺乏肺表面活性物质而发生肺不张和肺透明膜病，也称为新生儿呼吸窘迫综合征（neonatal respiratory distress syndrome，NRDS）。临床上可用抽取羊水并检查胎儿肺表面活性物质含量，协助判断这种疾病发生的可能性，以便采取措施，加以预防。如果肺表面活性物质缺乏，则需延长妊娠时间或用药（糖皮质激素、肾上腺素）促进其合成。表面活性物质替代疗法可改善其气体交换和肺顺应性，减低死亡率。由于性激素的影响，男性 DPPC 水平低于女性，故男性胎儿 NRDS 发病率较高。此外，患有糖尿病的孕妇，其新生儿发生 NRDS 的危险性明显增高。

（4）胸廓的弹性阻力及其顺应性　与肺弹性回缩力不同，胸廓的弹性回缩力的方向是双向性的，取决于胸廓所处的位置。胸廓处于自然位置（如平静吸气末）时，肺容量约为肺总量的 67%，此时胸廓无变形，胸廓弹性阻力等于零；当胸廓小于自然位置（如平静呼气末）时，肺容量小于肺总量的67%，胸廓被牵引向内而缩小，其弹性阻力向外，构成吸气的动力、呼气的阻力；当胸廓大于自然位置（如深吸气状态）时，肺容量大于肺总量的67%，胸廓被牵引向外而扩大，其弹性阻力向内，成为吸气的阻力、呼气的动力。在胸膜畸形、胸膜肥厚、肥胖等患者，胸廓的弹性阻力增大，顺应性减小。胸廓的弹性阻力可用胸廓的顺应性表示：

$$胸廓的顺应性(C_{chw}) = = \frac{胸腔容积变化(\Delta V)}{跨壁压变化(\Delta P)} (L/cmH_2O)$$

式中，跨壁压 = 胸膜腔内压 – 胸壁外大气压

肺和胸廓呈串联排列，在吸气时遇到的总弹性阻力为两者的弹性阻力之和，即：

$$总弹性阻力 = 肺弹性阻力 + 胸廓弹性阻力$$

因为弹性阻力为顺应性的倒数，因此上式可写成：

$$\frac{1}{总顺应性} = \frac{1}{肺顺应性} + \frac{1}{胸廓顺应性}$$

正常成人的肺顺应性和胸廓顺应均为 $0.2L/cmH_2O$，因此，肺和胸廓的总顺应性约为 $0.1L/cmH_2O$。临床上由于胸廓的弹性阻力引起肺通气障碍的情况较少，所以临床意义相对较小。

2. 非弹性阻力 约占总通气阻力的30%，包括气道阻力、惯性阻力和黏滞阻力。惯性阻力是气流在发动、变速、换向时因气流和组织的惯性所产生的阻力。黏滞阻力是指呼吸时组织相对移位发生摩擦形成的阻力。气道阻力（airway resistance）是指气体流经呼吸道时，气体分子之间及气体分子与气道壁之间的摩擦力，是非弹性阻力的主要成分，约占肺通气阻力的1/3。

健康人平静呼吸时，呼吸频率较低，气流速度较慢，惯性阻力和黏滞阻力均很小，气道阻力是主要成分。气道阻力大小在气道全程的分布不均匀，气道横截面积越大，阻力越小。在某些呼吸道疾病如阻塞性肺病患者，气道阻力增加。

气道阻力大小受气流形式、气流速度和气道口径的影响。气体流动形式有层流和湍流两种。层流阻力小，湍流阻力大。气流太快和管道不规则易发生湍流。如气管内有黏液、渗出物或肿瘤、异物等，可用排痰、清除异物、减轻黏膜肿胀等方法减少湍流，降低阻力。不论层流或湍流，气流速度愈快，气道阻力愈大。而气道口径是影响气道阻力的最重要因素。气道阻力大小与管道半径的 4 次方成反比。气道口径减小时，气道阻力显著增大。呼吸困难时，患者常张口呼吸，以便减小气道阻力。对某些严重通气不良的患者通过采用气管切开术减少气道阻力，改善肺通气。

在呼吸过程中，气道阻力发生周期性的变化，主要由于小气道口径随呼吸而改变。气道口径主要受以下 4 方面因素的影响。

（1）气道跨壁压 即气道内外的压力差，等于气道内压力减气道周围的压力。跨壁压为正值，气道管径扩大，气道阻力变小；跨壁压为负值，气道管径闭合，气道阻力增加。

（2）肺实质对气道壁的牵引 小气道的弹性纤维和胶原纤维与肺泡壁的纤维彼此穿插，对气道壁发挥牵引作用，保持没有软骨支持的细支气管的通畅。

（3）自主神经的调节 呼吸道平滑肌受迷走神经和交感神经双重支配。呼吸道平滑肌舒缩是调节气道阻力的最重要机制，许多生理或病理因素对气道阻力的影响都与呼吸道平滑肌有关。迷走神经兴奋，使气道平滑肌收缩，气道口径缩小，气道阻力增大；交感神经兴奋，使平滑肌舒张，气道口径扩大，气道阻力减小。

（4）体液因素的影响 儿茶酚胺、前列腺素 E_2 可引起气道平滑肌舒张；过敏反应时，肥大细胞释放组胺、白三烯等则可引起气道平滑肌强烈收缩。气道上皮细胞还可合成、释放内皮素，使气道平滑肌收缩。哮喘患者内皮素合成、释放增加，提示内皮素可能参与哮喘的病理生理过程。

一定程度气道阻力的存在对于肺通气功能的实现是必需的。可以保护肺组织结构不被过大的气流冲击所损伤；延缓吸入气进入肺泡的途中得到湿润和加温；清除分泌物和异物时的咳嗽动作需要借助湍流阻力等。

（三）呼吸功

在呼吸过程中，呼吸肌为克服弹性阻力和非弹性阻力而实现肺通气所做的功，称为呼吸功（work of

breathing)，以单位时间内跨壁压变化与肺容积变化的乘积来表示。正常人平静呼吸时，呼吸功不大，呼吸耗能仅占全身耗能的3%。劳动或运动时，呼吸频率、深度增加，呼气也有主动成分的参与，呼吸功可增至25倍，但由于全身总耗能也增大15～20倍，所以呼吸耗能仍只占总耗能的3%～4%。病理情况下，气道阻力增大，肺及胸廓顺应性降低时，可使呼吸功增大到50倍，如重度急性呼吸窘迫综合征患者。

三、肺容积和肺容量

肺通气是肺换气的基础，肺通气过程受呼吸肌的舒缩活动、肺与胸廓的弹性及气道阻力等多因素影响。因此，测定患者肺通气功能，可以明确是否存在肺通气不良及其损伤程度，还可以鉴别肺通气功能降低的类型。临床上常采用肺量计测定和评估患者的肺通气功能，其中，肺容积和肺容量是评价肺通气功能的基础。

（一）肺容积

肺容积（pulmonary volume）是指肺内气体的容积，分为潮气量、补吸气量、补呼气量和余气量四种互不重叠的基本肺容积。

1. 潮气量 每次呼吸时吸入或呼出的气体量称为潮气量（tidal volume，TV）。正常成年人平静呼吸时潮气量为400～600ml，平均约为500ml。劳动或运动时，潮气量增大，最大可达肺活量的大小。

2. 补吸气量（吸气储备量） 平静吸气末再尽力吸气所能吸入的气体量称为补吸气量（inspiratory reserve volume，IRV）。正常成年人补吸气量为1500～2000ml。

3. 补呼气量（呼气储备量） 平静呼气末再尽力呼气所能呼出的气体量称为补呼气量（expiratory reserve volume，ERV）。正常成人补呼气量为900～1200ml。

4. 余气量（残气量） 最大呼气末尚存留于肺内不能再被呼出的气体量称为余气量（residual volume，RV）。正常成年人余气量为1000～1500ml。余气量的存在可避免肺泡在低肺容积条件下发生塌陷。支气管哮喘和肺气肿患者余气量增加。

（二）肺容量

肺容量（pulmonary capacity）是肺容积中两项或两项以上的联合气体量，包括深吸气量、功能余气量、肺活量和肺总量4种指标（图5-6）。

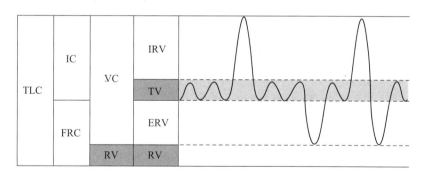

图5-6 肺容积和肺容量示意图

TV：潮气量；IRV：补吸气量；ERV：补呼气量；RV：余气量；FRC：功能余气量；VC：肺活量；TLC：总肺容量；IC：深吸气量

1. 深吸气量 在平静呼气末，作最大吸气所能吸入的气体量称为深吸气量（inspiratory capacity，IC），是潮气量与补吸气量之和，是衡量最大通气潜力的一个重要因素。胸廓、胸膜、肺组织和呼吸肌等的病变，均使深吸气量减少而降低最大通气潜力。

2. 功能余气量 平静呼气末肺内所余留的气体量称功能余气量（functional residual capacity，FRC），是余气量与补呼气量之和。正常成人约为 2500ml。功能余气量的生理意义是能缓冲呼吸过程中肺泡内 PO_2 和 PCO_2 的急剧变化，从而保证肺泡内和血液中的 PO_2 和 PCO_2 不会随呼吸运动而出现大幅度的波动，有利于肺换气。肺气肿患者的功能余气量增大；肺纤维化、肺实质变时功能余气量减小。

3. 肺活量 尽力吸气后，再尽力呼气，从肺内所能呼出的最大气体量称为肺活量（vital capacity，VC），等于潮气量、补吸气量和补呼气量三者之和。正常成人男性平均约为 3500ml，女性约为 2500ml。肺活量有个体差异性，与性别、身材、年龄、体位和呼吸肌的强弱有关。肺活量的大小可以反映一次呼吸的最大通气能力，是肺静态通气功能的一项重要指标。

肺活量测定方法简单，重复性好，可反映一次通气的最大能力，是常用的指标。缺点是呼气无时间限制，无法反映肺组织弹性状态和气道通畅程度。因此，一些通气功能障碍的患者，在测定时可通过任意延长呼气时间，使测得的肺活量仍可能在正常范围内，不能充分反映通气功能的状况。用力肺活量（forced vital capacity，FVC）是指一次最大吸气后，尽力尽快呼气所能呼出的最大气量。正常情况，肺活量与用力肺活量相近，但气道阻力增加时，用力肺活量降低。用力呼气量（forced expiratory volume，FEV）是指尽力吸气后再尽力尽快呼气，在一定时间内所能呼出的气量，通常以它占用力肺活量的百分数表示。在 1 秒、2 秒、3 秒末呼出的气体量分别称为 1 秒、2 秒和 3 秒用力呼气量（FEV_1、FEV_2 和 FEV_3）。用力呼气量是一种动态指标，不仅反映肺活量大小，而且反映呼吸阻力的变化，是评价肺通气功能的较好指标（图 5-7）。

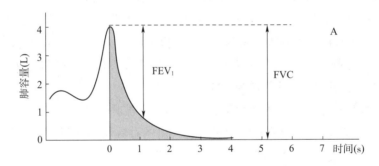

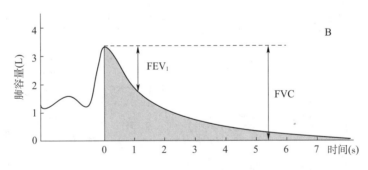

图 5-7 用力肺活量和用力呼气量示意图
A：正常人；B：气道狭窄患者

4. 肺总容量 肺所容纳的最大气体量称肺总量（total lung capacity，TLC）。它是肺活量与余气量之和。正常成年男子平均约为 5000ml，女子约为 3500ml。肺总容量有个体差异性，性别、年龄、身材、运动和体位均有影响。

临床肺功能测定中，肺活量、余气量、功能余气量、肺总量等指标通常受到重视。肺活量低于正常为异常，余气量、功能余气量、肺总量等指标高于或低于正常皆为异常。

四、肺通气量

（一）每分通气量和最大通气量

每分钟吸入或呼出肺的气体量称每分通气量（minute ventilation volume），简称肺通气量（pulmonary ventilation），等于潮气量与呼吸频率的乘积。正常成人平静呼吸时，呼吸频率为 12~18 次/分钟，潮气量约为 500ml，则肺通气量为 6.0~9.0L。肺通气量随年龄、性别、身材和活动量的不同而异。为便于比较，应在基础状态下测定，以每平方米体表面积的通气量为单位来计算。

劳动或运动时肺通气量增加，说明肺通气具有一定的储备能力，因此采用最大通气量指标来反映肺通气的储备能力。最大通气量（maximal voluntary ventilation）是指机体尽力作深快呼吸时，每分钟所能吸入或呼出的气量。最大通气量能反映单位时间内呼吸器官发挥最大潜力所能达到的通气量，是个体能进行最大运动量的指标之一。测定时，一般只测量 10 秒或 15 秒的呼出或吸入气量，再换算出每分钟最大通气量，健康成人一般可达 70~120L/min。

比较每分平静通气量与最大通气量的差异可以了解肺通气的功能储备，用通气储量百分比来表示。

$$通气储量百分比 = \frac{最大通气量 - 每分平静通气量}{最大通气量} \times 100\%$$

通气储量百分比正常值等于或大于 93%，若小于 70%，表明通气储备功能不良。

（二）肺泡通气量和无效腔

新鲜空气并不直接进入肺泡，每次吸气时，只有进入肺泡内的气体才能与血液进行交换。整个呼吸道中无气体交换功能的管腔称为无效腔（dead space），包括解剖无效腔（anatomical dead space）和肺泡无效腔（alveolar dead space），两者合称生理无效腔（physiological dead space）。从鼻到终末细支气管因其解剖特征而没有气体交换的功能，这部分管腔称为解剖无效腔。解剖无效腔大小与体重相关，约 2.2ml/kg。在体重 70kg 的正常成年人，其解剖无效腔约为 150ml。进入肺泡的气体，也可因血流在肺内分布不均匀而不能与血液进行气体交换，未能发生气体交换的这一部分肺泡容量，称为肺泡无效腔。健康人平卧时，肺泡无效腔接近于零。

由于无效腔的存在，肺通气量不能全面反映气体交换的情况。为了计算真正有效的气体交换量，应以肺泡通气量（alveolar ventilation volume）为准。肺泡通气量指的是每分钟吸入肺泡的新鲜空气量。其计算方法为：

$$肺泡通气量 = （潮气量 - 无效腔气量）\times 呼吸频率$$

如果潮气量为 500ml，无效腔容积 150ml，每次吸入肺泡的新鲜空气约为 350ml，若功能余气量为 2500ml，则每次呼吸仅使肺泡气更新 1/7 左右。当解剖无效腔增大（如支气管扩张症）或肺泡无效腔增大（如肺动脉部分梗死），都可降低肺换气效率。

潮气量和呼吸频率的改变对肺通气量和肺泡通气量有不同的影响。例如，潮气量 500ml，呼吸频率 16 次，肺通气量为 8000ml，肺泡通气量为 5600ml，如果潮气量 250ml，呼吸频率 32 次，则肺通气量不变，而肺泡通气量降为 3200ml。可见对肺换气而言，浅而快的呼吸不利于肺泡气体的更新。

第二节 肺换气和组织换气

肺通气使肺泡气不断更新，使气体交换得以顺利进行。气体交换包括肺换气和组织换气。肺换气和组织换气原理一致，都是以物理扩散的方式使气体跨越呼吸膜和毛细血管壁进行转运。

一、气体交换的原理

（一）气体的扩散

气体分子总是从分压高处向分压低处发生净转移，这一过程称为气体的扩散（diffusion）。单位时间内气体扩散的容积称为气体扩散速率（diffusion rate，D），它受多种因素的影响。

1. 气体的分压差　分压是指混合气体中每种气体分子运动时所产生的压力。在温度恒定时，每种气体的分压取决于它自身的浓度和总压力。可用混合气体的总压力乘以各组成气体在其中所占的容积百分比来求得。两个区域之间气体的分压差（ΔP）是气体扩散的动力。分压差越大，气体扩散速率也越高。临床上经常通过给患者吸入高浓度 O_2 来提高肺泡气氧分压，以促进 O_2 的扩散，增加机体供氧量。

表 5-1 显示空气、肺泡、血液和组织中 O_2 分压和 CO_2 分压。不同组织的 O_2 分压和 CO_2 分压不同，在同一组织，还受到组织代谢水平的影响，表中反映的是安静状态下 O_2 分压和 CO_2 分压。

表 5-1　海平面空气、肺泡气、血液和组织中 O_2 和 CO_2 的分压 kPa（mmHg）

气体分压	空气	肺泡气	动脉血	静脉血	组织
PO_2	21.15（159）	13.57（102.0）	12.9~13.3（97~100）	5.32（40）	4（30）
PCO_2	0.04（0.3）	5.32（40）	5.32（40）	6.12（46）	6.65（50）

2. 气体的分子量和溶解度　气体扩散速率与气体分子量（MW）的平方根成反比。质量轻的气体扩散较快。如果扩散发生于气相和液相之间，气体的扩散速率还与气体的溶解度有关。溶解度（S）指的是在单位分压下溶解于单位容积溶液中的气体量。溶解度大，气体扩散速率大。溶解度与分子量的平方根之比称为扩散系数（diffusion coefficient），它取决于气体分子本身的特性。

3. 扩散的面积和距离　扩散面积（A）越大，扩散距离（d）越短，气体扩散速率越快。

4. 温度　气体分子的运动随温度升高而加快，因此，气体扩散速率与温度（T）成正比，温度越高，扩散越快。但人体体温相对恒定，所以一般不影响体内气体交换。

综上所述，气体扩散速率与上述因素的关系如下：

$$D \propto \frac{\Delta P \cdot T \cdot A \cdot S}{d \cdot \sqrt{MW}}$$

（二）肺扩散容量

气体在单位分压差作用下每分钟通过呼吸膜扩散的体积，称为该气体的肺扩散容量（pulmonary diffusion capacity，D_L）。

$$肺扩散容量(D_L) = \frac{通过肺泡膜的气体量}{肺泡内气体分压 - 肺毛细血管内气体分压}$$

肺扩散容量是衡量呼吸气体通过呼吸膜能力的指标之一。正常成人安静状态下 O_2 的 D_L 约为 20ml/（min·mmHg），CO_2 的 D_L 是 O_2 的 20 倍。剧烈运动时 O_2 的 D_L 增加到 60ml/（min·mmHg），CO_2 的 D_L 增加到 1200ml/（min·mmHg）。这是因为剧烈运动可使肺血流量增加，许多原处于关闭的毛细血管床开放，交换面积增加。此外，个体大小、体位改变也可影响 D_L。肺部发生疾病时，肺扩散容量可因扩散距离增加或扩散面积减少而降低。

二、气体交换的过程

（一）肺换气过程

当混合静脉血流经肺泡毛细血管时，肺泡气的 PO_2（104mmHg）高于静脉血的 PO_2（40mmHg），而

肺泡气的 PCO_2（40mmHg）低于静脉血的 PCO_2（46mmHg），在分压差的作用下，肺泡气中的 O_2 向血液发生净转移；CO_2 则发生相反方向的净转移，即由静脉血扩散入肺泡，完成肺换气过程，使静脉血含 O_2 量增高、CO_2 含量降低，成为动脉血（图 5 – 8）。O_2 和 CO_2 在血液和肺泡间的扩散极为迅速，仅需 0.3 秒即可完成，而通常血液流经肺毛细血管的时间约 0.7 秒，可见，当静脉血流经肺毛细血管时，有足够的时间完成气体交换。说明肺换气有较大的时间储备能力，即使血流速度加倍，也能完成气体交换。

（二）组织换气过程

血液流经体循环的毛细血管时，与组织之间进行气体交换。与肺换气不同，组织换气完全在液相（血液、组织液、细胞内液）中完成，O_2 和 CO_2 净扩散方向与肺换气方向相反。在组织部位，由于组织细胞有氧代谢不断利用 O_2 产生 CO_2，组织 PO_2 下降而 PCO_2 升高。因此，CO_2 从组织细胞扩散入血液，O_2 由血液扩散入组织细胞，完成组织换气。流经组织的动脉血因失去 O_2 和得到 CO_2 成为静脉血。肺泡气与静脉血之间的 O_2 分压差为 60mmHg，是 CO_2 分压差（6mmHg）的 10 倍（图 5 – 8），但 CO_2 的扩散系数是 O_2 的 20 倍，因此是 CO_2 先完成交换。

影响组织换气的主要因素有组织的代谢水平、细胞和毛细血管的距离以及毛细血管内的血流速度。

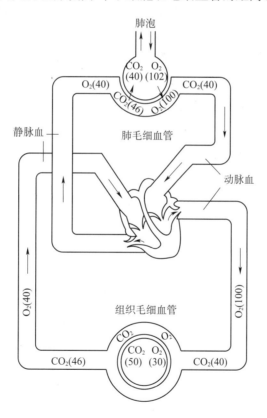

图 5 – 8　肺内气体交换和组织内气体交换（单位：mmHg）

三、影响肺换气的因素

影响气体扩散速度的因素都可以影响气体交换的进行，除气体分压差外，扩散距离和扩散面积是影响气体交换的主要因素。肺换气过程还受呼吸膜、通气/血流比值的影响。

（一）呼吸膜

呼吸膜（respiratory membrane）是肺泡气与血液之间进行气体交换的气血屏障，存在于肺泡腔与肺毛细血管腔之间，由6层结构组成（图5-9），即含有肺泡表面活性物质的极薄的液体层、肺泡上皮细胞层、肺泡上皮基膜层、肺泡与毛细血管之间的基质层、毛细血管基膜层和毛细血管内皮细胞层。肺换气时，气体必须通过呼吸膜，所以呼吸膜的通透性、面积及厚度都会影响肺换气的效率。

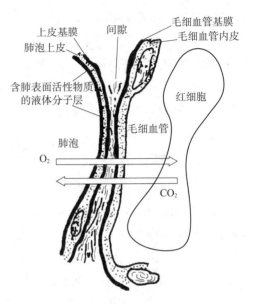

图 5-9　呼吸膜结构示意图

1. 呼吸膜的厚度　正常呼吸膜很薄，平均厚度约为 $0.6\mu m$，有的部位仅厚约 $0.2\mu m$，气体易于扩散通过。气体扩散速率与呼吸膜的厚度成反比，呼吸膜越厚，单位时间内交换的气体量就越少。在肺水肿（肺泡壁内液体积聚、肺泡内液体增厚）和肺纤维化（肺泡壁纤维增生）等病理情况下，呼吸膜厚度增加，扩散距离增加，气体扩散量减少，患者可出现低氧血症，尤其在运动时，由于血流加速，缩短了气体在肺部的交换时间。严重时在安静状态下亦可因为气体交换不良而出现缺氧。

2. 呼吸膜的面积　气体扩散速率与扩散面积成正比。正常成人有3亿多个肺泡，肺总扩散面积很大，达 $50\sim100m^2$。平静呼吸时，用于气体交换的呼吸膜面积约为 $40m^2$，因此有相当大的储备面积。运动时，肺毛细血管开放数量和开放程度增加，扩散面积增大，保证了肺泡与血液间能迅速地进行气体交换。肺不张、肺实变、肺气肿、肺叶切除或肺毛细血管阻塞均使呼吸膜的面积减小，影响肺换气。当呼吸膜的面积减小到正常水平的 $1/4\sim1/3$ 时，即使在安静状态下肺换气也会受到显著影响。

（二）通气/血流比值

实现肺内的气体交换需要有足够的肺泡通气量（V_A）和肺血流量（Q）。每分钟肺泡通气量（V_A）与每分钟肺血流量（Q）之间的比值称为通气/血流比值（ventilation/perfusion ratio，V_A/Q 比值）。正常成人在安静状态下，每分钟肺泡通气量约为 $4.2L$，肺血流量约为 $5.0L/min$，因此 V_A/Q 约为 0.84。肺泡既要有充足的通气量，同时有足够的血流量供给，才能达到肺泡与血液之间高效率的气体交换。V_A/Q 的不匹配可导致肺换气效率降低。

1. V_A/Q 比值增大　可能由于肺通气过度和（或）肺血流量不足，例如部分肺血管栓塞，部分肺泡气不能与足够的血液充分交换，肺泡无效腔增大，降低了肺换气的效率。

2. V_A/Q 比值减小　意味着肺通气不足或肺血流量过多，如支气管痉挛时，使相对过多的血流量流经通气不良的肺泡，不能充分进行气体交换，形成了功能性动-静脉短路，换气效率也降低。

由此可见，V_A/Q 比值维持约 0.84 是适宜状态。V_A/Q 比值大于或小于 0.84，都会降低气体交换效率，引起机体缺 O_2 或 CO_2 潴留。肺气肿患者是临床上常见的换气功能障碍的疾病，细支气管的阻塞或肺泡壁的破损导致两种 V_A/Q 异常都可能存在，造成肺换气功能异常。

由于肺泡通气量和肺毛细血管血流量在肺内分布是不均匀的，所以，在肺的各部分 V_A/Q 比值并不一样。如人在直立时，由于重力的作用，胸膜腔负压自上而下逐渐降低，使肺尖部肺泡通气量优于肺底部，同样，肺部血流量从肺尖部到肺底部则逐渐增加，肺尖部少于肺底部，所以肺尖部 V_A/Q 比值就偏大，高达 3.3，而肺底部 V_A/Q 比值偏低至 0.63，呈现相对的通气不足。但总体来说由于呼吸膜面积远远超出肺换气需要，并未影响 O_2 的摄取和 CO_2 的排出。

（金　戈）

第三节　气体在血液中的运输

案例引导

　　临床案例　患者，男，70 岁，咳、痰、喘进行性加重 12 年，2 天前受凉，症状加重伴发热入院。体格检查：发绀，体温 38.8℃，脉搏 120 次/分，呼吸 28 次/分。胸廓略呈桶状，肋间隙增宽，双肺呼吸音粗并可闻及大量痰鸣音，右下肺呼吸音低。血气分析：pH 7.20，PO_2 42mmHg，PCO_2 80mmHg。

　　讨论：

　　1. 该患者是否存在缺氧？原因是什么？

　　2. 该患者为何发绀？

　　3. 有发绀是否一定有缺氧？为什么？

　　肺换气过程中摄取的 O_2 必须通过血液运送到机体各器官组织供细胞利用；由细胞代谢产生的进入血液的 CO_2 必须由血液运送到肺泡，排出体外。血液成为运输 O_2 和 CO_2 的媒介。

一、氧和二氧化碳在血液中存在的形式

　　O_2 和 CO_2 在血液中存在的形式包括物理溶解和化学结合。其中 O_2 和 CO_2 在血液中的物理溶解量较少。因此，单靠溶解形式来运输 O_2、CO_2 不能适应机体代谢的需要。机体在进化过程中形成了 O_2、CO_2 有效的化学结合的运输形式。

　　尽管物理溶解运输的 O_2 和 CO_2 气体量很少，但却是实现化学结合所必需的中间环节。进入血液的气体必须先溶解于血浆中，才能进行化学结合；结合状态的气体，也必须先解离成溶解状态，才能逸出血液。物理溶解与化学结合两者之间处于动态平衡。

二、氧的运输 🅔 微课 5 - 3

（一）氧的运输形式

　　1. 物理溶解　血液中以物理溶解形式存在的 O_2 量仅占血液总 O_2 含量的 1.5%。物理溶解量与气体分压成正比。通过提高吸入气中氧分压，使溶解于血液中的 O_2 分压升高，缓解缺氧，是临床上氧疗的原理。

　　2. 化学结合　氧的主要运输形式是化学结合，化学结合的 O_2 量达到 98.5%。O_2 进入红细胞，与血红蛋白（hemoglobin，Hb）结合，以氧合血红蛋白（oxyhemoglobin，HbO_2）的形式运输。

（二）血红蛋白与 O_2 结合的特征

　　1. 氧与血红蛋白结合的可逆性　Hb 与 O_2 结合是可逆的，反应迅速，不需酶的催化，反应方向受 PO_2 高低的影响。当血液流经肺部时，PO_2 较高，Hb 与 O_2 结合，形成 HbO_2；当血液流经组织时，PO_2 低，HbO_2 迅速解离，释放 O_2，成为去氧血红蛋白。

　　2. O_2 与 Hb 结合的过程是氧合　Hb 与 O_2 的结合不改变铁离子的化合价，仍是 Fe^{2+}，所以该反应是氧合反应，不是氧化反应；结合了 O_2 的 Hb 称为氧合血红蛋白。

　　3. Hb 与 O_2 结合的量　1 个 Hb 分子由 1 个珠蛋白和 4 个血红素构成，每个血红素又有 4 个吡咯基

组成一个环，中心为一个 Fe^{2+}，每个 Fe^{2+} 结合 1 分子 O_2。因此 1 分子 Hb 可结合 4 分子 O_2。在 100% O_2 饱和状态下，1g Hb 可以结合 O_2 的量约为 1.39ml。100ml 血液中，Hb 所能结合的最大 O_2 量称为 Hb 氧容量（oxygen capacity of Hb），氧容量大小取决于 Hb 的质和量。正常时，红细胞中存在着少量不能结合 O_2 的高铁血红蛋白，因此，1g Hb 实际结合 O_2 的量约为 1.34ml。Hb 实际结合的 O_2 量称为 Hb 氧含量（oxygen content of Hb）。Hb 氧含量和氧容量的百分比称为 Hb 氧饱和度（oxygen saturation of Hb），Hb 氧饱和度大小主要取决于氧分压的高低。通常情况下，溶解的 O_2 极少，可忽略不计，因此，Hb 氧容量、Hb 氧含量和 Hb 氧饱和度可分别视为血氧容量（oxygen capacity of blood）、血氧含量（oxygen content of blood）和血氧饱和度（oxygen saturation of blood）。

HbO_2 呈鲜红色，而去氧 Hb 呈紫蓝色。当体表表浅毛细血管床血液中去氧 Hb 含量达 50g/L 以上时，皮肤、黏膜、甲床等浅表毛细血管丰富的部位呈暗紫色，称为发绀（cyanosis）。发绀是缺氧的指征之一，但也有例外，如某些严重贫血患者，因其血液中 Hb 量大幅减少，人体虽有缺氧，但由于血液中去氧血红蛋白不到 50g/L，所以不出现发绀。煤气中毒的患者虽然缺氧，却呈现樱桃红色而无发绀，是由于一氧化碳和血红蛋白结合，形成的碳氧血红蛋白呈樱桃红色的缘故。而某些红细胞增多（如高原性红细胞增多症）或血红蛋白异常增多的人，血液中去氧 Hb 很容易超过 50g/L，此时人体即使不缺氧，也可出现发绀。因此，缺氧与发绀之间没有必然关系。

4. Hb 与 O_2 的结合或解离曲线呈 S 形 反映 Hb 氧饱和度与氧分压之间关系的曲线称为氧解离曲线。由于 Hb 的变构效应，氧解离曲线呈 S 形。Hb 有两种构型：去氧 Hb 为紧密型（tense form，T 型），氧合 Hb 为疏松型（relaxed form，R 型）。当 O_2 与 Hb 的 Fe^{2+} 结合后，盐键逐步断裂，Hb 分子逐步由 T 型变为 R 型，对 O_2 的亲和力逐步增加，R 型对 O_2 亲和力为 T 型的 500 倍。也就是说，Hb 的 4 个亚单位无论在结合 O_2 或释放 O_2 时，彼此间有协同效应，即 1 个亚单位与 O_2 结合后，由于变构效应的结果，其他亚单位更易与 O_2 结合；反之，当 HbO_2 的 1 个亚单位释出 O_2 后，其他亚单位更易释放 O_2。因此，Hb 氧离曲线呈 S 形。

（三）氧解离曲线 🔲 微课 5-4

血氧饱和度的大小主要取决于氧分压，若以 PO_2 为横坐标，Hb 氧饱和度及血氧含量为纵坐标作图，所得曲线称为氧合血红蛋白解离曲线，简称氧解离曲线（oxygen dissociation curve）（图 5-10）。氧解离曲线呈 S 形，表示 PO_2 与 Hb 氧结合量或 Hb 氧饱和度关系。该曲线既表示在不同 PO_2 下 O_2 与 Hb 的结合情况，也反映在不同 PO_2 下 O_2 与 Hb 的解离情况。S 形氧离曲线具有重要的生理意义。

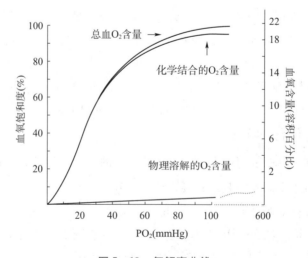

图 5-10　氧解离曲线

1. 氧离曲线的上段　曲线较平坦，PO_2 在 60~100mmHg，反映 Hb 与 O_2 结合的部分。PO_2 为 100mmHg 时，Hb 氧饱和度为 97.4%，血 O_2 含量约为 19.4ml/100ml；如将吸入气 PO_2 提高到 150mmHg，Hb 氧饱和度为 100%，只增加了 2.6%，血液氧含量约为 20.2ml/100ml，增加不到 1ml；PO_2 下降到 60mmHg，Hb 氧饱和度为 90%，也不过只降低了 7.4%。表明 PO_2 在 60mmHg 水平以上变化时，对 Hb 氧饱和度和血氧含量影响不大。因此，虽然在高原、高空或某些呼吸系统疾病时即使吸入气或肺泡气 PO_2 有所下降，只要 PO_2 不低于 60mmHg，Hb 氧饱和度仍能保持在 90% 以上，血液仍可携带足够量的 O_2，不致发生明显的低氧血症。氧解离曲线的这一特性还说明，若吸入气中 PO_2 大于 100mmHg，血氧饱和度变化却很小，提示此时仅靠提高吸入气中 PO_2 并无助于 O_2 的摄取。

2. 氧离曲线的中段　PO_2 在 40~60mmHg，曲线较陡。PO_2 为 40mmHg 时，相当于混合静脉血的 PO_2，此时 Hb 氧饱和度约为 75%，血 O_2 含量约 14.4ml/100ml，也即是每 100ml 血液流过组织时释放了 5ml O_2。血液流经组织液时释放的 O_2 容积占动脉血 O_2 含量的百分数称为 O_2 利用系数，安静时为 25% 左右。安静状态下以心输出量 5L 计算，人体每分钟耗 O_2 量约为 250ml。因此，氧离曲线中段反映了机体在安静状态下血液对组织的供 O_2 情况。

3. 氧离曲线的下段　PO_2 在 15~40mmHg，曲线最陡。提示在这段范围内，血中 PO_2 稍有降低将引起氧合血红蛋白的大量解离。其生理意义是保证组织活动加强时有足够的 O_2 供给。组织活动加强时，PO_2 可降至 15mmHg，HbO_2 进一步解离，Hb 氧饱和度降至更低的水平，血氧含量仅约 4.4ml/100ml，这样每 100ml 血液能供给组织 15ml O_2，O_2 的利用系数提高到 75%，是安静时的 3 倍。可见该段曲线代表 O_2 的储备。

（四）影响氧解离曲线的因素

Hb 与 O_2 的结合和解离受多种因素影响，使氧解离曲线的位置偏移，Hb 对 O_2 的亲和力发生变化。通常用 P_{50} 表示 Hb 对 O_2 的亲和力。P_{50} 指使 Hb 氧饱和度达 50% 时的 PO_2，正常为 26.5mmHg 左右。P_{50} 增大，表明 Hb 对 O_2 的亲和力降低，需更高的 PO_2 才能达到 50% 的 Hb 氧饱和度，曲线右移；P_{50} 降低，表示 Hb 对 O_2 的亲和力增加，达 50% Hb 氧饱和度所需的 PO_2 降低，曲线左移。影响 Hb 与 O_2 亲和力或 P_{50} 的因素有血液的 pH、PCO_2、温度和有机磷化物等（图 5-11）。

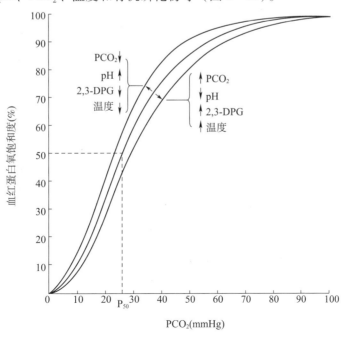

图 5-11　氧解离曲线的主要影响因素

1. 血液 CO_2 和 pH 的影响 PCO_2 升高或 pH 降低时，Hb 对 O_2 的亲和力降低，P_{50} 增大，氧解离曲线右移，有利于 Hb 释放 O_2；PCO_2 降低或 pH 升高，Hb 对 O_2 的亲和力增加，P_{50} 降低，曲线左移，有利于 Hb 结合 O_2。酸度和 PCO_2 对 Hb 与 O_2 亲和力的这种影响称为波尔效应（Bohr effect）。波尔效应的机制与 pH 改变时 Hb 构象发生变化有关。酸度增加时，H^+ 与 Hb 多肽链某些氨基酸残基结合，促进盐键形成，使 Hb 分子构型变为 T 型，降低了 Hb 对 O_2 的亲和力，曲线右移；酸度降低时，则促使盐键断裂释放出 H^+，Hb 转变为 R 型，对 O_2 的亲和力增加，曲线左移。Hb 对 O_2 的亲和力也受 PCO_2 的影响，一方面，PCO_2 改变时改变 pH，产生间接效应，另一方面，通过 CO_2 与 Hb 结合直接影响 Hb 与 O_2 的亲和力，但后一效应极小。波尔效应有重要的生理意义，它既可促进肺毛细血管中的血液摄取 O_2，又有利于组织毛细血管血液释放 O_2。血液流经肺时，CO_2 从血液向肺泡扩散，血液 PCO_2 下降，H^+ 浓度也降低，均使 Hb 对 O_2 亲和力增大，曲线左移，促进 O_2 和 Hb 结合，血液运 O_2 量增加。血液流经组织时，CO_2 从组织扩散进入血液，血液 PCO_2 和 H^+ 浓度升高，Hb 对 O_2 的亲和力降低，曲线右移，促进 HbO_2 解离，向组织释放 O_2。

2. 2,3-二磷酸甘油酸的影响 2,3-二磷酸甘油酸（2,3-diphospoglyceric acid，2,3-DPG）是红细胞无氧糖酵解的产物，在调节 Hb 和 O_2 的亲和力中起重要作用。2,3-DPG 浓度升高时，Hb 与 O_2 亲和力降低，P_{50} 增大，氧解离曲线右移；反之，曲线左移。其作用可能与 2,3-DPG 与 Hb 的 β 链形成盐键，使 Hb 构型由 R 型转变为 T 型有关。此外，红细胞膜对 2,3-DPG 的通透性低，当红细胞内 2,3-DPG 生成增多时，可提高 H^+ 浓度，进而通过波尔效应降低 Hb 与 O_2 的亲和力。

作为红细胞糖酵解的产物，在慢性缺氧、贫血、高山低氧等情况下，随着糖酵解的增加，红细胞内 2,3-DPG 增多，氧离曲线右移，有利于 HbO_2 释放更多 O_2，改善组织缺氧状况。但红细胞内 2,3-DPG 增多，同时也会降低 Hb 在肺部对 O_2 的结合。

血库中用抗凝药枸橼酸-葡萄糖液保存 3 周后的血液，由于糖酵解停止，细胞内 2,3-DPG 浓度下降，Hb 对 O_2 的亲和力增加，O_2 不易释放。这样的血液中，O_2 的利用系数是下降的，不能满足危重患者对氧的需求。在储存的血液中加入肌苷，肌苷进入胞内经一系列反应可以转变为 2,3-DPG，阻止 2,3-DPG 下降。

3. 温度的影响 温度对氧解离曲线的影响，可能与温度影响 H^+ 活度有关。温度升高，H^+ 活度增加，Hb 对 O_2 的亲和力降低，氧解离曲线右移，促使 O_2 释放；温度降低时曲线左移，不利于 O_2 的释放。组织代谢活动增强，产热量、CO_2 生成量及酸性代谢产物均增多，均可使氧解离曲线右移，促使更多的 HbO_2 解离，组织可获得更多的 O_2 以适应其代谢的需要。临床低温麻醉手术时，P_{50} 降低，不利于 O_2 的释放，这种血液氧含量高，去氧 Hb 含量低于 50g/L，患者并不表现出发绀，因此容易忽视患者的缺氧状况。

4. CO 的影响 CO 与 Hb 结合形成一氧化碳血红蛋白（carbon monoxide hemoglobin，HbCO）。CO 与 Hb 结合位点与 O_2 相同，但 CO 与 Hb 的亲和力是 O_2 的 250 倍。当 CO 与 Hb 结合时，占据 O_2 的结合位点，HbO_2 显著下降。此外，当 CO 与 Hb 分子中一个血红素结合后，将增加其余 3 个血红素对 O_2 的亲和力，使氧解离曲线左移，妨碍 O_2 的解离。所以，CO 中毒既妨碍 Hb 与 O_2 的结合，又妨碍 O_2 的解离，危害极大。因 HbCO 呈现樱桃红色，故 CO 中毒患者皮肤黏膜呈樱桃红色，虽有严重缺氧却不出现发绀。高压氧疗是治疗 CO 中毒的最有效方法。通过吸入高压纯氧，可以极大提高血液 O_2 分压，促使 Hb 与 O_2 的结合，从而将结合在 Hb 上的 CO 置换下来，呼出体外。

5. 其他因素 Hb 自身性质也会影响 Hb 与 O_2 的结合。如亚硝酸盐中毒时，Hb 的 Fe^{2+} 氧化成 Fe^{3+}，失去运 O_2 能力。胎儿 Hb 4 条肽链为 $\alpha_2\gamma_2$（成人为 $\alpha_2\beta_2$），与 O_2 的亲和力较大，有助于胎儿血液流经胎盘时从母体摄取 O_2。异常 Hb（如镰型红细胞）运 O_2 功能降低。

三、二氧化碳的运输

（一）CO_2 的运输形式

血液中物理溶解的 CO_2 约占 CO_2 总运输量的 5%，其余 95% 以化学结合形式运输。化学结合的 CO_2 主要是碳酸氢盐和氨基甲酰血红蛋白，以前者为主。

1. 碳酸氢盐 以碳酸氢盐形式运输的 CO_2，约占血液 CO_2 运输总量的 88%。组织细胞代谢产生的 CO_2 扩散进入血浆后，绝大部分扩散进入红细胞，在红细胞内大量的碳酸酐酶催化下，CO_2 与红细胞内的 H_2O 反应生成 H_2CO_3，再解离成 HCO_3^- 和 H^+。生成的 HCO_3^- 除一小部分与细胞内的 K^+ 结合成 $KHCO_3$ 外，大部分扩散入血浆与 Na^+ 结合生成 $NaHCO_3$，由于红细胞内 HCO_3^- 转移出到血浆，红细胞内负电荷减少，为维持电荷平衡血浆中的 Cl^- 向细胞内转移，这一现象称为氯转移。在红细胞膜上有特异的 HCO_3^-/Cl^- 载体，介导红细胞内的 HCO_3^- 与血浆中的 Cl^- 跨膜交换，使 HCO_3^- 不会在红细胞内堆积，有利于 CO_2 的运输。由于红细胞膜对正离子通透性极小，在上述反应中解离出的 H^+ 则与红细胞内的 HbO_2 结合，促进 O_2 释放。由此可见，进入血浆的 CO_2 最后主要以 $NaHCO_3$ 形式在血浆中运输（图 5-12）。

$$CO_2 + H_2O \xrightleftharpoons{碳酸酐酶} H_2CO_3 \Longleftrightarrow HCO_3^- + H^+$$

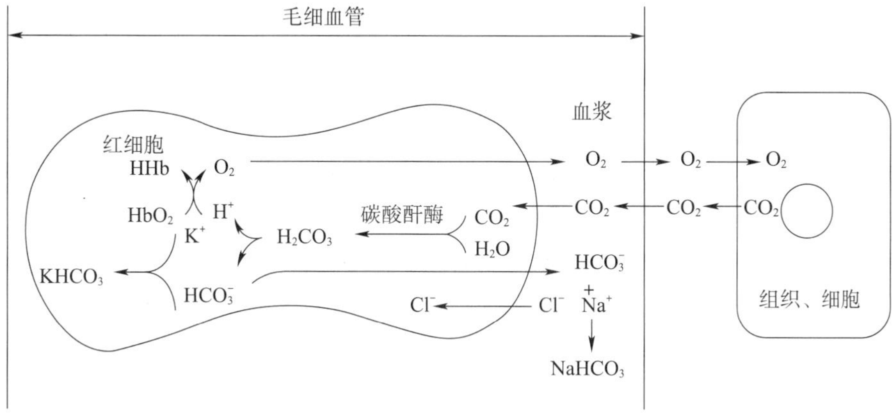

图 5-12 CO_2 在血液中的运输示意图

上述反应是可逆的。当血液流经肺时，肺泡气 PCO_2 比静脉血中低，血浆中溶解的 CO_2 首先扩散入肺泡，红细胞内的 HCO_3^- 和 H^+ 生成 H_2CO_3，碳酸酐酶又催化 H_2CO_3 分解成 CO_2 和 H_2O，CO_2 从红细胞扩散入血浆，而血浆中的 HCO_3^- 便进入红细胞补充被消耗的 HCO_3^-，Cl^- 出红细胞。这样以 HCO_3^- 形式运输的 CO_2，在肺部又转变成 CO_2 释出。

2. 氨基甲酰血红蛋白 进入红细胞中的一部分 CO_2 与 Hb 的氨基结合，形成氨基甲酰血红蛋白（carbaminohemoglobin，$HHbNHCOOH$）。

$$HbNH_2O_2 + H^+ + CO_2 \xrightleftharpoons[组织]{肺部} HHbNHCOOH + O_2$$

这一反应无须酶的参与，反应是可逆的。影响这一反应的主要因素是氧合作用。当动脉血流经组织时，HbO_2 释放出 O_2 成为 Hb，与 CO_2 的结合力增加，形成大量的 $HHbNHCOOH$；在肺部，由于 HbO_2 形成，促使 $HHbNHCOOH$ 解离，CO_2 扩散入肺泡。以 $HHbNHCOOH$ 形式运输的 CO_2 量虽然只占 7%，但占呼出 CO_2 总量的 18% 左右，可见这种形式的运输对 CO_2 的排出有重要意义。

（二）CO_2 解离曲线

CO_2 解离曲线（carbon dioxide dissociation curve）表示血液中 CO_2 含量与 PCO_2 关系的曲线（图 5-

13）。与氧解离曲线不同，血液中 CO_2 含量随 PCO_2 升高而增加，几乎呈线性关系，无饱和点。因此，CO_2 解离曲线的纵坐标不用饱和度而用 CO_2 含量表示。图中，A 点是静脉血 PO_2 为 40mmHg、PCO_2 为 45mmHg 时的 CO_2 含量，约为 52ml/100ml；B 点是动脉血 PO_2 为 100mmHg、PCO_2 为 40mmHg 时的 CO_2 含量，约为 48ml/100ml。可见，每 100ml 血液流经肺时释出 4ml CO_2。

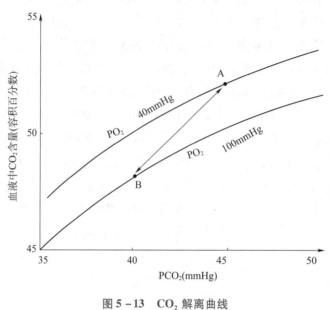

图 5 – 13　CO_2 解离曲线

A：静脉血；B：动脉血

（三）影响 CO_2 运输的因素

血 O_2 分压对 CO_2 解离曲线的影响如图 5 – 13 所示，血 O_2 分压升高时，CO_2 解离曲线下移。这是由于相同的 PCO_2 下，O_2 与 Hb 结合可促使 CO_2 释放，这一现象称为霍尔丹效应（Haldane effect，何尔登效应）。动脉血携带的 CO_2 比静脉血少，因为 HbO_2 酸性较强，而去氧 Hb 酸性较弱，所以去氧 Hb 易与 CO_2 结合生成 HHbNHCOOH，也容易与 H^+ 结合，使 H_2CO_3 解离过程中产生的 H^+ 被及时中和，有利于血液运输 CO_2。因此，在组织中，由于 HbO_2 释放出 O_2 而成为去氧 Hb，何尔登效应可促使血液摄取并结合 CO_2；在肺部，因 Hb 与 O_2 结合，促使 CO_2 释放。

由此可见，O_2 和 CO_2 的运输不是孤立进行的，而是相互影响的。CO_2 通过波尔效应影响 O_2 的结合和释放，O_2 又通过霍尔丹效应影响 CO_2 的结合和释放。

第四节　呼吸运动的调节

呼吸是节律性的运动，吸气、呼气规律性相互转化。呼吸的深度和频率随机体新陈代谢的改变而发生变化。如安静状态下呼吸平稳；劳动或运动时，代谢增强，呼吸运动加深加快，肺通气量增大。机体通过调节呼吸的深度和频率以维持肺泡气 O_2 和 CO_2 分压的稳定，进而稳定血液 O_2 和 CO_2 分压，保证机体代谢的需要。

一、呼吸中枢

呼吸运动是许多呼吸肌的协同性活动。呼吸肌不具备自动节律性收缩的能力，其活动受呼吸中枢通过有关的躯体神经来支配。正常人的自动的、有节律性的呼吸是受呼吸中枢的反射性调节的。若呼吸中枢的兴奋状态发生改变，呼吸的节律和深度也会随之改变。呼吸中枢（respiratory center）指中枢神经系统内产生和调节呼吸运动的神经细胞群。这些细胞群广泛分布在大脑皮质、间脑、脑桥、延髓和脊髓等部位。脑的各级部位在呼吸节律产生和调节中发挥不同的作用。正常节律性的呼吸运动有赖于各级呼吸中枢的相互协调，相互制约。

（一）脊髓

动物实验中观察到，保留延髓和脊髓的联系可保持基本的节律呼吸，在延髓和脊髓之间横断脊髓，呼吸运动立即停止，因此表明，脊髓不能产生节律性呼吸运动。脊髓只是联系高位呼吸中枢与呼吸肌的中继站，此外，脊髓在某些呼吸反射活动的初级整合可能也有一定作用。脊髓中支配呼吸肌的运动神经元位于第 3~5 颈段（支配膈肌）和胸段（支配第 5 肋间肌和腹肌等）前角。呼吸肌在相应脊髓前角运动神经元支配下发生节律性收缩、舒张，引起呼吸运动。

（二）低位脑干

低位脑干指脑桥和延髓。1923 年，英国生理学家 Lumsden 对猫的脑干从高位到低位逐段进行横断（图 5 - 14），发现在中脑和脑桥之间（水平 A）横断时，呼吸节律无明显变化。在脑桥中部横断时（水平 B），呼吸变深、变慢，此时再切断两侧迷走神经，表现为长吸式呼吸；在脑桥和延髓之间横切时（水平 C），呈喘息样呼吸；而在延髓和脊髓横断时（水平 D），呼吸停止。从而提出了所谓三级呼吸中枢理论，即在延髓内有"喘息中枢"（gasping center），产生最基本的呼吸节律；脑桥下部有"长吸中枢"（apneustic center），对吸气活动产生紧张性易化作用；脑桥前部有"呼吸调整中枢"（pneumotaxic center），对长吸中枢产生周期性抑制作用，三者共同引起正常的呼吸节律。后来的研究肯定了延髓有呼吸节律基本中枢以及脑桥上部有呼吸调整中枢，但未能证实脑桥下部存在长吸中枢。横切脑干的实验表明，呼吸节律产生于低位脑干，呼吸运动的变化因脑干横断的平面高低而异。

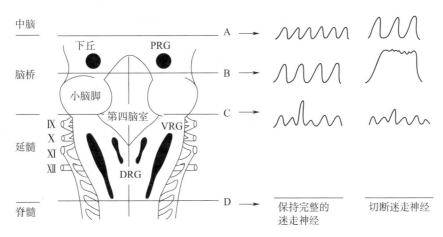

图 5 - 14　在不同平面横切脑干后呼吸的变化

DRG：背侧呼吸组；VRG：腹侧呼吸组；PRG：脑桥呼吸组；A、B、C、D 为脑干不同平面横切面

（三）高位脑

呼吸运动除受延髓、脑桥的呼吸中枢控制外，还受脑桥以上中枢部位的影响，如大脑皮质、边缘系统、下丘脑等。大脑皮质可通过皮层脊髓束和皮质脑干束在一定程度上控制呼吸运动神经元的活动，以保证其他重要的与呼吸相关活动的完成，如说话、唱歌、哭笑、咳嗽、吞咽、排便等。大脑皮质可以随意控制呼吸，发动说、唱等动作，完成一定程度内的随意屏气或加快加强呼吸。大脑皮质对呼吸运动的调节系统是随意的呼吸调节系统，低位脑干的呼吸调节系统是不随意的自主呼吸节律调节系统。这两个系统的下行通路是分开的。临床上有时可以观察到自主呼吸和随意呼吸分离的现象。例如，在脊髓前外

侧索下行的自主呼吸通路受损后，自主节律性呼吸运动出现异常甚至停止，但患者仍可进行随意呼吸。患者靠随意呼吸或人工呼吸来维持肺通气，一旦患者入睡，可能发生呼吸停止。"植物人"患者可进行自主呼吸运动，但对呼吸运动的随意调节能力丧失。

二、呼吸运动的反射性调节

呼吸节律虽然起源于脑，但其活动可受内、外环境各种刺激的影响。如冷刺激、血压较大波动等都可使呼吸发生反射性改变。中枢神经系统通过接受各种感受器的传入冲动，实现对呼吸运动调节的过程，称为呼吸的反射性调节。下面讨论几种重要的反射。

（一）化学感受性反射调节

呼吸的化学感受性反射调节是指化学因素刺激化学感受器所引起的反射性调节。呼吸调节的化学因素是指动脉血或脑脊液中的 O_2、CO_2 和 H^+。机体通过呼吸调节血液中的 O_2、CO_2 和 H^+ 的水平，这些化学因素中任何一个发生变化都会影响肺通气。当动脉血液中的 O_2、CO_2 和 H^+ 的水平变化时，可通过化学感受器反射性地调节呼吸运动，改变肺通气量，以维持内环境中这些化学成分的相对稳定。

1. 化学感受器（chemoreceptor） 是指其适宜刺激是化学物质的感受器。根据所在部位不同，化学感受器分为外周化学感受器（peripheral chemoreceptor）和中枢化学感受器（central chemoreceptor）。

（1）外周化学感受器 颈动脉体和主动脉体是调节呼吸运动的重要外周化学感受器。动脉血中 PO_2 降低、PCO_2 升高或 H^+ 浓度升高时，颈动脉体和主动脉体产生兴奋，冲动经窦神经和主动脉神经传入延髓，反射性地引起呼吸加深加快和动脉血压的升高。

颈动脉体含有 I 型细胞（球细胞）和 II 型细胞（鞘细胞），它们周围包绕以毛细血管窦，血液供应非常丰富，每分钟血流量达颈动脉体自身体重的 20 倍。II 型细胞包绕 I 型细胞、神经纤维和神经末梢，功能相当于神经胶质细胞，与颈动脉体其他成分之间没有特化的接触。I 型细胞呈球形，有大量囊泡，内含递质，如乙酰胆碱、儿茶酚胺、某些神经活性肽等，直接或间接与神经末梢形成突触联系，被认为是化学感受细胞（图 5-15）。也有研究表示，神经末梢本身即具有化学感受功能。颈动脉体传入神经进入窦神经，最后加入舌咽神经进入延髓。此外，颈动脉体还有传出神经支配，通过调节血流和化学感受器的敏感性来改变化学感受器的活动。PO_2 下降与 PCO_2 升高、H^+ 浓度升高可引起 I 型细胞内 Ca^{2+} 浓度升高，触发递质释放，引起传入神经兴奋。

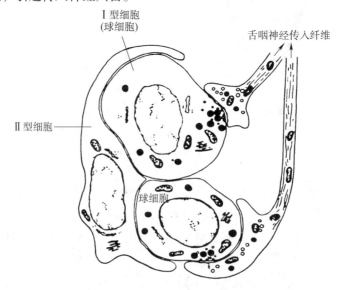

图 5-15　颈动脉体组织结构示意图

　　记录游离的颈动脉体的传入神经单纤维的动作电位，观察改变灌流液成分时动作电位频率的变化，可以了解颈动脉体所感受的刺激的性质以及刺激与反应之间的关系。结果显示，当灌流液 PO_2 下降、PCO_2 或 H^+ 浓度升高时，传入冲动增加，呼吸加深加快，肺通气量增加。如果保持灌流血液的 PO_2 为 100mmHg，仅减少血流量，传入冲动也增加。因为血流量下降时，颈动脉体从单位血液中摄取的 O_2 量相对增加，细胞外液 PO_2 因供 O_2 少于耗 O_2 而下降。贫血或 CO 中毒时，血氧含量虽然下降，但只要血流量充分，PO_2 正常，化学感受传入冲动并不增加。可见颈动脉体所感受的刺激是 PO_2，而不是血氧含量。

　　（2）中枢化学感受器　摘除动物外周化学感受器或切断其传入神经后，吸入 CO_2 肺通气量仍能增加。改变脑脊液 CO_2 和 H^+ 浓度也能刺激呼吸。动物实验研究表明，在延髓存在一个不同于呼吸中枢，但可影响呼吸的化学感受区，称为中枢化学感受器。

　　中枢化学感受器位于延髓腹外侧浅表部位，左右两侧对称分布，分头、中、尾 3 个区，头端和尾端区具有化学感受性，中间区是头端区和尾端区传入冲动向脑干呼吸中枢投射的中继站（图 5-16A）。近年来的研究表明，在斜方体后核、孤束核、蓝斑、下丘脑等部位也有化学敏感神经元。

　　中枢化学感受器的生理刺激是脑脊液和局部细胞外液 $[H^+]$，而不是 CO_2。但血液中的 CO_2 能迅速通过血-脑屏障，进入脑脊液和脑组织细胞外液的 CO_2 在碳酸酐酶的作用下与 H_2O 形成 H_2CO_3，H_2CO_3 再解离出 H^+，使化学感受器周围液体中的 H^+ 浓度升高，从而刺激中枢化学感受器，再引起呼吸中枢兴奋（图 5-16B）。脑脊液中的碳酸酐酶含量很少，CO_2 与 H_2O 的水合反应较慢，所以对 CO_2 的反应有一定的时间延迟。由于外周血中的 H^+ 不易通过血-脑屏障，故外周血 pH 的变动对中枢化学感受器的作用较小，较缓慢。中枢化学感受器不感受缺 O_2 的刺激，但对 H^+ 的敏感性比外周高，反应潜伏期较长。

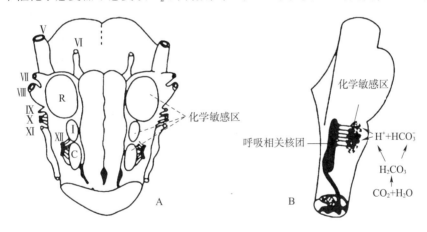

图 5-16　中枢化学感受器

A：延髓腹外侧浅表部位的中枢化学感受区；B：血液或脑脊液 PCO_2 升高刺激呼吸运动的中枢机制

2. CO_2、H^+ 和低氧对呼吸运动的调节

　　（1）CO_2 对呼吸运动的调节　在麻醉动物或人的动脉血液 PCO_2 降到很低水平时，可造成呼吸暂停。因此说明，一定水平的 CO_2 对于节律性呼吸是必要的。CO_2 对呼吸有很强的刺激作用。当适当增加吸入气中 CO_2 含量时，呼吸将加深加快，肺通气量增加。但当吸入气中 CO_2 含量超过一定水平时，肺通气量增大不足，血液中 PCO_2 将明显升高，抑制中枢神经系统包括呼吸中枢的活动，引起呼吸困难、头痛、头晕，甚至昏迷，出现 CO_2 麻醉。说明一定范围内动脉血 PCO_2 升高，可以加强对呼吸的刺激作用，但超过一定限度则引起呼吸中枢麻痹，导致呼吸中枢抑制。

　　CO_2 对呼吸的刺激作用通过两条途径实现：一是刺激外周化学感受器，冲动经窦神经和迷走神经传入延髓，反射性引起呼吸加深加快；二是刺激中枢化学感受器进而引起延髓呼吸中枢兴奋，使呼吸加深、加快。其中，以中枢途径为主。实验表明，动脉血 PCO_2 升高时，通过中枢化学感受器引起的通气增强约占总效应的 80%，因此，中枢化学感受器在 CO_2 通气反应中起主要作用。因为中枢途径是通过脑脊液和局部细胞外液中 H^+ 起作用，所以发挥作用时潜伏期较长。当动脉血中 PCO_2 突然增高时，外周化学感受器的快速调节起到重要作用。当中枢化学感受器受抑制，对 CO_2 的敏感性降低时，外周化学感受器就发挥重要作用。

（2）$[H^+]$ 对呼吸运动的调节　动脉血 H^+ 浓度增高，呼吸加深加快，肺通气量增加；H^+ 浓度降低时，呼吸受到抑制，肺通气量减少。H^+ 对呼吸的调节通过外周化学感受器和中枢化学感受器实现。虽然中枢化学感受器对 H^+ 的敏感性较高，约为外周化学感受器的 25 倍，但由于 H^+ 不易通过血 – 脑屏障，因此，血液中 H^+ 对呼吸的影响主要通过刺激外周化学感受器而实现，脑脊液中的 H^+ 才是中枢化学感受器最有效的刺激。

（3）低氧对呼吸运动的调节　吸入气 PO_2 降低时，肺泡气、动脉血 PO_2 都随之降低，呼吸增强，肺通气增加。但只有动脉血中 PO_2 降低到 80mmHg 以下时，肺通气才出现可觉察到的增加，可见动脉血 PO_2 对正常呼吸的调节作用不大，仅在特殊情况下低氧刺激（动脉血 PO_2 在 30 ~ 60mmHg 范围内变化）才具有重要意义。然而在自然呼吸条件下，肺泡通气量的增加导致动脉血 PCO_2 的下降，很大程度上抵消了低氧对呼吸的兴奋作用。

低氧对呼吸的刺激作用完全是通过外周化学感受器实现的。切断动物外周化学感受器的传入神经，急性低氧的呼吸刺激反应完全消失。低氧对呼吸中枢的直接作用是抑制，但是低氧可通过对外周化学感受器的刺激而兴奋呼吸中枢，所以在一定程度上可以对抗低氧对中枢的直接抑制作用。在严重低氧时，外周化学感受性反射不足以克服低氧对中枢的抑制作用，将导致呼吸障碍。在低氧时吸入纯 O_2，由于解除了外周化学感受器的低氧刺激，会引起呼吸暂停，临床上进行 O_2 治疗时应予以注意。

在高山或高空区，由于大气压较海平面低，吸入气中氧含量降低，血中 PO_2 也随之降低，可刺激外周化学感受器，使呼吸加深加快，此时，低氧兴奋外周化学感受器是提高血 PO_2 的一个重要途径。

3. PCO_2、$[H^+]$ 和 PO_2 在影响呼吸中的相互作用　图 5 – 17 显示保持其他两个因素不变而只改变其中一个因素时的单因素通气效应。可以看出，PO_2 下降对呼吸的影响最弱，PCO_2 和 $[H^+]$ 只要略有升高，通气明显增大，其中 PCO_2 对呼吸刺激作用最强。

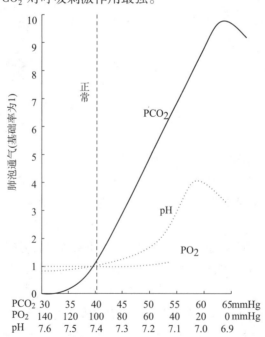

图 5 – 17　改变动脉血液 PCO_2、PO_2、pH 对肺泡通气反应的影响

整体情况下，PCO_2、H^+ 和 PO_2 往往是一种因素的改变会引起其余因素相继改变或几种因素同时改变。三者相互作用，既可发生总和增强肺通气，也可相互抵消而减弱。如 PCO_2 升高时，H^+ 浓度也随之升高，两者的作用发生总和，使肺通气反应较单独 PCO_2 升高时为大。H^+ 浓度增加时，因肺通气量增大使 CO_2 排出增加，所以，PCO_2 下降，H^+ 浓度也有所降低，两者可部分抵消 H^+ 兴奋呼吸的作用。PO_2 下降时，也因肺通气量增加，呼出较多的 CO_2，使 PCO_2 和 H^+ 浓度下降，从而减弱低 O_2 的刺激作用。

（二）肺牵张反射

肺牵张反射（pulmonary stretch reflex）也称黑－伯反射（Hering－Breuer reflex），包括肺扩张反射和肺萎陷反射。

1. 肺扩张反射 肺扩张引起的吸气抑制活动的反射称为肺扩张反射。感受器位于从气管到细支气管的气道平滑肌中，属于牵张感受器，其阈值低，适应慢。吸气时，肺扩张牵拉支气管和细支气管，牵张感受器兴奋，冲动经迷走神经传入延髓，在延髓内通过一定的神经联系使吸气停止，转为呼气。肺扩张反射的生理意义在于加速了吸气和呼气的交替，使呼吸频率增加。动物实验中，切断迷走神经后，吸气延长、加深，呼吸变得深而慢。

肺扩张反射有种属差异性。常见实验动物中，兔的敏感性最强；人的敏感性最低。切断家兔双侧迷走神经导致吸气幅度加深，吸气时程延长。人在出生后 4~5 天肺扩张反射即迅速减弱，成年人潮气量增加至 1500ml 以上时，才能引起该反射。人在平静呼吸时，肺牵张反射一般不参与呼吸调节。但在病理情况下，如肺炎、肺水肿、肺充血等，由于肺顺应性降低，肺扩张时对气道的牵张刺激较强，可以引起该反射，使呼吸变浅、变快。

2. 肺萎陷反射 是指肺萎陷时增强吸气活动或促进呼气转换为吸气的反射。肺萎陷反射在较强的缩肺时才出现，在平静呼吸调节中意义不大，但对阻止呼气过深和肺不张等可能起一定作用。感受器同样位于气道平滑肌内，但其性质尚不十分明确。

（三）呼吸肌的本体感受器反射

肌梭和腱器官属骨骼肌本体感受器，它们所引起的反射为本体感受性反射。肌梭受牵张刺激而兴奋，反射性地引起受牵张的肌肉收缩。运动或呼吸阻力增大，肌梭受到较强的刺激，可反射性地引起呼吸肌收缩加强，肺通气量增加。这在克服气道阻力上有重要意义。

（四）防御性呼吸反射

呼吸道黏膜内的激惹感受器受到机械或化学刺激时，引起防御性呼吸反射（defensive respiratory reflex），以清除激惹物，避免其进入肺泡。主要包括咳嗽反射和喷嚏反射。

1. 咳嗽反射（cough reflex） 是常见的重要的防御反射，其中枢位于延髓，感受器位于喉、气管和支气管的黏膜。大支气管以上部位的感受器对机械刺激敏感，二级支气管以下部位对化学刺激敏感。传入冲动经迷走神经传入延髓，引起咳嗽反射。咳嗽时，先短促或深吸气，接着声门紧闭，呼气肌强烈收缩，肺内压和胸膜腔内压急剧上升，然后声门突然打开，由于气压差极大，气体便以极高的速度从肺内冲出，将呼吸道内异物或分泌物排出。剧烈咳嗽时，因胸膜腔内压显著升高可阻碍静脉回流，使静脉压和脑脊液压升高。

2. 喷嚏反射（sneezing reflex） 类似于咳嗽反射。因鼻黏膜受刺激而引起，传入神经为三叉神经，效应为腭垂下降，舌压向软腭，呼出气主要从鼻腔喷出，以清除鼻腔中的刺激物。

除上述反射性调节外，呼吸运动还受到其他多种感受器传入冲动的影响。如肺毛细血管旁感受器，心房、心室、颈动脉窦、主动脉弓等处的压力感受器等，在受到刺激时，均可反射性调节呼吸运动。只是调节作用较弱，生理意义较为局限。

（买文丽）

答案解析

目标检测

1. 胸膜腔内负压是如何形成的？有什么生理意义？

2. 平静呼吸过程中，胸膜腔内压和肺内压是如何变化的？人工呼吸的原理是什么？

3. 什么是肺泡表面张力？肺泡表面活性物质有什么生理作用？

4. 什么是无效腔？对肺泡通气量有何影响？为什么深慢呼吸比浅快呼吸的肺换气效率高？

5. 为什么时间肺活量比肺活量更能反映肺通气功能？

6. 影响肺部气体交换的主要因素有哪些？

7. 通气/血流比值失调对肺部气体交换有何影响？为什么在气体交换不足时，往往缺氧显著而二氧化碳潴留却不明显？

8. 动物实验中，在家兔气管插管上接一根 $0.5 \sim 1.0m$ 长的橡皮管，其呼吸会出现什么变化？为什么？

9. 输入库存时间较长血液，为什么患者会出现缺氧的表现？

10. 分别给家兔静脉注射 3% 乳酸 2ml、吸入含 5% CO_2 的空气、吸入气中 PO_2 轻度下降时，对呼吸运动有何影响？其作用机制是什么？

11. 切断家兔双侧迷走神经后，呼吸运动如何变化？其机制是什么？

书网融合……

本章小结　　　微课1　　　微课2　　　微课3　　　微课4　　　图集5　　　题库

第六章　消化和吸收

PPT

📖 学习目标

  1. 掌握　消化和吸收的概念；消化道平滑肌的基本生理特性；胃肠的神经支配；胃肠激素；胃液、胰液和胆汁的性质、成分和作用以及分泌调节。

  2. 熟悉　消化道的内分泌功能；胃和小肠的运动；吸收的主要部位，小肠内主要营养物质吸收的形式和途径。

  3. 了解　口腔内消化；小肠液的成分和作用以及分泌调节；大肠的功能。

第一节　概　述

在人和高等动物，消化系统是由消化道和消化腺组成。消化系统的基本功能是对食物进行消化和吸收，为机体提供所需的物质和能量。食物中主要营养物质如蛋白质、脂肪和糖类都是结构复杂的大分子物质，不能被机体直接利用，需在消化道内分解为结构简单的小分子物质才能被吸收。

食物在消化道内被分解为可吸收的小分子物质的过程称为消化（digestion），包括机械性消化（mechanical digestion）和化学性消化（chemical digestion）。机械性消化是指通过消化道的运动，将食物磨碎并与消化液混合、搅拌，同时将食物向消化道远端推送的过程。化学性消化是指通过消化液中消化酶的作用，将食物中的大分子物质分解为可吸收的小分子物质的过程。经过消化后的小分子物质通过消化道黏膜上皮细胞进入血液或淋巴循环的过程称为吸收（absorption）。消化和吸收是紧密联系的两个过程，未被消化和吸收的食物残渣进入大肠后形成粪便，并排出体外。

一、消化道平滑肌的特性

（一）消化道平滑肌的一般特性

整个消化道中，除口腔、咽、食管上端和肛门外括约肌是骨骼肌外，其余部分都是由平滑肌组成的。消化道平滑肌是胃肠运动的结构基础，具有肌肉组织的共性，如兴奋性、传导性和收缩性，但又具有自己的特点，其特性与功能见表6-1。

表6-1　消化道平滑肌的一般特性与生理意义

特性	活动特点	生理意义
兴奋性和收缩性	兴奋性低，收缩缓慢，变异大	适应整体消化活动的需要，与消化过程协调
节律性	缓慢的节律性活动，远不如心肌规则	反复进行充分的消化活动
紧张性	持续、微弱的收缩状态	保持消化道基本形态和位置
伸展性	可被动牵拉为自身原始长度的数倍	发挥容纳食物等内容物的作用
适宜刺激	对电刺激不敏感，但对温度、化学和牵拉刺激敏感	构成消化活动的局部自然刺激因素

（二）消化道平滑肌的电生理特性

1. 静息电位　消化道平滑肌静息电位的幅值较低，为-50～-60mV，电位不稳定，波动较大。静息电位产生机制主要是由 K^+ 外流形成，此外，少量的 Na^+、Ca^{2+}、Cl^- 以及生电性钠泵的活动也参与静息电位的产生（图 6 - 1）。

2. 慢波电位 消化道平滑肌在静息电位的基础上，可产生自发去极化和复极化的节律性电位波动，因其频率较慢，故称为慢波（slow wave）。因慢波决定平滑肌的收缩节律，又称为基本电节律（basic electrical rhythm，BER）。慢波的波幅为 5~15mV，持续时间由数秒至十几秒；不同部位的消化道平滑肌慢波频率也不同：胃 3 次/分，十二指肠 11~12 次/分，回肠末端 8~9 次/分。目前认为，慢波起源于消化道的纵行肌和环形肌之间的 Cajal 间质细胞（interstitial cell of Cajal）。慢波产生的离子机制尚未完全阐明，可能与细胞膜上生电性钠泵的活动具有波动性有关（图 6 - 1）。

3. 动作电位 当慢波进一步去极化达到阈电位水平时，消化道平滑肌便在慢波的基础上爆发动作电位。消化道平滑肌动作电位时程很短，为 10~20 毫秒，故又称快波（fast wave）。产生机制主要是 Ca^{2+} 内流的结果。慢波是动作电位的产生基础，动作电位数目越多，收缩的幅度越大。慢波是决定肌肉收缩频率、传播速度和方向的控制波（图 6 - 1）。

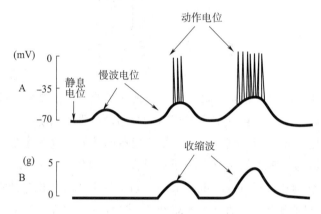

图 6 - 1 消化道平滑肌的电活动与肌肉收缩的关系

A：为细胞内记录的细胞膜电位变化曲线；B：为肌肉收缩曲线

二、胃肠的神经支配

在完整的机体内，胃肠活动受自主神经系统和胃肠内在神经系统的双重调节（图 6 - 2）。

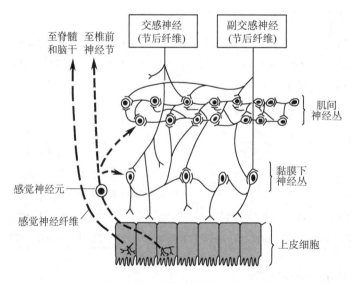

图 6 - 2 胃肠道的神经支配

（一）自主神经系统

1. 交感神经 支配消化系统的交感神经起自脊髓胸腰段灰质侧角，经过椎前神经节交换神经元后发出节后纤维支配消化系统各部。交感神经兴奋时，节后纤维末梢释放去甲肾上腺素，抑制胃肠运动和腺体分泌，而对消化道括约肌却起兴奋作用。

2. 副交感神经 支配消化系统的副交感神经纤维，主要行走在迷走神经和盆神经中，其节前纤维到达胃肠道并终止于胃肠壁内的神经元，发出的节后纤维主要支配胃肠平滑肌、血管平滑肌及分泌细胞。副交感神经大部分节后纤维释放乙酰胆碱，引起胃肠运动增强，腺体分泌增加，但消化道括约肌舒张。少数副交感神经的节后纤维释放的递质是某些肽类物质，如血管活性肠肽（vasoactive intestinal peptide，VIP）、P 物质和生长抑素等。

（二）内在神经系统

消化道内在神经系统（intrinsic nervous system）是指由存在于消化道壁内大量神经元和神经纤维组成的复杂神经网络，又称肠神经系统（enteric nervous system），包括黏膜下神经丛（submucosal plexus）和肌间神经丛（myenteric plexus）。

黏膜下神经丛是指位于环行肌和黏膜层之间的神经丛。主要调节消化道腺体和内分泌细胞的分泌。肌间神经丛的神经元分布在纵行肌与环行肌之间，主要支配平滑肌的活动。内在神经系统在肠道壁内构成完整的反射装置，包括感觉神经元、中间神经元以及运动神经元，构成一个相对独立的、完整的整合系统，可以不通过中枢神经系统而独立完成局部反射活动。但在完整的机体内，内在神经系统的活动仍受外来神经的支配。

三、消化道的内分泌功能

除消化吸收功能外，消化道也是机体内最大、最复杂的内分泌器官。在胃肠道黏膜中分布着 40 多种内分泌细胞，这些内分泌细胞能合成和释放具有生物活性的化学物质，统称为胃肠激素（gastrointestinal hormone）。由于这些激素几乎都是肽类物质，故又称为胃肠肽（gastrointestinal peptides）。主要胃肠内分泌细胞的名称、分布和分泌产物见表 6 - 2。

表 6 - 2 主要内分泌细胞的名称、分布及分泌产物

细胞名称	分泌产物	分布部位
D 细胞	生长抑素	胃、小肠、结肠
G 细胞	促胃液素	胃窦、十二指肠
I 细胞	胆囊收缩素	小肠上部
K 细胞	抑胃肽	小肠上部
Mo 细胞	胃动素	小肠
N 细胞	神经降压素	回肠
PP 细胞	胰多肽	胰腺外分泌部位、胃、大小肠
S 细胞	促胰液素	小肠上部

（一）胃肠激素的分泌方式

大多数胃肠激素经血液循环途径发挥作用，即远距分泌；有些则通过旁分泌、神经分泌和自分泌作用于靶细胞；也有一些胃肠激素（如促胃液素、胰多肽）可直接分泌入胃肠腔内而发挥作用，称为腔分泌（luminal secretion）。

（二）胃肠激素的作用

1. 调节消化腺的分泌和消化道的运动 不同胃肠激素对不同的消化腺、平滑肌和括约肌产生的调节作用不同。三种主要胃肠激素的作用、分布部位和引起释放的刺激因素见表6-3。

表6-3 三种胃肠激素的分布、作用及释放的刺激物

激素名称	在消化道的分布		主要生理作用	引起激素释放的刺激物
	部位	细胞		
促胃液素	胃窦 十二指肠	G细胞	促进胃酸和胃蛋白酶分泌，促进胃肠运动，延缓胃排空	蛋白质消化产物、迷走神经递质
胆囊收缩素	十二指肠 空肠	I细胞	刺激胰液分泌和胆囊收缩，增强小肠和结肠运动，抑制胃排空	蛋白质消化产物、脂肪酸
促胰液素	十二指肠 空肠	S细胞	刺激胰液及胆汁中的 HCO_3^- 分泌，抑制胃酸分泌和胃肠运动，抑制胃排空	盐酸、脂肪酸

2. 调节其他激素的释放 胃肠激素如促胃液素、促胰液素、胆囊收缩素在药理剂量时都可以促进胰岛素分泌，而抑胃肽（gastric inhibitory polypeptide，GIP）在生理条件下即可刺激胰岛素分泌。

3. 营养作用 某些胃肠激素对消化道组织的代谢和生长具有促进作用，称为营养作用（trophic action）。如促胃液素可促进胃黏膜增生。

4. 影响免疫功能 胃肠激素对免疫细胞增生及细胞因子的释放、免疫球蛋白的生成、白细胞的趋化与吞噬作用等有广泛的影响。

（三）脑-肠肽

一些原来认为只存在于中枢神经系统的肽类物质也在消化道中被发现，而一些产生于胃肠道的肽类物质在中枢神经系统也存在。这些双重分布的肽被统称为脑-肠肽（brain-gut peptides）。已发现的脑-肠肽有促胃液素、胆囊收缩素、胃动素、生长抑素、血管活性肠肽、P物质等。

第二节 口腔内消化

消化过程从口腔开始。在口腔内，食物停留15~20秒，经过咀嚼被磨碎、与唾液混合形成食团，然后吞咽入胃。唾液中的消化酶对食物有较弱的化学消化作用。

一、唾液 🅔 微课6-1

人的口腔有三对主要的大唾液腺，即腮腺、下颌腺和舌下腺。此外，还有众多散在于口腔黏膜内的小唾液腺，唾液就是由这些大小腺体所分泌的混合液。

（一）唾液的性质和成分

唾液（saliva）是无色无味近于中性的低渗液体，每天分泌量为1~1.5L，其中水分约占99%，无机物有 Na^+、K^+、Cl^-、HCO_3^- 等；有机物主要为黏蛋白、黏多糖、唾液淀粉酶、溶菌酶、免疫球蛋白（IgA、IgG、IgM）、激肽释放酶等。

（二）唾液的生理作用

唾液的生理作用：①湿润和溶解食物，引起味觉并使食物易于吞咽；②消化作用，唾液淀粉酶可将食物中的淀粉分解为麦芽糖；③清洁和保护口腔，唾液中的溶菌酶和免疫球蛋白能杀灭细菌和病毒，唾

液分泌还可以清除口腔残余食物、脱落的上皮细胞和进入口腔的异物；④排泄功能，进入体内的某些异物如铅及某些药物等可随唾液分泌排出。

（三）唾液分泌的调节

唾液分泌的调节完全是神经反射性的，包括条件反射和非条件反射。进食之前，食物外观、气味、进食环境以及有关的语言文字描述等引起的唾液分泌，称为条件反射性分泌。进食过程中，食物对口腔的机械、化学和温度刺激所引起的唾液分泌称为非条件反射性分泌。唾液分泌的初级中枢在延髓，下丘脑和大脑皮层中还存在更高级的中枢。支配唾液分泌的传出神经主要是副交感神经，其末梢释放乙酰胆碱（ACh）和VIP，引起唾液分泌增加，其特点是量多而固体成分少，同时伴有唾液腺血管扩张。交感神经纤维也支配唾液腺，其节后纤维释放去甲肾上腺素，引起唾液腺分泌黏稠的唾液。

二、咀嚼与吞咽

（一）咀嚼

咀嚼（mastication）是通过咀嚼肌群的顺序性收缩活动而完成的，是一种受大脑皮层支配的复杂反射性动作。它的作用在于把食物磨碎，使之与唾液充分混合形成食团，便于吞咽。咀嚼动作能反射性地引起胃肠等消化器官活动加强，为下一步消化过程作好准备。

（二）吞咽

吞咽（swallowing）是指食物由口腔经咽和食管进入胃的过程，吞咽动作由一系列高度协调的反射活动组成。根据吞咽过程中食物通过的部位，可将吞咽过程分为以下3期。①口腔期（oral phase）：指食团从口腔到咽。②咽期（pharyngeal phase）：指食团从咽到食管上端。③食管期（esophageal phase）：指食团沿食管下行至胃。此期主要由食管蠕动实现，完全是反射性活动。蠕动（peristalsis）是空腔器官平滑肌的顺序收缩，形成一种向前推进的波动形式。在食管和胃连接处有一段长4~6cm的高压区，其内压力比胃内压高5~10mmHg，起到类似生理性括约肌的作用，可以阻止胃内容物逆流入食管，称为食管下括约肌。

第三节　胃内消化

⇒ 案例引导

　　临床病例　患者，男，间歇性上腹部疼痛7年，在进食后疼痛缓解，且伴有反酸、嗳气、流涎、恶心、呕吐、腹泻和便秘等症状。于2021年6月到医院消化内科门诊治疗，主诉间歇性上腹部疼痛加重月余伴黑便3天，给予抗酸治疗有效。初步诊断为胃溃疡。

　　讨论：

　　1. 正常人的胃黏膜是如何保护自身以免受胃酸和胃蛋白酶的侵蚀？

　　2. 胃溃疡的发病原因有哪些？

胃具有储存和消化食物的功能。成年人胃容量为1~2L。食物在胃内经过机械性和化学性消化作用，形成食糜（chyme），再逐次少量通过幽门排入十二指肠。

一、胃液 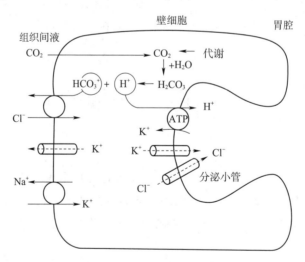微课 6-2

胃液的分泌主要是由胃黏膜外分泌腺和多种内分泌细胞完成的。胃的外分泌腺包括贲门腺、泌酸腺和幽门腺。胃黏膜内的多种内分泌细胞，如分泌促胃液素的 G 细胞、分泌生长抑素的 D 细胞等。

（一）胃液的成分及其作用

胃液是无色酸性液体，pH 为 0.9~1.5。正常成人 24 小时分泌量为 1.5~2.5L，空腹时胃液分泌量（基础胃液分泌）很少。进食情况下，其分泌量可大幅度增加，称消化期胃液分泌。一般进食约半小时后胃液分泌达高峰。胃液中除含大量水分外，主要包括盐酸、胃蛋白酶原、黏液、碳酸氢盐和内因子。

1. 盐酸 主要是由泌酸腺的壁细胞分泌，也称胃酸。胃酸有两种存在形式，一种是游离酸，另一种是与蛋白质结合的结合酸，两种酸统称为总酸。正常人空腹状态下基础排酸量（basal output）为 0~5mmol/h。在食物或某些药物（如组胺）刺激下，盐酸排出量明显增加，最大排出量可达 20~25mmol/h。

（1）壁细胞分泌盐酸的基本过程 壁细胞分泌的 H^+ 是由胞浆中的 H_2O 解离生成的，质子泵分泌 H^+ 的前提是分泌小管内 K^+ 的存在。分泌小管内 K^+ 来源：当壁细胞受刺激时，K^+ 经细胞顶膜上的 K^+ 通道进入分泌小管，而细胞底侧膜上的 Na^+,K^+-ATP 酶可使细胞外的 K^+ 与细胞内的 Na^+ 进行交换而进入细胞内，以补充由顶膜丢失的部分 K^+。质子泵每水解 1 分子 ATP，可以驱动一个 H^+ 从胞浆进入分泌小管腔，同时驱动一个 K^+ 从分泌小管腔进入胞浆。H^+ 与 K^+ 的交换是一对一的电中性交换；H^+ 被质子泵泵出后，胞浆中的 OH^- 在碳酸酐酶的催化下迅速与 CO_2 结合形成 HCO_3^-；在细胞基底侧生成的 HCO_3^- 与 Cl^- 进行交换，HCO_3^- 进入血液，而 Cl^- 进入胞浆并通过细胞顶膜特异的 Cl^- 通道进入分泌小管腔，与 H^+ 形成 HCl（图 6-3）。消化期胃酸大量分泌的同时，有大量 HCO_3^- 进入血液，形成餐后碱潮（postprandial alkaline tide）。

图 6-3 壁细胞分泌盐酸的基本过程

（2）胃酸主要作用 ①激活胃蛋白酶原，并为其作用提供适宜的酸性环境，同时可使蛋白质变性易于水解；②杀灭随食物进入胃内的细菌；③胃酸进入十二指肠后可促进胰液、胆汁和小肠液的分泌；④盐酸所造成的酸性环境有助于小肠内铁和钙的吸收。

2. 胃蛋白酶原（pepsinogen） 由泌酸腺的主细胞分泌，常以无活性的酶原形式储存在细胞内。胃蛋白酶原在胃酸或已激活的胃蛋白酶作用下，转变为具有活性的胃蛋白酶（pepsin）。胃蛋白酶最适 pH 为 1.8~3.5，能使蛋白质水解生成际和胨，并产生少量的多肽或氨基酸。随着 pH 升高，其活性降低，当 pH 大于 5 以上时，胃蛋白酶失去活性。胃蛋白酶缺乏者，由于体内还存在其他的蛋白质水解酶，因此蛋白质消化仍正常。

3. 黏液和碳酸氢盐　胃的黏液（mucus）是由胃黏膜表面的上皮细胞，泌酸腺的黏液颈细胞以及贲门腺和幽门腺共同分泌的，主要成分为糖蛋白。黏液有较高的黏滞性，在胃黏膜表面形成一个厚为 0.5~1mm 的凝胶层。由胃黏膜的非泌酸细胞分泌的 HCO_3^- 也渗入到此凝胶层，于是在胃黏膜表面形成一个屏障，称为"黏液 – 碳酸氢盐屏障（mucus – bicarbonate barrier）"（图 6 – 4）。黏液中 HCO_3^- 不断中和进入的 H^+，因此，黏液层近胃腔呈酸性，pH 2.0 左右，而靠近上皮细胞侧的黏液呈中性，pH 7.0 左右，可以有效防止胃酸对胃黏膜的侵蚀及胃蛋白酶对胃黏膜的消化作用。

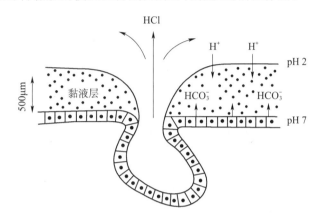

图 6 – 4　胃黏液 – 碳酸氢盐屏障模式图

4. 内因子（intrinsic factor）　是由壁细胞分泌的一种糖蛋白，它能与进入胃内的维生素 B_{12} 结合形成复合物，保护维生素 B_{12} 在肠道内不被水解酶破坏，并且促进维生素 B_{12} 在回肠末端吸收。

（二）胃液分泌的调节

胃液的分泌受神经和体液因素的调节。神经调节主要通过迷走神经的活动实现。体液调节主要通过胃肠激素或生物活性物质（如促胃液素、组胺等）的作用实现。

1. 促进胃酸分泌的内源性物质

（1）乙酰胆碱（acetylcholine，ACh）　是由支配胃的大部分迷走神经节后纤维释放的递质。乙酰胆碱与壁细胞膜上的胆碱能（M_3 型）受体结合而刺激胃酸分泌，它可被胆碱受体拮抗剂阿托品阻断。

（2）促胃液素（gastrin）　是由胃窦部和上段小肠黏膜的 G 细胞分泌的一种多肽，释放后经血液循环到达壁细胞，促进胃酸分泌。

（3）组胺（histamine）　是由胃泌酸区黏膜的肠嗜铬样（entero – chromaffin – like，ECL）细胞分泌的一种旁分泌激素，其与壁细胞上的 H_2 型受体结合可引起胃酸分泌。甲氰咪呱及其类似物可阻断组胺与 H_2 受体结合而抑制胃酸分泌，有助于十二指肠溃疡的愈合。

2. 抑制胃液分泌的因素　除精神、情绪因素外，主要有以下 3 种。

（1）盐酸　当胃酸分泌过多，使胃窦内 pH≤1.2~1.5 或十二指肠内 pH≤2.5 时，抑制胃腺分泌，进行负反馈调节。因此，对防止胃酸过度分泌，保护胃肠黏膜具有重要的意义。其可能机制是：①直接抑制胃窦黏膜 G 细胞释放促胃液素；②刺激胃窦部 D 细胞分泌生长抑素；③刺激十二指肠黏膜释放抑制胃酸分泌的肽类激素，如促胰液素。

（2）脂肪　脂肪及其消化产物进入小肠后可刺激小肠黏膜分泌肠抑胃素（enterogastrone），包括促胰液素、胆囊收缩素、抑胃肽、血管活性肠肽等激素，这些激素可以抑制胃液分泌和胃运动。

（3）高张溶液　十二指肠内高张溶液可能通过肠－胃反射（enterogastric reflex）和一些体液因素抑制胃液分泌。

3. 消化期胃液分泌的调节　进食后引起的胃液分泌称为消化期胃液分泌。通常按接受食物刺激的部位把消化期胃液分泌分成 3 期，即头期、胃期和肠期。实际上，进食时这 3 个时期几乎是同时开始、互相重叠的，而且都受神经和体液因素的双重调节。

（1）头期　指在咀嚼、吞咽食物时，来自眼、耳、鼻、口、咽、食管等头部感受器的传入冲动引起的胃液分泌。头期胃液分泌的特点是持续时间较长，胃液分泌量多，占整个消化期胃液分泌量的 30%，酸度及胃蛋白酶原的含量均很高。

头期胃液的分泌机制包括条件反射和非条件反射。条件反射是指食物的色、形、味、声音等刺激作用于头部感受器引起的胃液分泌；非条件反射则是指咀嚼和吞咽食物时，食物刺激口腔和咽喉等处的化学和机械感受器引起的胃液分泌。这些反射共同的传出神经是迷走神经。迷走神经可直接作用于壁细胞引起胃液分泌，也可刺激促胃液素释放，间接引起胃液分泌。

（2）胃期　指食物入胃后，通过对胃的机械性和化学性刺激引起的胃液分泌。胃期分泌的胃液量约占消化期总分泌量的 60%，酸度及胃蛋白酶原的含量也很高，但消化力比头期弱。

胃期胃液分泌的主要途径有：①食物机械性扩张刺激胃底、胃体部，通过迷走－迷走神经长反射和壁内神经丛的短反射，直接或间接通过促胃液素引起胃液分泌；②食物机械性扩张刺激胃幽门部的感受器，通过壁内神经丛，作用于 G 细胞释放促胃液素，引起胃液分泌；③食物的化学成分，主要是蛋白质的消化产物直接作用于 G 细胞，引起促胃液素的分泌，促使胃液分泌。

（3）肠期　食物进入小肠上段所引起的胃液分泌，称肠期分泌。肠期胃液分泌的特点是分泌量少，约占进食后胃液分泌总量的 10%，酸度和胃蛋白酶原的含量均较低。这可能和小肠内酸、脂肪、高张溶液对胃液分泌产生的抑制作用有关。

肠期胃液分泌主要接受体液调节，其机制是：食物的机械性和化学性刺激作用于小肠黏膜，促使其释放促胃液素和肠泌酸素，促进胃液分泌。

进食后头期、胃期、肠期胃液分泌的机制归纳见图 6－5。

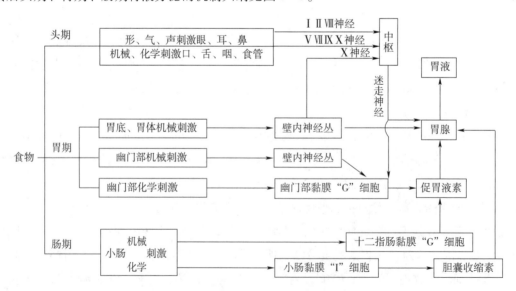

图 6－5　胃液分泌的神经体液调节

二、胃的运动

胃的消化期和非消化期具有不同的运动功能，消化期胃运动的主要功能是接纳和储存食物，对食物进行机械性消化，使食物与胃液充分混合，然后以适当的速率向十二指肠排放。非消化期胃运动的作用是清除胃内的残留物。

（一）胃运动的主要形式

1. 容受性舒张　当咀嚼和吞咽时，食物刺激口咽、食管等处感受器反射性地引起胃体和胃底肌肉的舒张，称为容受性舒张（receptive relaxation）。它的主要作用是接纳和储存食物，并且防止胃内容物增加导致的胃内压急剧升高。胃的容受性舒张是通过迷走 - 迷走反射实现的，迷走神经传出纤维末梢释放抑制性递质，可能是 VIP 或 NO，从而使胃壁肌肉舒张。

2. 紧张性收缩　胃壁平滑肌经常保持着一定程度的紧张性收缩（tonic contraction）。其有助于胃液渗入食物内部，促进化学性消化，并协助推动食糜向十二指肠移动，同时可使胃保持一定的形状、位置和胃内压。

3. 蠕动　食物入胃后 5 分钟左右即出现胃的蠕动。胃蠕动的生理意义在于能够研磨、搅拌胃内食物，并促使胃内容物与胃液充分混合，促进化学性消化。胃蠕动还可将食糜从胃体通过胃窦向幽门推进。胃的蠕动从胃中部开始，蠕动波起初较小，随着传播过程，波幅和传播速度逐渐增加。胃的蠕动波频率约 3 次/分，每个蠕动波到达幽门约需 1 分钟。因此，进食后胃蠕动常常是一波未平，一波又起。当蠕动波到达胃窦末端时，幽门开放，但内腔很窄，仅少量液状食糜克服幽门阻力进入十二指肠。

（二）胃排空及其控制

食物由胃排入十二指肠的过程称为胃排空（gastric emptying）。胃排空的直接动力来源于胃内压与十二指肠内压之差，原动力来源于胃运动。一般食物入胃后 5 分钟即有部分食糜排入到十二指肠。食糜的理化性状和化学组成不同，胃排空速度也不同。一般来说，稀的、流体食物比固体食物排空快；小颗粒的食物比大块的排空快；等渗溶液比非等渗溶液排空快。三种主要食物中，排空最快为糖类，其次是蛋白质，排空最慢的是脂肪。混合食物由胃完全排空通常需要 4 ~ 6 小时。胃和十二指肠两方面因素控制胃排空的速率。胃内的食物促进胃排空，当食物进入十二指肠后抑制胃排空。

（三）非消化期的胃运动

胃在空腹时呈现以间歇性强力收缩伴有较长静息期为特征的周期性运动，并向肠道方向扩布。胃肠道在消化间期的这种运动称为移行性复合运动（migrating motor complex，MMC）。MMC 的每一周期为 90 ~ 120 分钟，每次持续 3 ~ 5 分钟。它可将胃肠内上次进食后遗留的残渣、脱落的细胞碎片、细菌等清除干净，为下次进食作准备，因而起着"清道夫"的作用。

（四）呕吐

呕吐（vomiting）是一种复杂的反射活动，将胃及肠内容物从口腔强力排出的过程。各种机械和化学的刺激作用于舌根、咽部、胃、大小肠、胆总管、泌尿生殖器官等处的感受器都可以引起呕吐，视觉和内耳前庭的位置感觉改变也可以引起呕吐。呕吐中枢位于延髓外侧网状结构的背外侧缘。呕吐是一种具有保护意义的防御性反射，可排出胃内有害物质。但长期剧烈的呕吐会丢失大量的消化液，影响进食和正常消化活动，造成体内水、电解质和酸碱平衡的紊乱。

⊕ 知识链接

巴甫洛夫

巴甫洛夫，俄国生理学家、心理学家、医师、高级神经活动生理学的创始人和奠基人，条件反射理论的建构者，也是传统心理学领域之外而对心理学发展影响最大的人物之一，在 1904 年，因为对消化系统研究的突出贡献而获得诺贝尔生理学奖。

从 1888 年开始，巴甫洛夫对消化生理进行研究。关于消化道的研究，巴甫洛夫是首先把狗的食道经过手术切断，然后为狗的胃接上篓管来观察消化液在胃里的作用。当给狗喂食时，因为它的食道已被切断，食物并不能进入胃。通过实验可以清楚地观察到，狗徒劳地吃肉后 4 ~ 5 分钟里，橡皮管里仍流出了大量的胃液，这就是著名的"假饲"实验，它可以使人们观察到狗的消化腺分泌情况。

第四节　小肠内消化

食糜由胃进入十二指肠后，即开始小肠内消化。食物在小肠内停留的时间较长，一般为 3 ~ 8 小时。由于小肠内胰液、胆汁和小肠液的化学性消化以及小肠运动的机械性消化的作用，营养物质被分解为可吸收的小分子物质。食物通过小肠后，消化过程基本完成，未被消化的食物残渣则从小肠进入大肠。

一、胰液

胰腺具有内分泌和外分泌两种功能，外分泌腺可分泌胰液。胰液是由胰腺的腺泡细胞及小导管细胞分泌的。

（一）胰液的成分和作用

胰液是无色、无味、等渗的碱性液体，pH 为 7.8 ~ 8.4。正常人胰液分泌量每日为 1 ~ 2L。胰液中主要成分有水、电解质及各种消化酶。

1. 水和电解质　胰液中的水和电解质主要由胰腺的小导管上皮细胞分泌。其中，阳离子主要是 Na^+、K^+、Ca^{2+}、Mg^{2+}，阴离子主要是 HCO_3^- 和 Cl^-。胰液中起主要作用的电解质是 HCO_3^-，其作用是：①中和进入十二指肠的胃酸，使肠黏膜免受强酸的侵蚀；②为小肠内多种消化酶提供适宜的弱碱性环境。

2. 消化酶　胰腺腺泡细胞可分泌十多种消化酶，主要的消化酶有胰淀粉酶、胰脂肪酶、胰蛋白酶原和糜蛋白酶原 3 类，在食物的消化过程中起主要作用。

（1）胰淀粉酶（pancreatic amylase）　可分解淀粉为双糖及少量三糖，如糊精、麦芽糖。

（2）胰脂肪酶（pancreatic lipase）　可将甘油三酯分解为脂肪酸、甘油和甘油一酯。胆盐存在的情况下，使其活性大大增强。胰脂肪酶的这一作用还需依靠辅脂酶（colipase）协助来完成。除胰脂肪酶外，胰液中还含有胆固醇酯酶和磷脂酶 A_2，它们分别水解胆固醇酯和甘油卵磷脂。

（3）胰蛋白酶原（trypsinogen）和糜蛋白酶原（chymotrypsinogen）　均以无活性的酶原形式存在于胰液中。小肠液中的肠激酶（enterokinase）可以激活胰蛋白酶原，使之转变为有活性的胰蛋白酶（trypsin）。此外，胃酸、胰蛋白酶本身，以及组织液也能使胰蛋白酶原激活。糜蛋白酶原是在胰蛋白酶作用下转变为有活性的糜蛋白酶（chymotrypsin）。胰蛋白酶和糜蛋白酶作用极为相似，单独作用时，都能将蛋白质分解为胨和脒，协同作用时，可分解蛋白质成为小分子的多肽和氨基酸。

胰液中除含有 3 种主要营养物质的水解酶，还含有 RNA 酶、DNA 酶等核酸水解酶，它们能使相应的核酸水解为单核苷酸。胰液是消化液中消化食物最全面、消化能力最强的一种消化液。当胰腺分泌障碍时，会明显影响蛋白质和脂肪的消化和吸收，也可影响脂溶性维生素的吸收，但对糖的消化和吸收影响不大。

（二）胰液分泌的调节

胰液在消化间期分泌很少，进食可引起胰液大量分泌。胰液分泌接受神经、体液因素双重调节，主要是体液调节。

1. 神经调节　胰液分泌的神经调节包括条件反射和非条件反射。此反射的传出神经是迷走神经，递质为乙酰胆碱，主要作用于胰腺的腺泡细胞，对小导管上皮细胞的作用比较弱。因此，迷走神经兴奋引起的胰液分泌的特点是水分和碳酸氢盐含量较少，而酶的含量很丰富。此外，迷走神经也可通过引起促胃液素的释放，间接地引起胰液分泌，但这一作用较小。

2. 体液调节　调节胰液分泌的体液因素主要有促胰液素和胆囊收缩素。

（1）促胰液素（secretin）　由小肠上段黏膜内的 S 细胞分泌。盐酸是引起促胰液素释放的最强的刺激因素。促胰液素主要作用于胰腺小导管上皮细胞，使其分泌富含水分和碳酸氢盐的胰液，而酶的含量不高。

（2）胆囊收缩素（cholecystokinin，CCK）　是由小肠黏膜 I 细胞释放的一种肽类激素。引起 CCK 释放的因素由强至弱的顺序为：蛋白质分解产物、脂肪酸、盐酸、脂肪。CCK 的主要作用是促使胰腺分泌含酶多的胰液以及促进胆囊强烈收缩，排出胆汁。

二、胆汁

胆汁（bile）由肝细胞不断分泌，在消化间期生成的胆汁从肝管流出后并不直接进入十二指肠，而是首先储存于胆囊内，在进食时再由胆囊排出，进入十二指肠。

（一）胆汁的性质和成分

正常成年人每日分泌的胆汁为 800~1000ml。由肝细胞直接分泌的胆汁（肝胆汁）呈金黄色，pH 约 7.4；在胆囊中储存过的胆汁（胆囊胆汁）因被浓缩而颜色变深，并因碳酸氢盐被胆囊吸收而呈弱酸性（pH 约 6.8）。

胆汁的成分很复杂，除水分和钠、钾、钙、碳酸氢盐等无机成分外，其有机成分有胆汁酸、胆色素、胆固醇、卵磷脂和黏蛋白等，但无消化酶。正常情况下，胆汁中胆盐、胆固醇和卵磷脂的适当比例是维持胆固醇成溶解状态的必要条件。当胆固醇分泌过多，或胆盐、卵磷脂合成减少时，胆固醇可析出形成胆固醇结晶，这是形成胆石的原因之一。

胆汁酸与甘氨酸或牛磺酸结合形成的钠盐或钾盐称为胆盐（bile salt），它是胆汁参与消化和吸收的主要成分。胆盐进入小肠后，90% 以上被回肠末端黏膜吸收，通过门静脉又回到肝脏，再组成胆汁分泌入十二指肠，这一过程称为胆盐的肠肝循环（enterohepatic circulation of bile salt）。

（二）胆汁的作用

胆汁在消化中的作用主要由胆盐承担，对脂肪的消化和吸收具有重要意义。

1. 促进脂肪消化　胆汁中的胆盐、胆固醇和卵磷脂等都可作为乳化剂乳化脂肪为微滴，降低脂肪的表面张力，以增加胰脂肪酶的作用面积，使其分解脂肪的作用加速。

2. 促进脂肪的吸收　胆盐是双嗜性分子，可以将脂肪酸及其分解产物包裹起来形成混合微胶粒

（mixed micelles）。由于混合微胶粒的外面是亲水性的，因此，它能将不溶于水的脂肪分解产物运送到小肠黏膜表面，从而促进脂肪的吸收。

3. 促进脂溶性维生素吸收 胆汁能够促进脂肪分解产物的吸收，因此对脂溶性维生素（维生素 A、D、E、K）的吸收也有促进作用。

（三）胆汁分泌和排出的调节

胆汁分泌和排出受神经和体液因素的双重调节，以体液调节为主。刺激迷走神经可使肝胆管分泌富含水和 HCO_3^- 的胆汁。促胃液素、促胰液素、胆囊收缩素均有一定的促进胆汁分泌与排出的作用。此外，经肠肝循环进入肝脏的胆盐能促进肝胆汁分泌，使肝胆汁的流出明显增加。

三、小肠液

（一）小肠液的成分和作用

小肠液是由小肠腺和十二指肠腺分泌的一种弱碱性等渗液体，pH 约为 7.6。成年人每日分泌量为 1~3L。小肠液的成分包括水、电解质、黏蛋白和肠激酶。肠激酶能够激活胰液中的胰蛋白酶原。在小肠液中还存在一些由脱落的肠黏膜上皮细胞释放的寡肽酶、二肽酶和双糖酶等，它们在小肠消化中不起作用，但是，这些酶可催化在绒毛外表面的食物分解，分解产物随后进入小肠上皮细胞内。小肠液中的黏蛋白具有润滑作用，HCO_3^- 可中和胃酸，因此，对肠黏膜具有保护作用。大量消化液可降低肠腔内渗透压，有利于消化产物的吸收。

（二）小肠液分泌的调节

神经和体液因素都参与小肠液分泌的调节。食糜对肠黏膜的机械性和化学性刺激都可以通过肠壁内神经丛的局部反射引起小肠液的分泌，这是调节小肠液分泌的主要机制。小肠黏膜对扩张刺激非常敏感，小肠内食糜量越多，其分泌就越多。此外，促胃液素、促胰液素和血管活性肠肽等胃肠激素也具有刺激小肠液分泌的作用。

四、小肠的运动

（一）小肠运动的形式

1. 紧张性收缩 小肠平滑肌的紧张性收缩是其他运动形式进行的基础。紧张性收缩可保持肠道一定的形状和维持一定的腔内压，并且使食糜与肠黏膜紧密接触，有利于吸收。

2. 分节运动（segmentation contraction） 是一种以环行肌为主的节律性收缩和舒张运动。在食糜所在的一段肠管上，环行肌在许多点同时收缩，把食糜分割成许多小节段；随后，原来收缩处舒张，而原来舒张处收缩。如此反复进行，食糜不断被分开，又不断地混合（图 6-6）。

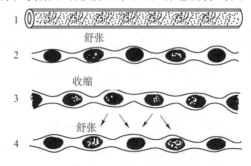

图 6-6 小肠分节运动模式图

1：肠管表面观；2、3、4：肠管纵切面观，表示不同阶段的食糜节段分割和合拢组合的情况

分节运动的生理意义是：①使食糜与消化液充分混合，利于进行化学性消化；②使食糜与肠壁密切接触，为吸收创造良好的条件；③挤压肠壁，有助于血液和淋巴液回流。

3. 蠕动　小肠的蠕动波行进速度很慢，为 0.5～2.0cm/s。蠕动的意义在于使经过分节运动的食糜向前推进，到达新的肠段后再开始分节运动。当肠黏膜受到强烈刺激时，可引起一种行进速度很快、传播距离较远的蠕动（2～25cm/s），称为蠕动冲（peristaltic rush），它可在数分钟内将食糜从小肠的始端一直推送到结肠。

（二）小肠运动的调节

小肠运动是由肠腔内食糜的机械扩张刺激引起的，是壁内神经系统局部反射的结果。肠道内在神经丛对小肠运动起主要的调节作用。在整体内，小肠蠕动还受外来神经及胃肠激素的影响。例如，促胃液素、胆囊收缩素可促进小肠运动，而促胰液素、生长抑素等可抑制小肠运动。

（三）回盲括约肌的功能

回肠末端与盲肠交接处的环行肌明显增厚，类似食管下括约肌的高压带，称为回盲括约肌（ileocecal sphincter）。回盲括约肌一般处于关闭状态，其主要功能是防止小肠内容物过快进入大肠，延长食糜在小肠内停留的时间，有利于小肠内容物的完全消化和吸收。此外，回盲括约肌还具有活瓣样作用，可阻止大肠内容物返流入小肠。

第五节　大肠的功能

大肠的主要生理功能是：①吸收来自小肠食糜中的水和电解质；②吸收由大肠内细菌合成的维生素 B 和 K；③完成对食物残渣的加工，形成并暂时储存粪便。

一、大肠液

大肠内含有许多大肠腺，可分泌大量黏液。肠液中所含电解质成分主要是 Na^+、K^+ 和碳酸氢盐，其 pH 为 8.3～8.4，呈碱性。大肠黏液能润滑粪便，保护肠壁免受机械损伤和细菌侵蚀。大肠液中含有少量二肽酶和淀粉酶，但它们对物质的分解作用不大。

影响大肠液分泌的因素：食物残渣对肠壁的机械性刺激通过内在神经系统的局部反射引起大肠液分泌；副交感神经兴奋可使其分泌增加，而交感神经兴奋则使其分泌减少。

二、大肠内细菌的活动

大肠内的细菌来自空气和食物。细菌由口腔进入胃时，大部分被胃酸杀死。由于大肠腔内弱碱性环境，且运动微弱，有利于细菌的大量繁殖。

大肠内细菌的种类繁多，可达 400 多种，粪便中细菌约占其固体总量的 1/3，大肠内细菌主要是厌氧菌。肠道细菌的主要作用：①发酵作用，指对糖及脂肪的分解，能产生乳酸、醋酸、CO_2、甲烷等；②腐败作用，指细菌对蛋白质的分解，产生氨、硫化氢、组胺、吲哚等，其中胺类物质对身体有毒性作用；③营养作用，大肠内细菌能利用肠内某些简单物质合成少量 B 族维生素和维生素 K 等，它们可被人体吸收利用。若长期服用广谱抗生素，肠内细菌被抑制或杀灭，可引起 B 族维生素和维生素 K 缺乏。

三、大肠的运动和排便

大肠的运动比较缓慢，与大肠吸收水和电解质、形成和储存粪便的功能相适应。

（一）大肠运动的形式

1. 袋状往返运动（haustral shuttling） 在空腹时最多见，它使结肠袋中的内容物向两个方向作短距离往返运动，而不是单方向远距离推进。其主要作用是将大肠内容物不断混合，使肠黏膜和肠内容物充分接触，利于水和无机盐在大肠中的吸收。

2. 分节或多袋推进活动（segmental or multihaustral propulsion） 是一个结肠袋或一段结肠收缩，其内容物被推移到下一段结肠的运动。进食后或副交感神经兴奋时，该运动增加。

3. 蠕动 大肠也有缓慢的短距离的蠕动。

4. 集团蠕动 大肠有一种行进很快且前进距离很远的蠕动，称为集团蠕动（mass peristalsis）。集团蠕动通常在进食后发生，可将部分大肠内容物从横结肠推送至结肠末端，甚至直肠，引起便意。

（二）排便反射

正常人的直肠内通常是没有粪便的。当结肠的蠕动将粪便推入直肠，使直肠内容物总量达到 150～200ml，可引起排便反射（defecation reflex）。粪便刺激直肠壁内感受器，发出冲动传至脊髓腰骶段的初级排便中枢，同时上传到大脑皮层产生便意。如果情况允许，大脑皮层发出冲动兴奋排便中枢（反之则抑制），传出冲动经盆神经引起乙状结肠和直肠收缩，肛门内括约肌舒张；同时阴部神经抑制，肛门外括约肌舒张，使粪便排出体外。高级中枢对脊髓的排便反射具有调节作用，可加强或抑制排便。如果经常有意识的抑制排便，会使直肠逐渐失去对粪便压力刺激的正常敏感性，而且粪便在大肠内停留过久，水分被吸收过多而变得干硬，产生排便困难，引起便秘。

第六节　吸　收

一、吸收的部位和途径

吸收是指食物消化后各种营养物质的分解产物、水、无机盐和维生素以及大部分消化液，通过消化道黏膜上皮细胞进入血液和淋巴液的过程。由于消化道不同部位的组织结构不同，食物在消化道各部位内被消化的程度以及停留的时间也不同，所以消化道不同部位的吸收能力相差很大。口腔和食管基本没有吸收功能。胃仅能吸收少量的水分、乙醇等。大量消化后的营养物质、水和电解质都是在小肠吸收的，大肠主要吸收水分和无机盐。因此，小肠是营养物质吸收的主要部位（图 6-7）。

（一）吸收的形态学基础

小肠具有强大的吸收能力是因为：①小肠具有很大的吸收面积。小肠黏膜有许多环行皱褶向肠腔突出，且在皱褶上有大量绒毛，绒毛的上皮细胞顶端又有许

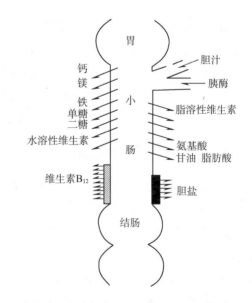

图 6-7　各种主要营养物质在小肠的吸收部位

多微绒毛，它们使小肠黏膜的表面积达 200m² 左右（图 6-8）；②小肠绒毛内部有丰富的毛细血管和毛细淋巴管。小肠平滑肌纤维的收缩，可使绒毛产生伸缩运动和来回摆动，促进绒毛内血液和淋巴液的流动和物质的吸收；③在小肠内，各种营养物质已被消化成为可吸收的物质；④食物在小肠内停留时间较

长，一般达 3~8 小时，能被充分吸收。

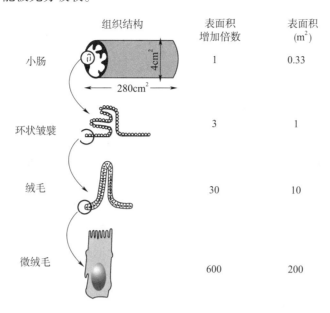

图 6-8 增加小肠面积的结构示意图

（二）吸收的途径

在消化道，营养物质和水可通过跨细胞和细胞旁两条途径进行吸收。跨细胞途径是指肠腔内物质通过小肠绒毛上皮细胞腔面膜进入细胞内，再经细胞的底侧膜进入血液或淋巴。细胞旁途径是指肠腔内物质通过小肠上皮细胞间的紧密连接进入细胞间隙，再进入血液。营养物质通过细胞膜的方式有主动转运、被动转运以及入胞、出胞 3 种形式。

二、小肠内主要营养物质的吸收

（一）糖的吸收

食物中的糖主要是低聚糖和多糖，必须在胃肠道中被分解为单糖才能被小肠上皮细胞吸收，只有少量二糖可被吸收。在被吸收的单糖中主要是葡萄糖、半乳糖和果糖，其中葡萄糖约占总量的 80%。

葡萄糖是通过与钠同向的继发性主动转运机制而被吸收的。肠腔内的葡萄糖（或半乳糖）借助于小肠上皮细胞顶端膜上存在的 Na^+ - 葡萄糖（或 Na^+ - 半乳糖）同向转运体，将 Na^+ 和葡萄糖（或半乳糖）转运至细胞内。随后，葡萄糖或半乳糖与转运体脱离，在其他的转运蛋白和酶的帮助下以易化扩散的形式通过细胞的基底侧膜出胞，再进入血液（图 6-9）。果糖则不同，是通过易化扩散方式被吸收的。

（二）蛋白质的吸收

食物中的蛋白质经消化分解作用后，其产物包括二肽、三肽、氨基酸和寡肽。其吸收机制与葡萄糖相同，即通过 Na^+ 的继发性主动转运方式

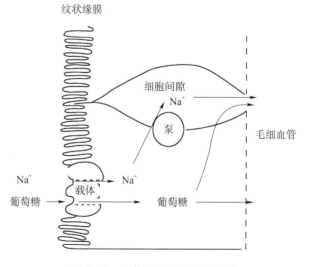

图 6-9 葡萄糖吸收机制示意图

进入小肠上皮细胞内。小肠黏膜上皮细胞刷状缘的膜上存在着继续水解寡肽的酶，可将寡肽水解为自由氨基酸和一些二肽或三肽。小肠的刷状缘上还存在二肽和三肽等 Na^+ – 肽同向转运体，使得蛋白质的半消化产物肽类也能部分被吸收。此外，还有少量完整的蛋白质通过出胞和入胞方式被吸收，成为抗原而引起超敏反应。

（三）脂肪的吸收

食物中的脂肪主要是甘油三酯。在肠腔内，甘油三酯被水解为甘油、脂肪酸和甘油一酯等，胆盐可与其分解产物结合形成水溶性混合微胶粒，然后透过小肠绒毛膜面的非流动水层到达微绒毛。在此处，脂肪酸和甘油一酯经释出后，透过微绒毛的脂蛋白膜顺浓度梯度进入上皮细胞。而胆盐则一部分留在肠腔内被再利用，另一部分经肠 – 肝循环由门静脉回到肝脏。

肠上皮细胞内，长链脂肪酸和甘油一酯重新合成甘油三酯，并与载脂蛋白和磷脂结合，形成乳糜微粒（chylomicron）。乳糜微粒出胞到组织间隙，再进入淋巴，这就是脂肪吸收的淋巴途径（图 6 – 10）。中、短链脂肪酸和甘油一酯是水溶性的，可在十二指肠和空肠通过扩散直接进入血液。

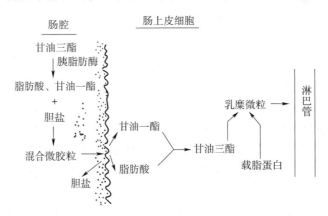

图 6 – 10 脂类在小肠内被消化和吸收的示意图

（四）胆固醇的吸收

小肠中的胆固醇主要有两类：一是来自胆汁的游离胆固醇，二是来自食物的酯化胆固醇。酯化胆固醇必须通过胆固醇酯酶水解成游离的胆固醇才能被小肠黏膜吸收。游离胆固醇与长链脂肪酸及其甘油一酯的吸收机制类似，也是以混合微胶粒的方式被运送至上皮细胞。在胞内胆固醇被酯化成胆固醇酯，再形成乳糜微粒进入淋巴液而被吸收。

膳食中的胆固醇含量越多，吸收也越多。食物内脂肪和脂肪酸可促进胆固醇吸收，而各种植物胆固醇则抑制其吸收。食物中的纤维素、果胶等易与胆盐结合而阻碍混合微胶粒的形成，故也能降低胆固醇的吸收。

（五）水的吸收

成人每天经消化道吸收的水分约8L，大部分水分在小肠被吸收。水的吸收是被动性的，主要动力是各种溶质（特别是 NaCl）的主动吸收造成的渗透压差。肠腔内水分的吸收主要与肠腔中内容物的渗透压有关。

（六）无机盐的吸收

1. 钠的吸收 正常成人每天小肠吸收 25～35g 钠。小肠对钠的吸收是通过主动转运的方式，需消耗能量。钠泵存在于肠上皮细胞的基底侧膜，它的活动使胞内 Na^+ 浓度降低，促使肠腔内 Na^+ 顺浓度差进入细胞。

2. 铁的吸收 人每天吸收铁约 1mg，仅为每日膳食中铁的 5% 左右。食物中的铁大部分是三价铁（Fe^{3+}），不易被吸收，必须还原为亚铁（Fe^{2+}）后才能被吸收。铁主要在十二指肠和空肠被吸收。不溶性铁在酸性环境易于溶解，因此，胃酸可促进铁的吸收。慢性萎缩性胃炎或胃大部切除患者，常因胃酸减少而并发缺铁性贫血。维生素 C 能使 Fe^{3+} 还原为 Fe^{2+}，并且可以与铁形成可溶性复合物。因此，富含维生素 C 的水果和蔬菜可促进铁的吸收，预防贫血。

3. 钙的吸收 是主动过程，十二指肠是钙吸收的主要部位。食物中的钙必须转变为离子状态才能被吸收。维生素 D、胆汁酸和酸性环境能促进其吸收；而脂肪酸、磷酸盐可以与钙形成不溶性复合物而阻碍钙的吸收。

4. Cl^- 和 HCO_3^- 的吸收 Cl^- 除一部分与 Na^+ 同向转运而吸收外，主要是顺电位差进入细胞。HCO_3^- 是以 CO_2 形式吸收。

（七）维生素的吸收

大部分维生素在小肠上段吸收，但维生素 B_{12} 是在回肠被吸收。大多数水溶性维生素（如维生素 B_1、B_2、B_6、叶酸）通过依赖于 Na^+ 的同向转运体被吸收。脂溶性维生素 A、D、E、K 吸收方式与脂类消化产物相同。

（史 君）

答案解析

目标检测

1. 交感神经和副交感神经对消化道运动、消化腺分泌各有何调节作用？
2. 试述胃液的主要成分、作用以及分泌调节。
3. 胃液中含大量胃酸和胃蛋白酶，为何不会引起自身消化？
4. 试述胰液的主要成分和作用。
5. 为什么说小肠是营养物质消化和吸收的主要场所？

书网融合……

本章小结　　　　微课1　　　　微课2　　　　题库

第七章　能量代谢和体温

PPT

📖 学习目标

　　1. 掌握　基础代谢率；影响能量代谢的主要因素；体温的概念及正常值；机体的产热和散热。

　　2. 熟悉　体温的生理变动；体温调节中枢及维持体温相对稳定的机制。

　　3. 了解　机体能量的来源、转移、储存和利用；能量代谢测定的原理及方法。

第一节　能量代谢

　　新陈代谢是机体生命活动的基本特征，新陈代谢包括物质代谢和能量代谢。糖、脂肪、蛋白质 3 种营养物质，经消化转变成为可吸收的小分子营养物质而被吸收。在细胞中，营养物质经过同化作用（合成代谢），构筑机体的组成成分或更新衰老的组织；同时经过异化作用（分解代谢）分解为代谢产物。合成代谢和分解代谢是物质代谢过程中互相联系的、不可分割的两个方面。在分解代谢过程中，营养物质蕴藏的化学能便释放出来，经过转化，成为机体各种生命活动的能源；而在合成代谢过程中，需要供给能量，因此，在物质代谢过程中，必然伴随着能量代谢。生物体内物质代谢过程中所伴随的能量释放、转移、储存和利用等，称为能量代谢（energy metabolism）。

一、机体能量的来源与去路

　　机体所需的能量来源于食物中的糖、脂肪和蛋白质。这些能源物质分子结构中的碳氢键蕴藏着化学能，在氧化过程中碳氢键断裂，生成 CO_2 和 H_2O，同时释放出蕴藏的能量。糖是能量的主要来源，人体 50% ~ 70% 的能量由糖提供，机体糖的储备较少，当人体摄糖量高于消耗量时，多余的糖合成糖原，储存于肝或肌肉中，糖通过有氧氧化和无氧酵解提供能量。脂肪的功能是储存和供给能量，当糖消耗完毕时，脂肪成为主要的供能物质，一般情况下，脂肪供应的能量为 30% 左右。蛋白质的主要功能是构成细胞成分和形成生物活性物质，只有在糖原和脂肪极度消耗时，蛋白质才供应能量。

　　体内直接利用的能源形式是三磷酸腺苷（adenosine triphosphate，ATP），此外还有高能硫酯键等。能源物质释放的能量 50% 以上转化为热能，用于维持体温，并向体外散发，其余不足 50% 以高能磷酸键的形式（最主要是 ATP）储存于体内，机体利用 ATP 完成各种功能活动。例如，合成各种细胞组成分子、生物活性物质和其他物质；进行各种离子和其他一些物质的主动转运，维持细胞内外离子浓度差所形成的势能；肌肉利用 ATP 所载荷的自由能进行收缩和舒张，完成多种机械功（图 7 - 1）。除骨骼肌运动时所完成的机械功（外功）以外，其余的能量最后都转变为热能。

二、能量代谢的测定

（一）能量代谢测定的原理

热力学第一定律指出，能量在由一种形式转化为另一种形式的过程中，既不能增加能量，也不减少

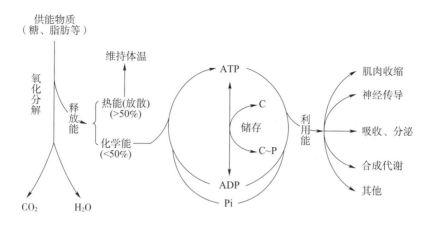

图 7-1 体内能量的释放、转移、储存和利用
C：肌酸；C-P：磷酸肌酸

能量，即能量守恒定律。在能量转化过程中，蕴藏于食物中的化学能与最终转化成的热能和所作的外功是完全相等的。因此，测定在一定时间内机体所消耗的食物产生的热量，或者测定机体所产生的热量与所做的外功，都可测算出整个机体的能量代谢率。

（二）与能量代谢测定有关的几个概念

1. 食物的热价 1g 食物氧化（或在体外燃烧）时所释放出来的能量称为食物的热价（thermal equivalent of food，TEF）。食物的热价分为物理热价和生物热价，前者指食物在体外燃烧时释放的热量，后者系食物经过生物氧化所产生的热量。糖和脂肪的物理热价和生物热价是相等的，蛋白质的生物热价小于它的物理热价，这是因为蛋白质在体内不能被彻底氧化分解，有一部分主要以尿素的形式从尿中排出。3 种营养物质的物理热价和生物热价见表 7-1。

2. 食物的氧热价 某种食物氧化时消耗 1L 氧所产生的热量，称为该食物的氧热价（thermal equivalent of oxygen，TEO）。氧热价反映了某种物质氧化时的耗氧量和产热量之间的关系。由于不同营养物质分子结构中所含的碳、氢及氧等元素的比例不同，所以，它们的氧热价也各不相同（表 7-1）。

3. 呼吸商 机体依靠呼吸功能从外界摄取氧，以供各种营养物质氧化分解的需要，同时将代谢终产物 CO_2 呼出体外。一定时间内机体的 CO_2 产量与耗氧量的比值，称为呼吸商（respiratory quotient，RQ）。各种营养物质在细胞内氧化供能属于细胞呼吸过程，因而将营养物质氧化时的 CO_2 产量与耗氧量的比值称为某物质的呼吸商。严格讲，应以 CO_2 和 O_2 的摩尔数（mol）比值来表示呼吸商，但是，因为在同一温度和气压条件下，容积相等的不同气体，其摩尔数都是相等的，所以通常都用容积数（ml或 L）来计算 CO_2 与 O_2 的比值。

糖、脂肪和蛋白质氧化时，它们的 CO_2 产量与耗氧量各不相同，三者的呼吸商也不同，各种营养物质无论在体内或体外氧化，其耗氧量与 CO_2 产量取决于该物质的化学组成，因此，任何营养物质的呼吸商可以根据其氧化成的终产物（CO_2 和 H_2O）化学反应式计算出来。糖的一般分子式为（CH_2O）n，氧化时消耗的 O_2 和产生的 CO_2 摩尔数相等，呼吸商等于 1。如葡萄糖氧化的反应式中，CO_2 产量与耗氧量均为 6mol：

$$RQ = \frac{6\text{mol } CO_2}{6\text{mol } O_2} = 1$$

因此，在脂肪分子结构中，氧的含量远较碳和氢少，且氧不仅要氧化脂肪分子中的碳，还要氧化其中的氢，因此脂肪氧化时需要消耗更多的氧，脂肪的呼吸商小于1。以甘油三酯为例：

$$RQ = \frac{57\text{mol } CO_2}{80\text{mol } O_2} = 0.71$$

蛋白质在体内不能被完全氧化，而且氧化分解途径的细节有些还不够清楚，因此蛋白质的呼吸商较难测算，只能通过蛋白质分子中碳和氢被氧化时的耗氧量和 CO_2 产量，间接算出蛋白质的呼吸商，其计算值为 0.80。

在人的日常生活中，营养物质不是单纯的，而是糖、脂肪和蛋白质的混合膳食，因此呼吸商在 0.71 ~ 1.00 波动。人体在一定时间内的呼吸商依据当时的主要能量来源而定：若能源主要是糖类，则呼吸商接近于 1.00；若主要是脂肪，则呼吸商接近于 0.71；一般情况下，摄取混合食物时，呼吸商常在 0.85 左右。在长期病理性饥饿情况下，能源主要来自机体本身的蛋白质和脂肪，则呼吸商接近于 0.80。3 种营养物质氧化时的几种数据（表 7 - 1）。

表 7 - 1　3 种营养物质氧化时的几种数据

营养物质	产热量（kJ/g）		耗 O_2 量（L/g）	CO_2 产生量（L/g）	氧热价（kJ/L）	呼吸商
	物理热价	生物热价				
糖	17.15	17.15	0.83	0.83	20.90	1.0
脂肪	39.75	39.75	2.03	1.43	19.60	0.71
蛋白质	23.43	17.99	0.95	0.76	18.80	0.80

机体的组织、细胞不仅能同时氧化分解各种营养物质，而且一种营养物质可以转变为另一种营养物质。糖转化为脂肪时，呼吸商可能变大，甚至超过 1.00，因为当一部分糖转化为脂肪时，原来糖分子中的氧即有剩余，这些氧可能参加机体代谢过程中氧化反应，相应地减少从外界摄取的氧量，因而呼吸商变大。反之，如果脂肪转化为糖，呼吸商也可能低于 0.71，这是由于脂肪分子中含氧比例小，当转化为糖时，需要更多的氧进入分子结构，因而机体摄取并消耗外界氧的量增多，导致呼吸商变小。另外，肌肉剧烈运动时，由于氧供不应求，糖酵解增多，将有大量乳酸进入血液，乳酸和碳酸盐作用的结果，会有大量 CO_2 由肺排出，此时呼吸商将变大。又如，在肺过度通气、酸中毒等情况下，机体中与生物氧化无关的 CO_2 大量排出，导致呼吸商大于 1.00。相反，肺通气不足、碱中毒等情况下，呼吸商将降低。

4. 非蛋白呼吸商　非蛋白质物质（糖和脂肪）氧化时 CO_2 产量和耗氧量的比值，称为非蛋白呼吸商（non protein respiratory quotient，NPRQ），它是估算非蛋白代谢中糖和脂肪氧化的相对数量的依据。研究者早已按从 0.707 ~ 1.00 范围内的非蛋白呼吸商，算出糖和脂肪两者氧化的各自百分比以及氧热价（表 7 - 2）。计算方法：首先计算氧化蛋白质的量，计算出蛋白质的 CO_2 产量和耗氧量，总 CO_2 产量和总耗氧量减去蛋白质的 CO_2 产量和耗氧量，即为非蛋白质物质氧化时 CO_2 产量和耗氧量。氧化蛋白质的量可以通过尿氮来估算，尿中的氮物质主要是蛋白质的分解产物，蛋白质中 16% 的氮是完全随尿排出的，所以，1g 尿氮相当于氧分解 6.25g 蛋白质，测得的尿氮重量（g）乘以 6.25，便相当于体内氧分解的蛋白质量。

表 7 - 2　非蛋白呼吸商和氧热价

呼吸商	糖（%）	脂肪（%）	氧热价（KJ/L）
0.707	0.00	100.0	19.62
0.71	1.10	98.9	19.64
0.72	4.75	95.2	19.69
0.73	8.40	91.6	19.74
0.74	12.0	88.0	19.79
0.75	15.6	84.4	19.84
0.76	19.2	80.8	19.89
0.77	22.8	77.2	19.95

续表

呼吸商	糖（%）	脂肪（%）	氧热价（KJ/L）
0.78	26.3	73.7	19.99
0.79	29.0	70.1	20.05
0.80	33.4	66.6	20.10
0.81	36.9	63.1	20.15
0.82	40.3	59.7	20.20
0.83	43.8	56.2	20.26
0.84	47.2	52.8	20.31
0.85	50.7	49.3	20.36
0.86	54.1	45.9	20.41
0.87	57.5	42.5	20.46
0.88	60.8	39.2	20.51
0.89	64.2	35.8	20.56
0.90	67.5	32.5	20.61
0.91	70.8	29.2	20.67
0.92	74.1	25.9	20.71
0.93	77.4	22.6	20.77
0.94	80.7	19.3	20.82
0.95	84.0	16.0	20.87
0.96	87.2	12.8	20.93
0.97	90.4	9.58	20.98
0.98	93.6	6.37	21.03
0.99	96.8	3.18	21.08
1.00	100.0	0.0	21.13

（三）能量代谢的测定方法

1. 直接测热法（direct calorimetry） 是将机体安置在一个密闭、隔热的房间内，直接收集安静状态下一定时间内机体散发的总热量来并加以测量的方法。此法测量精确，常作为间接测热法的参考标准，但装置复杂，使用不便，多用于科学研究。

2. 间接测热法（indirect calorimetry） 在一般化学反应中，反应物的量与产物量之间呈一定的比例关系，即定比定律。例如，氧化 1mol 葡萄糖，需要 6mol 氧，同时产生 6mol CO_2 和 6mol H_2O，并释放一定量的能。下列反应式表明了这种关系：

$$C_6H_{12}O_6 + 6O_2 \longrightarrow 6CO_2 + 6H_2O + \triangle H$$

同一种化学反应，不论经过什么样的中间步骤，也不论反应条件差异多大，这种定比关系仍然不变。例如，在人体内氧化 1mol 葡萄糖，同体外氧化燃烧 1mol 葡萄糖一样，都要产生 6mol CO_2 和 6mol H_2O，而且释放的热量也相等。定比定律也适用于人体内营养物质氧化供能反应，这是间接测热法的重要依据。间接测热法的基本原理就是利用这种定比关系，测出一定时间内人体氧化分解的糖、脂肪、蛋白质的量，然后计算该段时间内机体所释放的热量。

间接测热法的方法和步骤：测机体 24 小时内的耗氧量和 CO_2 产量及尿氮量；由尿氮量算出被氧分解的蛋白质量，由被氧化的蛋白质量从表 7-1 中算出其产热量、耗氧量和 CO_2 产量；从总耗氧量和总 CO_2 产量中减去蛋白质耗氧量和 CO_2 产量，计算出非蛋白呼吸商；根据非蛋白呼吸商查表 7-2 中相应的非蛋白呼吸商的氧热价，计算出非蛋白代谢的产热量；最后计算蛋白质代谢的产热量与非蛋白代谢的产热量之和，即为 24 小时产热量。

举例：假定受试者 24 小时的耗氧量为 400L，CO_2 产量为 340L（已换算成标准状态的气体容积）。另经测定尿氮排出量为 12g。根据这些数据和查表 7 – 1、表 7 – 2，计算 24 小时产热量，其步骤如下。

（1）蛋白质氧化量 $= 12 \times 6.25 = 75g$

产热量 $= 18 \times 75 = 1350kJ$

耗氧量 $= 0.95 \times 75 = 71.25L$

CO_2 产量 $= 0.76 \times 75 = 57L$

（2）非蛋白呼吸商

非蛋白代谢耗氧量 $= 400 – 71.25 = 328.75L$

非蛋白代谢 CO_2 产量 $= 340 – 57 = 283L$

非蛋白呼吸商 $= \dfrac{283}{328.75} = 0.86$

（3）根据非蛋白呼吸商的氧热价计算非蛋白代谢的热量

查表 7 – 2，非蛋白呼吸商为 0.86 时，氧热价为 20.41。

所以，非蛋白代谢产热量 $= 328.75 \times 20.41 = 6709.8kJ$。

（4）计算 24 小时产热量

24 小时产热量 $= 1350 + 6709.8 = 8059.8kJ$

计算的最后数值 8059.8kJ 就是该受试者 24 小时内的能量代谢率。

临床上和劳动卫生常采用简略法，即用气体分析法测得一定时间内的耗氧量和 CO_2 产量，并求出呼吸商，并且不考虑蛋白质代谢部分，就根据非蛋白呼吸商表 7 – 2 查出呼吸商的氧热价，然后将氧热价乘以耗氧量，便得出该时间内的产热量。仍以上述间接测热法计算方法列举的例子为数据（见前），按此简略法来计算，则结果如下：

$$呼吸商 = \frac{340}{400} = 0.85$$

查表 7 – 2，呼吸商 0.85 时的氧热价为 20.36kJ，所以 24 小时的产热量 $= 20.36 \times 400 = 8144kJ$。

这个数值与按完整的间接法计算得出的数值 8059.8kJ 是很近似的，误差在 1% ~ 2%。而且，在非蛋白呼吸商从 0.70 ~ 1.00 的范围内，氧热价也变动于 19.6 ~ 21.1。此法在实际工作中是可用的。

另一种更简便的简略法，只利用肺量计测出受试者一定时间内（通常为 6 分钟）的耗氧量。受试者一般都吃混合膳食，所以通常将非蛋白呼吸商定为 0.82，氧热价为 20.20kJ。因此，测出一定时间内的耗氧量后，可依下式来计算：

$$产热量 = 20.20 \times 耗氧量(kJ)$$

测定耗氧量和 CO_2 产量的方法有两种，即闭合式测定法和开放式测定法。

闭合式测定法：在动物实验中，将受试动物置于一个密闭的能吸热的装置中。通过气泵，不断将定量的氧气送入装置。动物不断地摄取氧，可根据装置中氧量的减少计算出该动物在单位时间内的耗氧量。动物呼出的 CO_2 则由装在气体回路中的 CO_2 吸收剂吸收。然后根据实验前后 CO_2 吸收剂的重量差，算出单位时间内的 CO_2 产量。由耗氧量和 CO_2 产量算出呼吸商。

开放式测定法（气体分析法）：是在机体呼吸空气的条件下测定耗氧量和 CO_2 产量的方法，所以称为开放法。其原理是，采集受试者一定时间内的呼出气，测定呼出气量并分析呼出气中氧和 CO_2 的容积百分比。由于吸入气就是空气，所以其中氧和 CO_2 的容积百分比不必另测。根据吸入气和呼出气中氧和 CO_2 的容积百分比的差数，可算出该时间内的耗氧量和 CO_2 排出量。

三、影响能量代谢的主要因素

影响能量代谢的因素主要有肌肉活动、精神活动、食物的特殊动力作用和环境温度等。

（一）肌肉活动

肌肉活动对能量代谢的影响最为显著。肌肉活动需要大量能量，而能量则来自于营养物质的氧化，导致机体耗氧量的增加，机体耗氧量的增加与肌肉活动的强度呈正比关系，肌肉活动时耗氧量最多达安静时的 10～20 倍。肌肉活动的强度称为肌肉工作的强度，也就是劳动强度。劳动强度通常用单位时间内机体的产热量来表示，能量代谢率可以作为评估劳动强度的指标。

（二）精神活动

脑组织的代谢水平很高，尽管脑的重量只占体重的 2%，但在安静状态下，却有 15% 左右的循环血量进入脑循环系统。安静状态下，100g 脑组织的耗氧量为 3.5ml/min，接近于安静肌肉组织耗氧量的 20 倍。人平静思考问题时，能量代谢受到的影响并不大，产热量增加一般不超过 4%。但在精神处于紧张状态，如烦恼、恐惧或强烈情绪激动时，产热量可以显著增加，这是由于随之出现的无意识的肌紧张以及刺激代谢的激素释放增多等原因，因此，在测定基础代谢率时，受试者必须摒除精神紧张的影响。

（三）食物的特殊动力作用

在安静状态下摄入食物后，人体释放的热量比摄入的食物本身氧化后所产生的热量要多。例如摄入能产 100kJ 热量的蛋白质后，人体实际产热量为 130kJ，额外多产生了 30kJ 热量，表明进食蛋白质后，机体产热量超过了蛋白质氧化后产热量的 30%。进食后，人体释放的热量比摄入的食物本身氧化后所产生的热量要多，食物能使机体产生"额外"热量的现象称为食物的特殊动力作用（specific dynamic action）。糖类或脂肪的食物特殊动力作用为其产热量的 4%～6%，其"额外"热量可能来源于肝分解蛋白质时消耗的能量。即进食能产 100kJ 热量的糖类或脂肪后，机体产热量为 104～106kJ。而混合食物可使产热量增加 10% 左右。这种额外增加的热量不能被利用来做功，只能用于维持体温。因此，为了补充体内额外的热量消耗，机体必须多进食一些食物补充这份多消耗的能量。

（四）环境温度

人在 20～30℃ 的环境中，能量代谢最为稳定，当环境温度低于 20℃ 时，代谢率开始有所增加，在 10℃ 以下，代谢率便显著增加。环境温度低时代谢率增加，主要原因在于寒冷刺激反射地引起寒战以及肌肉紧张增强所致。在 20～30℃ 时，代谢稳定，主要是肌肉松弛的结果。当环境温度为 30～45℃ 时，代谢率又会逐渐增加，与体内化学过程的反应加速、发汗功能旺盛及呼吸循环功能增强等有关。

四、基础代谢

基础代谢（basal metabolism）是指基础状态下的能量代谢。基础代谢率（basal metabolic rate，BMR）是在基础状态下，单位时间内的能量代谢。所谓基础状态，是指人体处在清醒而又非常安静，不受肌肉活动、环境温度、食物及精神紧张等因素影响的状态。测定基础代谢率，要在清晨进餐以前（即食后 12～14 小时）进行。前一日晚餐最好是清淡饮食，而且不宜太饱，过了 12～14 小时后，胃肠的消化和吸收活动已基本完毕，排除了食物的特殊动力作用的影响。测定之前不做剧烈的活动，静卧半小时以上，测定时平卧，全身肌肉松弛，尽量排除肌肉活动的影响。这时还应要求受试者排除精神紧张的影响，如摒除焦虑、烦恼、恐惧等心理活动。室温要保持在 20～25℃，以排除环境温度的影响。

基础代谢率通常比清醒安静时的代谢率低 8%～10%。基础代谢率的高低与体重并不成比例关系，若以每千克体重的产热量进行比较，则小动物每千克体重的产热量要比大动物高得多。而与体表面积基本上成正比，不论机体的大小，各种动物每平方米每 24 小时的产热量很相近。因此，基础代谢率用每平方米体表面积而不用每千克体重的产热量来表示，即以每小时、每平方米体表面积的产热量为单位，通常以 $kJ/(m^2 \cdot h)$ 来表示。中国人的体表面积可根据下列 Stevenson 算式来计算：

$$体表面积(m^2) = 0.0061 \times 身长(cm) + 0.0128 \times 体重(kg) - 0.1529$$

另外，体表面积还可根据图 7 - 2 直接求出。其用法是，将受试者的身高和体重在相应两条列线的两点连成一直线，直线与体表面积列线的交点就是该人的体表面积。同时，肺活量、心输出量、主动脉和气管的横截面、肾小球滤过率等都与体表面积有一定的比例关系。

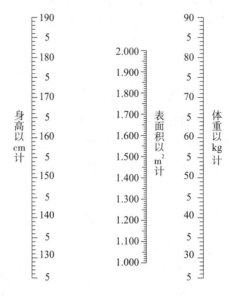

图 7 - 2　体表面积测算用图

基础代谢率随性别、年龄等不同而有变化。男性的基础代谢率平均高于女性；幼年人比成年人的高；年龄越大，代谢率越低。但是，同一个体的基础代谢率是相当稳定的，只在测定时的条件完全符合前述的要求，则有不同时日重复测定的结果基本上无差异。关于我国正常人基础代谢率的水平，男女各年龄组的平均值如表 7 - 3 所示。

表 7 - 3　我国人正常的基础代谢率平均值 $[kJ/(m^2 \cdot h)]$

年龄（岁）	11 ~ 15	16 ~ 17	18 ~ 19	20 ~ 30	31 ~ 40	41 ~ 50	51 以上
男性	195.5	193.4	166.2	157.8	158.7	154.1	149.1
女性	172.5	181.7	154.1	146.4	142.4	142.4	138.6

一般来说，基础代谢率的实际数值与上述正常的平均值比较，相差 ±（10% ~ 15%）之内，无论较高或较低，都不属病态。当相差之数超过 20% 时，才有可能是病理变化。在各种疾病中，甲状腺功能的改变总是伴有基础代谢率异常变化。甲状腺功能低下时，基础代谢率将比正常值低 20% ~ 40%；甲状腺功能亢进时的基础代谢率将比正常值高出 25% ~ 80%。因此，基础代谢率的测量是临床诊断甲状腺疾病的重要辅助方法。其他如肾上腺皮质和垂体的功能低下时，基础代谢率也要降低。当人体发热时，基础代谢率将升高。一般说来，体温每升高 1℃，基础代谢率可升高 13%。其他如糖尿病、红细胞增多症、白血病以及伴有呼吸困难的心脏病等，也伴有基础代谢率升高。当机体处于病理性饥饿时，基础代谢率将降低。其他如艾迪生病（Addison disease）、肾病综合征以及垂体肥胖症也常伴有基础代谢率降低。

第二节　体温及其调节

⇒ **案例引导**

　　临床案例　患者，男，54 岁，工人，发热、咳嗽 5 天。患者 5 天前洗澡受凉后，出现寒战，体温高达 40℃，伴咳嗽、咳痰，痰量不多，为白色黏痰。门诊给予双黄连及退热止咳药后，体温仍高，在 38 ~ 40℃ 之间波动。体检：T 38.5℃，左上肺叩浊，语颤增强，可闻及湿啰音，血常规：白细胞 11.7×10^9/L，分类中性粒细胞为 0.79，淋巴细胞为 0.20。初步诊断为急性肺炎。

　　讨论：

　　1. 试分析该案例中主要涉及的生理学知识点。

　　2. 试分析患者出现体温增高的原因。

　　3. 如何降低体温？

一、人体正常体温及其生理变动

（一）体温的概念及正常值

　　人和高等动物机体都具有一定的温度，这就是体温（body temperature）。体温是机体进行新陈代谢和正常生命活动的必要条件。体温有表层温度和深部温度之分。人体的外周组织即表层（皮肤、皮下组织和肌肉等）的温度称为表层温度（shell temperature）。表层温度不稳定，在环境温度为 23℃ 时，人体表层最外层的皮肤温各部位之间的差异较大，如足皮肤温为 27℃，手皮肤温为 30℃。躯干为 32℃，额部为 33 ~ 34℃。气温达 32℃ 以上时，皮肤温的部位差将变小，在寒冷环境中，随着气温下降，手、足的皮肤温降低最显著，但头部皮肤温度变动相对较小。

　　皮肤温度与局部血流量关系密切，凡是能影响皮肤血管舒缩的因素（如环境温度变化或精神紧张等）都能改变皮肤的温度。在寒冷环境中，由于皮肤血管收缩，皮肤血流量减少，皮肤温随之降低，体热散失因此减少。相反，在炎热环境中，皮肤血管舒张，皮肤血流量增加，皮肤温度因而上升，同时起到了增强发散体热的作用。人情绪激动时，由于血管紧张度增加，皮肤温度，特别是手的皮肤温便显著降低。例如，手指的皮肤温可从 30℃ 骤降到 24℃。当然情绪激动的原因解除后，皮肤温会逐渐恢复。此外，当发汗时由于蒸发散热，皮肤温也会出现波动。

　　人体的深部（如心、肺、脑和腹腔内脏等）的温度称为深部温度（core temperature）。深部温度比表层温度高，且比较稳定，各部位之间的差异也较小。这里所说的表层与深部，不是指严格的解剖学结构，而是生理功能上所做的体温分布区域。在不同环境中，深部温度和表层温度的分布会发生相对改变。在较寒冷的环境中，深部温度分布区域较缩小，主要集中在头部与胸腹内脏，而且表层与深部之间存在明显的温度梯度。在炎热环境中，深部温度可扩展到四肢（图 7 – 3）。

　　通常体温是指机体深部的平均温度。由于体内各器官的代谢水平不同，它们的温度略有差别，但不超过 1℃。在安静时，肝代谢最活跃，温度最高；其次是心脏和消化腺。在运动时，则骨骼肌的温度最高。循环血液是体内传递热量的重要途径，由于血液不断循环，深部各个器官的温度会经常趋于一致。因此，血液的温度可以代表重要器官温度的平均值。

　　临床上通常用口腔温度、直肠温度和腋窝温度来代表体温。直肠温度的正常值为 36.9 ~ 37.9℃，易受下肢温度影响，当下肢冰冷时，由于下肢血液回流至髂静脉时的血液温度较低，会降低直肠温度；口

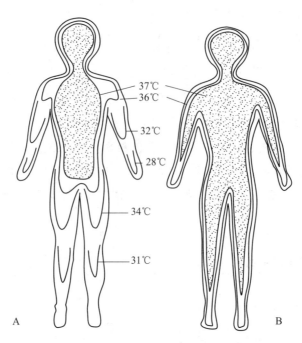

图 7-3 在不同环境温度下人体体温分布图

A：环境温度20℃；B：环境温度35℃

腔温度（舌下部）正常值为36.7~37.7℃，但易受经口呼吸、进食和喝水等影响；腋窝温度正常值为36.0~37.4℃，但由于腋窝不是密闭体腔，易受环境温度、出汗和测量姿势的影响。

此外，食管温度比直肠温度约低0.3℃，食管中央部分的温度与右心的温度大致相等，而且体温调节反应的时间过程与食管温度变化过程一致，因此，在实验研究中，食管温度可以作为深部温度的一个指标。鼓膜温度的变动大致与下丘脑温度的变化成正比，在体温调节实验中作为脑组织温度的指标。

（二）体温的正常变动

1. 昼夜变化 在一昼夜中，人体体温呈周期性波动，清晨2~6时体温最低，午后1~6时最高，波动的幅值一般不超过1℃，这种昼夜周期性波动称为昼夜节律或日周期（circadian rhythm）。

2. 性别差异 相同情况下，成年女性的体温较成年男性高0.3℃。育龄女性的基础体温随月经周期而发生变动，在排卵日最低，排卵后体温升高0.5℃左右，体温升高一直持续至下次月经开始（图7-4），这种现象与性激素的分泌有关，实验证明，这种变动性同血中孕激素及其代谢产物的变化相吻合。

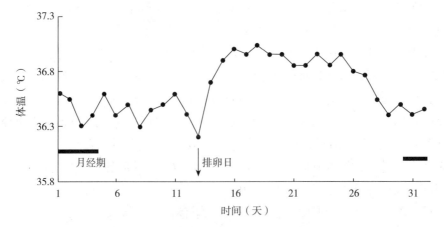

图 7-4 女性月经周期中的基础体温变化

3. 年龄差异　体温也与年龄有关。一般说来，儿童的体温较高，新生儿和老年人的体温较低。新生儿，特别是早产儿，由于体温调节机制发育还不完善，调节体温的能力差，所以，他们的体温容易受环境温度的影响而变动。因此，对新生儿应加强护理。

4. 肌肉活动　肌肉活动时，代谢加强，产热量因而增加，结果可导致体温升高。所以，临床上应让患者安静一段时间以后再测体温。测定小儿体温时应防止哭闹。

此外，情绪激动、精神紧张、进食等情况对体温都会有影响；环境温度的变化对体温也有影响。

二、机体的产热与散热

正常体温的维持依赖于产热过程和散热过程处于平衡，即体热平衡。如果机体的产热量大于散热量，体温就会升高；散热量大于产热量，则体温就会下降。通过机体的体温调节机制，使产热量与散热量重新取得平衡，体温维持相对稳定。

（一）产热过程

安静状态下，机体的主要产热器官是内脏，占56%。由于体内各器官的代谢水平不同，产热量有所差别，其中，肝脏产热量最高，其次是心脏和消化腺。运动或劳动时，骨骼肌是主要的产热器官，占90%。机体的总产热量主要包括基础代谢、食物特殊动力作用和肌肉活动所产生的热量。基础代谢是机体产热的基础，基础代谢高则产热量多，基础代谢低则产热量少；食物特殊动力作用可使机体进食后额外产生热量；骨骼肌的产热量变化比较大，在安静时产热量很小，运动时则产热量增大：轻度运动如步行时，其产热量为安静时的3~5倍，剧烈运动时，可增加10~20倍（表7-4）。

表7-4　几种组织器官在不同产热状态下的产热量

组织器官	产热量（%）	
	安静状态	劳动或运动
脑	16	1
内脏（主要是肝）	56	8
骨骼肌	18	90
其他	10	1

寒冷环境中机体主要依靠寒战来增加产热量。寒战是屈肌和伸肌不随意的节律性收缩，其频率为9~11次/分，基本上不做功，但产热量很高，发生寒战时，代谢率可增加4~5倍。寒战发生的过程是当机体受到寒冷刺激时，首先出现温度刺激性肌紧张（thermal muscle tone）或寒战前肌紧张（pre-shivering tone），此时代谢率有所增加，随后由于寒冷刺激的持续作用，在温度刺激性肌紧张的基础上出现肌肉寒战，产热量明显增加，同时寒冷刺激可以导致内分泌激素如肾上腺素和去甲肾上腺素分泌增加，使产热量迅速增加，但维持时间短；甲状腺激素分泌也增多，使产热缓慢增加，维持时间长。寒冷环境中，机体还可以通过非寒战产热，其中主要通过棕色脂肪（brown fat）组织来产热，这种产热对于新生儿尤其重要，这是因为新生儿不能发生寒战产热。

（二）散热过程

人体的主要散热部位是皮肤，另外，呼吸、排尿和排粪也可散失一小部分热量。当环境温度低于体温时，大部分的体热通过皮肤的辐射、传导和对流散热，一部分热量通过皮肤汗液蒸发来散发。

1. 散热的方式

（1）辐射散热（thermal radiation）　指机体以热射线的形式将热量传给外界较冷物质的一种散热形式。安静状态下约占全部散热量的60%。辐射散热量同皮肤与环境间的温度差以及机体有效辐射面积等因素有关，皮肤温稍有变动，辐射散热量就会有很大变化。四肢表面积比较大，因此在辐射散热中有重要作用。气温与皮肤的温差越大，或是机体有效辐射面积越大，辐射的散热量就越多。

（2）传导散热（thermal conduction）　指机体的热量直接传给同它接触的较冷物体的散热方式。机体深部的热量以传导方式传到机体表面的皮肤，再由后者直接传给同它接触的物体，如床或衣服等。与散热量有关的因素有皮肤表面与接触物体的温度差、接触面积大小和接触物质的导热性。棉、丝织物的导热性较差，因此具有保暖作用，而水的导热度较大，可利用冰囊、冰帽给高热患者降温。另外，人体脂肪的导热度也低，肥胖者皮下脂肪较多，女性一般皮下脂肪也较多，所以，他们由深部向表层传导的散热量要少些。

（3）对流散热（thermal convection）　机体的热量传给皮肤表面的空气，人体周围总是绕有一薄层同皮肤接触的空气，人体的热量传给这一层空气，由于空气不断流动（对流），便将体热发散到空间。对流是传导散热的一种特殊形式。影响对流的主要因素是风速，风速越大，对流散热量也越多，风速越小，对流散热量也越少。

（4）蒸发散热（evaporation）　指机体通过体表水分的蒸发来散热的方式。蒸发 1g 水分可使机体散失 2.4kJ 热量。当环境温度为 21℃时，大部分（70%）的体热靠辐射、传导和对流的方式散热，少部分（29%）的体热则由蒸发散热；当环境温度升高时，皮肤和环境之间的温度差变小，辐射、传导和对流的散热量减小，而蒸发的散热作用则增强；当环境温度等于或高于皮肤温度时，蒸发成为机体唯一的散热方式。

人体蒸发有两种形式，即不显汗（insensible perspiration）和发汗（sweating）。人体即使处在低温中，没有汗液分泌时，皮肤和呼吸道都不断有水分渗出而被蒸发掉，这种水分蒸发不为人们所觉察，并与汗腺活动无关，因此，这种水分蒸发被称为不感蒸发，其中皮肤的水分蒸发又称为不显汗。在环境温度低于 30℃时，不感蒸发的数量相当恒定，即 $12 \sim 15g/(h \cdot m^2)$，其中一半由呼吸道蒸发；另一半由皮肤的组织间隙直接渗出而蒸发。人体 24 小时的不感蒸发量为 400~600ml。婴幼儿的不感蒸发的速率多于成年人，在缺水时婴幼儿更容易造成严重脱水，因此要加强对婴幼儿的护理。有些动物如犬，尽管有汗腺结构，但在高温环境下不能分泌汗液，此时，它必须通过热喘呼吸来增强蒸发水分。

发汗指通过汗腺分泌汗液的活动，人可以意识到汗液分泌，因此又称为可感蒸发。人在安静状态下，当环境温度达 30℃左右时便开始发汗；如果空气湿度大，而且着衣较多时，气温达 25℃便可引起人体发汗；人进行劳动或运动时，环境温度在 20℃以下亦可出现发汗，增加热量释放。

汗液的成分主要是水分，占 99%，固体成分较少（不到 1%），固体成分中主要为氯化钠，含少量的氯化钾、尿素等。同血浆相比，汗液中氯化钠的浓度较低，汗液不是简单的血浆滤出液，而是由汗腺细胞主动分泌的。刚刚从汗腺细胞分泌出来的汗液，与血浆是等渗的，但在流经汗腺管腔时，由于钠和氯被重吸收，所以，最后排出的汗液是低渗的，汗液中排钠量也受醛固醇的调节。在高温作业等大量出汗的人，钠和氯被重吸收较少，汗液中含较多的氯化钠，因此，当机体因大量发汗而造成脱水时，可导致高渗性脱水，应注意补充氯化钠。汗液中葡萄糖的浓度几乎是零，蛋白质的浓度为零。汗液中乳酸浓度高于血浆，大量的乳酸由腺细胞分泌。

发汗是反射活动。人体汗腺受交感胆碱能纤维支配，乙酰胆碱对小汗腺有促进作用；发汗中枢分布在从脊髓到大脑皮质的中枢神经系统中，主要分布在下丘脑，它很可能位于体温调节中枢之中或其附近。在温热环境下引起全身各部位的小汗腺分泌汗液称为温热性发汗，温热环境刺激皮肤中的温觉感受器，冲动传入至发汗中枢，反射性引起发汗，另外温热环境使皮肤血液温度升高，流至下丘脑发汗中枢的热敏神经元，可引起发汗，温热性发汗的生理意义在于散热。

影响发汗速度的因素有环境温度、湿度和劳动强度等。环境温度越高，发汗速度越快。风速大时，汗液易蒸发，汗液蒸发快，容易散热而使发汗速度变小。劳动强度大，产热量越多，发汗量越多。精神紧张或情绪激动而引起发汗称为精神性发汗，主要见于掌心、足底和腋窝，精神性发汗的中枢神经可能在大脑皮质运动区，在体温调节中的作用不大。

2. 散热的调节 辐射、传导和对流散失的热量取决于皮肤和环境之间的温度差，温差越大，散热量越多，温差越小，散热量越少。皮肤温度由皮肤血流量所控制，皮肤血液循环的特点是：分布到皮肤的动脉穿透隔热组织（脂肪组织等），在乳头下层形成动脉网；皮下的毛细血管异常弯曲，进而形成丰富的静脉丛；皮下还有大量的动-静脉吻合支，这些结构特点决定皮肤的血流量变动范围大。因此，机体可以通过交感神经系统控制着皮肤血管的口径进行体温调节。

在炎热环境中，交感神经紧张度降低，皮肤小动脉扩张，动-静脉吻合支开放，皮肤血流量因而大大增加（据测算，全部皮肤血流量最多可达到心输出量的12%）。于是较多的体热从机体深部被带到体表层，提高了皮肤温，增强了散热作用。在寒冷环境中，交感神经紧张度增强，皮肤血管收缩，皮肤血流量剧减，散热量大大减少，此时机体表层宛如一个隔热器，起到了防止体热散失的作用。此外，四肢深部的静脉和动脉相伴走行的，相当于一个热量逆流交换系统，静脉血温较低，而动脉血温度较高，两者之间由于温度差而进行热量交换，逆流交换导致动脉血带到末梢的热量，有一部分已被静脉血带回机体深部，由此减少了热量的散失。如果机体处于炎热环境中，从皮肤返回心脏的血液主要由皮肤表层静脉来输送，此时逆流交换机制将不再起作用。

三、体温调节 📱微课7-1

机体具有完善的体温调节机制，当外界环境温度改变时，通过调节产热过程和散热过程，维持体温相对稳定。

（一）温度感受器和体温调节中枢

温度感受器分为外周温度感受器和中枢温度感受器。外周温度感受器分布在人体皮肤、黏膜和内脏中，它们都是游离神经末梢，分为冷觉感受器和热觉感受器。当皮肤温度升高时，热觉感受器兴奋，而当皮肤温度下降时，则冷觉感受器兴奋。冷觉感受器在28℃时发放冲动频率最高，而温觉感受器则在43℃时发放冲动频率最高。当皮肤温度偏离这两个温度时，两种感受器发放冲动的频率都逐渐下降。此外，温度感受器对皮肤温度变化速率更敏感。内脏器官也有温度感受器。有人将电热器埋藏在羊腹腔内并加温至43~44℃，观察到羊的呼吸频率和蒸发散热迅速增加，加热3~5分钟后，动物开始喘息，使下丘脑温度下降。说明内脏温度升高可引起明显的散热反应。

中枢温度感受器分布于脊髓、延髓、脑干网状结构及下丘脑等部位，对不麻醉或麻醉的兔、猫、狗等的下丘脑前部进行加温或冷却，发现在视前区-下丘脑前部（preoptic anterior hypothalamus，PO/AH）加温可引起动物出现喘息和出汗等散热反应，而局部冷却则引起产热量增加，说明PO/AH本身就可调节散热和产热这两种相反的过程。用电生理方法记录PO/AH中存在热敏神经元（warm-sensitive neuron）和冷敏神经元（cold-sensitive neuron）。前者的放电频率随局部温度的升高而增加，而后者的放电频率则随着脑组织的降温而增加。脊髓中也有温度敏感神经元，脊髓中传导温度信息的上行性神经元的纤维在侧索中走行，它将信息发送给PO/AH。延髓中也存在着温度敏感神经元，皮肤、脊髓及中脑的传入温度信息都会聚于延髓温度敏感神经元；而延髓也接受来自PO/AH的信息，并且向PO/AH输送信息。脑干网状结构也有对局部温度变化发生反应的神经元，它接受发生皮肤、脊髓的温度信息，并且向PO/AH输送温度信息。

视前区-下丘脑前部应是体温调节的基本部位，下丘脑前部的热敏神经元和冷敏神经元既能感受它们所在部位的温度变化，又能将传入的温度信息进行整合。因此，当外界环境温度改变时，可通过：①皮肤的热、冷觉感受器的刺激，将温度变化的信息沿躯体传入神经经脊髓到达下丘脑的体温调节中枢；②外界温度改变可通过血液引起深部温度改变，并直接作用于下丘脑前部；③脊髓和下丘脑以外的中枢温度感受器也将温度信息传给下丘脑前部。通过下丘脑前部和中枢其他部位的整合作用，由下述3条途径发出指令调节体温：①通过交感神经系统调节皮肤血管舒缩反应和汗腺分泌；②通过躯体神经改变骨骼肌的活动，如在寒冷环境时的寒战等；③通过甲状腺和肾上腺髓质的激素分泌活动的改变来调节机体的代谢率。通过上述的复杂调节过程，使机体在外界温度改变时能维持体温相对稳定。

（二）体温调节过程

人在外界环境温度改变时，通过调节产热过程和散热过程，维持体温相对稳定。例如，在寒冷环境中，机体增加产热和减少散热；在炎热环境中，机体减少产热和增加散热，使体温保持相对稳定。体温调节过程很复杂，通过温度感觉器感受温度变化，将温度信息传到体温调节中枢，经过中枢整合后，通过自主神经系统调节皮肤血流量、竖毛肌和汗腺活动等；通过躯体神经调节骨骼肌的活动，如寒战；通过内分泌系统，改变机体的代谢率，从而调节产热和散热过程，维持体温恒定。

目前用调定点（set point）学说来解释体温调节过程。该学说认为，体温的调节类似于恒温器的调节，PO/AH 中存在调定点，即规定数值（如 37℃）。体温调节系统可以看作是自动控制系统。下丘脑体温调节中枢，包括调定点神经元在内属于控制系统，产热器官如肝、骨骼肌和散热器官如皮肤血管、汗腺等属于受控系统，受到控制系统传出信息控制，而输出变量体温总是会受到内、外环境因素干扰的（如机体的运动或外环境气候因素的变化，如气温、湿度、风速等），此时则通过温度检测器——皮肤及深部温度感受器（包括中枢温度感受器）将干扰信息反馈于调定点，经过体温调节中枢的整合，再调整受控系统的活动，建立起当时条件下的体热平衡，达到稳定体温的效果（图 7-5）。

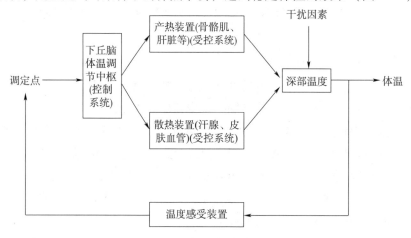

图 7-5　体温调节机制示意图

⊕ **知识链接**

失　温

近年来，失温致人死亡事件不断进入大众的视野，不免让人疑惑，什么是失温？失温为何能致人死亡？失温一般指人体热量流失大于热量补给，从而造成人体核心区温度降低，并产生一系列寒战、迷茫、心肺功能衰竭等症状，甚至最终造成死亡的病症。这里所谓的人体核心区主要是指大脑和胸腔内的心、肺等维持生命的主要器官。失温的原因主要有：环境温度过低和穿着太少，使得人体通过体表传导流失的热量太多；身体能量不足，特别是运动进行到后程，因为体内能源物质的消耗，没有足够能量以维持体温。人体的正常温度是 37℃，在 40.5℃ 以上时，身体中的生物酶会失活，导致人体的化学反应难以进行，会导致死亡；而在 37℃ 以下时，化学反应速度会减慢，进而抑制人体机能，当体温（指身体核心区温度）低于 30℃ 时，死亡几乎不可避免。

（姜明春）

答案解析

目标检测

1. 影响能量代谢的因素有哪些？它们怎样影响能量代谢？
2. 人体皮肤散热方式有哪几种？各有何特点？根据散热原理，如何降低高热患者的体温？
3. 基础代谢率的正常范围和临床意义如何？
4. 试用调定点学说解释正常人体是如何维持体温相对恒定的。

书网融合……

本章小结　　　　微课1　　　　彩图　　　　题库

PPT

第八章　尿的生成与排出

📖 **学习目标**

　　1. 掌握　肾小球的滤过功能及其影响因素；肾小球的滤过率、滤过分数、有效滤过压；渗透性利尿；水利尿的概念；尿生成的体液调节（血管升压素、醛固酮）。

　　2. 熟悉　肾的排泄功能；肾血液循环的特点及其调节；肾小管和集合管的重吸收功能（重吸收的特点，Na^+、水、葡萄糖的重吸收）；球管平衡；肾小管和集合管的分泌功能；尿生成的神经调节与自身调节。

　　3. 了解　尿液的浓缩和稀释；血浆清除率；心房钠尿肽对尿生成的调节；尿的排放。

　　排泄（excretion）是指机体将体内的代谢终产物、过剩的物质以及进入体内的异物、药物或毒物等，通过血液循环由排泄器官排出体外的过程。机体的排泄途径包括呼吸器官、消化器官和肾脏等，排泄的物质见表 8 - 1。肾通过尿的生成与排出，排泄的物质种类最多、数量最大，而且在排尿过程中还能够调节机体水、电解质平衡，渗透压平衡及酸碱平衡，故肾脏是机体最为重要的排泄器官。此外，肾脏还具有内分泌功能，可分泌肾素、促红细胞生成素与前列腺素等生物活性物质。🄔 微课 8 - 1

表 8 - 1　人体的排泄途径及排泄物

排泄途径	排泄形式	排泄物质
肾脏	尿液	水、无机盐、尿素、尿酸、肌酸、肌酐、药物、色素等
呼吸器官	气体	CO_2、H_2O、挥发性物质等
皮肤及汗腺	汗液	H_2O、无机盐、尿素、乳酸等
消化器官	粪便或消化液	胆色素、水、无机盐、毒物（如铅、汞）等

第一节　肾的结构和肾血流特点

一、肾的结构特点 🄔 微课 8 - 2

（一）肾单位和集合管

　　人的双侧肾脏有 170 万 ~ 200 万个肾单位（nephron）。肾单位是尿生成的基本结构和功能单位，每个肾单位由肾小体和肾小管两部分构成（图 8 - 1）。

　　肾小体包括肾小球和肾小囊两部分。肾小球是一团毛细血管网，其两端分别与入球微动脉和出球微动脉相连。肾小囊有两层上皮细胞，内层（脏层）紧贴在毛细血管壁上，外层（壁层）与肾小管壁相延续；两层上皮细胞之间的腔隙称为肾小囊囊腔，与肾小管管腔相通。

　　肾小管由近端小管、髓袢细段和远端小管组成。

　　远曲小管的末端与集合管相连。集合管在胚胎发育期起源于输尿管芽，故集合管不属于肾单位，但在功能上与肾单位紧密联系，参与尿的生成与浓缩过程。每一个集合管接受多条远曲小管流入的液体，

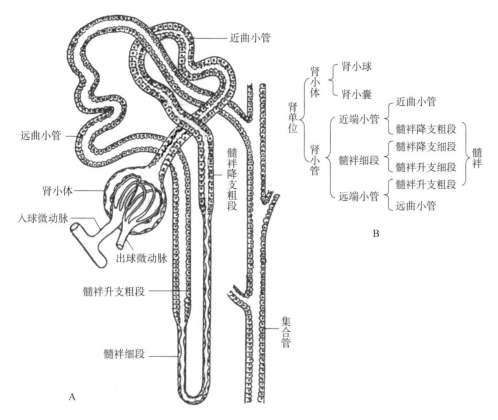

图 8-1　肾单位结构和组成示意图
A：肾单位结构；B：肾单位组成

许多集合管的液体汇入乳头管，最后形成的尿液经肾小盏、肾大盏、肾盂、输尿管进入膀胱，由膀胱排出体外。

（二）肾单位的类型及其结构特点

肾单位按其所在部位和结构特点不同可分为皮质肾单位（cortical nephron）和近髓肾单位（juxtamedullary nephron）两类（图 8-2）。两类肾单位的结构特点及功能比较见表 8-2。

表 8-2　皮质肾单位与近髓肾单位的比较

项目	皮质肾单位	近髓肾单位
数量	85%～90%	10%～15%
肾小体分布	外皮质层和中皮质层	内皮质层
肾小球体积	较小	较大
入、出球微动脉口径比	约为 2∶1	无明显差异
出球微动脉走向	为一支，形成管周毛细血管网	分两支，一支形成管周毛细血管网，另一支形成 U 形直小血管
髓袢长度	较短，只到外髓质层	较长，深入到内髓质层，甚至可达肾乳头部
球旁细胞	有，所含肾素分泌颗粒较多	少，不含肾素分泌颗粒
功能特征	主要参与尿生成及肾素分泌	主要参与尿液的浓缩和稀释

（三）球旁器

球旁器（juxtaglomerular apparatus）又称近球小体，是指主要分布在皮质肾单位的一些特殊细胞群，包括球旁细胞、球外系膜细胞和致密斑 3 种（图 8-3）。

1. 球旁细胞（juxtaglomerularm cell） 又称近球细胞，是位于入球微动脉和出球微动脉中膜内的

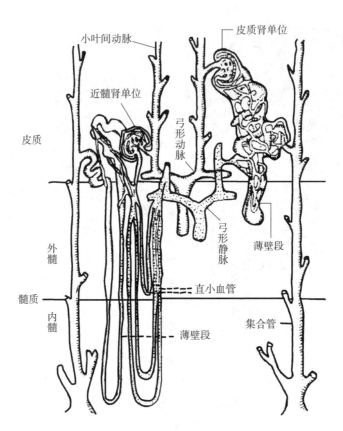

图 8 - 2 皮质肾单位与近髓肾单位结构示意图

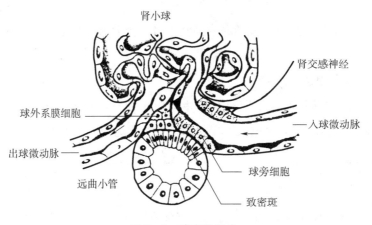

图 8 - 3 球旁器组成

一些特殊分化的平滑肌细胞，细胞内含有能够分泌肾素（renin）的颗粒，故又称为颗粒细胞。球旁细胞受交感神经支配，交感神经兴奋可促进其分泌释放肾素。

2. 致密斑（macula densa） 位于同一肾单位入球微动脉和出球微动脉夹角处远曲小管的起始部，与球旁细胞及球外系膜细胞毗邻，因此处肾小管上皮细胞增高、变窄形成椭圆形斑状隆起而得名。致密斑能监测小管液流量及小管液中 NaCl 含量的变化，并将信息传递给球旁细胞，从而影响肾素的分泌释放。

3. 球外系膜细胞（extraglomerular mesangial cell） 是指位于入球微动脉、出球微动脉和致密斑三者构成的三角区之间的一群细胞，具有吞噬和收缩功能。

球旁器主要分布在皮质肾单位，因此，皮质肾单位含肾素较多，而近髓肾单位则几乎不含肾素。肾素分布的这种差异，也提示两种肾单位在功能上有所不同。

二、肾的血液循环特点

担负排泄和"血液净化"职能的肾脏，其血液循环的特点主要表现如下。

1. 肾血流量大、分布不均匀　肾的血液供应丰富，正常成人双侧肾脏约重300g，约占体重的0.5%，安静时两肾的血流量约为1200ml/min，占心输出量的20%~25%。其中，94%左右的血液分布在肾皮质，5%~6%分布在外髓，1%分布在内髓。如此大的肾血流量有利于血液中废物在流经肾脏时从尿中排出。

2. 两套毛细血管网作用不同　入球微动脉分支形成肾小球毛细血管网，出球微动脉分支形成肾小管周围毛细血管网。肾小球毛细血管网血压高，这有利于肾小球的滤过；肾小管周围毛细血管网血压低，这有利于小管液中物质的重吸收。

三、肾血流量的调节 微课8-3

肾血流量与肾的泌尿功能相适应，主要依靠自身调节、神经调节和体液调节完成。

1. 自身调节　离体实验证明，当肾动脉压或动脉灌流压在70~180mmHg范围内变动时（图8-4），肾血流量仍能保持着相对稳定。这种在没有外来神经支配的情况下，肾血流量在一定动脉血压变动范围内保持相对稳定的现象，称为肾血流量的自身调节（autoregulation of renal blood flow）。研究发现，肾血流量的自身调节实际上仅限于肾皮质，肾髓质血流量可随血压的变化而变化。肾血流量主要取决于肾血管阻力，包括入球微动脉、出球微动脉的阻力。关于肾血流量自身调节的机制，目前得到普遍认可的是肌源学说和管-球反馈学说。

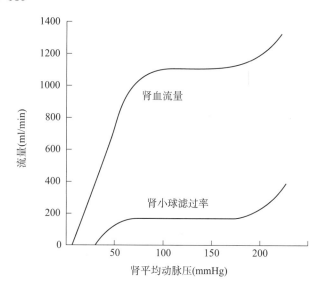

图8-4　肾血流量和肾小球滤过率与动脉血压的关系
动脉血压在70~180mmHg范围内变动时，肾血流量和肾小球滤过率维持相对稳定

（1）肌源学说　该学说认为，入球微动脉管壁平滑肌紧张性的改变是肾血流量自身调节的主要因素。当动脉血压在较大范围变动时，肾血流量与肾小球滤过率都无明显改变。入球微动脉管壁的平滑肌层和肾小球毛细血管前括约肌均具有一定的紧张性，当动脉血压在70~180mmHg范围内上升时，血管壁受到的牵张刺激增强，平滑肌的紧张性增加，入球微动脉平滑肌收缩，口径缩小，血流阻力增大；反之，动脉血压在70~180mmHg范围内降低时，入球微动脉管壁平滑肌紧张性降低，入球微动脉平滑肌

舒张，口径增大，血流阻力减小。当肾动脉压或动脉灌流压高于 180mmHg 或低于 70mmHg 时，平滑肌收缩或舒张达到极限，肾血流量将随血压改变而变化。如果用水合氯醛、罂粟碱或氰化钠等药物抑制血管平滑肌的舒缩活动，肾血流量的自身调节现象就会消失。

（2）管-球反馈（tubuloglomerular feedback，TGF） 是指小管液流量的变化能够负反馈影响肾血流量和肾小球滤过率的现象，即当肾血流量和肾小球滤过率增加/减少时，到达远端小管致密斑的小管液流量增加/减少，致密斑发出信息，使肾血流量和肾小球滤过率恢复至正常。致密斑主要感受小管液中的 NaCl 含量而不是小管液的流量。一般来说，小管液流量与 NaCl 含量成正比。致密斑发出的信息通过肾素、血管紧张素、前列腺素、腺苷和儿茶酚胺等物质影响入球微动脉的口径，从而影响肾血流量和肾小球滤过率。

2. 肾血流量的神经和体液调节

（1）神经调节 肾脏主要受交感神经支配。支配肾的交感神经主要分布于肾内各种血管的平滑肌，具有明显的缩血管作用，特别是对于入球微动脉和出球微动脉的作用最为显著。在急性实验中，切除动物的一侧肾交感神经，可使该侧肾血管舒张。但在慢性实验条件下，切除一侧内脏神经或肾神经，肾血流量和泌尿量仍能保持相对稳定，这是因为安静状态下，肾内的自身调节起着主要作用。当机体受到应激刺激，如发生大失血、中毒性休克、严重缺氧，或处在剧烈运动、高温环境中时，交感神经的兴奋性异常增高，肾血管收缩，肾血流量减少。

（2）体液调节 当血浆中肾上腺素、去甲肾上腺素、血管紧张素Ⅱ、血管升压素及内皮素等生物活性物质增多时，肾血管收缩，肾血流量减少；而当一氧化氮、心房钠尿肽、缓激肽和前列腺素等活性物质作用时，可引起肾血管舒张，肾血流量增加。

总之，在一般生理情况下，肾通过自身调节来维持肾血流量的相对稳定，以保证正常的尿生成功能；而在紧急情况下，则通过神经体液调节，使肾交感活动增强，肾上腺素分泌增加，使肾血管收缩，肾血流量减少，导致全身血液重新分配，从而保证心、脑等重要器官的血液供应，起到"移缓济急"的作用。

第二节　肾小球的滤过功能

⇒案例引导

临床案例 患者，男，6 岁，3 周前患上呼吸道感染，经治疗后痊愈。近 3 天来，感觉全身不适，出现乏力、头痛、头晕、恶心、呕吐和心慌等症状，家长发现患儿早晨起床时双眼睑和下肢水肿，且逐渐加重，但活动后水肿可减轻，尿量减少，尿液颜色呈洗肉水样。体格检查：血压 140/100mmHg。实验室检查：RBC（+++），尿蛋白（+++），红细胞管型 5/HP，肉眼血尿，24 小时尿量 250mL。血清抗链球菌溶血素"O"试验滴度升高，血肌酐 175μmol/L，血尿素氮 11.5mmol/L。初步诊断：急性肾小球肾炎。

讨论：

1. 该案例中主要涉及的生理学知识点有哪些？
2. 试说明患儿出现蛋白尿和血尿的原因。
3. 试说明患儿为什么会出现水肿和少尿？
4. 若患儿在治疗期间，哭闹着要求进食炸鸡类食物，作为护士，你应该如何护理患儿？

尿液的生成是在肾单位、肾小管和集合管中进行的，它包括 3 个相互联系的环节：①肾小球滤过；②肾小管与集合管的重吸收；③肾小管与集合管的分泌。

肾小球滤过（glomerular filtration）是指血液流过肾小球毛细血管时，除了血液中的血细胞和血浆中的大分子蛋白质外，血浆中的水分和小分子物质通过滤过膜滤出到肾小囊腔中，形成肾小球滤液，是尿生成的第一步。在实验中，采用微穿刺法从两栖类动物肾小囊中直接抽取囊内液，进行微量化学分析，发现这些囊内液除了不含大分子的蛋白质外，其余各种晶体物质如葡萄糖、氯化物、无机磷酸盐、尿素、尿酸、肌酐等的浓度均与血浆一致（表 8-3），而且囊内液的渗透压及酸碱度也与血浆相似，由此表明，肾小球的滤过是一种超滤过程，故原尿就是血浆的超滤液。

表 8-3 血浆、原尿和终尿成分比较（g/L）

成分	血浆	原尿	终尿	终尿中浓缩倍数
水	900	980	960	1.1
蛋白质	80	微量	0	—
葡萄糖	1	1	0	—
Na^+	3.3	3.3	3.5	1.1
K^+	0.2	0.2	1.5	7.5
Cl^-	3.7	3.7	6	1.6
碳酸根	1.5	1.5	0.04	0.05
磷酸根	0.03	0.03	1.2	40
尿素	0.3	0.3	20	67
尿酸	0.02	0.02	0.5	25
肌酐	0.01	0.01	1.5	150
氨	0.001	0.001	0.4	400

一、滤过膜及其通透性

肾小球超滤作用的结构基础是滤过膜。滤过膜（filtration membrane）由 3 层结构组成，从内向外依次为由肾小球毛细血管内皮细胞层、基膜层和肾小囊脏层。肾小球毛细血管内皮细胞层的厚度为 40nm 左右，内皮细胞间有直径 70~90nm 的圆形微孔，称为窗孔，允许血浆中的小分子溶质和小分子量的蛋白质自由通过，但血细胞不能通过。基膜层厚度约为 325nm，由基质和带负电荷的蛋白质构成，形成直径 2~8nm 的网孔，允许水和部分溶质通过，阻碍血浆蛋白滤过，是滤过膜的主要屏障。肾小囊脏层的厚度约为 40nm，上皮细胞具有足突，细胞突起相互交错对插，贴附于基膜外面，足突之间有裂隙，称为裂孔，裂孔宽为 20~30nm。裂孔上有一层滤过裂孔膜，该膜上存在大小不等的小孔，故裂孔膜也是滤过膜的最后一道屏障。

肾小球滤过膜具有一定的通透性，允许血浆中许多物质滤出，又具有一定的屏障作用。滤过膜 3 层结构的分子孔径起到机械屏障作用，而各层所含的带负电荷的糖蛋白，则形成滤过的电学屏障。对于电荷中性的物质来说，通透性主要取决于物质的分子有效半径大小。一般认为，分子有效半径小于 2.0nm 的物质可自由通过滤过膜，分子有效半径大于 4.2nm 的物质则不能滤过，分子有效半径在 2.0~4.0nm 之间的分子随有效半径增大滤过能力逐渐降低；对于带有电荷的物质来说，不但取决于该物质有效半径大小，而且还决定于其带有的电荷性质。研究发现，有效半径相同的右旋糖酐，带正电荷的右旋糖酐较容易被滤过，而带负电荷的右旋糖酐则较难通过滤过膜（图 8-5）。血浆中的白蛋白（分子量 69000Da），虽然有效半径为 3.6nm，但因为其通常是带负电荷的，所以仍很难被滤过。若肾脏发生病变，致使滤过膜上带负电荷的糖蛋白减少时，由于电学屏障作用降低，带负电荷的血浆白蛋白也能滤出而出现蛋白尿。

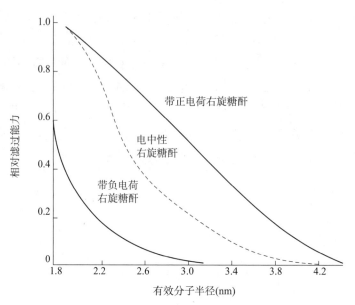

图 8-5　分子有效半径和所带电荷对右旋糖酐滤过能力的影响

纵坐标：1.0 表示能自由滤过；0 表示不能滤过

二、肾小球有效滤过压

有效滤过压（effective filtration pressure，EFP）是肾小球滤过的动力，是由肾小球毛细血管血压、血浆胶体渗透压和囊内压 3 种力量相互作用而形成，其中，肾小球毛细血管血压是推动滤过的动力，血浆胶体渗透压和囊内压是对抗滤过的阻力。因肾小囊内超滤液中蛋白质浓度极低，故肾小囊内胶体渗透压可忽略不计，其关系可用下式表示：

有效滤过压 = 肾小球毛细血管血压 -（血浆胶体渗透压 + 肾小囊内压）

肾小球毛细血管入球端和出球端的有效滤过压是一个逐渐递降的过程，在靠近入球端侧，有效滤过压为正值，故有滤过作用；当滤过由毛细血管入球端移行到出球端时，由于血浆蛋白不能滤出，而使血浆胶体渗透压逐渐升高，有效滤过压随之下降（图 8-6）。当滤过阻力等于滤过动力时，有效滤过压则为零，称为滤过平衡（filtration equilibrium）。因此，肾小球毛细血管全段并不是都有滤出，滤液只产生于入球微动脉端到滤过平衡之前。

三、肾小球滤过率与滤过分数

肾小球滤过率和滤过分数是衡量肾小球滤过功能的重要指标。临床上常用肾小球滤过率与滤过分数评价肾功能的损害程度。

（一）肾小球滤过率

单位时间内（每分钟）两肾生成的原尿量（超滤液量），称为肾小球滤过率（glomerular filtration rate，GFR）。肾小球滤过率与体表面积有关，体表面积为 $1.73m^2$ 的正常成人，其肾小球滤过率为 125ml/min 左右。由此计算，两侧肾脏每昼夜从肾小球滤出的超滤液总量可高达 180L。

（二）肾小球滤过分数

肾小球滤过率与肾血浆流量的比值，称为滤过分数（filtration fraction，FF）。肾血浆流量（renal

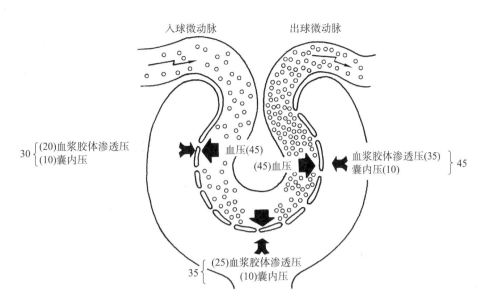

入球微动脉　　　出球微动脉

30 {(20)血浆胶体渗透压 / (10)囊内压

血压(45)

(45)血压

血浆胶体渗透压(35) / 囊内压(10) } 45

(25)血浆胶体渗透压 / (10)囊内压

35

图 8 - 6　肾小球有效滤过压的变化示意图

单位：mmHg

plasma flow，RPF）是指单位时间内（每分钟）流经两肾的血浆量。据测定，肾血浆流量约660ml/min，因此，滤过分数为125/660×100%≈19%。滤过分数表明，流经肾脏的血浆约有19%经肾小球滤过进入肾小囊腔，形成原尿。

四、影响肾小球滤过的因素

如前所述，滤过膜、有效滤过压以及肾血浆流量是决定肾小球滤过的基本条件，也是影响肾小球滤过的3个因素。

（一）滤过膜的通透性和面积

1. 滤过膜通透性　生理情况下，滤过膜的通透性较稳定。但在病理情况下，滤过膜的通透性可发生较大的变化。在某些肾脏疾病，如肾小球肾炎时，可使滤过膜各层的糖蛋白减少或消失，或基膜层损伤、破裂，或足突融合及消失，使其电学屏障、机械屏障作用减弱，滤过膜的通透性增大，使带负电荷的血浆白蛋白，甚至红细胞也能滤出，从而出现蛋白尿和血尿。

2. 滤过膜有效滤过面积　人两肾的全部肾小球毛细血管总面积约为$1.5m^2$。生理情况下，人两肾的全部肾小球都处于活动状态，因此，滤过面积可以保持相对稳定。在某些肾脏疾病，如急性肾小球肾炎时，由于肾小球毛细血管内皮细胞增生、肿胀，使毛细血管管腔变窄或完全阻塞，以致活动的肾小球数目减少，有效滤过面积显著减少，从而使肾小球滤过率降低，产生少尿，甚至无尿。

（二）有效滤过压

有效滤过压是肾小球滤过的动力。组成有效滤过压的3个因素中任一因素发生变化，均可影响肾小球滤过。其中，肾小球毛细血管血压较易改变，是影响有效滤过压的最主要因素。

在正常情况下，当动脉血压变动于70~180mmHg范围内时，由于肾血流量具有自身调节的作用，肾小球毛细血管血压相对稳定，对有效滤过压无明显的影响，肾小球滤过率保持不变。但当某些原因（大失血或休克）引起平均动脉血压降到70mmHg以下时，肾小球毛细血管血压才会相应下降，使有效滤过压降低，肾小球滤过率明显减少，产生少尿；当动脉血压降至40~50mmHg以下时，肾小球滤过率则降为零，尿生成停止。在高血压病晚期，入球微动脉硬化，肾小球毛细血管血压可明显降低，肾小球滤过率减少而导致少尿。

在生理情况下，血浆胶体渗透压和肾小囊内压很少变化，对有效滤过压、肾小球滤过率影响不大。临床上，快速静脉输入生理盐水，可降低血浆胶体渗透压，使有效滤过压增高，肾小球滤过率增大，尿量增加；当肾盂或输尿管结石、肿瘤压迫或其他原因引起的输尿管阻塞时，可使肾小囊内压升高，致使有效滤过压降低，肾小球滤过率减少，尿量减少；某些疾病，因溶血过多，血红蛋白可堵塞肾小管，也会引起囊内压升高而影响肾小球滤过。

（三）肾血浆流量

肾血浆流量主要通过影响滤过平衡的位置来影响肾小球滤过率。肾血浆流量增多时，肾小球毛细血管内的血浆胶体渗透压上升速度较慢，滤过平衡的位置靠近出球微动脉端，具有滤过作用的毛细血管段较长，故肾小球滤过率随之增加。在大鼠实验中观察到，如果肾小球的血浆流量比正常时增加3倍，将不出现滤过平衡，则肾小球毛细血管的全段均有滤出，肾小球滤过率明显增加。相反，肾血浆流量减少时，血浆胶体渗透压的上升速度加快，从而使滤过平衡的位置靠近入球微动脉端，具有滤过作用的毛细血管段缩短，肾小球滤过率将减少。在严重缺氧、中毒性休克等病理状态下，由于交感神经兴奋致使血管收缩，肾血浆流量减少，肾小球滤过率也随之而减少。

⊕ **知识链接**

肾病综合征

肾病综合征（nephrotic syndrome，NS）不是一个独立的疾病，而是由多种病因和多种病理类型引起的肾小球病变中的一组临床综合征。以大量蛋白尿（>3.5g/d）、低蛋白血症（血浆白蛋白<30g/L）、水肿、高脂血症为基本特征。

NS 的病理生理：正常生理情况下，肾小球滤过膜的机械屏障和电荷屏障可有效阻止血浆蛋白从肾小球滤过，尿蛋白的排出量不超过150μg/d。在中毒损伤等一些疾病作用下，滤过膜的机械屏障和电荷屏障作用发生障碍，滤过膜的通透性增大，蛋白从尿中流失，形成蛋白尿。同时，NS 时体内蛋白分解代谢增加，当这些蛋白的损失超过肝脏蛋白的合成能力时，即出现低蛋白血症。低蛋白血症的发生必然引起血浆胶体渗透压下降，组织液生成增多导致水肿。高脂血症（高胆固醇血症和/或高甘油三酯血症）发生的主要原因是肝脂蛋白合成增加和外周利用及分解减少所致。

第三节　肾小管和集合管的重吸收与分泌功能

肾小球滤过生成的原尿在流入肾小管后，称为小管液。小管液中的水和某些物质经肾小管和集合管吸收回血液的过程，称为肾小管和集合管的重吸收（reabsorption）。肾小管和集合管的上皮细胞将血液中的某些物质或者自身代谢产生的物质排放到小管液中的过程，称为肾小管和集合管的分泌（secretion）。原尿经过肾小管和集合管的重吸收和分泌，最终形成终尿（final urine）。终尿无论是量还是质，与原尿相比，都发生了较大变化（表8-3）。从量上看，正常成人两肾每昼夜生成的原尿达180L，而终尿约1.5L。从质上看，原尿中的葡萄糖浓度与血浆相同，而终尿中葡萄糖的浓度几乎为零。

一、肾小管和集合管的重吸收功能

（一）重吸收的部位、特点、方式

1. 重吸收的部位　各段肾小管和集合管都具有重吸收功能，但由于其管壁结构和功能的差异，各

段肾小管和集合管的重吸收能力也存在显著差异。其中，近端小管重吸收的物质种类最多、数量最大，是各类物质重吸收的主要部位。这是由于近端小管上皮细胞的管腔膜上有丰富的微绒毛形成刷状缘，使吸收面积达 $50 \sim 60m^2$；且管腔膜及基底侧膜（后者包括管周膜及侧面膜）上含丰富的转运体蛋白；基底侧膜上还含有大量 Na^+ 泵。原尿中的葡萄糖、氨基酸、维生素及微量的蛋白质几乎全部在近端小管重吸收；约80%的 HCO_3^-、70%的水和 Na^+、K^+、Cl^- 等在此重吸收；部分硫酸盐、磷酸盐、尿素、尿酸等也在此处重吸收。约15%的 Na^+、Cl^- 在髓袢升支粗段被主动重吸收，约12%的 Na^+、Cl^- 在远曲小管和集合管被重吸收，少量的 HCO_3^- 在远端小管和集合管被重吸收。虽然远端小管和集合管重吸收的量较少，但却与机体内水、电解质、渗透压和酸碱平衡的调节密切相关。

2. 重吸收特点

（1）选择性重吸收　即对机体有用的物质全部（如葡萄糖）或大部分（如水、Na^+ 等）被重吸收，而对机体无用或用途小的物质就少部分（如尿素）被重吸收或完全（如肌酐）不被重吸收。其意义在于有利于排出机体代谢废物，维持细胞外液中各种成分的稳定。

（2）有限性重吸收　即当血浆中某种物质浓度过高，使滤过液中该物质含量过多时，就不能完全被重吸收，尿中就出现该物质。

3. 重吸收方式　重吸收是肾小管和集合管物质转运功能的一种，重吸收的基本方式分为被动重吸收和主动重吸收两种。当水被重吸收时，有些溶质（如 K^+、Ca^{2+} 等）可随水一起被转运，这种现象称为溶剂拖曳。此外，肾小管上皮细胞还可通过入胞方式重吸收小管液中的微量蛋白质。

肾小管、集合管中物质转运途径可分为两种。第一种为跨细胞转运途径（transcellular pathway）重吸收，其过程为：①小管液中溶质通过管腔膜进入小管上皮细胞内；②进入细胞内的物质通过一定的方式跨过基底侧膜进入组织间隙及毛细血管。第二种途径为细胞旁转运途径（paracellular pathway）重吸收，小管液中的水和 Na^+、Cl^- 等物质可直接通过小管上皮细胞间的紧密连接进入细胞间隙而被重吸收。

（二）各段肾小管重吸收的主要物质及其吸收特点

1. 近端小管　近端小管重吸收物质的特点有：①定比重吸收，即对 Na^+、Cl^-、K^+、Ca^{2+} 和水的重吸收量占肾小球超滤液量65% ~ 70%；②等渗性重吸收，即吸收多少溶质，相应吸收多少水，吸收过程中，小管液的渗透压始终与血浆渗透压相等；③非调节性重吸收，即属于必须性的重吸收，与机体水盐调节情况无关。具体情况如下。

（1）Na^+、Cl^- 的重吸收　近端小管重吸收超滤液中65% ~ 70%的 Na^+、Cl^-，其中，约2/3在近端小管前半段经跨细胞转运途径主动重吸收；约1/3在近端小管后半段经细胞旁转运途径被动重吸收。大部分的 Na^+ 在钠泵作用下主动重吸收。近端小管对物质重吸收的原动力来自基底侧膜的钠泵，钠泵活动造成小管液和肾小管上皮细胞间的 Na^+ 浓度差，小管上皮细胞的管腔膜对 Na^+ 具有通透性，因此，Na^+ 顺电 - 化学梯度进入细胞内。进入细胞内的 Na^+ 随即被管周膜和基底侧膜上的钠泵泵至细胞间隙。随着细胞内的 Na^+ 被泵出，小管液中的 Na^+ 又不断地进入细胞内（图8 - 7）。随 Na^+ 的重吸收，细胞内呈正电位，管腔内呈负电位，加之小管液中的 Cl^- 浓度比细胞内高，Cl^- 顺电 - 化学梯度被动重吸收。NaCl进入管周组织液，使其渗透压升高，促使小管液中的水不断进入上皮细胞及管周组织液。NaCl和水进入后，使细胞间隙的静水压升高，促使NaCl和水通过基膜进入相邻的毛细血管而被重吸收。同时，部分NaCl和水可能通过紧密连接回漏至小管腔内，故在近端小管，NaCl和水的重吸收量等于主动重吸收量减去回漏量。

（2）HCO_3^- 的重吸收　约85%经肾小球滤过的 HCO_3^- 在近端小管被重吸收。HCO_3^- 是机体的重要碱储备，肾脏重吸收 HCO_3^- 的过程具有排酸保碱的作用。上皮细胞的管腔膜对 HCO_3^- 不通透，HCO_3^- 的吸收实际是以 CO_2 的形式被吸收的，同时，与 H^+ 分泌相耦联（图8 - 8），即以 $Na^+ - H^+$ 交换为重吸收

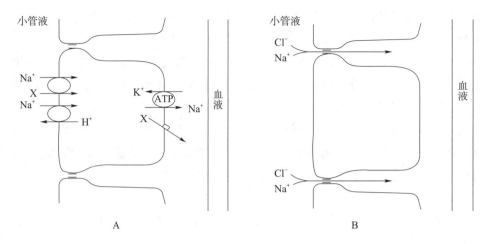

图 8 - 7　近端小管重吸收 Na^+、Cl^- 示意图

A：近端小管前半段经跨细胞转运途径；B：近端小管后半段经细胞旁转运途径；X：代表葡萄糖、氨基酸等

的动力。血浆中的 HCO_3^- 以 $NaHCO_3$ 形式滤过到肾小管中，$NaHCO_3$ 在小管液中解离为 Na^+ 和 HCO_3^-。通过 $Na^+ - H^+$ 反向转运，H^+ 由细胞内被分泌到肾小管液中，Na^+ 则进入细胞内。HCO_3^- 很难透过管腔膜，与小管液内的 H^+ 结合生成 H_2CO_3。H_2CO_3 分解成 CO_2 和 H_2O。CO_2 为脂溶性物质，极易跨膜扩散进入细胞。在细胞内碳酸酐酶的催化下，CO_2 与 H_2O 结合生成 H_2CO_3，并解离成 H^+ 和 HCO_3^-。HCO_3^- 随 Na^+ 被动转运回血液；H^+ 通过 $H^+ - Na^+$ 交换分泌入管腔。所以小管液中的 HCO_3^- 是以 CO_2 的形式被重吸收的，故临床上可用碳酸酐酶抑制剂乙酰唑胺抑制 H^+ 分泌，从而抑制碳酸氢钠和水的吸收，起到利尿的作用。

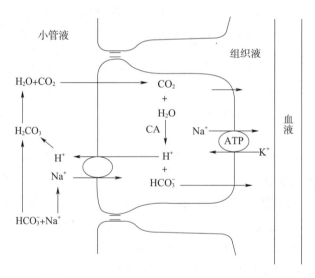

图 8 - 8　HCO_3^- 的重吸收和 H^+ 的分泌示意图

（3）葡萄糖和氨基酸的重吸收　葡萄糖和氨基酸的重吸收方式为继发性主动转运。小管液中的葡萄糖或氨基酸分别与管腔膜上的 $Na^+ -$ 葡萄糖同向转运体、$Na^+ -$ 氨基酸同向转运体结合，同向转运入细胞内，进入细胞内的 Na^+ 被基底侧膜上的钠泵泵入细胞间隙，葡萄糖、氨基酸则通过基底侧膜上的载体易化扩散入细胞间隙。

正常情况下，终尿中不含葡萄糖，说明小管液中的葡萄糖全部被重吸收。微穿刺实验证明，葡萄糖重吸收的部位仅限于近端小管，尤其是近端小管前半段。如果在近端小管以后的小管液中仍含有葡萄糖，则不能被吸收，尿中将出现葡萄糖。近端小管上皮细胞刷状缘上转运体的数量是一定的，因而近端小管对葡萄糖吸收有一定限度，当血液中葡萄糖浓度超过 160～180mg/100ml 时，一部分肾单位的近端小管上皮细胞对葡萄糖的吸收已达到极限，尿中开始出现葡萄糖，此时的血糖浓度称为肾糖阈（renal glucose threshold）。每一肾单位的肾糖阈并不完全相同。当血糖浓度超过肾糖阈后，随着血糖浓度的进一步升高，达到吸收葡萄糖最大极限量的肾小管数量越来越多，随尿排出的葡萄糖也越来越多。人两肾的全部近端小管在每分钟内能重吸收葡萄糖的最大量，称为葡萄糖的最大转运率（maximal rate of glucose transport），此时每分钟葡萄糖的滤过量达两肾葡萄糖重吸收极限。此后，尿糖排出率将随血糖浓度升高而平行增加（图 8 – 9）。正常人两肾的葡萄糖重吸收极限量有性别差异，男性平均为 375mg/min，女性平均为 300mg/min。

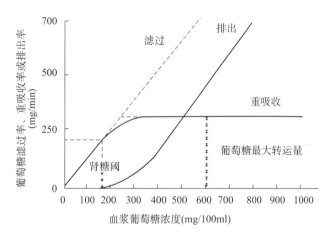

图 8 – 9　葡萄糖重吸收和排泄示意图

（4）K$^+$ 的重吸收　肾小球滤过的 K$^+$ 有 65%～70% 在近端小管被重吸收，目前，关于近端小管对 K$^+$ 的重吸收的确切机制还不完全清楚，但已知 K$^+$ 重吸收量与 Na$^+$ 和水的重吸收密切相关。

（5）水的重吸收　近端小管对水的重吸收主要通过分布在近端小管上皮细胞顶端膜和基底侧膜上水通道蛋白 1（aquaporin 1，AQP1）在渗透压作用下完成。随着近端小管对 Na$^+$、Cl$^-$、葡萄糖、氨基酸等溶质的吸收，小管液渗透压降低，组织间液渗透压升高，在渗透压差作用下，水经过跨细胞途径（通过 AQP1）和细胞旁途径重吸收。近端小管水的重吸收与体内是否缺水无关，属于渗透性重吸收。

2. 髓袢　主要吸收 NaCl 和水，还重吸收一定量的 K$^+$ 和 Ca^{2+}。

髓袢对 NaCl 和水的重吸收特点如下。①髓袢降支细段：对水通透性较高，对 NaCl 通透性极低，故有 15% 的水在内髓部管外高渗透压梯度的作用下被吸收，同时，管内 NaCl 被浓缩。②髓袢升支细段：对水不通透，对 NaCl 易通透，于是，NaCl 顺浓度梯度被动扩散入内髓部管外组织间隙。这对内髓部管外组织间隙高渗梯度的建立起着重要作用。③髓袢升支粗段：对 NaCl 的重吸收依靠 Na$^+$ – K$^+$ – 2Cl$^-$ 同向转运体而主动吸收（图 8 – 10）。实验表明，在这种以同向转运体复合物的形式转运中，Na$^+$、Cl$^-$、K$^+$ 三者缺少任何一个都不能进行转运。转运入上皮细胞内的 Na$^+$、Cl$^-$、K$^+$，Na$^+$ 被细胞基底侧膜的钠泵泵至细胞间隙，Cl$^-$ 经管周膜上的 Cl$^-$ 通道进入细胞间隙，而 K$^+$ 又顺浓度梯度经管腔膜返回到小管液中。由于 K$^+$ 返回到小管液中，使小管液呈正电位，所形成的这一电位差又促使小管液中的一部分 Na$^+$、K$^+$、Ca^{2+} 等阳离子经细胞旁转运途径被动重吸收。临床上，利尿剂呋塞米和依他尼酸就是通过抑制髓袢升支粗段 Na$^+$ – K$^+$ – 2Cl$^-$ 的同向转运而实现的。

3. 远曲小管和集合管　主要是在血管升压素和醛固酮的调节下重吸收 NaCl 和水，维持机体水和电解质平衡。此外还有少量 Ca^{2+}、HCO$_3^-$、K$^+$ 和尿素被重吸收。

（1）NaCl 的重吸收　小管液中的 NaCl 主要在醛固酮调节下被重吸收。①在远曲小管始段，Na$^+$ 和

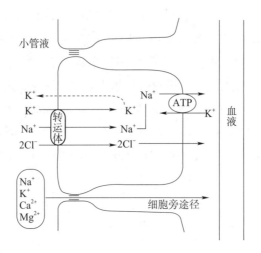

图 8 - 10　髓袢升支粗段继发性主动重吸收 Na^+、Cl^-、K^+ 的示意图

Cl^- 经 $Na^+ - Cl^-$ 同向转运体转运进入上皮细胞内，Na^+ 再被细胞基底侧膜上的钠泵泵至细胞间隙，Cl^- 则经 Cl^- 通道扩散入细胞间隙（图 8 - 11）。临床上，利尿剂氢氯噻嗪可通过抑制此处的 $Na^+ - Cl^-$ 同向转运体，而产生排钠利尿作用。②在远曲小管后段和集合管，含有主细胞和闰细胞。主细胞的功能是主动重吸收 Na^+、分泌 K^+。Na^+ 的重吸收造成小管液负电位，成为 Cl^- 通过细胞旁转运途径被动重吸收及 K^+ 分泌的动力。临床上，利尿剂阿米洛利可抑制主细胞管腔膜上的 Na^+ 通道，减少 NaCl 的重吸收而产生利尿作用。闰细胞可主动分泌 H^+。

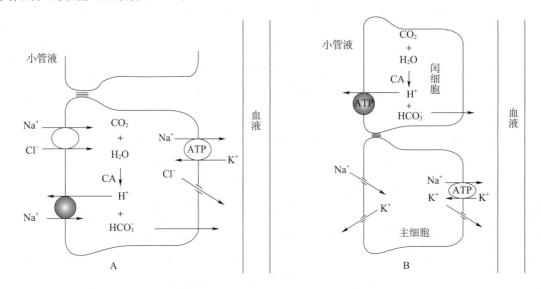

图 8 - 11　远曲小管和集合管重吸收 NaCl 和分泌 K^+、H^+ 示意图

A：远曲小管初段；B：远曲小管后段和集合管

（2）K^+ 的重吸收　在远曲小管和集合管，小管液中有少部分 K^+ 可被继续重吸收。在醛固酮的调节下，远曲小管和集合管还可分泌 K^+，尿液中的 K^+ 即是远曲小管和集合管分泌的。

（3）水的重吸收　水的重吸收量取决于主细胞对水的通透性。主细胞顶端膜和胞质囊泡内含水通道蛋白 2（aquaporin2，AQP2），而在基底侧膜中有 AQP3 和 AQP4 分布，上皮细胞对水的通透性取决于顶端膜 AQP2 的数量，并受血管升压素调节。因此，集合管对水的重吸收属于调节性重吸收，与机体水平衡的维持有关。

二、肾小管和集合管的分泌功能

（一）H⁺的分泌

肾小管和集合管上皮细胞均能分泌 H^+，但主要部位在近端小管。近端小管细胞通过 $Na^+ - H^+$ 交换实现 H^+ 的分泌。在远曲小管和集合管的 H^+ 分泌是一个逆电化学梯度进行的主动转运过程，是通过远曲小管和集合管上皮细胞管腔膜上的 H^+ 泵实现的。细胞内的 CO_2 和 H_2O 在碳酸酐酶催化作用下生成 H^+ 和 HCO_3^-，H^+ 由 H^+ 泵泵至小管液，HCO_3^- 则通过基底侧膜回到血液中，因而 H^+ 分泌和 HCO_3^- 的重吸收密切相关。每分泌一个 H^+，可重吸收一个 HCO_3^-。HCO_3^- 是体内重要的碱储备，因此，肾小管和集合管分泌 H^+ 的作用对维持体内的酸碱平衡是非常重要的。

⊕ 知识链接

肾小管酸中毒

肾小管酸中毒（renal tubular acidosis，RTA）是指由于肾小管分泌 H^+ 或者重吸收 HCO_3^- 障碍而导致的酸中毒。根据发病部位和发病机制，临床上把 RTA 分为 3 种类型：①近端小管酸中毒，主要是因为近端小管 HCO_3^- 吸收障碍引起。②低钾性远端小管酸中毒，主要是由于远端小管分泌 H^+ 减少所致。③高血钾型肾小管酸中毒，比较常见，但病因尚未完全阐明，可能与醛固酮分泌减少或远端小管对醛固酮的反应减弱有关。此种情况下，肾小管分泌 H^+、K^+ 均减少，故临床出现高钾血症和酸中毒。

RTA 的临床表现：上述 3 种类型 RTA 均有代谢性酸中毒表现；另外，除第 3 种类型 RTA 表现高钾血症外，前两种类型 RTA 都表现为低钾血症，低钾血症的发生是由于肾小管上皮细胞 $Na^+ - H^+$ 交换减少，导致 $Na^+ - K^+$ 交换增加所致。

（二）K⁺的分泌

终尿中的 K^+ 主要由远曲小管和集合管分泌。K^+ 的分泌与 Na^+ 的主动重吸收存在密切的关系。远曲小管和集合管对 Na^+ 的主动重吸收，造成管腔内负电位，形成细胞内与小管腔之间的电位差；另外，该部位小管上皮细胞基底侧膜上的 Na^+ 泵活跃，是形成上皮细胞内高 K^+ 的基础，在细胞内与小管腔之间也产生了浓度差。这样 K^+ 可顺电 - 化学梯度由管腔膜上 K^+ 通道分泌入小管液，因此，K^+ 的分泌是被动过程。同样，在远曲小管和集合管的闰细胞存在 $Na^+ - H^+$ 交换，H^+ 的分泌也与 Na^+ 的主动吸收有关。故 $Na^+ - K^+$ 交换与 $Na^+ - H^+$ 交换之间存在竞争性抑制作用，$Na^+ - K^+$ 交换增强时，$Na^+ - H^+$ 交换减弱；而 $Na^+ - H^+$ 交换增强时，$Na^+ - K^+$ 交换减弱。所以，临床上，代谢性酸中毒时，伴随高钾血症；代谢性碱中毒时，伴随低钾血症。

正常情况下，机体摄入的 K^+ 与排出的 K^+ 保持动态平衡。体内的 K^+ 主要由肾脏排泄，且主要是被远曲小管和集合管分泌，K^+ 的分泌量取决于 K^+ 的摄入量，此外，还受醛固酮的调节。体内 K^+ 代谢的特点是多吃多排、少吃少排、不吃也排。当摄入 K^+ 多时，血 K^+ 浓度增高，醛固酮分泌增多，远曲小管和集合管泌 K^+ 增多，随尿排出 K^+ 也多；相反，当摄入 K^+ 少时，尿中排出的 K^+ 也减少。由于远曲小管、集合管对 Na^+ 的主动重吸收促进 K^+ 的分泌，故不摄入 K^+ 也要排出一部分 K^+。因此，临床上为维持机体的 K^+ 平衡，对不能进食的患者应适当地补 K^+，以免引起低钾血症。

（三）NH₃的分泌

NH_3 的分泌发生于远曲小管和集合管，是由上皮细胞在代谢过程中谷氨酰胺脱氨而来。NH_3 具有脂溶性，能通过细胞膜向小管液或管周组织液单纯扩散。扩散的方向和数量取决于两边液体的 pH。若小管液 pH 低，则 NH_3 较易向小管液扩散。上皮细胞分泌的氨与小管液中的 H^+ 结合并生成 NH_4^+，NH_4^+ 再与小管液中的 Cl^- 结合成 NH_4Cl，随尿排出体外（图 8 – 12）。在 NH_3 的分泌过程中，每分泌 1 分子 NH_3，就排出 1 分子 H^+，并且重吸收 1 分子 HCO_3^- 和 1 分子 Na^+。可见，NH_3 的分泌与 H^+ 的分泌是紧密联系、相互促进的过程。因此，NH_3 的分泌有协助排酸保碱的作用。

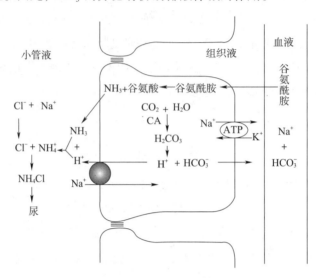

图 8 – 12　NH_3 的分泌示意图

（四）其他物质的分泌或排泄

小管上皮细胞可将机体代谢产生的肌酐、尿酸以及进入体内的某些物质如酚红、青霉素、碘锐特等分泌到小管液中。临床上，常通过酚红排泄实验来检查肾小管的分泌功能是否正常。

第四节　尿液的浓缩和稀释

肾脏具有很强的浓缩和稀释尿液的能力。尿液的浓缩和稀释是依据尿液的渗透压与血浆渗透压相比较而确定的。正常情况下，血浆的渗透压为 300mOsm/（kg · H_2O），尿液的渗透压可变动在 50 ~ 1200mOsm/（kg · H_2O）之间，其高低与体内水平衡状态有关。当机体缺水时，尿液的渗透压明显高于血浆渗透压，称为高渗尿（hypertonic urine），表示尿液被浓缩。当机体饮水过多时，尿液的渗透压明显低于血浆渗透压，称为低渗尿（hypotonic urine），表示尿液被稀释。当肾脏浓缩和稀释尿液的能力发生障碍时，则不论机体缺水与否，尿液的渗透压始终等于血浆渗透压，称为等渗尿（isotonic urine）。因此，测定尿液的渗透压可了解肾脏浓缩和稀释尿液的功能。

一、肾髓质高渗梯度形成与维持

（一）尿液浓缩、稀释的基本过程

采用冰点降低法测定鼠肾组织分层切片的渗透压，发现肾皮质各部位渗透压与血浆渗透压之比为 1.0，说明肾皮质组织液与血浆等渗。肾髓质各部位渗透压都高于血浆，且由外髓向内髓深入，表现为组织液渗透压与血浆渗透压之比成倍递增，分别为 2.0、3.0 和 4.0（图 8 – 13）。在不同动物的实验中发现，动物的肾髓质越厚，内髓部的渗透压也越高，尿的浓缩能力也越强。由此可见，肾髓质的渗透压梯度是尿浓缩的必备条件。

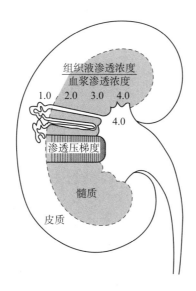

图 8-13 肾髓质渗透压梯度示意图

（二）肾髓质高渗梯度形成

关于尿液的浓缩和稀释的机制研究较多，目前多数学者公认的是逆流学说。

1. 逆流学说 物理学上将一端相通，其中液体流动方向相反的两个并列管道，称为逆流系统。如果两管之间的纵隔具有通透性，则浓度不同的液体在逆流管道中流动时，溶质就会在两管之间进行交换，称为逆流交换。如果两管之间的纵隔能主动将溶质从升支转运入降支，那么就会使降支内溶液的浓度越向下越高，而升支内溶液的浓度则越向上越低。这种由于逆流交换而使管内溶液浓度由上到下成倍增长的现象，称为逆流倍增。逆流学说认为，肾存在着逆流系统，对尿液的浓缩和稀释起重要作用。

2. 形态学基础 肾髓质部存在两套 U 形管道，构成了逆流系统，一是近髓肾单位的髓袢；二是近髓肾单位出球微动脉形成的直小血管。

3. 肾髓质高渗梯度形成 各段肾小管对溶质和水的选择性通透是肾髓质高渗透梯度形成的基本条件（表 8-4）。

表 8-4 兔肾小管及集合管各段对溶质、水的通透性和转运情况

肾小管部位	水	NaCl	尿素
髓袢降支细段	易通透	不易通透	中等通透
髓袢升支细段	不易通透	易通透	不易通透
髓袢升支粗段	不易通透	Na⁺ 主动重吸收 Cl⁻ 继发性主动重吸收	不易通透
远曲小管	不易通透	Na⁺ 主动重吸收 Cl⁻ 继发性主动重吸收	不易通透
集合管皮质部	有血管升压素时易通透	Na⁺ 主动重吸收	不易通透
集合管髓质部	有血管升压素时易通透	Na⁺ 主动重吸收	外髓部不易通透 内髓部易通透

（1）**外髓部高渗梯度形成** 小管液经髓袢升支粗段向皮质方向流动时，由于髓袢升支粗段上皮细胞能主动重吸收 NaCl，但对水不易通透，因此，小管液在流经该段时，管内 NaCl 浓度不断降低，渗透压逐渐下降，形成低渗状态；而管外组织间液由于 NaCl 浓度不断升高，形成高渗状态。所以，外髓部渗透压梯度主要由髓袢升支粗段 NaCl 主动重吸收而形成，但该段对水不通透也是形成外髓质高渗的前提。

（2）内髓部高渗梯度形成　髓袢降支细段对水具有通透性，但对 NaCl 不具有通透性，当小管液流过时，水在渗透压梯度作用下不断外渗进入组织间隙，使管内 NaCl 浓度越来越高，到髓袢底部时达到最高值。位于内髓部的髓袢升支细段对 NaCl 易通透，对水不易通透，于是小管液中的 NaCl 不断向组织间隙扩散，导致管外组织间液 NaCl 浓度升高，参与该处的渗透压梯度形成。

远曲小管、集合管皮质及外髓部对尿素不易通透，但在血管升压素作用下，集合管中的水被大量重吸收，于是滞留于小管液内的尿素浓度逐渐增高。由于内髓部集合管对尿素易通透，小管液中高浓度的尿素便扩散到管外，使组织间液的尿素浓度升高，从而使内髓部的渗透压进一步增加。髓袢降支细段对尿素具有中等通透性，因此，尿素由内髓部组织间液重新进入小管液，形成了尿素再循环（图 8 - 14），所以，尿素也参与了内髓部渗透梯度的形成。

可见，内髓部高渗梯度的建立是由 NaCl 和尿素共同形成的。临床上，严重营养不良的患者，体内尿素生成减少，可使内髓部高渗梯度降低，尿液的浓缩功能亦减弱。

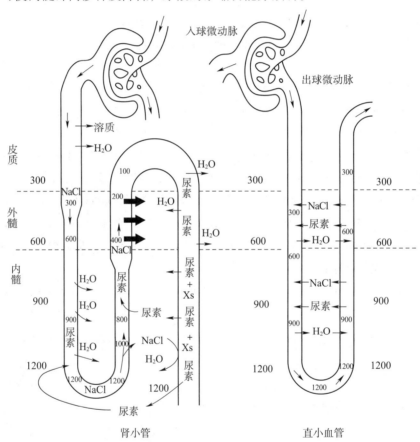

图 8 - 14　尿液浓缩机制示意图

粗箭头表示髓袢升支粗段主动重吸收 Cl⁻ 和 Na⁺。髓袢升支粗段和远曲小管前段对水不通透。Xs：表示未被重吸收的溶质。图中数字表示渗透浓度，单位为 mOsm/(kg·H₂O)

综上所述，髓袢升支粗段主动重吸收 Cl⁻ 和 Na⁺，是形成外髓部高渗梯度的原动力，并且对内髓部高渗梯度的建立也起到始动作用；各部位肾小管、集合管对水、NaCl 和尿素的通透性不同是髓质高渗梯度建立的前提条件。

（三）肾髓质高渗梯度的维持

肾髓质高渗梯度的维持，有赖于直小血管的逆流交换作用。直小血管呈 U 形，与髓袢平行，深入内髓质。血液沿直小血管降支向内髓方向流动时，组织间液的渗透压均比直小血管内血浆渗透压高，因而组织液中的 NaCl 和尿素不断向直小血管内扩散，血液中的水则进入组织间液，越向内髓部深入，直小血管内 NaCl 和尿素的浓度越高，到折返处达最高。当血液沿直小血管升支回流时，直小血管内 NaCl 和尿素的浓度比同一水平组织间液的浓度高，于是 NaCl 和尿素就不断扩散至组织间液，水又重新进入 U 形直小血管。这样，NaCl 和尿素在 U 形直小血管升支和降支之间循环，产生逆流交换作用。这一逆流交换过程使髓质组织液形成高渗状态的溶质不被血流大量带走，U 形直小血管仅将髓质中多余的溶质和水带回血液循环，从而使肾髓质的渗透梯度得以维持（图 8 – 14）。

二、尿液浓缩和稀释的机制

尿液的浓缩和稀释取决于肾小管和集合管对小管液中的水和溶质重吸收的比率，而水的重吸收较易改变，故是其主要方面。水的重吸收主要取决于肾小管内外的渗透梯度和集合管对水的通透性，特别是集合管。

（一）尿液的浓缩

由髓袢升支粗段流入远曲小管的小管液是低渗的。当体内缺水时，神经垂体释放的血管升压素增多，使集合管管壁对水的通透性增大，在管外高渗梯度的作用下，小管液中的水分不断通过渗透作用被"抽吸"入组织液，继而进入血液。同时小管液由低渗变成等渗和高渗，尿液被浓缩。

（二）尿液的稀释

当体内水过剩时，神经垂体释放的血管升压素减少，集合管的管壁对水的通透性降低，流入远曲小管为低渗的小管液，由于集合管对水不易通透，而对溶质继续吸收，最终流出集合管的液体就是大量低渗尿。

三、影响尿浓缩和稀释的因素

凡能影响髓袢、集合管和直小血管功能的因素，均会影响尿的浓缩和稀释功能（表 8 – 5）。临床上使用的利尿剂（如呋塞米、依他尼酸），通过抑制髓袢升支粗段 NaCl 的主动重吸收，使肾髓质渗透压梯度不能建立，尿液不能被浓缩，从而产生利尿作用。营养不良时，蛋白质缺乏，体内产生的尿素减少，使内髓部渗透压梯度降低，尿液浓缩的能力亦显著下降。

表 8 – 5 影响尿液浓缩和稀释的因素

部位	因素	机制	举例
肾小管髓袢	逆流倍增作用减弱	结构的完整性受损	肾纤维化、肾囊肿等
		髓袢升支粗段重吸收 NaCl↓	注射呋塞米等
		尿素量↓	营养不良
		小管液中溶质浓度↑	静脉注射甘露醇
直小血管	逆流交换作用减弱	直小血管血流过快或过慢	失血性休克
		交感神经过度兴奋	
集合管	对水通透性↓	集合管病变	肾淀粉样变
		血管升压素↓或缺乏	尿崩症；大量饮水

第五节 尿生成的调节

机体对尿生成的调节是通过对肾小球滤过、肾小管与集合管的重吸收以及肾小管和集合管的分泌作用而实现的。其调节方式主要包括肾内自身调节、神经调节及体液调节。

一、肾内自身调节

（一）小管液中溶质的浓度

肾小管和集合管重吸收水的动力是小管液和上皮细胞之间的渗透压梯度。因此，水的重吸收受溶质重吸收的情况而影响。当小管液中的某些溶质未被重吸收而留在小管液中时，使小管液溶质浓度升高，其渗透压增大，导致肾小管对水的重吸收量减少，尿量增加，该现象称为渗透性利尿（osmotic diuresis）。例如，临床糖尿病患者或进食大量葡萄糖后的正常人，因为肾小球滤过的葡萄糖量超过近端小管对葡萄糖的最大转运率，从而造成小管液渗透压升高，妨碍肾小管对水和 NaCl 的重吸收，致使尿量增加，且尿液中出现葡萄糖。

此外，临床上还可通过渗透性利尿机制给脑水肿和青光眼患者静脉注射甘露醇等药物，以达到利尿和消除水肿的目的。

（二）球－管平衡

当肾小球滤过率发生改变时，近端小管对溶质和水的重吸收量可随之而改变。当肾小球滤过率增加时，近端小管对 Na^+ 和水的重吸收也增加；相反，当肾小球滤过率减少时，近端小管对 Na^+ 和水的重吸收也相应减少，这种现象称为球－管平衡（glomerulotubular balance）。实验证明，近端小管中 Na^+ 和水的重吸收率始终为肾小球滤过率的 65% ~ 70%，这种现象称为定比重吸收（constant fraction reabsorption）。其生理学意义在于使尿中排出的 Na^+ 和水不会随肾小球滤过率的增减而出现大幅度的变化，从而保持尿量和尿钠的相对稳定。

二、神经调节

支配肾脏的交感神经起源于脊髓的第 12 胸段至第 2 腰段中间外侧柱的交感节前神经元，其节后纤维释放的递质为去甲肾上腺素，可调节肾血流量、肾小球滤过率、肾小管的重吸收和肾素的释放。肾交感神经兴奋时，主要通过以下几个方面影响肾脏的功能。

1. 控制肾血流量 肾交感神经活动增强时，其末梢释放的去甲肾上腺素作用于肾脏血管平滑肌的 α 受体，引起肾血管收缩，入球微动脉和出球微动脉均收缩，尤其是入球微动脉，使肾血流量减少，肾小球毛细血管血浆流量减少，毛细血管血压降低，肾小球滤过率也减少。但这种现象在正常生理情况下作用并不明显，只有在交感神经高度兴奋时才会出现，如急性失血、脑缺血、应激反应等时出现，且持续时间不长，约数分钟到数小时。

2. 促进肾小管对 Na^+ 等溶质的重吸收 肾交感神经末梢释放去甲肾上腺素与肾小管上皮细胞的 α 受体结合后，导致肾小管对 NaCl 和水的重吸收增加，尿量减少。这一效应可被 α 受体拮抗剂所阻断。

3. 促进肾素释放 肾交感神经末梢释放的去甲肾上腺素通过激活球旁细胞的 β 受体，使球旁细胞释放肾素，导致循环血液中血管紧张素Ⅱ和醛固酮浓度升高，前者可直接促进近端小管重吸收 Na^+，后者可使髓袢升支粗段、远端小管和集合管重吸收 Na^+ 和分泌 K^+。

4. 参与其他反射调节

（1）容量感受性反射 当有效循环血量增多时，可刺激位于心房、心室及肺循环大血管壁处的容量感受器，从而抑制交感神经，引起肾血流量和肾小球滤过率增加，肾脏排钠和排水增多。

（2）压力感受性反射 当动脉血压升高时，可刺激颈动脉窦和主动脉弓的压力感受器，反射性引起肾交感神经抑制，产生利钠和利尿效应。

（3）肾－肾反射 肾脏内存在机械感受器和化学感受器，它们的传入纤维行走于肾神经内。动物实验发现，刺激一侧肾脏的传入神经纤维，可反射性地改变对侧或同侧肾交感神经的活动，从而改变肾脏的功能。

三、体液调节

（一）血管升压素

血管升压素（vasopressin，VP）也称抗利尿激素（antidiuretic hormone，ADH），是由下丘脑视上核和室旁核的神经内分泌细胞合成和分泌的一种肽类激素。它在神经细胞胞体内合成后，经下丘脑－垂体束运输到神经垂体储存。

血管升压素是体内调节水平衡的重要激素之一。在肾脏，血管升压素的主要作用是增加集合管上皮细胞对水的通透性，具有明显的抗利尿作用。当体内血管升压素的水平低下时，集合管上皮细胞对水的通透性很低，水的重吸收很少，故尿量较多。

血管升压素受体包括 V_1 和 V_2 两种受体。V_1 受体主要分布于血管平滑肌，当血管升压素和血管平滑肌上 V_1 受体结合后，可引起血管平滑肌收缩，血管阻力增大，血压升高，它对血管升压素亲和力较低。V_2 受体主要分布在肾脏集合管上皮细胞，它对血管升压素亲和力较高，当血管升压素与其结合后，通过兴奋性 G 蛋白（Gs）使细胞内 cAMP 增加，然后再通过蛋白激酶 A 使胞质内的水孔蛋白 2 插入顶端膜，形成水通道，从而增加管腔膜对水的通透性。

血管升压素的合成和释放受多种因素的调节和影响，其中最重要的因素是血浆晶体渗透压和循环血容量的改变。

1. 血浆晶体渗透压　正常人血浆晶体渗透压平均为 $280 \sim 290 mOsm/(kg \cdot H_2O)$。一般认为，引起血管升压素分泌的血浆晶体渗透压阈值是 $280 mOsm/(kg \cdot H_2O)$。当血浆晶体渗透压低于阈值时，血管升压素分泌和释放接近停止或完全停止。当血浆晶体渗透压高于阈值时，血浆晶体渗透压每升高 1%，血管升压素的浓度就可升高 1pg/ml。例如，血浆中水分减少 2%，血浆渗透压就可达到 $295 mOsm/(kg \cdot H_2O)$。血浆晶体渗透压升高还可刺激渴中枢，产生明显的渴觉。

血浆晶体渗透压的改变通过刺激渗透压感受器而影响血管升压素分泌。渗透压感受器所在的具体部位尚未完全清楚，但有资料显示，在下丘脑第三脑室前腹侧部集中存在。在不同溶质引起的血浆晶体渗透压升高时，渗透压感受器对其敏感性是不同的，其中引起血管升压素释放的最有效刺激是细胞外液中的 Na^+ 和 Cl^- 升高。

大量出汗、严重呕吐或腹泻时，机体失水多于溶质丧失，血浆晶体渗透压升高，将刺激血管升压素的分泌，使集合管对水的重吸收增加，尿量减少，尿液浓缩。而大量饮用清水后，血浆晶体渗透压降低，引起血管升压素释放的量减少或停止，使集合管对水的重吸收减少，尿量增加，尿液稀释，这种现象称为水利尿（water diuresis）。若饮用生理盐水，则排尿量不会出现此种变化（图 8 - 15）。

2. 循环血量　当循环血量减少时，对心肺感受器的刺激减弱，经迷走神经传入下丘脑的信号减弱，对血管升压素释放的抑制作用减弱或被消除，故血管升压素释放增加。相反，当循环血量增多时，回心血量增加，可刺激心肺感受器，将抑制血管升压素的释放。当动脉血压在正常范围时，颈动脉窦、主动脉弓的压力感受器的传入冲动对血管升压素的释放起抑制作用，而当动脉血压降低时，血管升压素的释放将增加。

心肺感受器和压力感受器在调节血管升压素的释放时，其敏感性比渗透压感受器要低，一般需要到血容量或动脉血压降低 5% ~ 10% 时，才能刺激血管升压素释放。但血容量或动脉血压降低时，能够使引起血管升压素释放的血浆晶体渗透压阈值降低，即调定点下移，因而在较低的血浆渗透压水平就可刺激血管升压素释放，促进肾脏对水的重吸收，加快血容量的恢复；相反，当血容量或动脉血压升高时，可使调定点上移。

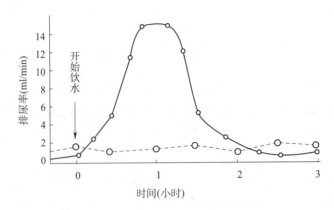

图 8-15　饮清水和生理盐水肾对排尿率的影响

一次饮 1 升清水（实线）和饮 1 升生理盐水（虚线）后的排尿率

3. 其他因素　例如疼痛、应激性刺激、恶心、呕吐等都可刺激血管升压素的释放，Ang Ⅱ、尼古丁和吗啡也能刺激血管升压素释放，而心房钠尿肽和乙醇则能抑制血管升压素的释放。

⊕ **知识链接**

尿崩症

尿崩症是由于下丘脑-神经垂体部位的病变所致，以青年为多见。由于血管升压素缺乏，肾小管和集合管对水的重吸收障碍，24 小时尿量可达 5～10L 或更多。尿液的比重常在 1.001～1.005 之间。由于低渗性多尿，血浆渗透压常轻度升高，因而兴奋渴感中枢，患者因烦渴而大量饮水。如有足够的水分供应，患者健康一般可不受严重影响。

（二）肾素-血管紧张素-醛固酮系统

肾素-血管紧张素-醛固酮系统（renin-angiotensin-aldosterone system，RAAS）是一个由肾素、血管紧张素和醛固酮组成并相继激活的系统。该系统对于心血管的活动和肾脏功能的调节均具有重要作用。

1. 肾素-血管紧张素-醛固酮系统的组成成分　肾素是由肾脏的球旁细胞合成、储存和释放的一种酸性蛋白水解酶。肾素经肾血管进入血液，可催化肝脏分泌入血浆中的血管紧张素原，水解为十肽的血管紧张素 Ⅰ（Ang Ⅰ），Ang Ⅰ 在血管紧张素转换酶的作用下脱去 2 个氨基酸残基，成为八肽血管紧张素 Ⅱ（Ang Ⅱ）。Ang Ⅱ 在氨基肽酶 A 的作用下，再失去一个氨基酸残基，成为七肽血管紧张素 Ⅲ（Ang Ⅲ）。Ang Ⅱ 和 Ang Ⅲ 均能刺激肾上腺皮质球状带细胞合成和释放醛固酮（图 8-16）。

2. 血管紧张素 Ⅱ 的功能

（1）减少肾血流量　Ang Ⅱ 可产生强烈的缩血管作用，可使肾脏微动脉的血管平滑肌收缩，导致肾血流量减少。

（2）对肾小球滤过率的影响　高浓度的 Ang Ⅱ，通过收缩出球微动脉和入球微动脉，尤其是后者，引起肾小球毛细血管压降低，肾小球滤过率降低。

（3）促进近端小管对 Na^+ 的重吸收　生理浓度的 Ang Ⅱ 通过与近端小管上皮细胞顶端膜上的血管紧张素受体结合，加强顶端膜两侧的 Na^+-H^+ 交换，从而促进近端小管重吸收 Na^+。

（4）促进肾上腺皮质合成和释放醛固酮　Ang Ⅱ 作用于肾上腺皮质球状带细胞，可刺激其合成和释放醛固酮，进而刺激远端小管和集合管上皮重吸收 Na^+ 和分泌 K^+。

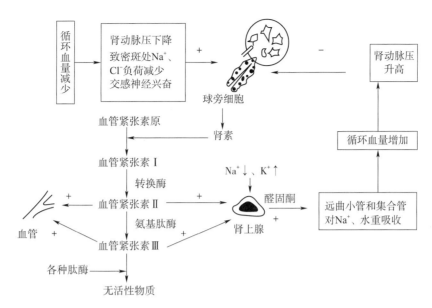

图 8-16　肾素-血管紧张素-醛固酮系统作用示意图

＋：兴奋作用；　－：抑制作用

（5）作用于神经系统间接影响肾脏功能　详见第四章。

3. 醛固酮的分泌和功能　醛固酮（aldosterone）是由肾上腺皮质球状带细胞合成和分泌的一种激素，主要受 Ang Ⅱ 和血浆 Na^+、K^+ 浓度的调节。其作用为促进远端小管和集合管对 Na^+、Cl^- 的重吸收，同时分泌 H^+、K^+。其机制是醛固酮进入远端小管和集合管上皮的主细胞，与胞质内受体结合，形成受体-醛固酮复合物，再进入细胞核，诱导合成许多重要的蛋白质，这些蛋白质的效应主要包括增加肾小管顶端膜上的 Na^+ 和 K^+ 通道，增强基底侧膜 Na^+,K^+-ATP 酶的活动和增强顶端膜上 H^+-ATP 酶的活动等，从而实现机体保 Na^+ 排 K^+ 的效应。

4. 肾素分泌的调节　肾素-血管紧张素-醛固酮系统通过调节肾素的释放从而实现对肾脏功能的调节。血容量减少能够刺激球旁细胞合成和释放肾素的因素主要有：①肾动脉灌注压降低；②细胞外液中 Na^+ 浓度降低；③交感神经兴奋。相反，血容量增多和高盐饮食可使肾素释放减少。

（三）心房钠尿肽

心房钠尿肽（atrial natriuretic peptide，ANP）是由心房肌细胞合成和释放的一种含28个氨基酸残基的多肽，其生理学作用是使肾内血管平滑肌舒张和促进肾脏排钠、排水。当血容量增加时，静脉回心血量增加，心房壁受到的牵张程度增大，可引起 ANP 的合成和释放。ANP 的作用机制主要包括：①使入球微动脉和出球微动脉舒张，尤其是入球微动脉，从而导致肾血浆流量和肾小球滤过率增高。②使肾髓质部的血流量增加，从肾髓质部带走较多的 NaCl 和尿素等物质，从而使肾髓质部渗透压降低，肾脏排钠增多。③抑制集合管对 NaCl 的重吸收。④抑制肾素和醛固酮的分泌，导致 Na^+ 的重吸收减少，排出增加。

（四）其他体液因素

除以上体液因素外，还有许多体液因素均可参与尿液生成的调节（表8-6）。

表 8-6　各种体液因素对肾脏功能的影响

体液因素	引起生成或分泌的刺激	主要作用部位	主要效应
血管紧张素Ⅱ	肾素	微动脉、近端小管	微动脉收缩，Na^+、水重吸收增加
醛固酮	Ang Ⅱ，血 K^+ 浓度升高	髓袢升支粗段、远端小管和集合管	Na^+ 重吸收，K^+ 分泌

续表

体液因素	引起生成或分泌的刺激	主要作用部位	主要效应
缓激肽	激肽释放酶	微动脉、集合管	微动脉舒张，Na^+、水重吸收减少
心房钠尿肽	血容量增多	微动脉、集合管	微动脉舒张，Na^+、水重吸收减少
尿舒张素	血容量增多	集合管	Na^+、水重吸收减少
内皮素	血管内皮切应力，AngⅡ缓激肽	微动脉、集合管	微动脉收缩，Na^+重吸收减少
一氧化氮	血管内皮切应力，乙酰胆碱，缓激肽	微动脉	微动脉舒张
血管升压素	血浆晶体渗透压升高，血容量减小	集合管	水重吸收增加
去甲肾上腺素和肾上腺素	血容量减少，交感神经兴奋	近端小管、髓袢升支粗段	Na^+、水重吸收增加
多巴胺	血容量增加	近端小管	Na^+、水重吸收减少
前列腺素	交感神经兴奋，AngⅡ，缓激肽	微动脉、髓袢升支粗段、集合管	微动脉舒张，Na^+、水重吸收减少

第六节　血浆清除率

一、清除率的概念和测定方法

（一）血浆清除率的概念

血浆清除率（clearance，C）是指两肾在单位时间内能将多少毫升血浆中的某物质完全清除，此血浆毫升数就是该物质的血浆清除率。换言之，清除率是指单位时间内尿液中排出的某物质来自多少毫升血浆。由于肾脏对各种物质的重吸收量和分泌量不尽相同，因此，不同物质的清除率也是不同的。事实上，肾脏并不可能把血浆中某种物质完全清除，所以，清除率只是一个推算的数值。反映的是每分钟内所清除的某种物质的量来自多少毫升血浆，或相当于多少毫升血浆中所含的这种物质。

（二）血浆清除率的计算方法

由清除率的概念可知，计算某种物质的清除率（C），需要测定 3 个数据：①尿中该物质的浓度，用 Ux 表示，单位为 mg/100ml；②每分钟尿量，用 V 表示，单位为 ml/min；③血浆中该物质的浓度，用 Px 表示，单位为 mg/100ml。由于尿中该物质来自血浆，所以：

$$Ux \times V = Px \times Cx$$

$$即 \quad Cx = \frac{Ux \times V}{Px}$$

二、测定清除率的意义

测定清除率是定量衡量肾功能的一种方法，是评价肾功能和肾生理活动状况的主要指标。

（一）测定肾小球滤过率

如果某物质可自由地滤过进入肾小管，又不被肾小管重吸收和分泌，排泄到尿中的该物质（Ux × V）等于其滤过率（GFR）× Px，即 GFR × Px = Ux × V，$GFR = \frac{Ux \times V}{Px}$。

菊粉是符合上述条件的物质，它是存在于植物根中的一种多糖分子。机体不产生菊粉，故必须通过静脉注射到体内才能测定 GFR。静脉注射一定量的菊粉后，血浆菊粉浓度（Pi）为 1mg/100ml，尿中菊粉浓度（Ui）为 125mg/100ml，尿量为 1ml/min，则 $GFR = \frac{Ux \times V}{Px} = \frac{125mg/100ml \times 1ml/min}{1mg/100ml} =$

125ml/min。

由上式可推测，肾小球滤过率为125ml/min。

（二）测定肾血浆流量和肾血流量

如果血浆在流经肾脏后，肾静脉血中某种物质的浓度接近为零，则表示血浆中该物质经肾小球滤过和肾小管、集合管转运后，从血浆中全部被清除，则这种物质的清除率即可代表肾血浆流量（renal plasma flow，RPF）。因此，该物质在尿中的排出量（$U_x \times V$）应等于每分钟通过肾血浆流量（RPF）与血浆中该物质浓度的乘积。如果每分钟通过肾脏的血浆量为X，血浆中该物质的浓度为P_x，则$U_x \times V = X \times P_x$，$X = \dfrac{U_x \times V}{P_x}$。

因为肾小球滤过率仅为血浆流量的20%，从血浆清除的物质必须通过肾小球滤过和肾小管分泌两种方式才能完成。对氨基马尿酸（PAH）大致符合这个要求。PAH经过肾脏后，大约有90%从血浆中清除，所以PAH的清除率可用来代表有效肾血浆流量。例如，假设PAH的血浆浓度为1mg/100ml，尿内的浓度为585mg/100ml，尿量为1ml/min，则：

$$肾血浆流量 X = \frac{U_x \times V}{P_x} = \frac{585mg/100ml \times 1ml/min}{1mg/100ml} = 585ml/min$$

实际的血浆流量则为585ml/min除以0.9，即650ml/min。因为血浆占全血量的55%，则总血流量为：

$$650ml/min \div 55\% = 1182ml/min$$

根据所测得的肾血浆量，还可计算出肾小球的滤过分数。滤过分数为肾小球滤过率和肾血浆流量之比，如肾血浆流量为650ml/min，肾小球滤过率为125ml/min，则：

$$滤过分数（FF） = （125ml/min \div 650ml/min） \times 100\% = 19\%$$

（三）推测肾小管和集合管对物质的转运情况

若测出肾小球滤过率（GFR）和某物质尿液的排泄率（$U_x \times V$），便可推测出哪些物质能被肾小管净重吸收，哪些物质能被肾小管净分泌，从而可以推论肾小管对不同物质的转运功能。例如，葡萄糖可通过肾小球滤过，而其清除率几乎为零，由此表明，葡萄糖可全部被肾小管重吸收。尿素的清除率小于肾小球滤过率，由此可推测它被滤过之后，又被肾小管和集合管净重吸收。不过，若某一物质的清除率小于肾小球滤过率，表示该物质在肾小管和集合管有被重吸收，但不能排除是否也被分泌。因为当重吸收大于分泌量时，该物质的清除率仍小于肾小球滤过率。如果某种物质的清除率大于肾小球滤过率，表示肾小管能分泌该物质，但不排除肾小管和集合管也对该物质进行重吸收。因为当其分泌量大于重吸收量时，清除率仍高于肾小球滤过率。

第七节　尿液及其排放

肾脏连续不断地生成尿液，但膀胱将尿液排出体外的过程却是间歇性的。尿液在肾脏形成后，经输尿管而流入膀胱储存，当膀胱内储存的尿液达到一定量时即可发生排尿。

一、尿量及尿的理化特性

尿液的质和量不仅能反映肾脏本身的结构和功能状态，也可以反映机体其他方面的某些变化。

（一）尿量

正常成人，每昼夜排出的尿量在1~2L，平均约为1.5L。生理情况下，尿量的变化比较大，其多少与机体的饮食饮水量、其他途径排泄量有关。例如，当机体摄入大量水分或出汗非常少时，排出的尿量增多；反之，则减少。病理情况下，每昼夜排出的尿量长期保持在2500ml以上时，称为多尿（polyuria）；每昼夜排出的尿量保持在100~500ml时，称为少尿（oliguria）；每昼夜排出的尿量不足100ml时，称为无尿（anuria）。其中，多尿可导致机体脱水；少尿或无尿可导致机体代谢产物排出障碍而在体内聚积，从而引起肾功能不全。

（二）尿液的理化特性

尿液的成分比较复杂，由水分与溶解于水的固体物组成，前者占尿液的95%~97%，后者占尿液的3%~5%，固体物又包括无机盐和有机物两大类。无机盐包括Na^+、K^+、Cl^-、硫酸盐、磷酸盐等电解质；有机物则主要由尿素、尿酸、肌酸、肌酐等。

正常新鲜尿液呈淡黄色透明液体。尿液的颜色是可变的，与尿量多少有关，还受食物和药物的影响。尿量减少时，颜色较深；反之，尿量增多时，颜色较淡。尿液的颜色主要来自尿液中的胆色素的代谢产物。病理情况下，若患者尿液呈洗肉水色，提示尿液中出现较多红细胞，称为血尿；若患者尿液呈乳白色，提示尿液中出现较多蛋白质，称为乳糜尿。

正常成人尿液的pH为5.0~7.0，呈弱酸性，最大变动范围为4.5~8.0。尿液的pH受饮食的种类、性质、成分等影响。长期进食大量富含蛋白质的食物时，尿液呈酸性；长期进食富含大量蔬菜、水果的食物时，尿液呈弱碱性；而采用荤素杂食的人，尿液偏酸性。

正常成人在普通膳食时，尿液的密度为1.015~1.025，其数值主要取决于肾脏的浓缩和稀释功能。当尿液的密度高于1.025时，意味着尿液被浓缩；而当尿液的密度低于1.003时，意味着尿液被稀释。临床上，若某患者的尿液密度始终与血浆渗透压相等，通常提示该患者存在肾功能障碍。

二、膀胱和尿道的神经支配

膀胱是一个中空的肌源性器官，膀胱壁由3层平滑肌构成，排尿时均收缩，故称为膀胱逼尿肌。与尿道连接处的膀胱颈部平滑肌形成内括约肌。膀胱逼尿肌和内括约肌接受交感和副交感神经的双重支配（图8-17），不受意识的控制，可防止膀胱内尿液外流。膀胱外括约肌是由骶髓前角发出的躯体神经纤维阴部神经支配，接受大脑意识控制。尿道穿过泌尿生殖膈，形成外括约肌，属于横纹肌，受躯体神经支配，同样接受大脑意识的控制，排尿时，阴部神经的活动受抑制，导致尿道外括约肌松弛。因此，尿液的排放是受意识控制的。

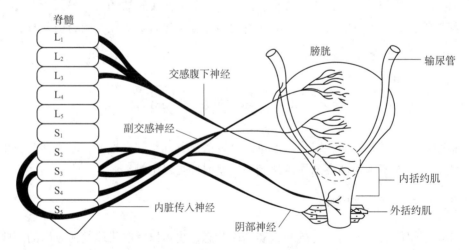

图8-17　膀胱和尿道的神经支配

支配膀胱逼尿肌和内括约肌的交感神经纤维由腰髓发出，经腹下神经到达膀胱。交感神经末梢释放的递质为去甲肾上腺素，可激活膀胱逼尿肌上的 β_2 受体，使膀胱逼尿肌松弛，同时也可激活尿道内括约肌上的 α_1 受体，使尿道内括约肌收缩，抑制尿液的排放。副交感神经节前纤维由骶髓 2~4 节段发出，行走于盆神经中，在膀胱壁内换元后，节后纤维分布到逼尿肌和内括约肌，其末梢释放的递质为乙酰胆碱，可激活逼尿肌上的 M 受体，从而使逼尿肌收缩、内括约肌舒张，促进排尿。

三、排尿反射

排尿反射（micturition reflex）是一种复杂的反射活动。当膀胱内尿量充盈达到 400~500ml 时，刺激膀胱壁牵张感受器，冲动沿盆神经传入纤维传至骶髓的排尿反射的初级中枢，同时冲动也上传到达脑干和大脑皮质的排尿反射高位中枢，引起充胀感并产生尿意。若外界环境条件允许，由排尿中枢发出的传出冲动再通过盆神经的副交感纤维到达膀胱，引起逼尿肌强烈收缩。当逼尿肌兴奋时，尿道内括约肌舒张。尿液在膀胱内压力推动下，被压向后尿道。进入后尿道的尿液刺激尿道感受器，冲动沿传入神经再次传到骶髓排尿中枢，进一步加强其活动。同时，通过大脑皮质抑制阴部神经活动，外括约肌发生舒张，尿液排出体外。尿液通过尿道时，还可反射性加强排尿中枢的活动。这种正反馈作用使排尿反射一再加强，直至尿液被排净。在排尿末期，残留在尿道中的尿液，在男性通过尿道海绵体肌的收缩将尿液排尽；而在女性，则依靠尿液的重力而排尽（图 8-18）。若膀胱充盈后引起尿意，外界条件不允许，骶髓初级排尿中枢受大脑皮质的抑制，使腹下神经交感神经纤维兴奋，抑制排尿反射活动。

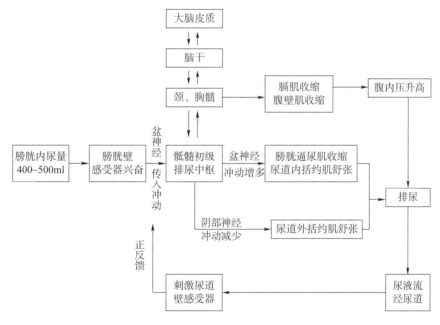

图 8-18 排尿反射过程示意图

四、排尿异常

排尿是受高级中枢大脑皮质的控制的反射活动，高级中枢可以易化或抑制脊髓初级排尿中枢的活动，但以抑制为主，所以人的意识可以控制排尿。婴幼儿高级中枢尚未发育完善，对脊髓排尿中枢的控制能力较差，排尿不受意识控制，易发生夜间遗尿现象。

若排尿反射弧的任何一个环节受损，或骶髓排尿中枢与高位中枢之间的联系受损时，都将导致排尿异常的发生。例如，如果支配膀胱的副交感神经或骶段脊髓的排尿反射中枢受损，则排尿反射不能发生，膀胱松弛扩张，大量尿液被滞留在膀胱内，导致尿潴留（urine retention）。当脊髓损伤时，脊髓排尿中枢与大脑皮质高级中枢失去联系，排尿不受意识控制，膀胱充盈到一定程度后，通过低级中枢引起反射性排尿，则出现尿失禁（overflow incontinence）的现象。

（尚曙玉）

答案解析

目标检测

1. 简述尿液生成的基本过程。

2. 什么是肾小球滤过率？正常值是多少？

3. 简述影响肾小球滤过的因素及肾脏疾病时出现蛋白尿的可能原因。

4. 简述一次饮用清水 1L 后，尿量会发生什么变化？为什么？

5. 临床上利用甘露醇或山梨醇给患者脱水的原理是什么？

6. 某患者因车祸入院，入院检查发现血压 50/20mmHg，神志不清，尿量 100ml/24h，应用所学的生理学知识，分析血液中肌酐、尿素氮有何变化？

7. 某正常男性，体重 60kg，静脉快速注射 50% 葡萄糖 20ml，尿中是否有葡萄糖？尿量有何变化？用所学知识解释。

书网融合……

本章小结

微课 1

微课 2

微课 3

彩图

题库

第九章　内分泌

PPT

📖 学习目标

　　1. 掌握　激素的概念及其特性；生长激素、甲状腺激素、糖皮质激素、胰岛素的生理作用及其分泌调节。

　　2. 熟悉　内分泌系统的概念；激素的一般生理作用；激素的作用机制；下丘脑的内分泌功能；缩宫素、甲状旁腺激素、胰高血糖素、降钙素的作用与分泌调节。

　　3. 了解　激素的合成与代谢；催乳素、促黑激素、前列腺素、褪黑素、瘦素等激素的作用。

　　内分泌系统是由内分泌腺和能产生激素的器官及组织共同构成，是机体生理功能的重要调节系统。人体主要的内分泌腺包括垂体、甲状腺、甲状旁腺、肾上腺、胰岛、性腺、松果体和胸腺等；散在于器官及组织中的内分泌细胞分布比较广泛，如心脏、血管、肺、消化道黏膜、肾、皮肤、胎盘等部位均存在内分泌细胞。此外，中枢神经系统内，特别是下丘脑存在兼有内分泌功能的神经元。

　　激素（hormone）是由内分泌腺或散在内分泌细胞合成和分泌的，以体液为媒介，在细胞与细胞之间传递信息的高效生物活性物质。内分泌系统的调节功能是通过激素实现的，激素所调控的器官、组织和细胞分别称为靶器官、靶组织和靶细胞。

　　内分泌系统不仅可独立完成其功能，在整体情况下，多数内分泌腺也直接或间接地接受神经系统的控制。内分泌系统与神经系统密切联系，相互配合，共同调节机体的各种功能活动，尤其在新陈代谢、生长与发育、生殖的调节及维持内环境稳态等方面起着重要作用。

第一节　概　述

一、激素的分类

根据激素的分子结构和化学性质，将其分为含氮激素和类固醇激素两大类（表 9 - 1）。

（一）含氮激素

1. 多肽和蛋白质类激素（peptide and protein hormone）　分子量差异大，从最小只含 3 个氨基酸残基的三肽到含 200 多个氨基酸残基的多肽链。主要包括下丘脑调节肽、神经垂体激素、腺垂体激素、胰岛素、甲状旁腺激素和降钙素、胃肠激素等。

2. 胺类激素（amine hormone）　多为氨基酸的衍生物。主要包括肾上腺素、去甲肾上腺素和甲状腺激素等。

（二）类固醇激素

类固醇激素（steroid hormone）以胆固醇为合成原料，化学结构与胆固醇相似。肾上腺皮质激素（如皮质醇、醛固酮）和性腺分泌的激素（如雌激素、孕激素、雄激素等）属于此类。在肾脏产生的 $1,25$ - 二羟维生素 D_3 也被看作类固醇激素。

　　此外，有学者将由花生四烯酸转化生成的前列腺素族、血栓素类和白三烯类等列为第三类激素，即甘烷酸类（eicosanoid）激素。

表 9 - 1　主要激素及其化学性质

主要来源	激素	英文缩写	化学性质
下丘脑	促甲状腺激素释放激素	TRH	3 肽
	促肾上腺皮质激素释放激素	CRH	41 肽
	促性腺激素释放激素	GnRH	10 肽
	生长激素释放激素	GHRH	44 肽
	生长激素释放抑制激素（生长抑素）	GHRIH（SS）	14 肽
	催乳素释放因子	PRF	31 肽
	催乳素抑制因子	PIF	多巴胺
	血管升压素（抗利尿激素）	VP（ADH）	9 肽
	缩宫素	OT	9 肽
腺垂体	促甲状腺激素	TSH	糖蛋白
	促肾上腺皮质激素	ACTH	39 肽
	卵泡刺激素	FSH	糖蛋白
	黄体生长素（间质细胞刺激激素）	LH（ICSH）	糖蛋白
	生长激素	GH	蛋白质
	催乳素	PRL	蛋白质
甲状腺	甲状腺素（四碘甲腺原氨酸）	T_4	胺类
	三碘甲腺原氨酸	T_3	胺类
甲状腺 C 细胞	降钙素	CT	32 肽
甲状旁腺	甲状旁腺激素	PTH	蛋白质
胰岛	胰岛素		蛋白质
	胰高血糖素		29 肽
	胰多肽		36 肽
肾上腺			
皮质	糖皮质激素（如皮质醇）		类固醇
	盐皮质激素（如醛固酮）	Ald	类固醇
髓质	肾上腺素	E，Adr	胺类
	去甲肾上腺素	NE，NA	胺类
睾丸			
间质细胞	睾酮	T	类固醇
支持细胞	抑制素		糖蛋白
卵巢、胎盘	雌二醇	E_2	类固醇
	雌三醇	E_3	类固醇
	孕酮	P	类固醇
胎盘	人绒毛膜促性腺激素	hCG	糖蛋白
	绒毛膜生长激素	CS	肽类
消化道、脑	促胃液素		17 肽
	胆囊收缩素 - 促胰酶素	CCK - PZ	33 肽
	促胰液素		27 肽
心房	心房钠尿肽	ANP	21 肽
松果体	褪黑素	MT	胺类
	8 - 精缩宫素	AVT	肽类
胸腺	胸腺激素		肽类
肾	1,25 - 二羟维生素 D_3	$1,25-(OH)_2-D_3$	类固醇
各种组织	前列腺素	PG	脂肪酸衍生物

二、激素的传递方式

随着内分泌研究的发展，关于激素传递方式的认识逐步深入。大多数激素经血液运输至远距离的靶细胞而发挥作用，这种方式称为远距分泌（telecrine），如生长激素、甲状腺激素等；某些激素可不经血液运输，仅由组织液扩散而作用于邻近细胞，这种方式称为旁分泌（paracrine），如消化道管壁分泌的一些激素；如果内分泌细胞所分泌的激素在局部扩散而又返回作用于该内分泌细胞而发挥反馈作用，这种方式称为自分泌（autocrine）。另外，下丘脑具有既能产生和传导神经冲动，又能合成和释放激素的神经细胞，称为神经内分泌细胞，它们产生的激素称为神经激素（neurohormone）。神经激素通过轴浆运输至末梢释放，再经血液的运输作用于靶细胞，这种方式称为神经内分泌（neuroendocrine）。

三、激素作用的特征

激素虽然种类很多，作用复杂，但它们在对靶组织发挥调节作用的过程中，仍具有以下共同特征。

（一）激素的信息传递作用

激素以化学方式传递给靶细胞信息，在反应过程中，激素既不添加新成分、引起新反应，也不提供额外能量，只能使靶细胞原有的生理生化过程增强或减弱，调节其固有的代谢与功能活动。在信息传递后，激素即被分解失活，激素的及时失活也是维持内分泌功能正常的前提条件。

（二）激素作用的相对特异性

某些激素有选择地作用于靶器官、靶组织和靶细胞，称为激素作用的特异性。有些激素作用的特异性很强，只作用于某一靶腺，如促甲状腺激素只作用于甲状腺，促肾上腺皮质激素只作用于肾上腺皮质；有些激素没有特定的靶腺，是通过相应受体对不同细胞某些功能起调节作用，如生长激素可促进细胞的分化繁殖，甲状腺激素可促进细胞的代谢过程等；激素作用的特异性与靶细胞上存在能与该激素发生特异性结合的受体有关。

（三）激素的高效能生物放大作用

激素在血液中的浓度很低，一般在纳摩尔（nmol/L），甚至在皮摩尔（pmol/L）数量级，但其作用显著。激素与受体结合后，在细胞内发生一系列酶促作用，效应逐级被放大，形成一个高效生物放大系统。如 0.1μg 促肾上腺皮质激素释放激素可引起腺垂体释放 1μg 促肾上腺皮质激素，后者能引起肾上腺皮质分泌 40μg 糖皮质激素，放大了 400 倍。

（四）激素间的相互作用

当多种激素共同参与某一生理活动的调节时，激素之间往往存在着协同作用、拮抗作用、允许作用和竞争作用。①协同作用（synergistic action）：是指多种激素联合作用对某一生理功能所产生的总效应大于各激素单独作用所产生效应的总和。如生长激素、肾上腺素、糖皮质激素及胰高血糖素均能升高血糖，虽然作用的环节不同，但在升糖效应上具有协同作用。②拮抗作用（antagonistic action）：是指不同激素对某一生理功能产生相反的作用。例如，上述激素的升糖效应与胰岛素的降低血糖效应相拮抗。激素之间的协同作用与拮抗作用的机制比较复杂，可以发生在受体水平，也可以发生在受体后信息传递过程，或者是细胞内酶促反应的某一环节。③允许作用（permissive action）：是指某些激素本身并不能直接对某器官、组织或细胞产生作用，但它的存在却使另一种激素的作用明显增强，这种现象称为允许作用。如糖皮质激素本身对心肌和血管平滑肌并无收缩作用，但有糖皮质激素存在时，儿茶酚胺才能更有效地发挥对心血管的调节作用。研究认为，这可能是由于糖皮质激素调节了靶细胞膜上肾上腺素能受体的表达或者调节了受体后的信号转导通路。这对维持机体整体功能水平的相对稳定起到了重要作用。

④竞争作用（competitive action）：是因为化学结构上类似的激素通过竞争结合同一受体。例如，盐皮质激素（醛固酮）与孕激素在结构上存在相似性，盐皮质激素和孕激素都可与盐皮质激素受体结合。

四、激素的一般生理作用

激素的生理作用广泛而复杂，一般可归纳为：①调节新陈代谢，维持内环境稳态；②促进细胞的增殖与分化，保证机体正常生长、发育；③影响神经系统的发育和功能，并与学习记忆行为有关；④促进生殖器官发育成熟，调节生殖功能；⑤与神经系统密切配合，增强机体适应能力。

五、激素作用的机制

激素通过与靶细胞膜受体或细胞内受体结合，启动靶细胞内一系列信号转导程序，最终产生细胞的生物效应。各种激素都有其相应的特异性受体，而且同一细胞上可有多种激素受体。激素化学性质不同，其作用机制也不同。

（一）含氮激素的作用机制——第二信使学说 🅔 微课9-1

1965 年 Sutherland 等提出的第二信使学说认为，激素作为第一信使，与靶细胞膜上的特异性受体结合后，激活膜上的鸟苷酸调节蛋白（简称 G 蛋白），继而激活膜上腺苷酸环化酶（adenylyl cyclase，AC），腺苷酸环化酶促使 ATP 转变为环 – 磷酸腺苷（cyclic adenosine monophosphate，cAMP），cAMP 作为第二信使，将细胞内的蛋白激酶 A（protein kinase A，PKA）系统激活。PKA 催化细胞内各种蛋白质底物发生磷酸化反应，引起靶细胞各种生物效应（图 9 – 1）。

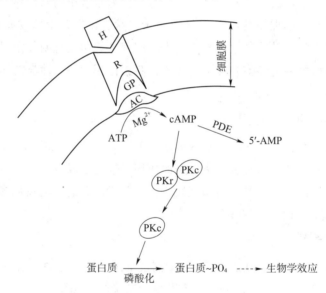

图 9 – 1 含氮类激素的作用机制

H：激素；R：受体；GP：G 蛋白；AC：腺苷酸环化酶；PDE：磷酸二酯酶；PKr：蛋白激酶调节亚单位；PKc：蛋白激酶催化亚单位

第二信使学说提出后，受到了广泛的重视，并极大地推动了对激素作用机制的研究，尤其是近 20 年，随着分子生物学技术的运用，使第二信使学说得到进一步的完善和发展，cAMP 已不是唯一的第二信使，近年提出的第二信使的物质还有环—磷酸鸟苷（cyclic guanosine monophosphate，cGMP）、三磷酸肌醇（inositol triphosphate，IP_3）、二酰甘油（diacylglycerol，DG）、Ca^{2+} 及前列腺素等。

（二）类固醇激素的作用机制——基因调节学说

类固醇激素是分子量较小的脂溶性物质，可以透过细胞膜进入细胞内，与胞质受体结合形成复合物，通过影响基因表达而发挥作用，称为基因表达学说。

类固醇激素透过细胞膜进入胞质后，与胞质受体结合成激素-胞质受体复合物，同时获得进入核内的能力，由胞质转移至核内，再与核内受体结合，激发DNA的转录过程，生成新的mRNA，诱导合成新的蛋白质产生相应的生物效应。另有些激素进入细胞后，可直接穿过核膜，与相应的核受体结合，形成激素-核受体复合物，调节基因表达（图9-2）。一般认为，糖皮质激素和盐皮质激素受体为胞质受体，而性激素、$1,25-(OH)_2-D_3$受体为核受体。

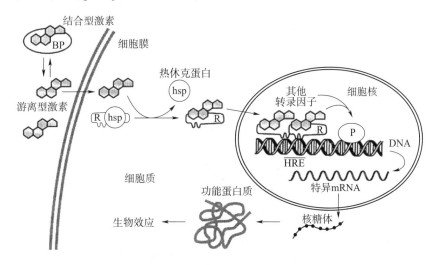

图9-2　类固醇激素作用机制

HRE：激素反应元件；DNA：脱氧核糖核酸；mRNA：信使核糖核酸

激素作用的细胞信号转导机制十分复杂。有些激素可通过多种机制而发挥不同的效应。两类激素的作用机制不是绝对的，含氮激素不仅通过第二信使机制传递信息，也可作用于转录与翻译阶段影响蛋白质的合成，如甲状腺激素虽属含氮激素，但其作用机制却与类固醇激素相似，它可进入细胞内，直接与核受体结合调节基因表达。另外，类固醇激素不仅作用于转录与翻译阶段，也可以通过细胞膜受体或离子通道，产生类固醇激素的非基因调节效应，如糖皮质激素能迅速调节神经细胞的兴奋性，其作用机制可能是通过细胞膜受体介导的。

第二节　下丘脑与垂体

一、下丘脑与垂体的联系

下丘脑（hypothalamus）位于丘脑前下方，第三脑室的两侧。下丘脑的一些神经元既保持典型神经细胞的功能，又具有内分泌细胞的功能。其中，分泌神经肽或肽类激素的神经分泌细胞称为肽能神经元，主要存在于促垂体区核团与视上核、室旁核。它们可将从中枢神经系统传来的神经信息转变为激素的信息，起着换能神经元的作用，从而以下丘脑为枢纽，把神经调节与体液调节紧密联系起来。垂体（hypophysis）位于大脑底部蝶鞍中央的垂体窝内，按其胚胎发育、形态和功能的不同，分为垂体前叶和垂体后叶两大部分，垂体前叶为腺垂体（adeno-hypophysis），垂体后叶为神经垂体（neuro-hypophysis）。

下丘脑与神经垂体和腺垂体的联系非常密切，视上核和室旁核的内分泌神经元轴突延伸终止于神经垂体，形成下丘脑－垂体束；视上核和室旁核的神经元分泌的血管升压素（vasopressin，VP）即抗利尿激素（ADH）和缩宫素（oxytocin，OT），经下丘脑－垂体束运输并储存在神经垂体。下丘脑的促垂体区核团与腺垂体之间发生功能联系，组成下丘脑－腺垂体系统；垂体上动脉先进入正中隆起，形成初级毛细血管网，然后汇集成数条垂体门脉血管进入垂体，并再次形成次级毛细血管网，垂体门脉血管及其两端毛细血管网的组成称为垂体门脉系统。下丘脑内侧基底部促垂体区肽能神经元的轴突末梢直接与初级毛细血管网接触，释放的下丘脑调节肽经垂体门脉系统运输到腺垂体，调节腺垂体内分泌细胞的功能。因此，下丘脑与垂体一起构成下丘脑－垂体功能单位（图9－3）。

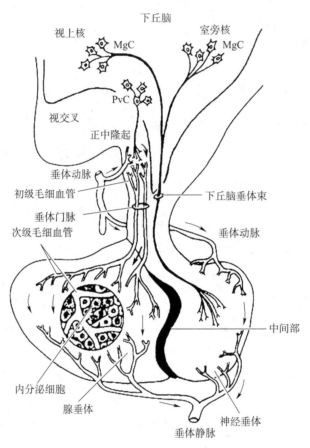

图9－3　下丘脑与垂体间的结构与功能联系

MgC：大细胞神经元；PvC：小细胞神经元

（一）下丘脑－腺垂体系统

1. 下丘脑调节肽　下丘脑的促垂体区核团的肽能神经元产生调节腺垂体激素的释放，称为下丘脑调节肽（hypothalamic regulatory peptide，HRP）。促垂体区核团位于下丘脑的内侧基底部，主要包括正中隆起、弓状核、腹内侧核、视交叉上核及室周核等，多属于小细胞肽能神经元，其轴突投射到正中隆起，轴突末梢释放的下丘脑调节肽经下丘脑－垂体门脉系统运送至腺垂体，调节腺垂体合成与分泌各种激素。现已明确的下丘脑调节肽主要有7种，其主要作用见表9－2。

表9－2　下丘脑调节肽的主要作用

种类	英文缩写	主要作用
促甲状腺激素释放激素	TRH	促进 TSH 释放，也能刺激 PRL 释放

续表

种类	英文缩写	主要作用
促肾上腺皮质激素释放激素	CRH	促进 ACTH 释放
促性腺激素释放激素	GnRH	促进 FSH 与 LH 释放
生长激素释放激素	GHRH	促进 GH 分泌
生长激素释放抑制激素	SS	抑制 GH、LH、FSH、TSH、PRL 及 ACTH 分泌
催乳素释放因子	PRF	促进 PRL 释放
催乳素释放抑制因子	PIF	抑制 PRL 释放

2. 调节下丘脑肽能神经元的递质 来自中枢神经系统的神经纤维与下丘脑肽能神经元有广泛的突触联系，其神经递质比较复杂，可分为两大类：一类递质是肽类物质，如脑啡肽、神经降压素、β - 内啡肽、P 物质、血管活性肠肽及胆囊收缩素等；另一类递质是单胺类物质，主要有去甲肾上腺素（NE）、多巴胺（DA）与 5 - 羟色胺（5 - HT）。单胺能神经元可直接与释放下丘脑调节肽的肽能神经元发生突触联系，也可以发生多突触联系。单胺能神经元通过释放单胺类递质，调节肽能神经元的活动，对某些下丘脑调节肽的影响见表 9 - 3。

表 9 - 3 神经递质对几种下丘脑调节肽和相关激素分泌的影响

递质	TRH	CRH	GnRH	GHRH	PRF
NE	↑	↓	↑	↑	↓
DA	↓	↓	↓（-）	↑	↓
5 - HT	↓	↑	↓	↑	↑

（-）：不变；↓：分泌减少；↑：分泌增加

（二）下丘脑 - 神经垂体系统

下丘脑神经内分泌细胞的轴突下行，构成下丘脑 - 神经垂体束，神经垂体是神经组织，不含腺细胞，不能合成激素，只是储存和释放激素。在适宜刺激的作用下，视上核或室旁核发生兴奋，神经冲动将沿着下丘脑 - 垂体束传导至神经垂体中的神经末梢，使其发生去极化，导致 Ca^{2+} 内流，囊泡以出胞的方式将神经垂体激素与其运载蛋白一并释放进入血液。

二、腺垂体

腺垂体是腺组织，在腺垂体分泌的激素中，促甲状腺激素（thyroid - stimulating hormone，TSH）、促肾上腺皮质激素（adrenocorticotropic hormone，ACTH）、促卵泡激素（follicle - stimulating hormone，FSH）与黄体生成素（luteinizing hormone，LH）均有各自的靶腺，分别形成下丘脑 - 腺垂体 - 甲状腺轴（hypothalamo - pituitary - thyroid axis）、下丘脑 - 腺垂体 - 肾上腺皮质轴（hypothalamo - pituitury - adrenal gland axis）、下丘脑 - 腺垂体 - 性腺轴（hypothalamo - pituitury - gonadal axis）。腺垂体的这些激素，通过促进靶腺分泌激素而发挥作用，把这些激素统称为"促激素"。关于"促激素"参与的调节轴，在相关腺体中介绍。生长激素（growth hormone，GH）、催乳素（prolactin，PRL）与促黑（素细胞）激素（melanocyte - stimulating hormone，MSH）直接作用于靶组织或靶细胞，分别调节个体生长、物质代谢、乳腺发育与泌乳及黑素细胞活动等。

（一）生长激素

人生长激素（human growth hormone，hGH）由 191 个氨基酸残基组成，分子量为 22.65kD，其化学结构与人催乳素近似，故生长激素与催乳素有弱的交叉作用。近年来，利用 DNA 重组技术可以大量生产 GH，供临床使用。静息状态下，成年男性浓度为 $1 \sim 5\mu g/L$，女性高于男性，但一般不超过 $10\mu g/L$，在血中半衰期为 $20 \sim 25$ 分钟。GH 分泌呈脉冲式节律，节律与年龄相关，青春期可达每天 8 次。睡眠时 GH 分泌增加，在入睡 60 分钟左右，血中 GH 浓度达高峰，之后逐渐减少。50 岁以后，睡眠时的 GH 峰逐渐消失；到 60 岁时，GH 的生成速率仅为青年期的 50% 左右。肝和肾是 GH 降解的主要部位。

1. 生长激素的作用 GH 可促进物质代谢与生长发育，对机体各组织器官均有影响。

（1）促进生长作用 机体生长发育受多种因素影响，而 GH 起关键的调节作用。幼年动物摘除垂体后，生长即停止；如给摘除垂体的动物及时补充 GH，仍可正常生长。GH 对各种组织、器官的生长均有促进作用，尤其是对骨骼、肌肉及内脏器官的作用尤为显著。人幼年时期若 GH 分泌不足，则生长发育迟缓甚至停滞，身材矮小，但智力正常，称为侏儒症（dwarfism）；若 GH 分泌过多，生长发育过度，身材高大，则患巨人症（gigantism）。若人成年后 GH 过多，由于长骨骨骺已经钙化，长骨不再增长，但能使软骨成分较多的手脚肢端部的短骨、颌面部的扁骨及其软组织异常增生，出现鼻大唇厚、下颌突出、手足粗大，内脏器官如肝、肾增大等现象，称为肢端肥大症（acromegaly）。

⊕ 知识链接

侏儒症

侏儒症是一种由内分泌代谢引起的疾病，会导致矮小的身材和骨骼不成比例的生长。侏儒症是由于多种原因导致的生长激素分泌不足而致身体发育迟缓。本病可分原发性和继发性两类，原发性患者病因未明，多为先天性发育不全或遗传疾病所致，可能为常染色体隐性遗传，呈家族性，以单独生长激素不足为主，男孩较女孩多见。继发性者可继发于下丘脑 - 垂体疾病，如肿瘤、感染、颅脑外伤、手术或放疗等因素，直接损伤垂体，或损害下丘脑，或使垂体门脉系中断而致病。下丘脑 - 垂体部位肿瘤为继发性垂体性侏儒症的重要原因。对侏儒症治疗的关键是早诊断、早治疗，除针对病因的治疗外，可应用人生长激素等促进生长的药物。

GH 可通过激活靶细胞膜上的生长激素受体（growth hormone receptor，GHR）和诱导靶细胞膜产生胰岛素样生长因子（insulin - like growth factor，IGF）实现其生物学效应。

GHR 是由 620 个氨基酸残基跨膜单链糖蛋白，分子量约 120kD，广泛分布于肝脏、骨、软骨、脑、骨骼肌、心肌、肾及脂肪组织等。GH 与 GHR 结合后形成二聚体，继而通过 JAK2 - STATs、JAK2 - SHC 等通路转导信号，调节靶细胞基因转录、物质转运以及胞质内部分蛋白激酶活性而产生生物学效应。

IGF 是一种具有多种功能的激素，参与调节细胞的增殖、分泌和代谢。目前已分离出的 IGF 有 IGF - 1 和 IGF - 2 两种，IGF - 1 含有 70 个氨基酸，是成人大多数组织中的主要形式，而 IGF - 2 有 67 个氨基酸，主要在胚胎期起作用。GH 刺激肝、肾、肌肉、软骨和骨等器官组织分泌 IGF - 1，IGF - 1 可作用于软骨和软组织，促进机体的生长。在软骨组织，IGF - 1 可促进氨基酸、钙、磷、硫等进入软骨组织，增强 DNA、RNA 及蛋白质的合成，使软骨组织增殖与分化，从而促进骨骼生长。

（2）调节代谢作用 GH 通过 IGF - 1 广泛调节机体的物质与能量代谢，促进蛋白质合成，抑制糖的消耗，加速脂肪分解，使机体的能量来源由糖代谢向脂肪代谢转化，有利于生长发育和组织修复。①蛋白质代谢：GH 直接促进氨基酸入胞，加速 DNA 转录和 mRNA 翻译，增加体内蛋白质合成；通过增强脂肪酸氧化供能，减少蛋白质分解，呈正氮平衡。②脂肪代谢：GH 促进脂肪组织分解，加强脂肪酸向乙酰辅酶 A 的转换，使机体能源由糖代谢向脂代谢转移。如 GH 过多时则动用大量脂肪，使肝脏产生乙酰乙酸增多，导致酮血症。③糖代谢：生理水平的 GH 通过降低骨骼肌及脂肪组织对葡萄糖的吸收、增加肝脏糖异生及其"抗胰岛素效应"，而降低葡萄糖利用，使血糖升高。由 GH 分泌增高引起高血糖所致的糖尿称为垂体性糖尿。

2. 生长激素分泌的调节

（1）下丘脑对 GH 分泌的双重调节　腺垂体分泌 GH 受下丘脑 GHRH 与 SS 的双重调控，GHRH 促进 GH 分泌，SS 抑制 GH 分泌。正常情况下，GHRH 的作用占优势。而 SS 只是在应激刺激 GH 分泌过多时，才发挥对 GH 的抑制作用。

（2）反馈调节　GH 对下丘脑和腺垂体产生负反馈调节作用，当血中 GH 和 IGF-1 浓度升高，可促进下丘脑释放 SS，从而抑制腺垂体分泌 GH，降低血中 GH 和 IGF-1 浓度。GH 对下丘脑 GHRH 的释放有反馈抑制作用，同时 GHRH 对其自身释放也有反馈调节作用（图9-4）。

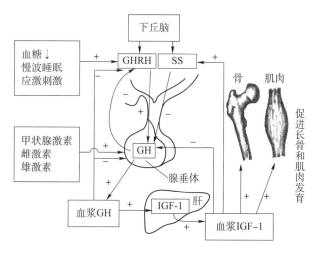

图 9-4　生长激素的分泌调节

+：促进；-：抑制

（3）影响 GH 分泌的其他因素　①睡眠：GH 夜间分泌量占全日分泌总量的 70%。人在觉醒状态下，GH 分泌较少，进入慢波睡眠后，GH 分泌明显增加，入睡 60 分钟时血中 GH 浓度达高峰，转入快波睡眠后，GH 分泌又减少。②代谢因素：血中糖、氨基酸与脂肪酸均能影响 GH 的分泌，其中以低血糖对 GH 分泌的刺激作用最强。血中氨基酸与脂肪酸增多可引起 GH 分泌增加，有利于机体对这些物质的代谢与利用。③应激：刺激、运动、甲状腺激素、雌激素与睾酮均能促进 GH 分泌。在青春期，血中雌激素或睾酮浓度增高，可明显地增加 GH 分泌。

（二）催乳素

人催乳素（human prolactin，hPRL）是含 199 个氨基酸残基的蛋白质激素，相对分子量 22kD，成人血浆中的 PRL 浓度 <20ng/ml。女性体内 PRL 不随月经周期而发生变化，但在妊娠期及哺乳期明显升高（达 200ng/ml）。PRL 半衰期约为 20 分钟，主要经肝及肾脏清除。

1. 催乳素的作用

（1）对乳腺的作用　PRL 具有刺激妊娠期乳腺生长发育，促进乳汁合成分泌并维持泌乳的作用。在女性青春期，乳腺的发育主要依赖雌激素、孕激素、生长激素、甲状腺激素、皮质醇以及 PRL 等激素的协同作用。在妊娠期，雌激素、孕激素及 PRL 共同促进乳腺增生，使乳腺具备了泌乳的能力，但不泌乳，这是因为血中雌激素与孕激素浓度较高，抑制了 PRL 的作用。分娩后，血中的雌激素、孕激素浓度大大降低，PRL 才启动和维持泌乳的作用。PRL 与乳腺细胞膜的 PRL 受体结合后，通过酪氨酸激酶受体细胞信号转导途径，促进乳汁中酪蛋白、脂肪、乳糖等主要成分的合成，同时，PRL 还促进淋巴细胞进入乳腺，向乳汁中释放免疫球蛋白。

（2）对性腺的作用　PRL 对女性性腺的作用较为复杂。①与黄体生成素协同，促进黄体形成，维持孕激素分泌；同时通过上调 LH 受体促排卵与黄体生成，促进雌、孕激素的分泌。小剂量 PRL 对孕酮有允许作用，大剂量 PRL 则抑制其合成。临床上患闭经溢乳综合征的妇女，特征表现为闭经、溢乳与不孕，而血中 PRL 浓度却异常增高。②血中 PRL 增高时，减少 GnRH 释放，抑制腺垂体促性腺激素（FSH 和 LH）对卵巢的作用，从而防止哺乳期女性排卵。

在睾酮存在的条件下，PRL 可促进前列腺及精囊的生长，还可增强 LH 对间质细胞的作用，促进睾酮合成。

（3）在应激反应中的作用 在应激状态下，血中 PRL 水平升高，与促肾上腺皮质激素、生长激素增加一同出现，刺激停止数小时后才逐渐恢复到正常水平。可见，催乳素是应激反应中腺垂体分泌的三大激素之一。

（4）免疫调节作用 在人的单核细胞、B 淋巴细胞、T 淋巴细胞、胸腺上皮细胞上存在 PRL 受体。PRL 可协同一些细胞因子共同促进淋巴细胞的增殖，促进 B 淋巴细胞分泌 IgM 和 IgG。同时，T 淋巴细胞和胸腺淋巴细胞又可以产生 PRL，以自分泌或旁分泌的方式发挥免疫调节作用。

2. 催乳素分泌的调节 腺垂体 PRL 的分泌受下丘脑分泌的催乳素释放因子（PRF）和催乳素释放抑制因子（PIF）双重调控。PRF 可促进其分泌，PIF 可抑制其分泌，平时以 PIF 的抑制为主。

妊娠期，PRL 分泌增多，可能与雌激素刺激腺垂体分泌 PRL 有关。哺乳期，婴儿吸吮乳头的刺激引起传入神经冲动，经脊髓上传至下丘脑，使 PRF 神经元发生兴奋，PRF 释放增多，促使腺垂体分泌 PRL 增加，这是一个典型的神经内分泌反射。

（三）促黑激素

促黑激素（MSH）由腺垂体远侧部的细胞分泌，属多肽类激素，有 α - MSH（10 肽）、β - MSH（18 肽）和 γ - MSH（12 肽）等。人垂体中主要含 β - MSH，其血浆中含量为 20 ~ 110ng/L，半衰期为 10 分钟。

1. 促黑激素的作用 MSH 主要作用于黑素细胞，促进黑色素的合成，使皮肤与毛发的颜色加深。体内黑素细胞分布于皮肤、毛发、眼球、虹膜及视网膜色素层等；皮肤黑素细胞位于表皮与真皮之间，其胞浆内有特殊的黑色素小体，内含酪氨酸酶，MSH 可催化酪氨酸转变为黑色素。

2. 促黑激素的分泌调节 MSH 可通过反馈调节腺垂体 MSH 的分泌。

三、神经垂体

下丘脑视上核和室旁核合成、分泌的神经垂体激素包括血管升压素与缩宫素，经下丘脑 - 神经垂体束运送至神经垂体储存，当受到适宜刺激时，激素由神经垂体释放入血而发挥作用。

（一）血管升压素

1. 血管升压素的生理作用 血管升压素的主要作用是抗利尿和调节血压。生理情况下，血浆中 VP 的浓度很低，仅 0.1 ~ 0.4ng/dl，主要作用是增加肾脏集合管对水的通透性，促进水的重吸收，使尿液浓缩，尿量减少（详见第八章）。在大失血或脱水情况下，VP 释放增多，血浆浓度可达 1ng/dl 以上，高浓度的表现出缩血管作用，对维持血压有一定的意义（详见第四章）。VP 缺乏，如下丘脑病变累及室上核和室旁核时，VP 的合成与释放发生障碍，导致尿崩症，排出大量低渗尿，引起严重口渴，如不及时补充水分可造成机体脱水。此外，在神经系统，VP 还有增强记忆、加强镇痛等效应。

2. 血管升压素分泌的调节 VP 的分泌受血浆晶体渗透压、循环血量和血压变化等因素调节。其中，血浆晶体渗透压改变的调节作用最强。

（二）缩宫素

1. 缩宫素的生理作用 缩宫素具有促进乳汁排出和刺激子宫收缩的作用。

（1）对乳腺的作用 哺乳期的乳腺，在催乳素的作用下，不断分泌乳汁，储存于乳腺腺泡中。缩宫素促使乳腺腺泡周围的肌上皮细胞收缩，腺泡内压增高，使乳汁经输乳管由乳头射出。哺乳时，吸吮乳头，经神经内分泌反射引起神经垂体储存的缩宫素释放入血，促进乳汁的射出，称为射乳反射。缩宫素还能维持哺乳期乳腺继续泌乳，使乳腺不至于萎缩。

（2）对子宫的作用 缩宫素促进子宫平滑肌收缩，此作用与子宫的功能状态有关。缩宫素对非孕子宫的作用较弱，而对妊娠子宫的作用较强。雌激素能增加子宫对缩宫素的敏感性，而孕激素则相反。

此外，缩宫素对机体的神经内分泌、学习与记忆、痛觉调制、体温调节等生理功能也有一定的影响。

2. 缩宫素分泌的调节 属于神经–内分泌调节。在分娩过程中，胎儿对子宫、宫颈和阴道的压迫、牵拉等刺激均可引起缩宫素分泌增加。哺乳时，吸吮乳头的刺激可引起下丘脑分泌缩宫素，释放储存于神经垂体内的缩宫素，引起射乳反射。

第三节 甲状腺 🅔 微课 9 – 2

⇒ 案例引导

　　临床案例 患儿，男，5 岁。出生后 1 个月出现症状，表现有皮肤苍白、增厚、多褶皱鳞屑，口唇厚、舌大且常外伸、口常张开流涎，外貌丑陋，面色苍白或呈蜡黄，鼻短且上翘、鼻梁塌陷，前额皱纹，身材矮小，四肢粗短、手常呈铲形，伴有脐疝。查体：心率减慢，体温降低，生长发育迟缓。初步诊断：呆小症。

讨论：

1. 该案例主要涉及的生理学知识点有哪些？

2. 患者出现生长发育迟缓的原因是什么？

3. 为什么早诊断、早治疗尤为重要？

甲状腺是人体内最大的内分泌腺，成人甲状腺平均重量 15 ~ 30g。甲状腺内含有许多大小不等的滤泡，由单层腺泡上皮细胞环绕而成。滤泡是激素的储存库，充满由腺泡细胞分泌的胶质，其主要成分为甲状腺球蛋白（thyroglobulin，TG）。滤泡上皮细胞合成甲状腺激素，以胶质的形式储存于滤泡腔内。滤泡上皮细胞通常为立方形，当甲状腺受到刺激而功能活跃时，细胞变高呈低柱状，胶质减少；反之，细胞变低呈扁平形，而胶质增多。

一、甲状腺激素的合成与代谢

甲状腺激素（thyroid hormon，TH）为酪氨酸碘化物，主要有三碘甲腺原氨酸（3,5,3′ – triiodothyronine，T_3）和四碘甲腺原氨酸（3,5,3′,5′ – tetraiodothyronine，T_4），后者又称甲状腺素（thyroxin），它们都是酪氨酸的碘化物。另外，甲状腺也可合成极少量的逆 – T_3（3,3′,5′ – T_3 或 reverse T_3，rT_3），但无生物活性。

（一）甲状腺激素的合成

甲状腺激素合成的主要原料是碘和 TG。在 TG 的酪氨酸残基上发生碘化，并合成甲状腺激素。人每天从食物中摄碘 100 ~ 200μg，其中 1/3 被甲状腺摄取。因此，碘是合成甲状腺激素不可缺少的重要原料。各种原因引起的碘缺乏，都可导致甲状腺激素合成减少。甲状腺激素的合成包括聚碘、活化、碘化与耦联等步骤（图9-5）。

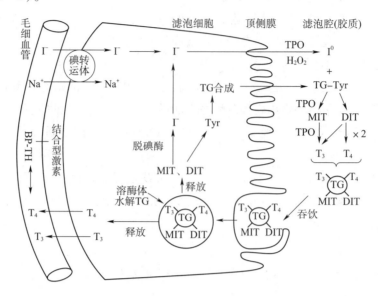

图 9-5 甲状腺激素的合成、分泌与运输

1. 甲状腺腺泡聚碘 食物中的碘化物主要以 I^- 的形式被小肠吸收，血液中 I^- 的浓度为 $250\mu g/L$，而在甲状腺内比血液中高 30 倍，且甲状腺上皮细胞膜静息电位为 $-50mV$，因此，I^- 从血液转运进入甲状腺上皮细胞内须进行主动转运。在甲状腺腺泡上皮细胞膜基底面存在的 Na^+-I^- 同向转运体不断将 I^- 转入细胞内，而能量依赖于 Na^+,K^+-ATP 酶形成的膜外高 Na^+ 势能，如用毒毛花苷抑制 Na^+,K^+-ATP 酶，则聚碘作用立即发生障碍。有一些离子，如过氯酸盐的 ClO_4^-、硫氰酸盐的 SCN^- 能与 I^- 竞争转运，因此能抑制甲状腺的聚碘作用。腺垂体分泌的 TSH 通过增强腺泡细胞碘泵的活性加强碘的转运，摘除垂体可降低聚碘能力，而给予 TSH 则促进聚碘。临床常用注入碘同位素示踪法检查与判断甲状腺的聚碘能力及其功能状态。

2. 碘的活化 摄入腺泡上皮细胞内的 I^-，在甲状腺过氧化酶（thyroid peroxidase，TPO）的作用下被活化，活化的部位在腺泡上皮细胞顶端质膜微绒毛与腺泡腔交界处。活化过程的本质尚未确定，可能是由 I^- 氧化成 I_2 或 I，或是与过氧化酶形成某种复合物。如果阻断过氧化酶系统或细胞先天缺乏此酶，甲状腺激素生成率即降至零。

3. 酪氨酸碘化与甲状腺激素的合成 酪氨酸碘化是指酪氨酸残基苯环上的氢原子在 TPO 催化下被碘原子取代的过程。如果只取代苯环 3 位上的 H^+，则生成一碘酪氨酸残基（MIT），如果取代苯环 3,5 位上的 H^+，则生成二碘酪氨残基（DIT），然后，2 分子的 DIT 耦联生成 T_4；1 分子的 MIT 与 1 分子的 DIT 耦联，形成 T_3，还能合成极少量的 rT_3。

上述酪氨酸的碘化和碘化酪氨酸的耦联作用，都是在 TG 的分子上进行的。所以，TG 的分子上既含有酪氨酸、碘化酪氨酸，也常含有 MIT、DIT 和 T_4 及 T_3。在一个 TG 分子上，T_4 与 T_3 之比为 20:1，这种比值常受碘含量的影响，当甲状腺内碘化活动增强时，DIT 增多，T_4 含量也相应增加，缺碘时，MIT 增多，则 T_3 含量明显增加。

TPO 是由腺上皮细胞生成的一种含铁卟啉的蛋白质，在腺上皮顶缘的微绒毛处分布最多，在甲状腺激素的合成过程中起关键作用。TPO 活性受腺垂体 TSH 的调控，大鼠摘除垂体 48 小时后，此酶的活性消失，注射 TSH 后酶活性再现。抑制 TPO 活性的药物，如硫氧嘧啶与硫脲类药物可抑制 TPO 活性，从而减少甲状腺激素的合成，临床上被用于治疗甲状腺功能亢进。

（二）甲状腺激素的储存、释放、运输与降解

1. 储存　在甲状腺球蛋白上形成的甲状腺激素，在腺泡腔内以胶质的形式储存，且储存量很大，可供机体利用 50～120 天，是体内储存量最多的激素。因此，应用抗甲状腺药物时，需要较长时间才能奏效。

2. 释放　当甲状腺受到 TSH 刺激后，腺泡细胞顶端伸出伪足，将甲状腺球蛋白胶质小滴吞入腺细胞内，随即与溶酶体融合而形成吞噬体，在溶酶体蛋白水解酶的作用下，将 T_4、T_3 以及 MIT 和 DIT 从甲状腺球蛋白的分子中水解下来。甲状腺球蛋白分子较大，不易进入血液循环，被溶酶体中的蛋白水解酶所水解。MIT 和 DIT 的分子较小，很快受脱碘酶的作用而脱碘，脱下的碘大部分储存在甲状腺内重新利用，小部分从腺泡上皮细胞释出进入血液。T_4 和 T_3 对腺泡上皮细胞内的脱碘酶不敏感，则释放入血。此外，尚有微量的 rT_3、MIT 和 DIT 也可从甲状腺释放入血。

3. 运输　T_4 与 T_3 释放入血之后，以两种形式在血液中运输。99% 以上与血浆蛋白结合，不到 1% 呈游离状态，两者之间可互相转化，维持动态平衡。只有游离的甲状腺激素才能进入细胞发挥作用。正常成年人血清 T_4 浓度为 51～142nmol/L，T_3 浓度为 1.2～3.4nmol/L，血液中 T_4 以结合型为主，T_3 以游离型为主，T_3 的生物活性比 T_4 约大 5 倍。

4. 降解　血浆 T_4 半衰期为 7 天，T_3 半衰期为 1.5 天。20% 的 T_4 与 T_3 在肝内降解，与葡萄糖醛酸或硫酸结合后，随胆汁排入小肠，它们在小肠内重吸收极少，绝大部分被小肠液进一步分解，随粪便排出。其余 80% 的 T_4 在外周组织脱碘酶的作用下，产生 T_3（占 45%）与 rT_3（占 55%），T_3 或 rT_3 再经脱碘酶失活，产物由尿排出。

T_3 的主要来源是 T_4 脱碘生成，血液中的 T_3 有 75% 来自 T_4，其余来自甲状腺；rT_3 仅有少量由甲状腺分泌，绝大部分是在组织内由 T_4 脱碘而来。由于 T_3 的作用比 T_4 大 5 倍，所以脱碘酶的活性将影响 T_4 在组织内发挥作用。近年研究证实，脱碘酶中含有硒，当硒缺乏时，T_4 脱碘转为 T_3 过程受阻，外周组织中 T_3 含量减少。

二、甲状腺激素的生理作用

T_4 与 T_3 都具有生物活性作用。尽管 T_3 的活性较 T_4 大，但 T_4 在外周组织中能转化为 T_3，可作为 T_3 的激素原，而且 T_4 本身也具有激素作用，约占全部甲状腺激素作用的 35%。临床观察发现，部分甲状腺功能低下患者的血中 T_3 浓度正常，而 T_4 浓度明显降低。

甲状腺激素的主要作用是促进物质与能量代谢，促进生长和发育。甲状腺激素除了与核受体结合，影响转录过程外，在核糖体、线粒体及细胞膜上也有其结合位点，对转录后的过程、线粒体的生物氧化及膜的转运功能均有影响。

（一）对代谢的影响

1. 对能量代谢的影响　甲状腺激素可使绝大多数组织的耗氧量提高，产热量增加。研究表明，给动物注射甲状腺激素后，心、肝、肾和骨骼肌等组织出现产热效应，同时 Na^+,K^+-ATP 酶活性明显升高。如用毒毛花苷抑制此酶活性，则甲状腺激素的产热效应可完全被消除。甲状腺功能低下的大鼠，血中甲状腺激素含量下降，其肾组织细胞膜 Na^+,K^+-ATP 酶活性减弱，若给予 T_4，酶活性可恢复甚至增加，表明 T_4 产热作用与 Na^+,K^+-ATP 酶的活性有关。另外，甲状腺激素也能促进脂肪酸氧化，产生大量的热能。

甲状腺功能亢进时，产热量增加，基础代谢率升高，患者极易出汗，喜凉怕热；而甲状腺功能低下者，产热量减少，基础代谢率降低，患者喜热恶寒，两种情况均不能较好地适应环境温度的变化。

2. 对物质代谢的影响

（1）糖代谢 甲状腺激素通过影响糖代谢相关酶的活性，参与调控糖代谢，其作用呈双向性。一方面，促进小肠黏膜对糖的吸收，增强糖原分解与糖异生，并加强肾上腺素、胰高血糖素、生长激素及糖皮质激素的升糖作用，使血糖升高；另一方面，增加胰岛素分泌，促进外周组织对糖的利用，增强糖酵解而使血糖降低。但总的来说，升血糖大于降血糖作用。甲状腺功能亢进时，常表现为血糖升高，有时伴有尿糖。

（2）脂肪代谢 甲状腺激素促进脂肪分解，使血中游离脂肪酸增加，加速机体利用脂肪酸氧化供能；对胆固醇来说，甲状腺激素既促其合成又加速其降解，但降解速度大于合成，甲状腺激素使血浆胆固醇浓度降低。长期甲状腺功能低下，血浆胆固醇明显升高，易患动脉硬化。

（3）蛋白质代谢 甲状腺激素对蛋白质代谢的影响因其分泌量的不同而作用效应不一。适量的甲状腺激素通过核受体，激活 DNA 转录过程，促进 mRNA 形成，加速蛋白质和各种酶的合成，有利于机体的生长、发育，表现为正氮平衡。当甲状腺激素分泌不足时，蛋白质合成减少，肌肉收缩无力，但细胞间的黏蛋白增多，可吸附大量的正离子、水和盐，引起黏液性水肿。如果甲状腺激素分泌过多，则加速蛋白质分解，特别是促进骨骼肌蛋白质分解，尿氮含量增加，尿酸含量增加，并可促进骨的蛋白质分解，从而导致血钙升高和骨质疏松，尿钙的排出量增加。

甲状腺功能亢进时，由于糖、脂肪和蛋白质的分解代谢增强，所以患者常感饥饿，食欲旺盛，且有明显消瘦。

（二）对生长与发育的影响

甲状腺激素除自身具有促进组织分化、生长与发育，以及成熟的作用外，还与生长激素有协同作用，甲状腺激素能增强生长激素介质的活性，促进生长发育。切除甲状腺后的蝌蚪，生长与发育停滞，不能变态成蛙，若及时给予甲状腺激素，又可恢复生长。对于人类和哺乳动物来说，甲状腺激素是维持正常生长和发育不可缺少的激素，特别是对脑和骨的发育尤为重要。甲状腺功能低下的儿童，表现为以智力迟钝、身材矮小为特征的呆小症（cretinism），又称克汀病。甲状腺激素还刺激骨化中心发育，软骨骨化，促进长骨和牙齿的生长；但在胚胎期，胎儿骨的生长并不必需甲状腺激素，所以患先天性甲状腺发育不全的胎儿，出生后身长可以基本正常，但脑的发育已经受到不同程度的影响；在出生后数周至4个月后，就会表现出明显的智力迟钝和长骨生长停滞。所以，在缺碘地区，预防呆小症的发生应于妊娠期注意补充碘，治疗呆小症必须抓紧时机，患儿应于出生后 3 个月以前补给甲状腺激素，过迟则难以奏效。

（三）对器官系统的影响

1. 对神经系统的影响 甲状腺激素不但影响胚胎期中枢神经系统的发育，对已分化成熟的神经系统活动也有作用。甲状腺功能亢进时，中枢神经系统的兴奋性增高，主要表现为注意力不易集中、烦躁不安、失眠多梦等。相反，甲状腺功能低下时，中枢神经系统兴奋性降低，出现记忆力减退、反应迟钝、动作笨拙、说话和行动迟缓、淡漠、嗜睡等表现。甲状腺激素还能增加脊髓中控制肌张力的神经元的突触后兴奋，从而导致细小肌肉的震颤，这是甲状腺功能亢进患者的显著体征之一。

2. 对心血管活动的影响 甲状腺激素对心脏的活动有明显影响。T_4 与 T_3 可使心率加快，心肌收缩力增强，心输出量与心做功增加。甲状腺功能亢进患者心动过速，心肌可因过度耗竭而致心力衰竭。离体培养的心肌细胞实验表明，甲状腺激素可直接作用于心肌，T_3 能增加心肌细胞膜上 β 受体的数量，促进肾上腺素刺激心肌细胞内 cAMP 的生成。甲状腺激素促进心肌细胞肌质网释放 Ca^{2+}，增强心肌收缩力。

三、甲状腺功能的调节

甲状腺激素的分泌活动主要受下丘脑－垂体－甲状腺轴的调节；此外，甲状腺还可进行自身调节。

（一）下丘脑－腺垂体－甲状腺轴的调节

1. 下丘脑－腺垂体系统的调节 下丘脑 TRH 神经元接受神经系统其他部位传来的信息，把环境刺激与 TRH 神经元活动联系起来，TRH 神经元合成和释放 TRH，经垂体－门脉系统运送至腺垂体，促进腺垂体合成并分泌促甲状腺激素（TSH），TSH 刺激甲状腺合成并释放甲状腺激素。例如，寒冷刺激的信息到达中枢神经系统，经一定的神经联系，一方面传入下丘脑体温调节中枢，同时还与该中枢接近的 TRH 神经元发生联系，促进 TRH 释放增多，进而使腺垂体分泌 TSH 增加。TSH 促进 T_4 与 T_3 的分泌，结果产热量增多，以利于御寒。在这一过程中，去甲肾上腺素发挥重要的递质作用，它能增强 TRH 神经元释放 TRH，如阻断去甲肾上腺素的合成，则机体对寒冷刺激引起的这一适应性反应大大减弱。另外，下丘脑还可通过生长抑素减少或停止 TRH 的合成与释放，应激刺激也可通过单胺能神经元影响生长抑素的释放。如外科手术与严重创伤将引起生长抑素的释放，从而使腺垂体分泌的 TSH 减少，T_4 与 T_3 的分泌水平降低，减少机体的代谢消耗，有利于创伤修复过程。

血清中 TSH 分泌量为 $110\mu g/d$，半衰期约 60 分钟。腺垂体 TSH 呈脉冲式释放，每 $2\sim4$ 小时出现一次波动，在脉冲式释放的基础上，还有日周期变化，血中 TSH 浓度清晨高而午后低。TSH 的主要作用是促进甲状腺激素的合成与释放，TSH 与甲状腺滤泡上皮细胞受体结合后，通过 G 蛋白激活腺苷酸环化酶，使 cAMP 生成增多，进而促进甲状腺激素的合成与释放；TSH 还可通过磷脂酰肌醇系统刺激甲状腺激素的合成与释放。实验表明，给予 TSH 数分钟后，甲状腺滤泡上皮细胞靠吞饮把胶质小滴吞入细胞内，加速 T_4 与 T_3 的释放，随后增强碘的摄取和甲状腺激素的合成。

TSH 的长期效应是刺激甲状腺细胞增生、腺体增大，这是由于 TSH 刺激滤泡上皮细胞核酸与蛋白质合成增加的结果。切除垂体之后，血中 TSH 迅速消失，甲状腺发生萎缩，甲状腺激素分泌明显减少。

有些甲状腺功能亢进患者，血中可出现一些免疫球蛋白物质，其中之一是人类刺激甲状腺免疫球蛋白（human thyroid－stimulating immunoglobulin，HTSI），其化学结构与 TSH 相似，它可与 TSH 竞争甲状腺细胞上的受体，刺激甲状腺分泌和腺体细胞增生，可能是引起甲状腺功能亢进的原因之一。

2. 反馈调节 血中游离的 T_4 与 T_3 浓度的升降，对腺垂体 TSH 的分泌起着反馈调节作用。当血中游离的 T_4 与 T_3 浓度增高时，抑制 TSH 分泌（图 9－6）。实验表明，甲状腺激素抑制 TSH 分泌的作用，是由于甲状腺激素刺激腺垂体促甲状腺激素细胞产生一种抑制性蛋白，使 TSH 的合成与释放减少，并降低腺垂体对 TRH 的反应性。由于这种抑制作用需要合成新的蛋白质，所以几小时后方能出现效果。T_4 与 T_3 比较，T_3 对腺垂体 TSH 分泌的抑制作用较强，血中 T_4 与 T_3 对腺垂体这种反馈作用与 TRH 的刺激作用相互拮抗，对腺垂体 TSH 的分泌起着决定性作用。关于甲状腺激素对下丘脑是否有反馈调节作用，实验结果很不一致，尚难定论。

另外，有些激素也可影响腺垂体分泌 TSH，如雌激素可增强腺垂体 TSH 细胞膜上 TRH 受体的数量及其对 TRH 反应的敏感性，使 TSH 分泌增加，而生长激素与糖皮质激素则对 TSH 的分泌有抑制作用。

（二）甲状腺的自身调节

甲状腺具有适应碘的变化而调节自身对碘的摄取以及甲状腺激素合成与释放的能力。在 TSH 缺乏或 TSH 浓度不变的情况下，这种调节仍能发生，称为自身调节。血碘浓度增加初期，T_4 与 T_3 的合成有所增加，但碘量超过一定限度，T_4 与 T_3 的合成在维持一段高水平之后，随即明显下降。当血碘浓度超过 1mmol/L 时，甲状腺摄碘能力开始下降，当血碘浓度达到 10mmol/L 时，甲状腺聚碘作用完全消失，即过量的碘可产生抗甲状腺效应，称为碘阻滞效应（wolff chaikoff effect）。过量的碘抑制碘转运的机制，

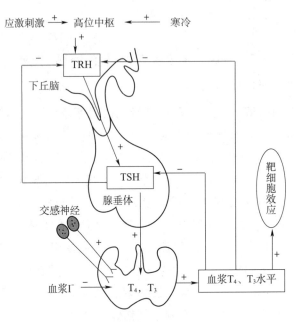

图 9 - 6　甲状腺的内分泌功能的调节

+：促进；－：抑制

尚不十分清楚。碘阻滞效应是暂时的，如果在持续加大碘量的情况下，则抑制 T_4 与 T_3 合成的现象就会消失，激素的合成再次增加。相反，当血碘含量不足时，甲状腺可出现碘转运增强，并加强甲状腺激素的合成，使 T_4、T_3 的合成与释放不因碘供应不足而减少。

（三）神经调节

甲状腺受交感肾上腺能纤维和副交感胆碱能纤维的双重支配。实验证明，肾上腺素能纤维兴奋促进甲状腺激素合成与释放，而胆碱能纤维则抑制甲状腺激素的分泌。

第四节　甲状旁腺和甲状腺 C 细胞

甲状旁腺分泌的甲状旁腺激素（parathyroid hormone，PTH）与甲状腺 C 细胞分泌的降钙素（calcitonin，CT），以及由皮肤、肝、肾等器官联合作用生成的 1,25 - 二羟维生素 D_3 共同调节胃肠道、肾及骨组织的钙、磷代谢，从而控制血浆中钙与磷的水平（图 9 - 7）。

钙和磷不仅是构成机体的组成成分，也是保障机体许多功能活动正常进行所必需的基本元素。正常成人血钙浓度 2. 25 ~ 2. 58mmol/L，骨生长、神经元的兴奋和传递、肌肉收缩、腺体分泌、细胞通讯以及止血等许多功能都与 Ca^{2+} 密切相关。成人含磷量约 0. 6kg，是骨盐中的主要成分，也是细胞膜结构成分的主要元素和遗传、发育等生命过程相关物质的最基本成分。

一、甲状旁腺激素

甲状旁腺激素（PTH）是甲状旁腺主细胞分泌的含有 84 个氨基酸的直链多肽，分子量为 9. 5kD，其氨基端 34 个氨基酸片段集中了 PTH 的全部生物活性。正常人血浆 PTH 浓度呈昼夜节律波动，清晨 6 时最高，以后逐渐降低，到下午 4 时达最低，以后又逐渐升高。血浆 PTH 浓度为 1 ~ 10pmol/L，半衰期为 20 ~ 30 分钟，主要在肝脏水解灭活，代谢产物经肾脏排出体外。

（一）甲状旁腺激素的生理作用

PTH 是调节血钙与血磷水平最重要的激素，其作用主要是升高血钙和降低血磷，是机体维持血钙稳

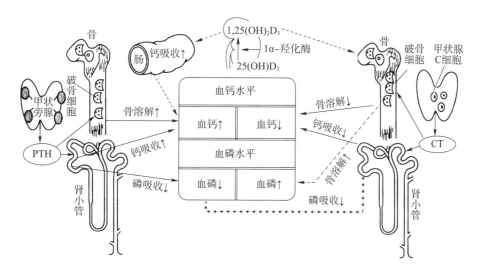

图 9 - 7　调节钙、磷代谢激素的主要作用环节

──►：PTH、CT 的作用；┄┄►：1,25 -（OH）$_2$ - D$_3$ 的作用

态的主要激素。

1. 对骨的作用　骨组织是人体最大的钙储存库，PTH 能促进骨钙入血，使血钙升高。

（1）**快速效应**　在 PTH 作用数分钟后发生，PTH 可迅速提高骨细胞膜对 Ca^{2+}的通透性，使骨液中的 Ca^{2+}进入细胞内，进而使骨细胞膜上的钙泵活动增强，将 Ca^{2+}转运到细胞外液中，引起血钙升高。

（2）**延缓效应**　在 PTH 作用后 12 ~ 14 小时出现，一般需几天或几周后达高峰，PTH 能刺激破骨细胞活动，使破骨细胞向周围骨组织伸出绒毛样突起，释放蛋白水解酶与乳酸，加速骨组织溶解，使钙、磷大量入血。

2. 对肾脏的作用　PTH 与肾小管细胞膜上特异性受体结合，通过 G 蛋白介导，激活腺苷酸环化酶，经由 cAMP - PKA 信息传递途径，促进肾远端小管对钙的重吸收，使尿钙减少，血钙升高；同时，PTH 可抑制近端小管和远端小管对磷的重吸收，促进磷的排出，使血磷降低。

3. 对小肠的作用　PTH 可激活肾内的 1α - 羟化酶，后者能促进 25 - OH - D$_3$ 转变为有活性的 1,25 -（OH）$_2$ - D$_3$，进而促进小肠对钙和磷的吸收。

（二）甲状旁腺激素分泌的调节

1. 血钙水平的调节作用　PTH 的分泌主要受血浆钙浓度变化的调节，血钙浓度轻微下降，在 1 分钟内即可引起 PTH 分泌增加，这是由于血钙降低直接刺激甲状旁腺细胞释放 PTH。在 PTH 作用下，促使骨钙释放，并促进肾小管重吸收钙，使血钙浓度迅速回升；相反，血钙浓度升高时，PTH 分泌减少。长时间的高钙血症可使甲状旁腺发生萎缩，而长时间的低钙血症则可使甲状旁腺增生。

2. 其他因素的影响　血磷升高可使血钙降低，从而刺激 PTH 的分泌；血镁浓度降至较低时，可使 PTH 分泌减少。儿茶酚胺与主细胞膜上的 β 受体结合，通过 cAMP 介导，可促进 PTH 分泌。PGE$_2$ 促进 PTH 分泌，而 PGF$_{2α}$ 则使 PTH 分泌减少。

二、降钙素

降钙素（CT）是由甲状腺 C 细胞分泌的肽类激素。C 细胞位于滤泡之间和滤泡上皮细胞之间，故又称滤泡旁细胞。人降钙素是含有一个二硫键的 32 肽，分子量为 3.4kD。正常人血清降钙素浓度为 10 ~ 20ng/L，血浆半衰期小于 1 小时，主要在肾脏降解后排出。

此外，CT 在甲状腺 C 细胞以外的组织中也有发现，如神经组织；在人血液中还存在与 CT 来自同一基因的肽，称为降钙素基因相关肽（calcitonin gene - related peptide，CGRP），主要分布于神经和心血管系统，具有强烈的舒血管和心肌变力效应。

（一）降钙素的生理作用

降钙素的主要作用是降低血钙和血磷，其主要靶器官是骨，对肾也有一定的作用。

1. 对骨的作用 CT 能抑制破骨细胞的活动，使溶骨过程减弱，这一反应发生很快，大剂量的 CT 在 15 分钟内便可使破骨细胞活动减弱 70%。同时 CT 还能增强成骨过程，这一作用在给 CT 后 1 小时左右出现，可持续数天。这样，CT 减弱溶骨过程，增强成骨过程，使骨组织中钙、磷沉积增加，而血中钙、磷水平降低。

CT 对血钙浓度的调节，在正常成人作用较小，因为 CT 引起血钙浓度的降低，能强烈刺激 PTH 的分泌，从而抵消 CT 的降血钙效应。成人破骨细胞向细胞外液释放钙的量也有限，每天只有 0.8g 的钙量。但对于儿童来说，由于其骨的更新速度快，通过破骨细胞的活动每天可向细胞外液提供 5g 以上的钙，相当于细胞外液总钙量的 5 ~ 10 倍。所以，CT 对儿童血钙的调节作用更为重要。

2. 对肾脏的作用 CT 能抑制肾小管对钙、磷、钠及氯的重吸收，增加这些离子从尿中的排出量，从而降低血钙与血磷。

（二）降钙素分泌的调节

1. 血钙水平 CT 的分泌主要受血钙浓度的调节，当血钙浓度升高时，CT 的分泌亦随之增加。与 PTH 相比，CT 分泌的启动较快，在 1 小时内即可达到高峰，而 PTH 分泌高峰的出现则需几小时。由于 CT 的作用快速而短暂，故它对高钙饮食引起的血钙升高回复到正常水平起重要作用。

2. 其他因素 进食可刺激 CT 的分泌，这可能与几种胃肠激素如促胃液素、促胰液素及胰高血糖素的分泌有关，它们均有促进 CT 分泌的作用，其中以促胃液素的作用为最强。

三、1,25 - 二羟维生素 D_3

（一）1,25 - 二羟维生素 D_3 的生成

维生素 D_3 是胆固醇的衍生物，也称胆钙化醇（cholecalciferol），主要来源于皮肤和动物性食物，其活性形式有 25 - 羟维生素 D_3（25 - OH - D_3）、1,25 - 二羟维生素 D_3 [1,25 - $(OH)_2$ - D_3] 及 24,25 - 二羟维生素 D_3 [24,25 - $(OH)_2$ - D_3]，其中以 1,25 - $(OH)_2$ - D_3 为主要的活性形式，通过作用于小肠、骨和肾来调节钙、磷代谢。

在紫外线照射下，皮肤中的 7 - 脱氢胆固醇迅速转化为维生素 D_3 原，然后再转化为维生素 D_3。维生素 D_3 首先需在肝脏经 25 - 羟化酶作用转化为 25 - OH - D_3，然后在肾 1α - 羟化酶的催化下进一步变成 1,25 - $(OH)_2$ - D_3。1,25 - $(OH)_2$ - D_3 的活性比 25 - OH - D_3 高 500 ~ 1000 倍。肾内还含有 24 - 羟化酶，它可将 25 - OH - D_3 转变为活性极低的 24,25 - $(OH)_2$ - D_3。血浆中 1,25 - $(OH)_2$ - D_3 的含量为 100pmol/L，半衰期为 12 ~ 15 小时，其灭活的主要方式是在靶细胞内发生侧链氧化或羟化，形成钙化酸等代谢产物，在肝脏与葡萄糖醛酸结合后随胆汁排出。

（二）1,25 - 二羟维生素 D_3 的生理作用

1. 对小肠的作用 1,25 - $(OH)_2$ - D_3 进入小肠黏膜细胞内，与细胞核特异性受体结合，促进 DNA 的转录过程，生成与钙有很强亲和力的钙结合蛋白（calcium - binding protein，CaBP）。CaBP 在小肠黏膜细胞的刷状缘膜侧，与 Ca^{2+} 结合（1 个分子 CaBP 可结合 4 个 Ca^{2+}），然后进入胞浆，转运至底侧膜把结合的钙释放入血。1,25 - $(OH)_2$ - D_3 也能促进小肠黏膜细胞对磷的吸收。

2. 对骨的作用 1,25 - $(OH)_2$ - D_3 对动员骨钙入血和钙在骨中的沉积都有作用。一方面，它可刺

激成骨细胞的活动，促进骨钙沉积和骨的形成；另一方面，它又能提高破骨细胞的活动，增强骨的溶解，使骨钙、磷释放入血，但其总的效应是升高血钙。$1,25-(OH)_2-D_3$ 还能增强 PTH 的作用，在缺乏 $1,25-(OH)_2-D_3$ 时，PTH 对骨的作用明显减弱。

近年的研究证明，在骨质中存在一种由 49 个氨基酸组成的多肽，它能与钙结合，称为骨钙素（osteocalcin），主要由成骨细胞合成并分泌至骨基质中。骨钙素对调节与维持骨钙起着重要作用，分泌受 $1,25-(OH)_2-D_3$ 的调节。

3. 对肾脏的作用　$1,25-(OH)_2-D_3$ 可促进肾小管对钙、磷的重吸收，使尿钙、磷排出量减少。

在体内，PTH、PT 与 $1,25-(OH)_2-D_3$ 共同调节钙、磷代谢，维持血钙稳态。$1,25-(OH)_2-D_3$ 的生成也受血钙、血磷水平的影响，另外，PTH、肾 1α-羟化酶活性、雌激素、催乳素和生长激素等因素也可影响其生成。

第五节　肾上腺

肾上腺位于肾脏的上方，由皮质和髓质两部分组成。皮质与髓质在发生、结构和功能上都不相同，是两个独立的内分泌腺，但二者之间有特殊门脉系统相通，故也有功能上的联系。皮质分泌类固醇激素，在维持机体基本生命活动中起重要作用；髓质分泌胺类激素，在机体应急反应中起重要作用。

一、肾上腺皮质激素

肾上腺皮质由外向内可分为球状带、束状带和网状带。肾上腺皮质各带内分泌细胞存在不同的合成酶，合成的皮质激素也不相同。球状带细胞分泌盐皮质激素，主要是醛固酮（aldosterone）；束状带细胞分泌糖皮质激素，主要是皮质醇（cortisol）；网状带细胞主要分泌性激素，如脱氢表雄酮（dehydroepiandrosterone）和雌二醇（estradiol），也能分泌少量的糖皮质激素。这些激素都是类固醇的衍生物，故统称为类固醇激素（steroid hormone）。

血中的皮质激素以游离型和结合型两种形式存在，二者可以相互转化维持动态平衡；结合型的皮质激素占 90%，但只有游离型的皮质激素才能发挥作用。盐皮质激素主要调节机体的水盐代谢，维持循环血量和动脉血压；糖皮质激素主要调节物质代谢、提高机体的应激能力。皮质激素主要在肝脏降解，代谢产物随尿液排出，尿中的 17-羟类固醇含量可以反映肾上腺皮质激素的分泌水平。

（一）糖皮质激素

正常人血浆中糖皮质激素主要为皮质醇，其次为皮质酮，皮质酮的含量仅为皮质醇的 $1/20 \sim 1/10$。

1. 糖皮质激素的生理作用

（1）对物质代谢的影响　糖皮质激素对糖、蛋白质和脂肪代谢均有作用。

1）糖代谢　糖皮质激素是调节机体糖代谢的重要激素之一，因能显著升高血糖而得名，它可促进糖原异生，加强蛋白质分解。主要促进氨基酸异生葡萄糖，减少外周组织对氨基酸的利用，增加血浆中氨基酸的浓度，促进氨基酸进入肝细胞转变成葡萄糖。另一方面，皮质醇又降低肌肉和脂肪组织对胰岛素的敏感性，使葡萄糖的利用减少，导致血糖升高。如果糖皮质激素分泌过多（或服用此类激素药物过多），可使血糖升高，甚至出现尿糖；相反，肾上腺皮质功能低下患者（如阿狄森病），则可出现低血糖。

2）蛋白质代谢　糖皮质激素促进肝外组织，特别是肌肉组织蛋白质分解，加速氨基酸转移至肝，生成肝糖原，同时促进肝外组织产生的氨基酸转运入肝，使肝内蛋白质合成增加。因此，糖皮质激素分泌过多时，由于蛋白质分解增强，合成减少，将出现肌肉消瘦、骨质疏松、皮肤变薄、淋巴组织萎缩等。

3）脂肪代谢　糖皮质激素对脂肪组织的主要作用是提高四肢部分的脂肪酶活性，促进脂肪分解，使脂肪酸由脂肪组织向肝脏转移，导致血浆中脂肪酸浓度增加；它也加强细胞内脂肪酸氧化供能，特别在机体饥饿及应激情况下，使机体供能由糖代谢向脂代谢转化，糖皮质激素动用脂肪供能的作用较胰岛素弱而出现得晚，是机体长期储备糖及糖原的重要机制。尽管如此，脂肪沉积增加仍是糖皮质激素过量时出现的典型表现。糖皮质激素过多时，体内脂肪发生重新分布，主要沉积在面（满月脸）、项、躯干（水牛背）和腹部，而四肢脂肪分解较强，储存减少，形成"向心性肥胖"。

4）水盐代谢　皮质醇有较弱的储钠排钾作用，即对肾远曲小管及集合管重吸收钠和排出钾有轻微的促进作用。此外，皮质醇还可以降低入球微动脉的血流阻力，增加肾小球血浆流量而使肾小球滤过率增加，有利于水的排出。肾上腺皮质功能不全患者，排水能力明显降低，严重时可出现"水中毒"，如补充适量的糖皮质激素即可得到缓解，而补充盐皮质激素则无效。此外，糖皮质激素还可减少近球小管对磷的重吸收，使尿磷排出增加。

（2）对血细胞的影响　糖皮质激素刺激骨髓造血，使血中红细胞、血小板的数量增加；可抑制胸腺与淋巴组织细胞的 DNA 合成和有丝分裂，使淋巴细胞减少，降低了机体的特异性免疫功能；动员附着在小血管壁上的中性粒细胞进入血流，增加血液的中性粒细胞数量；增加嗜酸性粒细胞在肺和脾脏的破坏，使外周血嗜酸性粒细胞数减少；糖皮质激素还能抑制 T 淋巴细胞产生白细胞介素 2（IL－2）。

（3）对循环系统的影响　糖皮质激素对维持正常血压是必需的。糖皮质激素并不直接引起血管收缩，但能增强血管平滑肌对儿茶酚胺的敏感性，维持一定的血管紧张性，称为糖皮质激素对儿茶酚胺的允许作用。另外，糖皮质激素可降低毛细血管壁的通透性，减少血浆的滤出，有利于维持血容量。

（4）在应激反应中的作用　当机体受到各种有害刺激（如缺氧、创伤、手术、饥饿、疼痛、寒冷及精神紧张和焦虑不安等）时，血中 ACTH 浓度立即增加，糖皮质激素也相应增多，并产生一系列的反应，称为应激反应（stress reaction）。在应激反应中，除腺垂体－肾上腺皮质系统活动增强外，交感－肾上腺髓质系统活动也加强，血中儿茶酚胺含量也相应增加。其他激素如生长激素、催乳素、胰高血糖素、抗利尿激素、醛固酮等均增加，所以说，应激反应是以 ACTH 和糖皮质激素分泌增加为主，多种激素参与的使机体抵抗力增强的非特异性反应。实验研究表明，切除肾上腺髓质的动物，可以抵抗应激刺激而不产生严重后果，而当去掉肾上腺皮质时，机体应激反应减弱，对有害刺激的抵抗力大大降低，若不适当处理，1～2 周内即可死亡，如及时补给糖皮质激素，则可生存较长时间。

糖皮质激素的作用广泛而又复杂，除上述作用外，还可促进胎儿肺表面活性物质的合成，增强骨骼肌的收缩力，提高胃腺细胞对迷走神经与促胃液素的反应性，增加胃酸与胃蛋白酶原的分泌，抑制骨的形成而促进其分解等。临床上使用大剂量的糖皮质激素及其类似物用于抗炎、抗过敏、抗毒和抗休克等。

2. 糖皮质激素分泌的调节　糖皮质激素无论是在生理状态下的基础分泌，还是在应激状态下的分泌活动，都受到下丘脑－腺垂体－肾上腺皮质轴的调控。这一功能活动轴是糖皮质激素分泌调节的重要反馈调节系统。

（1）促肾上腺皮质激素的调节　各种刺激信息到达下丘脑，下丘脑室旁核及促垂体区的 CRH 神经元可合成和释放 CRH，经垂体门脉系统到达腺垂体，刺激促肾上腺皮质激素（ACTH）分泌，进而引起肾上腺皮质分泌糖皮质激素增加。

腺垂体分泌的 ACTH 是调节糖皮质激素合成和释放的最重要的生理因素，它还刺激束状带和网状带的生长发育。如动物的腺垂体切除后，束状带与网状带萎缩，糖皮质激素的分泌显著减少，如及时补充 ACTH，可使已发生萎缩的束状带与网状带基本恢复，糖皮质激素的分泌回升。

ACTH 的分泌呈现日周期节律波动，入睡后 ACTH 分泌逐渐减少，午夜最低，随后又逐渐增多，至清晨进入分泌高峰，白天维持在较低水平。由于 ACTH 分泌的日节律波动，使糖皮质激素的分泌也呈现相应的波动；ACTH 分泌的这种日节律波动与下丘脑 CRH 节律性释放有关。

（2）反馈调节　血中糖皮质激素水平对腺垂体分泌 ACTH 和下丘脑分泌 CRH 具有负反馈调节作用。当血中糖皮质激素浓度升高时，可使腺垂体合成与释放 ACTH 减少，同时使腺垂体对 CRH 的反应性减弱。糖皮质激素的负反馈调节主要作用于腺垂体，也可作用于下丘脑，这种反馈称为长反馈；ACTH 还可反馈抑制 CRH 神经元，称为短反馈（图 9-8）。而下丘脑 CRH 神经元还可通过分泌 CRH 反馈影响自身活动，称为超短反馈。下丘脑－腺垂体－肾上腺皮质轴的负反馈调节，对于一般生活条件下维持血中糖皮质激素浓度的相对稳定具有重要意义。临床上长期大量服用糖皮质激素的患者，会造成肾上腺皮质功能减退，甚至萎缩，如果突然停药，可引起肾上腺皮质危象，甚至危及生命。

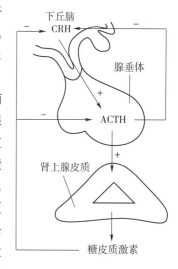

图 9-8　糖皮质激素分泌的调节
+：表示促进；-：表示抑制

（二）盐皮质激素

肾上腺皮质分泌的盐皮质激素以醛固酮为代表，它对水盐代谢的作用最强，是调节机体水盐代谢的重要激素，其次为去氧皮质酮。醛固酮能促进肾远曲小管及集合管保钠、保水和排钾作用。关于醛固酮对肾脏的作用及其机制可参阅第八章。

在正常情况下，ACTH 对醛固酮的分泌并无调节作用，但在应激情况下，ACTH 对醛固酮的分泌可能起到一定的支持作用。

二、肾上腺髓质激素

肾上腺髓质的嗜铬细胞分泌肾上腺素（epinephrine，E）和去甲肾上腺素（noradrendlin，NE），属于儿茶酚胺类激素。肾上腺髓质激素的合成与交感神经节后纤维合成去甲肾上腺素的过程是一致的，不同的是，嗜铬细胞胞浆中存在大量苯乙醇胺氮位甲基移位酶（phenylethanolamine-N-methyl-transferase，PNMT），可使去甲肾上腺素甲基化而生成肾上腺素。

肾上腺素与去甲肾上腺素均储存在髓质细胞囊泡内，肾上腺髓质释放的肾上腺素与去甲肾上腺素的比例约为 4∶1，以肾上腺素为主。血液中的去甲肾上腺素，除由髓质分泌外，主要来自肾上腺素能神经纤维末梢，而血中的肾上腺素则主要来自肾上腺髓质。体内的肾上腺素和去甲肾上腺素可在单胺氧化酶（monoamine oxidase，MAO）及儿茶酚-O-甲基转换酶（catechol-O-methyltransfease，COMT）的作用下降解，降解产物从尿中排出。

（一）肾上腺髓质激素的生理作用

1. 调节物质代谢　肾上腺素和去甲肾上腺素与不同肾上腺素能受体结合后，调节物质代谢的机制有所不同。例如，肾上腺素能通过激活肝细胞的 α_1 受体来促进糖异生，以维持血糖浓度；机体运动增强时，肾上腺素可通过激活 β_2 受体加强肌糖原的分解来为肌肉收缩供能，必要时，也可通过激活 β_3 受体，加强脂肪组织分解为游离脂肪酸，为肌肉较为持久的活动供能。此外，在运动时还能通过局部自主神经的支配，激活 α_2 受体，抑制胰岛素的分泌，促进糖异生，协同血糖浓度的维持。

2. 参与应急反应　肾上腺髓质激素的作用与交感神经的活动紧密联系，它与交感神经系统组成交感－肾上腺髓质系统，在一些应急刺激时立即被调动起来，引起机体多系统的广泛适应性反应。生理学家 Cannon 最早全面研究了交感－肾上腺髓质系统的作用，曾提出应急学说（emergency reaction hypothesis），认为机体遭遇特殊情况时，包括畏惧、剧痛、失血、脱水、乏氧、暴冷、暴热及剧烈运动等，这一系统将立即调动起来，儿茶酚胺（去甲肾上腺素、肾上腺素）的分泌量大大增加，作用于中枢神经系统，提高其兴奋性，使机体处于警觉状态，反应灵敏；呼吸加强加快，肺通气量增加；心率加快，心缩力增强，心输出量增加；血压升高，血液循环加快，内脏血管收缩，骨骼肌血管舒张同时血流量增多，全身血液重新分配，以利于应急时重要器官得到更多的血液供应；肝糖原分解增加，血糖升高，脂肪分解加强，血中游离脂肪酸增多，葡萄糖与脂肪酸氧化过程增强，以适应在应急情况下对能量的需要。上述一切变化是在紧急情况下通过交感 - 肾上腺髓质系统发生的适应性反应，故称之为应急反应（emergency reaction）。实际上，引起应急反应的各种刺激也是引起应激反应的刺激，当机体受到应激刺激时，同时引起应急反应与应激反应，两者相辅相成，使机体的适应能力更加完善。

（二）肾上腺髓质激素分泌的调节

1. 交感神经　肾上腺髓质受交感神经胆碱能节前纤维支配，交感神经兴奋时，节前纤维末梢释放乙酰胆碱，作用于髓质嗜铬细胞上的 N 型受体，引起 E 与 NE 的释放。若长时间使交感神经兴奋，可使合成儿茶酚胺所需要的酶活性增强。

2. ACTH 与糖皮质激素　动物摘除垂体后，肾上腺髓质酪氨酸羟化酶、多巴胺 β - 羟化酶与 PNMT 的活性降低，而补充 ACTH 则使这 3 种酶的活性恢复；如给予糖皮质激素，可使多巴胺 β - 羟化酶与 PNMT 活性恢复，而对酪氨酸羟化酶则未见明显影响。ACTH 可直接提高髓质细胞多巴胺 β - 羟化酶与 PNMT 的活性，促进肾上腺髓质激素的分泌；还可通过糖皮质激素间接发挥作用。

3. 自身反馈调节　肾上腺髓质细胞内 NE 含量增加到一定程度时，可抑制酪氨酸羟化酶活性；E 合成增多时，能抑制 PNMT 的作用，从而限制儿茶酚胺的合成。当 E 与 NE 从细胞内释放入血后，胞浆内含量减少，对酶活性的负反馈抑制解除，儿茶酚胺的合成随即增加。

第六节　胰　岛　ⓔ 微课 9 - 3

胰腺具有外分泌和内分泌两种功能，其内分泌通过分散于外分泌腺腺泡之间的胰岛分泌多种激素。胰岛是实质性的细胞团块，主要包括 α 细胞、β 细胞、δ 细胞、PP 细胞等。α（A）细胞约占胰岛细胞的 25%，分泌胰高血糖素（glucagon）；β（B）细胞的数量最多，占胰岛细胞的 60% ~70%，分泌胰岛素（insulin）；δ（D）细胞占胰岛细胞的 10% 左右，分泌生长抑素（SS）；PP 细胞的数量很少，分泌胰多肽（pancreatic polypeptide）。

一、胰岛素

人胰岛素是含有 51 个氨基酸的小分子蛋白质，分子量为 5.8kD。胰岛素分子由 21 个氨基酸的 A 链与 30 个氨基酸的 B 链组成，两链之间具有两个二硫键。β 细胞先合成一个大分子的前胰岛素原，以后加工成 86 肽的胰岛素原，再经酶的作用水解为胰岛素与连接肽（C 肽）。因此，测定血中 C 肽含量可反映 β 细胞的分泌功能。正常人空腹状态下血清胰岛素浓度为 35 ~145pmol/L，在血中的半衰期为 5 分钟，主要在肝内灭活，肾与肌肉组织也能使胰岛素失活。

（一）胰岛素受体及其作用机制

1. 胰岛素受体　是一种具有酪氨酸激酶活性的受体，是由两个 α 亚单位和两个 β 亚单位构成的四聚体。α 亚单位由 719 个氨基酸残基组成，完全裸露在细胞膜外，是受体结合胰岛素的主要部位。β 亚单位是由 620 个氨基酸残基组成，分 3 个结构域：N 端 194 个氨基酸残基伸出膜外；中间是含有 23 个氨基酸残基的跨膜结构域；C 端为伸向膜内的蛋白激酶结构域，此区含有酪氨酸激酶活性，并有多个酪氨酸残基。

2. 胰岛素的作用机制　胰岛素的作用是通过胰岛素受体介导的细胞内一系列信号转导过程发挥的。

①胰岛素与靶细胞膜上胰岛素受体 α 亚单位结合；②胰岛素受体 β 亚单位的酪氨酸残基磷酸化，激活受体内酪氨酸蛋白激酶；③激活的酪氨酸激酶使细胞内耦联的胰岛素受体底物蛋白的酪氨酸残基磷酸化；④经胰岛素受体底物下游信号途径，如磷酸肌醇 3 激酶、丝裂原激活蛋白激酶等途径逐级信号转导，引发蛋白激酶、磷酸酶的级联反应，最终引起生物学效应。

胰岛素受体介导的信号转导途径中，许多环节异常均可引起胰岛素抵抗（insulin resistance）的发生，甚至引起 2 型糖尿病。胰岛素抵抗是指胰岛素靶细胞对胰岛素敏感性下降，致使正常量的胰岛素产生的生物学效应低于正常水平。目前认为，胰岛素抵抗是导致糖尿病等代谢性疾病发生发展的重要因素之一。

（二）胰岛素的生理作用

胰岛素是促进合成代谢、维持血糖浓度稳定的主要激素。

1. 对糖代谢的影响　人体正常的血糖浓度为：空腹血糖 3.9 ~ 6.1mmol/L，餐后 2 小时血糖 < 7.8mmol/L，由体内多种激素从不同角度共同调节维持稳定。当血糖浓度升高时，胰岛素是体内唯一降低血糖的激素，其降糖作用主要通过减少血糖的来源和增加血糖的去路来实现。

胰岛素促进外周组织细胞，特别是肝脏、肌肉和脂肪组织对葡萄糖的摄取和利用，加速肝糖原和肌糖原的合成，抑制糖异生，促进葡萄糖转变为脂肪酸，储存于脂肪组织，使血糖下降。当胰岛素缺乏时，血糖升高，如超过肾糖阈，将出现尿糖。

2. 对脂肪代谢的影响　胰岛素可促进肝脏合成脂肪酸，并转运到脂肪细胞储存；促进葡萄糖进入脂肪细胞，合成脂肪酸和三酰甘油；能抑制脂肪酶的活性，减少脂肪的分解。胰岛素缺乏时，糖的利用障碍，脂肪分解增强，加速脂肪酸在肝内氧化，生成大量酮体，引起酮血症与酸中毒，甚至昏迷。

3. 对蛋白质代谢的影响　胰岛素可促进蛋白质的合成过程，其作用可在蛋白质合成的各个环节上：①促进氨基酸通过膜的转运进入细胞；②可使细胞核的复制和转录过程加快，增加 DNA 和 RNA 的生成，作用于核糖体，加速翻译过程，促进蛋白质合成；③胰岛素还可抑制蛋白质分解和肝糖异生。胰岛素缺乏时，蛋白质分解增加，导致负氮平衡，身体消瘦。

胰岛素还是重要的促生长因子，其促生长作用有直接作用和间接作用，前者通过胰岛素受体完成，后者则是通过其他促生长因子（如 GH 或 IGF）的作用实现。胰岛素单独作用时，对生长的促进作用并不很强，只有与生长激素共同作用时，才能发挥明显的效应。

⊕ 知识链接

糖尿病

糖尿病（diabetes mellitus，DM）是一组以高血糖为特征的代谢性疾病。高血糖则是由于胰岛素分泌缺陷或其生物作用受损，或两者兼有引起。糖尿病时长期存在的高血糖，导致各种组织，特别是眼、肾、心脏、血管、神经的慢性损害、功能障碍。

1 型或 2 型糖尿病均存在明显的遗传异质性。1/4 ~ 1/2 患者有糖尿病家族史。进食过多，体力活动减少导致的肥胖是 2 型糖尿病最主要的因素，使具有 2 型糖尿病遗传易感性的个体容易发病。1 型糖尿病患者存在免疫系统异常，在某些病毒如柯萨奇病毒、风疹病毒、腮腺病毒等感染后导致自身免疫反应，破坏胰岛 B 细胞。

临床上可出现多尿、多饮、多食和消瘦等表现，重者容易发生酮症酸中毒等急性并发症或血管、神经等慢性并发症。糖尿病诊断的一般标准：空腹血糖大于或等于 7.0mmol/L 和（或）餐后 2 小时血糖大于或等于 11.1mmol/L。

（三）胰岛素分泌的调节

1. 血糖的作用　血糖浓度是反馈调节胰岛素分泌的最重要因素，当血糖浓度升高时，胰岛素分泌增加，使血糖浓度降低；当血糖浓度降低至正常时，胰岛素分泌也迅速恢复到基础水平。在持续高血糖的刺激下，胰岛素的分泌可分两个时相：血糖升高5分钟内，胰岛素的分泌可增加10倍，其原因可能是由于葡萄糖刺激β细胞引起细胞内储存胰岛素的释放，因此持续时间不长，5~10分钟后胰岛素的分泌下降50%；血糖升高15分钟后，出现胰岛素分泌的第二次增多，在2~3小时达高峰，分泌速率也远大于第一阶段。

2. 氨基酸和脂肪酸的作用　许多氨基酸都有刺激胰岛素分泌的作用，以精氨酸和赖氨酸的作用为最强。氨基酸和血糖对刺激胰岛素分泌有协同作用，氨基酸单独作用时只能使胰岛素分泌少量增加，但如果血糖也升高，则可使血糖引起的胰岛素分泌量加倍。氨基酸刺激胰岛素分泌的生理意义，在于使餐后吸收的氨基酸可在胰岛素的作用下迅速被肌肉或其他组织摄取并合成蛋白质，同时使体内的蛋白质分解减慢。血中脂肪酸和酮体大量增加时，也可促进胰岛素的分泌。

3. 激素的作用

（1）胃肠激素　促胃液素、促胰液素、胆囊收缩素、抑胃肽等都可促进胰岛素的分泌。其中，以抑胃肽（GIP）的促胰岛素分泌作用最为明显，具有生理意义。胃肠激素与胰岛素分泌之间的功能关系构成肠-胰岛素轴（entero-insular axis），生理意义在于通过前馈机制调节胰岛素的分泌，当食物还在肠道内消化时，胰岛素分泌已经增加，使机体预先作好准备，能及时处理即将被吸收的各种营养物质。

（2）其他激素　生长激素、皮质醇、甲状腺激素及胰高血糖素都可通过升高血糖浓度而间接刺激胰岛素分泌，因此，长期大剂量应用这些激素，有可能使β细胞衰竭而导致糖尿病。而生长抑素、胰抑素、瘦素等则抑制胰岛素的分泌。

4. 神经调节　胰岛受迷走神经与交感神经双重支配。刺激右侧迷走神经，通过释放乙酰胆碱作用于β细胞膜上的M受体，直接促进胰岛素的分泌；也可通过刺激胃肠激素的释放，间接促进胰岛素的分泌。交感神经兴奋时，则通过释放去甲肾上腺素作用于β细胞膜上的α受体，抑制胰岛素的分泌。

二、胰高血糖素

人胰高血糖素是由α细胞分泌的，由29个氨基酸组成的直链多肽激素，分子量3.5kD。胰高血糖素在血清中浓度为50~100ng/L，血中半衰期为5~10分钟，主要在肝脏失活，肾脏也有降解作用。

（一）胰高血糖素的生理作用

胰高血糖素是一种促进物质分解代谢的激素，与胰岛素的作用相反，其最显著的效应是升高血糖。胰高血糖素具有促进糖原分解和糖异生的作用，$1mol/L$的激素可使$3 \times 10^6 mol/L$的葡萄糖迅速从糖原分解出来。胰高血糖素通过G_s-cAMP-PKA途径或G_q-PLC-IP_3/DG-PKC通路，激活肝细胞的糖原磷酸化酶、脂肪酶和糖异生相关的酶，加速糖原分解促进糖异生，促进脂肪分解。同时，胰高血糖素又可加强脂肪酸氧化，使酮体生成增多。胰高血糖素的靶器官主要是肝，切除肝脏或阻断肝血流，上述代谢效应消失。

（二）胰高血糖素分泌的调节

影响胰高血糖素分泌的因素很多，血糖浓度是重要的因素。血糖降低时，胰高血糖素分泌增加；氨基酸的作用与葡萄糖相反，能促进胰高血糖素的分泌。

胰岛素和生长抑素可直接抑制相邻的α细胞分泌胰高血糖素，胰岛素还可通过降低血糖间接刺激胰高血糖素的分泌；胃肠激素中，胆囊收缩素和促胃液素可刺激胰高血糖素的分泌，而促胰液素的作用则相反。药理剂量的胰高血糖素可使心肌细胞内 cAMP 增加，能增强心肌的收缩力。

交感神经兴奋时，通过胰岛 α 细胞膜上的 β 受体促进胰高血糖素的分泌；而迷走神经兴奋时，则通过 M 受体抑制胰高血糖素的分泌。

第七节　其他激素

一、前列腺素

前列腺素（prostaglandin，PG）是广泛存在于人和动物体内的一组重要的组织激素，因其首先在精液中被发现而得名。根据其分子结构的不同，可把 PG 分为 A、B、D、E、F、G、H、I 等类型，每种类型又有多种亚型。除了 PGA_2 和 PGI_2 以循环激素的形式发挥作用外，其他类型的 PG 代谢极快，半衰期为 1~2 分钟，只能在组织局部发挥调节作用。

PG 的生物学作用极为广泛而复杂，几乎对机体各个系统的功能活动均有影响。例如，血小板产生的 TXA_2 能使血小板聚集，使血管收缩；而 PGI_2 则抑制血小板的聚集，使血管舒张。PGE_2 使支气管平滑肌舒张；相反，PGF_2 使支气管平滑肌收缩。PGE_2 抑制胃酸分泌，增加肾血流量，促进肾脏排水和排钠。

二、松果体激素

松果体形似松果，是神经内分泌器官。能以色氨酸为原料合成褪黑素（melatonin，MT）。1959 年，Lerner 从牛松果体提取物中分离出一种能使青蛙皮肤褪色的物质，命名为褪黑素。松果体分泌 MT 具有明显的昼夜节律，即昼低夜高，凌晨 2 时最高，与日照周期同步。人类 MT 分泌与年龄有关，出生后 3 个月开始分泌，6 岁达到高峰，6~8 岁降至 70%。从青春期开始，松果体内结缔组织逐渐增多并钙化，MT 分泌随年龄增长逐渐减少。

MT 具有广泛的生物学作用，对生殖、内分泌系统、神经系统、人体衰老、免疫功能、生物节律等功能都有调节作用。

1. 抑制下丘脑 – 腺垂体 – 靶腺轴　MT 通过抑制下丘脑 – 腺垂体 – 靶腺轴从而影响性腺、甲状腺和肾上腺皮质功能。切除幼年动物的松果体，性腺的重量增加，甲状腺和肾上腺明显增大，性腺功能活动增强，甲状腺的摄碘作用增强；血浆皮质酮和醛固酮含量升高，并诱发实验性高血压。研究表明，MT 能抑制性腺的发育和活动，与性激素之间的关系呈负相关，因而有人认为 MT 在青春期有抗性腺作用。

2. 调整生物节律　下丘脑视交叉上核是控制昼夜节律的生物钟。MT 可作为一个内源性因子作用于视交叉上核神经元上的 MT 受体，调控昼夜节律，使机体功能与昼夜节律同步。实验表明，给予生理剂量的 MT 有促进人和哺乳动物睡眠的作用，可改善各种生物节律性失眠。

MT 对神经系统还有镇静、镇痛、抗惊厥、抗抑郁等作用；此外，还可清除体内自由基，调节机体的免疫功能，具有抗衰老作用。

三、瘦素

1994 年，人们发现脂肪细胞 6 号染色体的肥胖基因（obese gene）所表达的蛋白质激素可降低体重，命名为瘦素（leptin），人类的瘦素为 146 肽，分子量 16kD。瘦素主要由白色脂肪组织合成和分泌，但褐色脂肪组织、胎盘、肌肉和胃黏膜也有少量合成。

（一）瘦素的生理作用

1. 调节体内的脂肪储存量并维持机体的能量平衡　瘦素直接作用于脂肪细胞，抑制脂肪的合成，降低体内脂肪的储存量，并动员脂肪，使脂肪储存的能量转化、释放，避免发生肥胖。研究发现，多数肥胖者常伴有血清瘦素水平升高，提示可能存在"瘦素抵抗"现象。

2. 影响下丘脑 – 腺垂体 – 靶腺轴的活动　瘦素不仅影响下丘脑 – 腺垂体 – 性腺轴的活动，对 Gn-RH、LH 和 FSH 的释放有双相调节作用，也影响下丘脑 – 腺垂体 – 甲状腺轴和下丘脑 – 腺垂体 – 肾上腺皮质轴的活动。

瘦素主要通过瘦素受体（ob – R）介导，作用于下丘脑与摄食活动有关的神经核团，抑制与摄食有关的神经肽 Y（NPY）的合成和释放，减少摄食量。

（二）瘦素的分泌调节

瘦素的分泌具有昼夜节律，夜间分泌水平高。体内脂肪储量是刺激瘦素分泌的主要因素。在机体能量的摄入与消耗取得平衡的情况下，瘦素的分泌量可反映体内储存脂肪量的多少。血清瘦素水平于摄食时升高，在禁食时降低。此外，胰岛素和肾上腺素也可刺激脂肪细胞分泌瘦素。

（刘　燕　朱大诚）

目标检测

答案解析

1. 试说明甲状腺激素的生理作用。

2. 试述正常情况下，甲状腺激素的分泌是如何维持相对稳定的？

3. 从生理角度分析侏儒症与呆小病的主要区别。

4. 试述甲状旁腺激素、降钙素和维生素 D_3 在钙稳定调节中的作用。

5. 简述糖皮质激素对代谢的影响。

6. 试述胰岛素和胰高血糖素的相互作用。

7. 何谓应激刺激？简述在应激刺激下，肾上腺髓质和皮质激素分泌的调节及生理意义。

8. 试述下列各病的典型表现及其内分泌学发病机制：①肢端肥大症；②糖尿病；③手足搐搦症；④黏液性水肿。

书网融合……

本章小结　　　　　微课1　　　　　微课2　　　　　微课3　　　　　题库

第十章 生 殖

PPT

📖 学习目标

1. **掌握** 雄激素、雌激素、孕激素的作用。
2. **熟悉** 睾丸功能的调节；卵巢功能的调节；内分泌与月经周期；胎盘的内分泌功能。
3. **了解** 妊娠与分娩；男性的性反应；女性的性反应；性行为的调节。

生殖（reproduction）是指生物体发育成熟后，产生与自身相似的子代个体的生理过程，是生物种系繁衍的重要生命活动。在高等动物中，生殖是通过两性生殖器官的活动来实现的，包括生殖细胞（精子和卵子）的形成、受精、着床、胚胎发育和分娩等生理过程。人类生殖不仅是生物学行为，而且还与政治、经济、文化、环境和伦理等一系列社会问题有关。

第一节 男性生殖

男性主性器官是睾丸（testis），副性器官包括附睾、输精管、精囊腺、前列腺、尿道球腺和阴茎等。睾丸主要具有生精和内分泌功能。

一、睾丸的生精功能

睾丸主要由曲细精管和间质细胞构成，曲细精管是生成精子的部位，间质细胞具有合成和分泌雄激素的功能。

睾丸的曲细精管上皮细胞由生精细胞和支持细胞构成，生精细胞生成精子，支持细胞具有支持和营养生精细胞的作用。生精是指精原细胞发育为成熟精子（spermatozoa）的过程。原始的生精细胞为精原细胞，紧贴在曲细精管的基膜上，在青春期，精原细胞开始发育分化，依次经历初级精母细胞、次级精母细胞、精子细胞等几个阶段，最后形成精子（图 10 - 1）。精原细胞发育为精子一般需要 64 天。一个精原细胞经过有丝分裂和减数分裂最终可产生 64 个精子，每天精子产量可以达到 1 亿多个。

精子形成时，丢失了大部分的细胞器，没有核糖体、粗面内质网及高尔基复合体，而核高浓度浓缩变长。在显微镜下观察，精子形如蝌蚪，全长约 $60\mu m$，分头尾两部分，头部主要由核、顶体及后顶体鞘组成，尾部又称鞭毛。新生的精子本身没有运动的能力，需要运输到附睾进一步成熟，在附睾停留 $18 \sim 24$ 小时后，才获得运动和受精能力。

精子的形成需要适宜的温度，阴囊内温度比腹腔内温度低 2℃左右。在胚胎发育期间，由于某种原因睾丸不降入阴囊而停留在腹腔内或腹股沟内，称隐睾症，可导致生精障碍。

精子和附睾、精囊腺、前列腺和尿道球腺的分泌物混合形成精液，在性高潮时排出体外。正常男子每次射出精液 $3 \sim 6ml$。每毫升精液含 $2 \times 10^{7} \sim 4 \times 10^{8}$ 个精子，如每毫升精液精子数量少于 2×10^{7} 个精子，就不易受孕。

曲细精管中的支持细胞为各级生殖细胞提供营养，并起着保护与支持作用，为生精细胞的分化、发育提供适宜的微环境；另外，支持细胞分泌的抑制素（inhibin）还参与了生精过程的调控。

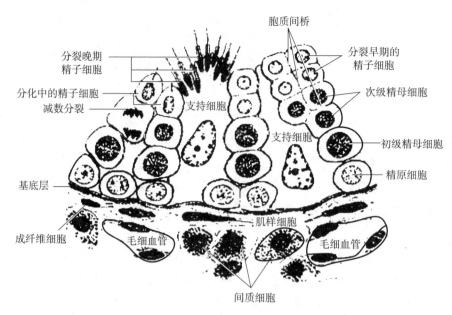

图 10 −1　睾丸曲细精管生精过程

二、睾丸的内分泌功能

睾丸间质细胞分泌的雄激素以睾酮为主。雄激素是含有 19 个碳原子的类固醇激素，主要有睾酮、双氢睾酮、脱氢异雄酮和雄烯二酮，其生物学活性以双氢睾酮最强，其次为睾酮，其余的均很弱。

（一）雄激素的合成与代谢

在间质细胞线粒体内，胆固醇经羟化、侧链裂解形成孕烯醇酮，再经 17 位碳原子羟化并脱去侧链形成睾酮。睾酮在某些靶器官（如附睾和前列腺）内，被 5α - 还原酶还原为双氢睾酮，再与靶细胞内的受体结合而发挥作用。睾酮也可在芳香化酶的作用下转变为雌二醇。除睾丸外，肾上腺皮质和女性的卵巢也可分泌少量的睾酮，以上物质都进入血液。血液中，98％的睾酮与血浆蛋白结合，其中，30％的睾酮与性激素结合蛋白结合，68％的睾酮与血浆白蛋白结合，只有 2％ 是游离的。结合状态的睾酮可以转变为游离状态的睾酮，只有游离状态的睾酮才有生物活性。睾酮主要在肝脏内被灭活，最终代谢产物主要由尿排出，少量由粪便排出。

（二）睾酮的生理作用

1. 影响胚胎分化　雄激素可以诱导含 Y 染色体的胚胎向男性分化，促进内生殖器官的发育。

2. 维持生精作用　睾酮自间质细胞分泌后，可经支持细胞进入曲细精管与生精细胞内的雄激素受体结合，促进精子的生成。

3. 促进男性附性器官的发育和维持正常的性欲　睾酮能刺激前列腺、阴茎、阴囊、尿道等副性器官的发育，并维持它们处于成熟状态；同时，睾酮还刺激和维持正常性欲。

4. 对代谢的影响　睾酮对人体代谢过程的影响，总的趋势是促进合成代谢，因而能加速机体生长。①促进蛋白质的合成，特别是肌肉及生殖器官的蛋白质合成。②睾酮参与水、电解质代谢的调节，有利于水和钠等电解质在体内的适度潴留。③影响脂代谢，表现为血中低密度脂蛋白增加，而高密度脂蛋白减少，从而使男性患心血管疾病的风险高于绝经前的女性。④直接刺激骨髓，促进红细胞的生成，使体内红细胞增多。男性在青春期，由于睾酮与腺垂体分泌的生长激素协同作用，会使身体出现一次显著的生长过程。⑤促进骨骼生长与钙、磷沉积。

三、睾丸功能的调节

睾丸的生精作用和内分泌功能都受下丘脑－腺垂体的调节，睾丸分泌的激素又对下丘脑、腺垂体进行负反馈性调节。下丘脑、腺垂体、睾丸在功能上密切联系，构成了下丘脑－腺垂体－睾丸轴（hypothalamus－adenohypophysis－testicular axis），此外，在睾丸内，生精细胞、支持细胞和间质细胞之间还存在局部调节机制。

（一）下丘脑－腺垂体对睾丸活动的调节

下丘脑通过弓状核等肽能神经元分泌释放促性腺激素释放激素（gonadotropin releasing hormone，GnRH），经垂体门脉系统直接作用于腺垂体，促进腺垂体合成与分泌黄体生成素（LH）和促卵泡激素（FSH），进而对睾丸的生精作用，支持细胞和间质细胞的内分泌功能进行调节（图10－2）。

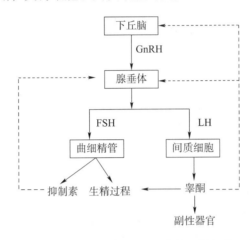

图 10 – 2　睾丸激素对下丘脑－垂体的反馈调节示意图
──▶：促进；---▶：抑制

1. 腺垂体对生精作用的调节　腺垂体分泌的 FSH 和 LH 对生精过程都有调节作用。给未成年雄性大鼠注射 FSH 可使曲细精管的生精细胞数量明显增加，生精过程加强。成年雄性大鼠摘除垂体后，虽然缺乏 FSH 和 LH，但是注射睾酮仍然可以维持生精过程。而在幼年动物生精过程尚未开始时摘除垂体后，仅有睾酮难以启动生精过程。因此认为，FSH 对生精过程有启动作用，而睾酮对生精过程有维持作用。进一步实验表明，LH 对生精过程也有调节，是通过促进间质细胞分泌睾酮而间接发挥作用。

2. 腺垂体对睾酮分泌的调节　LH 促进间质细胞合成与分泌睾酮，所以 LH 又称间质细胞刺激素。LH 和间质细胞上的 LH 受体结合后，激活腺苷酸环化酶，使细胞内 cAMP 增加，进而激活依赖 cAMP 的蛋白激酶，促进睾酮合成酶体系的磷酸化，加速睾酮的合成。

（二）睾丸激素对下丘脑－腺垂体的反馈调节

血中睾酮达到一定浓度后，便可作用于下丘脑和腺垂体，抑制 GnRH 和 LH 的分泌，产生负反馈调节作用，使血中睾酮稳定在一定水平。FSH 能刺激支持细胞分泌抑制素，后者对腺垂体 FSH 的分泌有负反馈作用。

（三）睾丸内的局部调节

精子的发生还受到睾丸内细胞间相互作用的影响，睾丸内各种细胞产生多种肽类物质，如 GnRH、胰岛素样生长因子、转化生长因子等，它们可以通过旁分泌或自分泌的方式参与睾丸功能的调控。

第二节　女性生殖

⇒案例引导

　　临床案例　患者，女性，14岁，半年前第一次来月经，不规律，半年内共来3次月经，量多，每次约150ml，伴有腹痛。

　　讨论：

　　1. 该案例中主要涉及哪些生理学知识点？

　　2. 患者月经不规律的原因可能有哪些？

　　女性主性器官是卵巢（ovary），副性器官包括输卵管、子宫、阴道和外生殖器等。女性生殖功能主要包括卵巢的生卵作用、内分泌功能、妊娠与分娩。

一、卵巢的生卵功能

　　卵巢由外周的皮质和中央的髓质组成。皮质较厚，含有不同发育阶段的卵泡；髓质为疏松结缔组织，由弹性纤维和大血管组成。卵巢的生卵功能是成熟女性最基本的生殖功能。

（一）卵泡的发育过程

　　卵巢内存在大量不同发育阶段的卵泡。卵泡由卵母细胞和卵泡细胞组成。出生后，两侧卵巢内有200万个原始卵泡，青春期减至30万~40万个，绝经期时仅有几百个。从青春期开始，每个月有15~20个原始卵泡开始生长发育，但通常只有1~2个卵泡发育成优势卵泡并成熟、排出其中的卵细胞，其余的卵泡退化为闭锁卵泡。

　　原始卵泡是由一个初级卵母细胞和包围它的单层卵泡细胞构成。随着卵泡的发育，卵母细胞逐渐增大，卵泡细胞不断增殖，由单层变为多层的颗粒细胞，出现卵泡腔和卵泡液，并停留在分裂前期，直到卵泡排卵前才完成第一次成熟分裂。原始卵泡经历初级卵泡、次级卵泡两个发育阶段，最后才成为成熟卵泡（图10-3）。

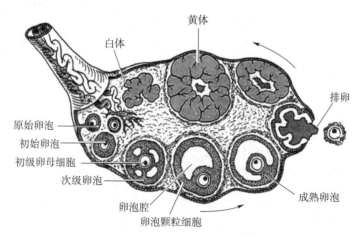

图10-3　卵泡发育示意图

（二）卵巢周期

　　青春期开始后，卵巢在腺垂体促性腺激素的作用下，生卵功能出现周期性变化，一般分为3个阶段：卵泡期（follicular phase）、排卵期（ovulation phase）和黄体期（luteal phase）。

1. 卵泡期 是卵泡发育成熟的阶段。原始卵泡由一个卵母细胞和周围的单层卵泡细胞组成。随着卵泡细胞的发育，卵母细胞逐渐增大，由梭形或扁平细胞变成单层的颗粒细胞，并分泌糖蛋白包绕卵母细胞，形成透明带。同时，卵泡周围的间质细胞环绕在颗粒细胞外，增殖分化为内膜细胞和外膜细胞，形成初级卵泡。继而颗粒细胞合成分泌的黏多糖及血浆成分进入卵泡，形成卵泡液和卵泡腔，将覆盖有多层颗粒细胞的卵母细胞推向一侧，形成卵丘，发育成次级卵泡，最后转化为成熟卵泡。

在卵泡发育的同时，原始卵泡中的卵母细胞发生一系列成熟分裂过程。在胚胎 3~7 个月即开始进行第一次成熟分裂，成为初级卵母细胞，并停止于双线期，直到青春期前，初级卵母细胞不再生长。青春期后，在每个月经周期排卵前 LH 峰的刺激下，部分初级卵母细胞进一步发育，完成第一次成熟分裂，形成较大的次级卵母细胞和较小的第一极体，细胞内染色体减半。次级卵母细胞随即开始第二次成熟分裂并停止于分裂中期，直到排卵后受精时，精子激活使第二次成熟分裂完成，并排出第二极体，形成含有 23 对染色体的新个体。卵泡的发育是一个连续、漫长的过程，一个初级卵母细胞的发育成熟需要跨几个月经周期才能完成，仅从次级卵泡发育至成熟卵泡排卵就需 85 天左右。

2. 排卵期 成熟卵泡在 LH 分泌高峰的作用下，向卵巢表面移动，卵泡壁破裂，出现排卵孔，卵细胞与透明带、放射冠及卵泡液被排出卵泡，这一过程称为排卵（ovulation）。排出的卵细胞随即被输卵管伞捕捉，送入输卵管。

3. 黄体期 排卵后，残余的卵泡壁内陷，血管破裂，血液进入腔内并凝固，形成血体。血液被吸收后，大量新生血管长入，血体转变为一个血管丰富的内分泌细胞团，外观呈黄色，故称为黄体。如果卵细胞受精成功，则黄体继续长大，形成妊娠黄体，一直维持到妊娠后 5~6 个月才退化成为白体。若排出的卵细胞未受精，黄体在排卵后第 10 天开始退化，最后变成白体而萎缩和溶解。

二、卵巢的内分泌功能 📱微课 10-1

卵巢主要合成并分泌雌激素、孕激素、少量雄激素和抑制素以及多种肽类激素。卵泡期主要由颗粒细胞和内膜细胞分泌雌激素，黄体期由黄体细胞分泌孕激素和雌激素。

（一）雌激素和孕激素的合成与代谢

卵巢合成的雌激素属于类固醇激素，主要有雌二醇和少量雌酮。其中，雌二醇的分泌量最大，活性最强；雌酮的生物活性仅为雌二醇的 10%。孕激素主要为孕酮，另外，卵巢的颗粒细胞分泌抑制素。

在月经周期中，血中雌激素和孕激素呈周期性波动。在排卵前一周左右，卵泡分泌的雌激素明显增多，血中的含量迅速上升，至排卵前一天达顶峰，然后逐渐下降；而在黄体期的雌激素再次升高。所以，在月经周期中，雌激素浓度形成两次高峰。血中孕激素浓度在卵泡期一直很低，排卵后随着黄体的形成和发育，在排卵后 5~10 天出现高峰，以后降低。

（二）雌激素的生理作用

雌激素生理作用主要是促进女性生殖器官的生长发育和副性征的出现，并维持其正常状态。雌激素对代谢也有明显的影响。

1. 对生殖器官的作用 雌激素对生殖器官的作用主要包括：①协同 FSH 促进卵泡发育，诱导排卵前 LH 峰的出现，从而促进排卵；②促使输卵管上皮细胞增生，增强输卵管的分泌和运动，有利于精子和卵子的运行；③促进子宫发育，子宫内膜发生增生期的变化，使子宫颈分泌大量清亮、稀薄的黏液，有利于精子的穿行；④使阴道黏膜细胞增生，糖原含量增加，表浅细胞角化，黏膜增厚并出现皱褶。糖原分解使阴道呈酸性（pH 4~5），增强阴道对感染的抵抗力。

2. 对乳腺和副性征的影响 雌激素刺激乳腺导管和结缔组织增生，促进乳腺发育，促进其他女性第二性征的形成,如全身脂肪和毛发分布、音调较高、骨盆宽大、臀部肥厚等。

3. 对代谢的作用 雌激素对代谢的影响主要包括:①促进蛋白质合成,特别是促进生殖器官的细胞增殖与分化,增强转录过程,加速蛋白质合成,促进生长发育。②影响钙和磷的代谢,刺激成骨细胞的活动,加速骨骼的生长,促进骨骺的愈合。因此,在青春早期女孩的生长一般较男孩快。③促进肾对水和钠的重吸收,增加细胞外液的量,有利于水和钠在体内保留。④降低血胆固醇和 β 脂蛋白含量,所以雌激素有一定的抗动脉硬化作用。

(三) 孕激素的生理作用

孕激素的生理作用主要是使子宫内膜和子宫肌为受精卵着床作准备,并维持妊娠。由于雌激素可调节孕激素受体的数量,因此,雌激素的作用是孕酮绝大部分作用的基础。

1. 维持妊娠 孕激素可刺激子宫内膜分泌受精卵所需要的营养物质,能降低子宫肌的兴奋性,使子宫肌对各种刺激的敏感性下降,从而使子宫处于安静状态,抑制母体的免疫反应,防止对胎儿的排斥反应。

2. 对子宫的作用 孕激素促使在雌激素作用下增生的子宫内膜进一步增厚,呈现分泌期的改变,为受精卵着床作好准备。孕激素还可减少子宫颈黏液的分泌量,使黏液变稠,不利于精子的穿透,抑制输卵管节律性收缩。

3. 对乳腺的作用 在雌激素作用的基础上,孕激素主要促进乳腺腺泡的发育,并在妊娠后期为泌乳作好准备。

4. 产热作用 孕激素可通过促进能量代谢和上调体温调定点等机制升高机体的基础体温。正是由于孕激素水平的周期性变化,女性基础体温在排卵前先出现短暂降低,而在排卵后升高 0.5℃ 左右,并在黄体期一直维持在此水平。临床上,将这一基础体温的双向变化,作为判定排卵的标志之一。

(四) 雄激素的生理作用

女性体内少量的雄激素是由卵泡内膜细胞和肾上腺皮质网状带细胞产生的。适量的雄激素可配合雌激素刺激阴毛及腋毛的生长,并能增强女性的性欲,维持性快感。女性雄激素过多时,可引起男性化与多毛症。

三、卵巢功能的调节

卵巢功能受下丘脑 - 腺垂体调节,卵巢分泌的激素的周期性变化,一方面使子宫内膜发生周期性变化,另一方面也对下丘脑 - 腺垂体进行反馈调节。下丘脑、腺垂体和卵巢三者具有密切的功能联系,形成下丘脑 - 腺垂体 - 卵巢轴 (hypothalamus - adenohypophysis - ovaries axis) (图 10 - 4)。

(一) 下丘脑 - 腺垂体对卵巢活动的调节

下丘脑正中隆起释放的 GnRH 呈脉冲式分泌,调节腺垂体 FSH 和 LH 的分泌,并在月经周期中呈现周期性变化。FSH 是卵泡生长发育的始动激素,颗粒细胞和内分泌细胞均有 FSH 受体。FSH 可促进这些细胞的有丝分裂,使细胞数目增加,促使卵泡发育成熟,同时也能增加颗粒细胞芳香化酶活性,促进雌激素的生成和分泌。FSH 还能使颗粒细胞上出现 LH 受体,与 LH 结合后可使颗粒细胞的形态及激素分泌能力向黄体细胞转化,形成黄体。排卵前 LH 分泌高峰能诱发成熟卵泡排卵,排卵后 LH 又可维持黄体细胞持续分泌孕酮。

(二) 卵巢激素对下丘脑 - 腺垂体的反馈作用

下丘脑及腺垂体均存在雌、孕激素的受体。雌、孕激素可反馈性地调节下丘脑和腺垂体激素的分泌。雌激素对下丘脑和腺垂体激素分泌既有负反馈作用又有正反馈作用,其作用性质与血浆中雌激素的

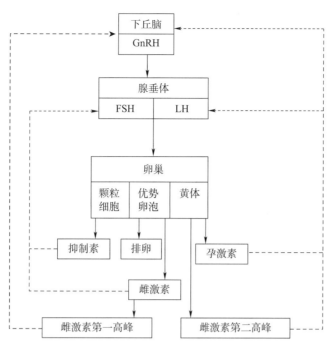

图 10 – 4 下丘脑 – 腺垂体对卵巢活动的调节
——▶：促进；┄┄▶：抑制

浓度有关。小剂量的雌激素抑制下丘脑 GnRH 的释放；在排卵前一天左右，由于卵泡产生大量雌激素，血中雌激素水平达到顶峰，可促进 GnRH 的释放，引起排卵前 LH 和 FSH 释放，以血中 LH 浓度增加最明显，形成 LH 峰。雌激素这种促进 LH 大量分泌的作用，称为雌激素的正反馈效应，而孕激素则抑制上述正反馈作用。在月经周期的大部分时间内，卵巢激素可反馈抑制促性腺激素的分泌。故当卵巢切除或卵巢功能低下及绝经后，体内性激素水平下降，而 LH 和 FSH 水平则明显升高。

四、月经周期

（一）月经周期的概念

女性自青春期起，在卵巢激素的作用下，除妊娠外，每月一次子宫内膜发生周期性脱落、出血的现象，称为月经（menstruation）。女性在生育年龄，卵泡的生长发育、排卵与黄体形成呈现周期性变化，称为卵巢周期。由于月经是生育期妇女卵巢功能周期性变化中最为显著的外在表现，因此又将卵巢周期称为月经周期（menstrual cycle），即两次月经第一天之间的时间。月经周期的长短因人而异，一般为 21～35 天，平均为 28 天。我国女性通常于 12～15 岁出现第一次月经，称为初潮。初潮后的一段时间内，月经周期可能不规律，一般 1～2 年后逐渐规律起来。

（二）月经周期中卵巢和子宫内膜的变化

在月经周期中，血液中 GnRH、FSH、LH 和卵巢激素的水平均发生周期性变化，同时卵巢、子宫内膜的结构也发生周期性变化（图 10–5）。

1. 增生期（卵泡期） 从上次月经停止之日起到卵巢排卵之日止，相当于月经周期的第 5～14 天，历时 10 天左右，这段时间称为增生期（proliferative phase），亦称卵泡期或排卵前期。本期的主要特点是子宫内膜显著地增生，卵巢中的卵泡处于发育和成熟阶段，并不断分泌雌激素。雌激素促使月经后的子宫内膜修复增生，其中的血管、腺体增生，但腺体尚不分泌。此期末，卵巢中的卵泡发育成熟并排卵。

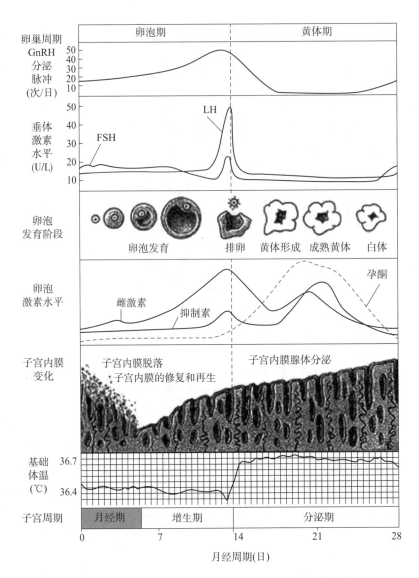

图 10-5　月经周期中子宫、卵巢结构及相关激素的变化

GnRH：促性腺激素释放激素；FSH：卵泡刺激素；LH：黄体生成素

2. 分泌期（黄体期）　从排卵日起到月经到来日止，相当于月经周期的第 15～28 天，历时 14 天左右，这段时间称为分泌期（secretory phase），亦称黄体期或排卵后期。本期的主要特点是子宫内膜的腺体出现分泌现象。在此期间，排卵后残留卵泡细胞增殖形成黄体，分泌雌激素和大量孕激素。这两种激素，特别是孕激素，能促使子宫内膜进一步增生变厚，血管扩张充血，腺体肥大，腺细胞的胞质出现许多颗粒，内膜呈现高度分泌状态。子宫内膜变得松软并富含营养物质，子宫平滑肌相对静止，为胚胎着床和发育作好准备。

3. 月经期　从月经开始至出血停止，相当于月经周期的第 1～4 天，历时 4 天左右，称为月经期（menses）。本期的主要特点是子宫内膜脱落、阴道流血。子宫内膜由于失去了雌、孕激素的支持，使子宫内膜血管痉挛，导致内膜缺血、坏死、脱落和出血，即月经来潮。月经期出血量 20～100ml，月经血呈暗红色，除血液外，还有子宫内膜的碎片、宫颈黏液及脱落的阴道上皮细胞。因子宫内膜组织中含有丰富的纤溶酶原激活物，使经血中的纤溶酶原被激活成纤溶酶，降解纤维蛋白，故月经血不凝固。如果排出的卵细胞受精，月经黄体则不退化而生长发育形成妊娠黄体，继续分泌孕激素和雌激素，子宫内膜继续增厚形成蜕膜，月经不再来潮，月经周期停止，进入妊娠状态。

（三）月经周期的形成机制

在月经周期的形成过程中，子宫内膜的周期性变化是由卵巢分泌的激素引起的。其中，增生期的变化是雌激素的作用所致，分泌期的变化是雌激素和孕激素共同作用的结果，月经期的出现则是由子宫内膜失去雌激素和孕激素的支持所致。

1. 增生期的形成 青春期前，下丘脑、腺垂体发育尚未成熟，GnRH 分泌很少，FSH、LH 分泌极少，不足以引起卵巢和子宫内膜的周期性变化。随着青春期的到来，下丘脑发育成熟，下丘脑分泌的 GnRH 增多，使腺垂体分泌 FSH、LH 也增多，FSH 促使卵泡生长发育成熟，并与 LH 配合，使卵泡分泌雌激素。在雌激素的作用下，子宫内膜发生增生期的变化。在增生期后期，相当于排卵前的一天左右，雌激素在血中的浓度达到高峰，通过正反馈作用使 GnRH 的分泌进一步增加。尤其以 LH 分泌增加更为明显，形成 LH 高峰。在高浓度的 LH 作用下，引起已发育成熟的卵泡破裂排卵。

2. 分泌期和月经期的形成 成熟卵泡排卵后，在 LH 作用下，其剩余部分形成月经黄体，继续分泌大量的雌激素和孕激素。这两种激素，特别是孕激素，使子宫内膜发生分泌期变化。随着黄体的不断增大，雌激素和孕激素的分泌不断增加。到排卵后的第 8～10 天，导致它们在血中的浓度达到高水平，通过负反馈作用抑制下丘脑和腺垂体的功能，使 GnRH、FSH、LH 分泌减少。由于 LH 的减少，月经黄体开始退化、萎缩，雌激素和孕激素分泌减少致其血中浓度迅速下降。当血中雌激素和孕激素浓度下降到最低水平，子宫内膜由于失去雌激素和孕激素的支持，而发生脱落、流血，形成月经。

随着血中雌激素、孕激素浓度的降低，对下丘脑、腺垂体的抑制作用解除，原始卵泡在 FSH 的作用下生长发育，新的月经周期又开始。

月经周期是较容易受社会和心理因素以及身体健康状况等影响的一种生理过程。强烈的精神刺激、急剧的环境变化以及体内其他系统的严重疾病，都可引起月经失调。妇女到 50 岁左右，卵巢功能退化，对腺垂体促性腺激素的反应性降低，卵泡停止发育，雌激素、孕激素分泌减少，子宫内膜不再呈现周期性变化，月经停止，进入绝经期。

第三节　妊娠与分娩

妊娠（pregnancy）是指在母体内胚胎的形成及胎儿的生长发育过程，包括受精、着床、妊娠的维持、胎儿的生长发育及分娩。妊娠全过程平均约 38 周。分娩（parturition）是胎儿及其附属物从母体子宫排出体外的过程。

一、受精与着床

（一）受精

精子射出后经阴道、子宫颈、子宫腔才能到达输卵管，精子和卵子在输卵管壶腹部相遇。精子穿入卵细胞使二者互相融合，称受精（fertilization）。

1. 精子的运行 射入阴道的精子穿过子宫颈管和子宫腔，沿输卵管运行到达受精部位。精子运行的动力一方面依靠其自身尾部鞭毛的摆动，另一方面需借助女性生殖道平滑肌的运动和输卵管纤毛的摆动。一次射精虽能排出数量可达 $(2～5) \times 10^8$ 个精子，但是，绝大部分精子被阴道内的酶杀伤而失去活力，存活的精子随后又遇到宫颈黏液屏障的拦截，故最后能到达受精部位的精子不足 200 个。

2. 精子获能 精子必须在子宫或输卵管中停留一段时间，才能获得使卵细胞受精的能力，称为精子获能（capacitation of spermatozoa）。精子在附睾内停留的过程中，已逐渐成熟并具备使卵细胞受精的能力，但在附睾和精液中存在一种称为去获能因子的抑制性物质（可能是一种糖蛋白），后者与精子结合后，可使精子失去与卵细胞结合的能力。精子进入女性生殖道后，子宫腔和输卵管的 β 淀粉酶、β 葡萄糖苷酸酶、胰蛋白酶及唾液酸酶均可消除由糖蛋白组成的去获能因子，从而暴露出精子表面识别卵子的位点，增加膜对 Ca^{2+} 的通透性，增强精子活力，有利于顶体反应和受精。获能的主要场所是子宫，其次是输卵管。

3. 受精过程 卵细胞由卵泡排出后，很快被输卵管伞摄取，依靠输卵管平滑肌的蠕动和上皮细胞纤毛的摆动将卵细胞运送到受精部位。精子与卵细胞在女性生殖道中保持受精能力的时间很短，精子为 1 ~ 2 天，卵细胞仅为 6 ~ 24 小时。一旦一个精子进入卵细胞，卵细胞立即产生抑制顶体酶的物质，封锁透明带，阻止其他精子进入。精子进入卵细胞后立即激发完成第二次成熟分裂，并形成第二极体，卵细胞核形成雌性原核，精子头部形成雄性原核。

（二）着床

着床（implantation）是胚泡侵入子宫内膜的过程，也称为植入，包括定位、黏着、穿透 3 个阶段。受精卵在移动至子宫腔的途中，继续进行细胞分裂。大约在排卵后第 4 天抵达子宫腔，此时，受精卵已经形成胚泡。进入宫腔后的胚泡，开始时处于游离状态，大约在排卵后第 8 天，胚泡吸附在子宫内膜上，通过与子宫内膜的相互作用而逐渐进入子宫内膜，于排卵后 10 ~ 13 天，胚泡完全被植入子宫内膜中。

着床必须具备以下主要条件：①透明带必须消失；②胚泡的滋养层细胞迅速增殖分化，形成合体滋养层细胞；③胚泡与子宫内膜必须同步发育和相互配合；④体内必须有足够的孕激素，并在雌激素的配合下，使子宫出现一个极短的敏感期，才能接受胚泡着床。

二、胎盘激素与妊娠的维持

妊娠的维持有赖于垂体、卵巢和胎盘分泌的各种激素的相互配合。受精和着床之前，在腺垂体 FSH 和 LH 的控制下，卵巢黄体分泌大量的孕激素和雌激素，子宫内膜发生分泌期的变化，以适应妊娠的需要。如果受孕，在受精后的第 6 天左右，胚泡滋养层细胞便开始分泌人绒毛膜促性腺激素（human chorionic gonadotropin，hCG），以后逐渐增多，刺激卵巢的月经黄体变为妊娠黄体，继续分泌孕激素和雌激素。

胚泡植入后，最外层一部分细胞发展成为滋养层，其他大部分细胞发育成为胎儿。滋养层细胞迅速增殖，不久就形成绒毛膜。同时，子宫内膜迅速增生成蜕膜。这样由母体面的蜕膜和胎儿面的绒毛膜相结合形成胎盘。胎盘形成后，即成为妊娠期一个重要的内分泌器官，它能分泌大量的蛋白质类激素、肽类激素和类固醇激素，以适应妊娠的需要和促进胎儿的生长发育。胎盘所分泌的激素主要包括 4 种，即 hCG、人绒毛膜促生长激素（human chorionic somatomammotropin，hCS）、孕激素和雌激素。

1. 人绒毛膜促性腺激素 是由胎盘绒毛组织的合体滋养层细胞分泌的一种糖蛋白激素，受精后第 8 ~ 10 天就出现在母体血中，随后其浓度迅速升高，至妊娠第 8 ~ 10 周达顶峰，然后又迅速下降，在妊娠第 20 周左右降至较低水平，并一直维持至分娩。

hCG 的生理作用主要有：①在妊娠早期刺激母体的月经黄体转变为妊娠黄体，并使其继续分泌大量雌激素和孕激素，以维持妊娠；②抑制淋巴细胞的活力，防止母体对胎儿产生排斥反应，具有"安胎"的效用。

2. 人绒毛膜促生长激素 是由胎盘合体滋养层细胞分泌的一种单链多肽，含 191 个氨基酸残基，其中 96% 与人生长激素相同，因此具有生长激素相似的作用，可调节母体与胎儿的糖、脂肪与蛋白质代谢，促进胎儿生长。妊娠第 6 周母体血中可测出 hCS，以后稳步增多，到第 12 周左右开始维持在高水平，直至分娩。

3. 雌激素和孕激素　胎盘与卵巢的黄体一样，能够分泌雌激素和孕激素。在妊娠 2 个月左右，hCG 的分泌达到高峰，以后开始减少，妊娠黄体逐渐萎缩，由妊娠黄体分泌的雌激素和孕激素也减少。此时胎盘所分泌的雌激素和孕激素逐渐增加，接替妊娠黄体的功能以维持妊娠，直至分娩。

在整个妊娠期内，孕妇血液中雌激素和孕激素都保持在高水平，对下丘脑－腺垂体系统起着负反馈作用，因此，妊娠期卵巢内没有卵泡发育、成熟和排卵，也不出现月经。

胎盘所分泌的雌激素中，主要成分为雌三醇，其前体大部分来自胎儿。所以雌三醇是胎儿和胎盘共同参与合成的。如果在妊娠期间胎儿死于子宫内，孕妇的血液和尿液中雌三醇会突然减少，因此，检测孕妇血液或尿液中雌三醇的含量，有助于了解胎儿的存活状态。

妊娠期间雌激素的主要作用包括：①促进母体子宫、乳腺的生长；②松弛骨盆韧带；③调节母体与胎儿的代谢。

妊娠期间孕酮的主要作用包括：①维持子宫内膜蜕膜化，为早期胚胎提供营养物质；②减弱子宫收缩，保持妊娠子宫的安静；③促进乳腺腺泡发育，为授乳作好准备。

三、分娩

人类的孕期约为 280 天（从末次月经第一天算起），成熟的胎儿及其附属物通过分娩从子宫排出。子宫的节律性收缩是将胎儿及其附属物从子宫逼出的主要力量。分娩发动的机制尚不清楚，缩宫素、雌激素及前列腺素是调节子宫肌肉收缩的重要因素。另外，在妊娠妇女的血中可出现一种肽类激素松弛素（relaxin），它主要由卵巢的妊娠黄体分泌，但在子宫蜕膜和胎盘也能产生。松弛素的主要作用是使妊娠妇女骨盆韧带松弛，胶原纤维疏松，子宫颈松软，以利于分娩的进行。

妊娠后，催乳素、雌激素、孕激素分泌增加，使乳腺导管进一步增生分支，并促进腺泡增生发育，但并不泌乳。这是因为母体血中雌激素、孕激素浓度过高，抑制催乳素的促进泌乳作用。分娩后，由于胎盘的娩出，雌激素和孕激素的浓度大大降低，对催乳素的抑制作用解除，乳腺开始泌乳。在哺乳过程中，婴儿吸吮乳头，引起排乳反射，促使乳汁排出。

由哺乳引起的催乳素和缩宫素分泌增加，对促性腺激素的分泌具有抑制作用。因此，在哺乳期间可出现月经暂停，一般为 4 ~ 6 个月，它能起到自然调节生育间隔的作用。但也有部分女性，在激素作用下，卵泡开始发育并排卵，此时也可能不出现月经，但仍有受孕可能。

第四节　性生理

性生理学是生殖医学重要的学科之一，与人类生殖健康关系密切。青春期是从少年阶段到成年阶段的过渡时期，也是性生理开始发育成熟的时期。进入青春期后，人体发育最慢的性器官发育成熟，并开始具备生育能力。青春期中发生的生理变化常伴随心理和行为方面的改变，这些表现与下丘脑－腺垂体－性腺轴的活动及其他相关激素的作用有关。

一、性成熟的表现

在青春期，机体发育迅速，个体的体格形态、性器官及第二性征等方面都发生很大的变化。

（一）青春期体格形态的变化

1. 身高　进入青春期后，身体增长的速度明显加快，称为青春期突长。女性的青春期突长开始于青春期的早期，约为 10 岁，一般生长速度高峰出现在月经初潮到来前 1 年，多数到月经初潮开始时，身高增长速度减慢。男性的青春期突长开始于青春期的末期，比女性晚约 2 年，在 12 岁左右。因此，11～13 岁的女孩平均身高可能反而超过同龄的男孩。男孩身高停止生长的时间较晚，整个生长期较长。促进青春期生长的激素，女性以雌二醇为主，男性除睾酮为主外，雌二醇也起重要的作用。此外，生长激素和胰岛素样生长因子等激素与青春期的突长也有关。

2. 机体构成比　青春期前，两性的净体重、骨量和身体的脂肪等基本相同。但在发育成熟后，男性的净体重、骨量和肌肉约为女性的 1.5 倍，而女性的脂肪约为男性的 2 倍。

（二）性器官的发育

1. 男性性器官的发育　男性青春期最早出现的变化是睾丸的体积增大，其发育的过程可分为 3 个时期。

（1）第一期　在 9～12 岁，为青春期的开始。此时生精细胞仅有精原细胞和精母细胞，睾丸间质细胞可分泌少量睾酮，附属器官处于幼稚状态。

（2）第二期　在 12～15 岁，睾丸体积迅速增大，曲细精管明显发育，出现精子细胞和精子，但精子数量很少。间质细胞分泌睾酮增加，附性器官快速增长。

（3）第三期　在 15 岁以后，睾丸及副性器官已接近成人大小，精子数量和睾酮的分泌也与成人相似。

2. 女性性器官的发育　在青春期卵巢体积增大，开始有卵泡发育。在雌激素的作用下，子宫体积增大，约占子宫长度的 2/3。阴道的长度增加，大小阴唇及阴蒂都开始发育。月经初潮时，一般为无排卵性功血，经半年到 1 年后，开始排卵，但黄体期常很短。

3. 第二性征的出现　青春期阶段，在性激素的作用下，开始出现第二性征。男性第二性征主要表现为声调变低，喉结突出，长出胡须、腋毛和阴毛，肌肉发达，并出现男性特有的气味。在女性第二性征发育中，乳房的发育最早，9～12 岁时，乳晕开始增大，以后乳房逐渐增大，乳头突出，同时出现骨盆增大，皮下脂肪增厚，腋毛和阴毛长出。

（三）性成熟的调节

进入青春期后，中枢神经系统逐渐成熟，下丘脑－腺垂体的功能逐渐被激活。GnRH、FSH 和 LH 的释放增加，可引起青春期的一系列变化。下丘脑－腺垂体分泌活动的增强对青春期的生理变化起着启动作用。

在青春期前，下丘脑－腺垂体的分泌功能对性腺激素的敏感性较高，低水平的性激素即可抑制下丘脑的分泌，使垂体分泌的促性腺激素维持在较低的水平，血中的性激素浓度也较低。进入青春期后，下丘脑－腺垂体对性腺激素的敏感性降低，GnRH 的分泌增多，FSH 和 LH 的释放也增加，血中的性激素浓度也增加，而且血中雌激素和睾酮可刺激靶器官的发育。

另外，肾上腺皮质的功能也与性成熟有关，肾上腺皮质分泌活性较低的雄激素如脱氢表雄酮、硫酸脱氢表雄酮及雄烯二酮等，女性从 6～7 岁、男性从 7～8 岁开始，肾上腺皮质分泌雄激素增加，并维持到青春期的晚期。

二、性反应

当人体在精神或肉体上受到有关性的刺激时，性器官和其他一些部位会出现一系列的生理变化，称为性兴奋。性行为是指在性兴奋的基础上，男女两性发生器官的接触或交媾，即性交的过程。性行为也包括虽然无两性器官的接触，但与两性器官有联系的行为，如性自慰等。

性行为的最基本功能是生殖，即维持种族的繁衍。对于低等动物来说，生殖是性行为唯一的功能。对于人类，性行为除保证种族的繁衍外，还有满足人类性生理和性心理的本能需要。

Masters 等把性兴奋的过程划分为兴奋期、平台期、高潮期和消退期 4 个阶段。兴奋期指性欲被唤起，身体呈现紧张活跃的阶段。平台期是一个短促的、更强烈的身体快感到来之前的阶段。高潮期是在平台期的基础上，产生极度快感和男性射精的阶段。消退期是紧张松弛恢复的过程。一般从兴奋期到平台期是双方相互爱抚、进行感情交流阶段，平台期和高潮期是性器官接触的阶段，消退期是性器官脱离结合的阶段。

（一）男性性反应

1. 阴茎勃起　是指受到性刺激时，阴茎迅速增大、变硬并挺伸的现象。勃起时，阴茎的血流动力学发生改变，阴茎内动脉扩张、动脉血流量明显增加是勃起的主要因素；阴茎的静脉回流受阻可维持勃起的作用。勃起时阴茎内血容量达 80 ~ 200ml，阴茎海绵体内的压力可达 75mmHg，此时，阴茎血管内的特殊结构即动脉内膜嵴和静脉瓣，对勃起时血流分布起着决定的作用。

2. 射精　是男性性高潮时将精液经尿道射出体外的过程。射精可以分为移精和排精两个阶段。首先是腹下神经兴奋，附睾、输精管平滑肌按一定顺序收缩，将精子送到尿道，并与前列腺、精囊腺的分泌物即精浆混合物组成精液，此过程称为移精。然后，阴部神经兴奋，使尿道海绵体肌发生节律性收缩，压迫尿道，使精液射出。射精的同时伴有强烈的快感，即性兴奋达到性高潮。在男性射精后一段时间内不会发生阴茎勃起和射精，称为不应期，不应期的长短与身体状况、年龄等因素有关。

（二）女性性反应

1. 阴道润滑作用　女性在受到性刺激后，阴道壁的血管充血，由血管滤出一种稀薄的黏性液体，该液体可由阴道流到外阴，润滑阴道和外阴，有利于性交的进行。

2. 阴蒂的勃起　阴蒂头部有丰富的感觉神经末梢，是女性最敏感的性器官。性兴奋时，阴蒂充血、膨胀、敏感性增高，使女性获得性快感并达到高潮。

3. 性高潮　当外阴和阴道受到刺激达到一定程度时，子宫、阴道、会阴和骨盆部的肌肉出现自主的节律性收缩，并伴有全身性反应，类似男性射精时的兴奋状态，称为女性性高潮。女性性高潮后，不应期并不明显，可反复接受刺激而达到性高潮。女性的心理、情绪对女性的性高潮有明显的影响。当情绪不佳时，性反应往往不会出现，更不会达到性高潮。

三、性行为的调节

人类性行为的调节受中枢神经系统和内分泌的调节，也受环境和心理等因素的影响。

（一）性行为的神经调节

性行为的调节主要是在中枢神经系统的控制下，通过条件反射和非条件反射来实现的。阴茎勃起的基本反射中枢位于脊髓腰骶段，同时受到大脑皮质的性功能中枢及间脑、下丘脑的皮质下中枢调节。阴茎受自主神经系统和躯体神经系统的神经支配，自主神经来自盆神经丛，包括交感神经和副交感神经纤维；躯体神经纤维起自脊髓骶段，构成阴部神经。实验证明，阴茎海绵体上有肾上腺素能、胆碱能和非肾上腺素能、非胆碱能神经纤维分布。

（二）性行为的体液调节

性欲是性兴奋和性行为的基础。随着青春期的性成熟，体内性激素达到一定的水平。在男性，雄激素可刺激性欲，引起阴茎勃起。在女性，雌激素具有刺激性欲的作用；但性欲的维持需要雄激素的存在，睾酮水平较高的女性，其阴道对性刺激的敏感性较高；而孕激素有降低性欲的作用。

（徐亚吉）

目标检测

1. 雌激素的生理作用是什么?

2. 孕激素的生理作用是什么?

3. 何为月经周期? 月经周期的形成机制是什么?

4. 胎盘可分泌哪些激素? 各有什么作用?

书网融合……

本章小结   微课 1   题库

第十一章 神经系统

PPT

📖 **学习目标**

1. **掌握** 突触传递（化学性突触）；外周主要神经递质及其受体；中枢抑制；丘脑感觉投射系统；内脏痛与牵涉痛；牵张反射；小脑的功能。

2. **熟悉** 神经纤维兴奋传导的特征；反射中枢内兴奋传递的特征；脊休克；去大脑僵直；与基底神经节损害有关的疾病；运动传导通路；自主神经系统的功能及特点；下丘脑的功能；睡眠。

3. **了解** 神经元和神经胶质细胞；突触的分类；中枢递质；中枢易化；脑的高级功能。

人体的结构极为复杂，组成人体的器官种类和数量巨大，各器官、系统的功能不是孤立的，它们之间相互联系、相互制约；同时，人体生活在经常变化的环境中，环境的变化随时影响着体内的各种功能。这就需要对体内各种功能不断做出迅速而完善的调节，使机体适应内外环境的变化，实现这一调节功能的系统主要就是神经系统。

神经系统包括中枢神经系统和周围神经系统两部分，前者由脑和脊髓组成，后者包括脑神经、脊神经和内脏神经。

第一节 神经系统的基本组成与功能

神经系统主要由神经组织构成，神经组织包括神经细胞和神经胶质细胞两种细胞成分，神经细胞又称神经元。目前认为，神经元是神经系统对机体各种功能活动进行调节的最重要的结构基础，而神经胶质细胞在维持神经系统功能和疾病发生发展中有重要作用。

一、神经元和神经纤维

神经元（neuron）是神经系统的结构与功能单位。神经元形态与功能多种多样，但其基本结构都可分成胞体和突起两部分，突起又分树突（dendrite）和轴突（axon）两种（图 11 - 1）。胞体的主要功能是接受和整合信息。树突数量较多，而且常有很多分支，其功能主要是接受信息的传入和整合信息。轴突往往只有一个，由胞体的轴丘（axon hillock）分出，其直径均匀，末端有许多分支，每个分支末梢的膨大部分称为突触小体（synaptic knob），它与另一个神经元或效应器细胞相接触而形成突触（synapse），其功能主要是传导信息。轴突外面包有髓鞘或神经膜成为神经纤维（nerve fiber）。习惯上把神经纤维分为有髓神经纤维与无髓神经纤维两种。有髓神经纤维是轴突被胶质细胞形成的髓鞘或神经膜反复卷绕和严密包裹形成，无髓神经纤维实际上并非完全无髓鞘，而是髓鞘单薄或不严密。

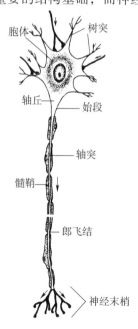

图 11 - 1 神经元结构模式图

（一）神经纤维的分类

生理学上常用的神经纤维分类方法有两种，且两种分类方法之间有一定的对应关系，但又不完全等同（表11-1）。一种是根据电生理学特性（主要依据兴奋传导速度）来分类，可将周围神经的神经纤维分为A、B、C共3类。A类包括有髓鞘的躯体传入纤维和传出纤维，根据其平均传导速度又进一步分为α、β、γ、δ4类。B类包括有髓鞘的自主神经的节前纤维。C类包括无髓鞘的躯体感觉传入纤维及交感神经节后纤维。另一种是根据神经纤维的来源与直径将传入神经纤维分为Ⅰ、Ⅱ、Ⅲ、Ⅳ共4类，其中Ⅰ类纤维又分为I_a和I_b两个亚类。

上述两种分类法常同时使用，例如，C类和Ⅳ类纤维都可用来表示无髓鞘纤维，$A_α$和Ⅰ类纤维又常用来表示传导速度最快的纤维。由于第一种分类法适用于所有周围神经纤维，而第二种分类法只是对传入神经纤维的分类。因此，为避免混淆，常对传出纤维常采用第一种分类法，对传入纤维则采用第二种分类法。

表 11-1 神经纤维的分类

按电生理学特性分类		传导速度（m/s）	纤维直径（μm）	功能	按来源及直径分类
A（有髓鞘）	α	70 ~ 120	13 ~ 22	本体感觉、躯体运动	Ⅰ
	β	30 ~ 70	8 ~ 13	触 - 压觉	Ⅱ
	γ	15 ~ 30	4 ~ 8	支配梭内肌	
	δ	12 ~ 30	1 ~ 4	痛觉、温度觉、触 - 压觉	Ⅲ
B（有髓鞘）		3 ~ 15	1 ~ 3	自主神经节前纤维	
C（无髓鞘）	后根	0.6 ~ 2.0	0.4 ~ 1.2	痛觉、温度觉、触 - 压觉	Ⅳ
	交感	0.7 ~ 2.3	0.3 ~ 1.3	交感神经节后纤维	

（二）神经纤维传导兴奋的特征

神经纤维的主要功能是传导神经兴奋。在神经纤维上传导的兴奋也称为神经冲动（nerve impulse），简称冲动。冲动的传导是动作电位以局部电流的形式引起神经纤维产生新的动作电位，继而使冲动沿细胞膜向周围扩布的过程。神经纤维传导兴奋具有以下特征。

1. 双向传导 根据兴奋传导机制，刺激神经纤维中任何一点引起的兴奋，均可同时向神经纤维的两端传导，此即兴奋传导的双向性。但是在整体活动中，传入神经总是将兴奋传入中枢，而传出神经总是将兴奋传向效应器，很少表现出双向传导。

2. 绝缘性 一根神经干中含有许多神经纤维，但神经纤维在传导兴奋时一般不会相互干扰，此即神经纤维的绝缘性，其生理意义在于保证神经调节的精确性。

3. 生理完整性 神经纤维的正常兴奋传导以生理完整性为前提，即神经纤维只有在结构和功能两方面都完整时才能传导兴奋。如果神经纤维受损、切断或被麻醉，其结构或功能的完整性遭受破坏，兴奋传导就会受阻。

4. 相对不疲劳性 实验发现，用50~100Hz的电刺激，连续刺激神经纤维9~12小时后，神经纤维仍然能保持传导兴奋的能力。此即神经纤维兴奋传导的相对不疲劳性。神经纤维传导兴奋表现出不易疲劳，是相对于化学性突触传递而言的，换句话说，化学性突触传递则容易发生疲劳（详见第二节）。

（三）神经纤维传导兴奋的速度

用电生理方法记录神经纤维的动作电位，可以精确地测定各种神经纤维的传导速度，不同种类的神经纤维具有不同的传导速度。实验证明，神经纤维的传导速度与其直径大小、有无髓鞘、温度等因素有关。一般地说，神经纤维的直径越大，神经纤维的阻抗就小，局部电流的强度和空间跨度就大，故其传导速度也越快；兴奋传导速度与神经纤维有无髓鞘也有关系，神经冲动在有髓鞘的神经纤维上的传导为跳跃式传导，其传导速度比无髓鞘的神经纤维快；温度也是影响神经纤维传导速度的因素之一，在一定范围内，神经纤维的传导速度随温度下降而减慢，当降至0℃以下时，传导将发生阻滞，临床上常依据此原理进行局部低温麻醉。

（四）神经纤维的轴浆运输

充盈于神经元轴突内的细胞质称为轴浆。物质在轴浆内的运输，称为轴浆运输（axoplasmic transport）。它对维持神经元的正常结构和功能有着重要意义。轴浆运输具有双向性，自胞体向轴突末梢的轴浆运输称为顺向轴浆运输；自轴突末梢向胞体的轴浆运输称为逆向轴浆运输。轴浆运输以顺向轴浆运输为主，可分为快速顺向运输和慢速顺向运输两种。前者主要运输具有膜结构的细胞器，如线粒体、递质囊泡等，运输速度可达$300 \sim 400mm/d$；后者主要是可溶性成分随着胞体合成的微管、微丝等结构不断向轴突延伸而随之转运，运输速度仅为$1 \sim 12mm/d$。逆向轴浆运输主要运输一些能被轴突摄取的物质，如神经营养因子、破伤风毒素等，运输速度约$205mm/d$。

（五）神经的营养性作用

神经对其所支配的组织，除功能性调节作用外，神经末梢还经常释放某些营养性因子，对所支配组织的代谢活动有持续性调整作用，影响其结构、生化和生理变化过程，神经的这种作用称为神经营养性作用（trophic action of nerve）。对神经的营养性作用的实验研究主要是在运动神经上进行的。实验证实，用局部麻醉剂阻断神经冲动的传导后，一般不能使所支配的肌肉出现代谢上的改变，但在切断运动神经或运动神经元变性死亡（如脊髓灰质炎患者）后，肌肉内的糖原合成减慢、蛋白质分解加速，肌肉逐渐萎缩。如将神经缝合再生，则肌肉变化可以恢复。说明神经的营养性作用与神经冲动没有关系，目前认为，营养性作用是由于神经末梢释放某些营养性物质，作用于所支配的组织而完成的。

二、神经胶质细胞

神经系统中除神经元外，还有大量的神经胶质细胞（neuroglia），它们存在于神经元之间，数量为神经元的$10 \sim 50$倍，总数达$(1 \sim 5) \times 10^{12}$个，占脑重量的一半。神经胶质细胞的形态和神经元相似，也是有很多突起的细胞，但没有树突和轴突之分。这些神经胶质细胞广泛分布于中枢和周围神经系统中，中枢神经系统内的胶质细胞主要包括星形胶质细胞、少突胶质细胞、小胶质细胞与室管膜细胞等；而分布于周围神经系统的胶质细胞有包绕轴索形成髓鞘的施万细胞和脊神经节的卫星细胞。过去认为，神经胶质细胞对神经元来说，仅起类似结缔组织细胞的作用。随着神经科学研究的进展，神经胶质细胞与神经元的交互作用越来越引起人们的关注。目前认为，神经胶质细胞在保证神经元形态和功能的完整性以及维持神经系统微环境的稳定性等方面均起重要作用。

（一）支持、绝缘和屏障作用

神经胶质细胞充填于神经元和血管的空隙内，以其突起交织成网构成神经元的支架，并紧紧地围绕着神经元，对神经元起支持作用。神经胶质细胞还可在不同的神经元之间起分隔和绝缘作用，避免相互干扰。神经胶质细胞也参与构成血－脑屏障（blood－brain barrier）。星形胶质细胞的部分突起末端膨大，终止在毛细血管表面（血管周足），覆盖了毛细血管表面积的85%，其与毛细血管内皮及内皮下基膜共同构成血－脑屏障。因血管周足和血管内皮富含葡萄糖和氨基酸转运体，利于葡萄糖和氨基酸的跨血－脑屏障转运。此外，脉络丛上皮细胞和管周膜细胞通过形成紧密连结，参与形成血－脑脊液屏障和脑－脑脊液屏障。

（二）修复与增生作用

当神经元由于疾病、缺氧或损伤而发生变性死亡时，神经胶质细胞特别是星形胶质细胞能通过有丝分裂进行增生繁殖，填补神经元死亡造成的缺损，从而起到修复作用。但这种填补增生易形成胶质瘢痕，妨碍神经轴索的再生，阻止少突胶质细胞产生髓鞘；增生过强可形成脑瘤，并成为诱发癫痫的病灶。

（三）对神经元的营养作用

在中枢神经系统中，星形胶质细胞部分突起终止于毛细血管表面，部分突起则穿行于神经元之间，贴附于神经元的胞体与树突上。神经胶质细胞的这种分布特点对神经元摄取营养物质和排出代谢产物起着十分重要的作用。此外，星形胶质细胞还能产生多种神经营养因子。神经营养因子对神经元的生长、发育、生存以及保持功能的完整性有着重要的生理学意义。

（四）稳定脑组织内环境，维持神经元正常活动

神经元几乎被胶质细胞包围，而细胞外液是神经元直接生存的微环境。神经胶质细胞在维持神经元生存微环境稳态中具有特别重要的意义。

神经胶质细胞对稳定内环境 K^+ 浓度有重要作用。星形胶质细胞可通过自身膜上钠泵的活动，将神经元活动时释放至细胞外液中的 K^+ 泵入细胞内，并通过细胞间的缝隙连接将进入细胞内的 K^+ 迅速扩散到其他胶质细胞，缓冲细胞外液浓度过高的 K^+，避免 K^+ 干扰神经元的正常活动。如果神经元损伤而造成胶质瘢痕，神经胶质细胞膜钠泵活动减弱，对细胞外 K^+ 升高的缓冲作用减弱，细胞外液 K^+ 持续增高，将可导致神经元去极化，兴奋性阈值降低，从而触发异常放电。

（五）参与神经递质及生物活性物质的代谢

神经胶质细胞参与神经递质或生物活性物质的代谢过程，发挥其对神经元功能活动的调节作用。中枢神经系统内星形胶质细胞可摄取谷氨酸和 γ - 氨基丁酸，消除这两种递质对神经元的持续作用；同时又可通过星形胶质细胞的代谢，将它们转变为递质合成的前体物质。此外，星形胶质细胞还能合成、分泌血管紧张素原、前列腺素、白细胞介素以及多种神经营养因子等生物活性物质。

第二节 突触传递

⇒ **案例引导**

临床案例　患者，男，33 岁，农民，3 小时前自感头晕、头痛、恶心。经当地医院处理，未见好转，来院急诊。患者烦躁不安，呼吸困难，抽搐。家属介绍患者 5 小时前在塑料大棚内喷洒乐果（有机磷农药）。检查发现：心率 60 次/分，律齐，双侧瞳孔缩小，对光反射减弱，口唇发绀，流涎，双肺布满干啰音。皮肤大量出汗，四肢肌肉震颤。初步诊断：有机磷农药中毒。

讨论：根据本节对神经递质和受体的介绍，结合该病例病情，试分析有机磷农药中毒后出现的临床表现、机制和治疗原则。

神经系统功能调节的基本方式是反射，由感受器、传入神经、反射中枢、传出神经和效应器组成的反射弧是反射完成的结构基础。在反射活动完成中，必然存在神经元与神经元之间、神经元与效应器细胞之间的信息传递。生理学上，将神经元与神经元之间或神经元与效应器细胞之间发生功能接触的特殊结构，称为突触（synapse）。另外，也可将神经元与效应器细胞间的突触结构称为接头（junction）。

一、突触的结构与分类

根据突触传递媒介物性质不同，可将突触分为化学性突触和电突触两大类，分别以神经递质和局部

电流作为传递媒介，其中最重要的传递方式是化学性突触传递。

（一）化学性突触

1. 经典的化学性突触

（1）突触的微细结构　经典的化学性突触（chemical synapse）由突触前膜（presynaptic membrane）、突触间隙（synaptic cleft）和突触后膜（postsynaptic membrane）3部分构成（图11-2）。突触前膜是突触前神经元突触小体的细胞膜，突触后膜是与突触前膜相对应的突触后神经元胞体或突起的细胞膜。在电子显微镜下观察，突触前膜和突触后膜均较一般的神经元膜稍增厚，约7.5nm，在两者之间是没有原生质联系的突触间隙，宽20~40nm。在突触小体的轴浆内，含有很多的线粒体和囊泡（突触小泡，synaptic vesicle）。突触小泡的直径为20~80nm，内含高浓度的神经递质。不同突触内含的囊泡大小和形状不完全相同，如释放乙酰胆碱的突触，其囊泡小而清亮透明，直径为30~50nm；而释放去甲肾上腺素的突触，其囊泡小而具有致密中心，直径为30~60nm；释放神经肽类递质的突触，其囊泡大而具有致密中心。在突触前膜内侧有致密突起，是突触囊泡特别密集的特定膜结构区域，称为活化区（active zone）。当突触前末梢去极化后，位于活化区的囊泡优先释放其内的神经递质。突触后膜分布有大量与前膜释放递质相关的特异性受体或通道。突触后膜的膜下胞质区域也有较高的致密度，称为突触后致密区（postsynaptic denesity，PSD），致密区内所富含的细胞骨架和信号蛋白分子参与介导突触后膜受体被递质激活后的效应。

（2）突触的分类　可根据神经元相互接触部位的不同对突触进行分类。常见的经典突触主要包括轴突-胞体式突触、轴突-轴突式突触、轴突-树突式突触3种类型，以轴-树突触最为多见。另外，还存在树突-树突、树突-胞体、树突-轴突、胞体-树突、胞体-胞体和胞体-轴突6种类型突触（图11-3）。

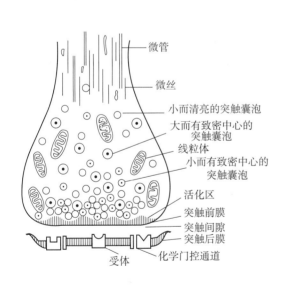

图11-2　化学性突触结构示意图

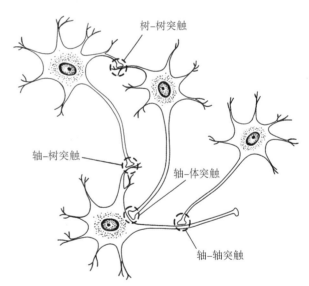

图11-3　突触类型模式图

2. 非突触性化学传递　非突触性化学传递（non-synaptic chemical transmission）是指细胞间没有上述经典的化学性突触结构，但也通过化学质进行联系的信息传递方式。非突触性化学传递首先是在交感神经节后纤维对其所支配的平滑肌和心肌的支配方式中发现的，该神经元轴突末梢发出许多分支，各分支上形成串珠样的膨大结构，称为曲张体（varicosity），其内有突触小泡，突触小泡内含有高浓度的去甲肾上腺素。当神经冲动传导到曲张体时，其内递质释放出来，以扩散的方式到达附近的平滑肌或心肌细胞，与细胞膜上相应受体结合引起生理效应。近年发现，在中枢神经系统内，也有这种传递方式存在。如大脑皮质内有直径很细的无髓鞘纤维，纤维分支上有许多曲张体，能释放去甲肾上腺素，这种曲张体绝大部分不与支配的神经元形成经典的突触，所以进行的是非突触性化学传递。此外，多巴胺能纤维和5-羟色胺能纤维也是如此。

（二）电突触 ⓔ 微课11-1

电突触（electrical synapse）的结构基础是缝隙连接。缝隙连接是两个神经元间细胞膜接触特别紧密的部位，两层膜之间的间隙比突触间隙要小得多，只有2~3nm，此处膜不增厚，周围的轴浆中也没有突触小泡，但贯穿两膜的蛋白质形成水相通道。水相通道允许带电离子通过，使两个神经元的胞质得以直接沟通。这种水相通道电阻很低，局部电流可以直接从中通过，故传递速度快，几乎不存在潜伏期，并且传递信息是双向性的。

二、突触传递的过程

化学性突触传递的过程包括突触前和突触后过程，其信息传递过程是通过前膜释放化学递质，与后膜的特异性受体结合后，在突触后过程中将化学信息（递质）转换为电信号而实现的。

（一）突触传递的基本过程

1. 突触前过程　当神经冲动传导到轴突末梢时，突触前膜发生去极化，引起前膜上电压门控钙通道开放，细胞外液中的 Ca^{2+} 进入突触小体，使轴浆内 Ca^{2+} 浓度升高，引起神经递质以出胞的方式释放入突触间隙。突触小体中 Ca^{2+} 浓度升高触发神经递质的释放需经历动员、摆渡、着位、融合和出胞等复杂步骤。德国科学家托马斯·聚德霍夫（Thomas C. Südhof）因在突触结合蛋白领域的杰出贡献获得2013年诺贝尔生理学或医学奖。

2. 突触后过程　神经递质通过突触间隙扩散，作用于突触后膜上的特异性受体或化学门控通道，可引起突触后膜上某些离子通道开放，导致突触后膜发生去极化或超极化的电位变化，即产生突触后电位（postsynaptic potential）。在突触后效应发生的同时，已发挥生理效应和多余的神经递质被及时消除，以保证新的突触传递活动的正常进行。神经递质的清除方式根据递质类型的不同而有所不同，主要包括酶解、突触前膜重摄取和扩散入血等。

（二）突触后电位

突触后电位包括兴奋性突触后电位和抑制性突触后电位两种类型（图11-4）。

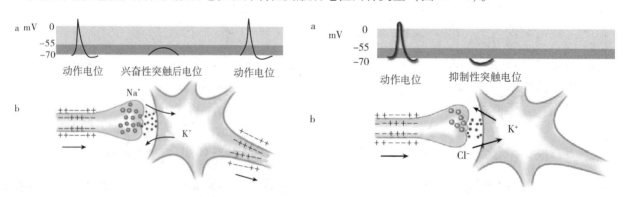

图11-4　突触后电位产生机制示意图

a：膜电位变化；b：过程和机制（左：兴奋性突触后电位的传递；右：抑制性突触后电位的传递）

1. 兴奋性突触后电位　当神经冲动抵达突触前膜时，突触前膜释放的递质是兴奋性递质，作用于突触后膜相应受体，提高了后膜对 Na^+、K^+ 的通透性，由于 Na^+ 的内流大于 K^+ 的外流，故发生净内向电流，从而使突触后膜发生局部去极化，这种电位变化称为兴奋性突触后电位（excitatory postsynaptic potential，EPSP）。EPSP是局部电位，可以总和，如果突触前神经元活动增强或参与活动的突触数量增多，EPSP总和后去极化幅度增大，若达到突触后神经元的阈电位水平，则可在突触后神经元的轴突始段爆发动作电位；若总和后的去极化未达阈电位水平，虽不能引发动作电位，但仍可使突触后神经元的膜电位接近阈电位水平而易于爆发动作电位，这种现象称为易化。

2. 抑制性突触后电位　当神经冲动抵达突触前膜时，突触前膜释放的递质是抑制性递质，作用于突触后膜相应受体，提高了后膜对Cl^-和K^+的通透性，主要是Cl^-的通透性，由于Cl^-的内流和K^+的外流，使突触后膜产生局部超极化，这种电位变化称为抑制性突触后电位（inhibitory postsynaptic potential，IPSP）。IPSP使突触后神经元的膜电位离阈电位的距离增大而不易爆发动作电位，即对突触后神经元产生了抑制效应。IPSP也是一种局部电位，故也可以总和，总和后突触后膜超极化程度加深，突触后神经元被抑制效应更强。

在中枢神经系统中，由于突触后神经元常与其他多个突触前神经末梢构成突触，其中有的产生EPSP，有的产生IPSP，它们在突触后神经元的胞体上进行整合。突触后膜上的电位改变取决于同时产生的EPSP和IPSP的代数和。如果EPSP占优势，并达到阈电位水平，可触发突触后神经元爆发动作电位；相反，若IPSP占优势，则突触后神经元表现为抑制。

三、神经递质与受体

（一）神经递质

神经递质（neurotransmitter）是在神经元之间或神经元与效应器细胞之间起传递信息的化学物质。神经递质应符合以下条件：①突触前神经元内具有合成递质的前体和酶系，能合成神经递质，并储存在囊泡内；②当兴奋冲动抵达神经末梢时，囊泡内递质能释放入突触间隙；③递质通过突触间隙特异性作用于突触后膜的受体，发挥其生理作用；④突触后膜存在使这一递质失活的酶或其他失活方式；⑤用递质激动剂或受体阻断剂能加强或阻断这一递质的传递作用。与神经递质不同，在神经系统中，由神经元产生的另一种物质，它不在神经元之间起直接传递信息的作用，而是调节信息传递的效率，即增强或削弱递质引起的效应，此类化学物质被称为神经调质（neuromodulator）。但实际上，递质在某些情况下也可发挥类似调质的作用，而神经调质在一些情况下也可以发挥递质的作用，二者之间并无明确界限。📱微课11-2

根据存在部位的不同，神经递质被分为外周和中枢神经递质两大类。

1. 外周神经递质　包括自主神经和躯体运动神经末梢释放的递质，主要有乙酰胆碱、去甲肾上腺素和肽类递质。

（1）乙酰胆碱　凡是释放乙酰胆碱（acetylcholine，ACh）作为递质的神经纤维，称为胆碱能纤维（cholinergic fiber）。外周的胆碱能纤维包括全部的交感和副交感神经的节前纤维、大多数副交感神经节后纤维（除少数释放肽类物质的纤维外）、少数交感神经节后纤维（指支配汗腺及骨骼肌舒血管的纤维等）、躯体运动神经纤维（图11-5）。

（2）去甲肾上腺素　由于在外周神经系统尚未发现释放肾上腺素作为递质的神经纤维，故将释放去甲肾上腺素（norepinephrine，NE）作为递质的神经纤维称为肾上腺素能纤维（adrenergic fiber）。外周的肾上腺素能纤维包括除支配汗腺及骨骼肌舒血管的纤维外的大部分交感神经节后纤维（图11-5）。

（3）肽类递质　实验证明，在自主神经系统中，除胆碱能纤维和肾上腺素能纤维外，还有少数的节后纤维释放肽类化合物作为神经递质，称为肽能纤维。肽类递质包括血管活性肠肽、阿片肽、P物质等。

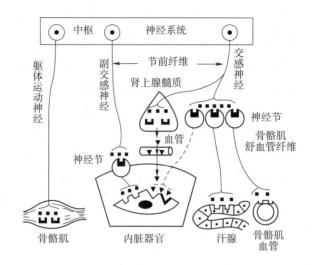

图 11-5　外周神经递质及作用的受体示意图

■：Ach；▲：NE；虚线示肾上腺素能纤维；实线示胆碱能纤维

2. 中枢神经递质　中枢神经系统内的递质主要分为 4 类，即乙酰胆碱、单胺类、氨基酸类和肽类。

（1）乙酰胆碱　在中枢神经系统内分布很广。在脊髓、脑干网状结构、丘脑、纹状体、边缘系统等处都有乙酰胆碱递质的存在。

（2）单胺类　单胺类递质包括多巴胺、去甲肾上腺素、肾上腺素和 5 - 羟色胺（5 - hydroxytryptamine，5 - HT）等。脑内的多巴胺（dopamine，DA）主要由黑质的神经元产生，沿黑质 - 纹状体投射系统分布，组成黑质 - 纹状体多巴胺递质系统。去甲肾上腺素能神经元主要位于低位脑干，功能与觉醒、睡眠、情绪等活动有关。5 - 羟色胺能神经元比较集中分布于低位脑干的中缝核内，与镇痛、睡眠、自主神经功能等活动有关。

（3）氨基酸类　现已明确的氨基酸类递质主要有谷氨酸（glutamic acid，Glu）、门冬氨酸、γ - 氨基丁酸（γ - aminobutyric acid，GABA）、甘氨酸（glycine，Gly）。其中，谷氨酸和门冬氨酸主要是大脑皮质和感觉传入纤维的兴奋性递质，γ - 氨基丁酸主要是大脑皮质部分神经元和小脑皮质浦肯野细胞的抑制性递质。甘氨酸也是一种抑制性递质，例如，与脊髓运动神经元构成抑制性突触联系的闰绍细胞，其末梢释放的递质就是甘氨酸。

（4）肽类　脑内的肽类递质非常复杂，主要包括速激肽、阿片肽、下丘脑调节肽和脑 - 肠肽等，常将它们统称为神经肽（neuropeptide）。神经肽除可作为神经递质外，还可以调质或激素等形式发挥作用，且以调质作用为主。

（二）受体

神经递质必须与相应的受体结合才能发挥作用。受体（receptor）是指细胞膜上或细胞内能与递质、激素等物质发生特异性结合，并产生特定生物效应的特殊生物分子。神经递质的受体是带糖链的跨膜蛋白分子，其种类较多，一般根据与其结合的神经递质来命名。能与受体结合并产生与递质类似的生理效应的化学物质，称为受体激动剂；若能与受体结合但不能产生递质生理效应的化学物质，称为受体阻断剂。

1. 胆碱能受体（cholinergic receptor）　是指能与 ACh 特异结合的受体，广泛分布于中枢和周围神经系统中。胆碱能受体可分成两种类型。一种胆碱能受体广泛存在于副交感神经节后纤维支配的效应细胞膜上，当乙酰胆碱与这类受体结合后，就产生一系列副交感神经末梢兴奋的效应，包括心脏活动的抑制、支气管平滑肌的收缩、胃肠道平滑肌的收缩、膀胱逼尿肌的收缩、瞳孔括约肌的收缩、消化腺和汗腺分泌的增加、骨骼肌血管的舒张等。这类受体也能与毒蕈碱（muscarine，M）相结合，产生相似的效应。因此，这类受体称为毒蕈碱受体，即 M 型受体；而乙酰胆碱与之结合所产生的效应称为毒蕈碱样作用，即 M 样作用。阿托品是 M 型受体阻断剂，它能与 M 型受体结合，从而阻断乙酰胆碱的 M 样作用。另一种胆碱能受体存在于交感和副交感神经节神经元的突触后膜和神经-肌接头的终板膜上，当乙酰胆碱与这类受体结合后，就产生兴奋性突触后电位和终板电位，导致节后神经元和骨骼肌的兴奋。这类受体也能与烟碱（nicotine，N）相结合，产生相似的效应。因此，这类受体称为烟碱受体，即 N 型受体；而乙酰胆碱与之结合所产生的效应称为烟碱样作用，即 N 样作用。N 型受体可分成两个亚型，神经节神经元突触后膜上的受体为 N_1 受体，也称为神经元型 N_1 受体；骨骼肌终板膜上的受体为 N_2 受体，也称为肌肉型 N_2 受体（表 11 - 2）。筒箭毒碱能阻断 N_1 和 N_2 受体的功能，六烃季铵主要阻断 N_1 受体的功能，十烃季铵主要阻断 N_2 受体的功能。

2. 肾上腺素能受体　机体内能与儿茶酚胺（去甲肾上腺素、肾上腺素等）结合的受体称为肾上腺素能受体（adrenergic receptor，adrenoceptor），广泛分布于中枢和周围神经系统中。肾上腺素能受体可分为两类，一类称为 α 型肾上腺素能受体（α 受体），另一类称为 β 型肾上腺素能受体（β 受体）。

α 受体又可分为 α_1 和 α_2 两种亚型。儿茶酚胺与 α_1 受体结合后所产生的平滑肌效应主要是兴奋性的，如血管收缩、子宫收缩、瞳孔开大肌收缩等，但对小肠为抑制性效应，使小肠的平滑肌舒张。酚妥拉明（phentolamine）为 α 受体阻断剂，对 α_1 和 α_2 两种受体均有作用，可消除去甲肾上腺素引起血管收缩、血压升高的作用。哌唑嗪能选择性阻断 α_1 受体，育亨宾能选择性阻断 α_2 受体。

β 肾上腺素受体主要有 β_1、β_2 和 β_3 3 种亚型。β_1 受体分布于心脏组织中，如窦房结、房室传导系统、心肌等处，其作用是产生兴奋性，促使心率加快、心内兴奋传导速度加快、心肌收缩力量加强。β_2 受体分布于支气管、胃、肠、子宫等及许多血管平滑肌细胞上，作用是抑制性的，即促使这些平滑肌舒张。β_3 受体存在脂肪组织中，可促进脂肪的分解代谢（表 11 - 2）。普萘洛尔（propranolol）是重要的 β 受体阻断剂，心动过速或心绞痛疾病的患者，应用普萘洛尔可降低心肌代谢与活动，以达到治疗目的。但它对 β_1 和 β_2 两种受体都有阻断作用。阿替洛尔（atenolol）能选择性阻断 β_1 受体，使心率减慢。所以对伴有支气管哮喘的患者，应用普萘洛尔后会加重支气管痉挛，应选用选择性阻断 β_1 受体的阿替洛尔。丁氧胺（butoxamine）则主要阻断 β_2 受体。

表 11 - 2　自主神经系统胆碱能受体和肾上腺素能受体的分布及其功能

效应器	胆碱能系统		肾上腺素能系统	
	受体	效应	受体	效应
自主神经节	N_1	节前-节后兴奋传递		
眼				
虹膜环行肌	M	收缩（缩瞳）		
虹膜辐射状肌			α_1	收缩（扩瞳）
睫状体肌	M	收缩（视近物）	β_2	舒张（视远物）
心脏				
窦房结	M	心率减慢	β_1	心率加快
房室传导系统	M	传导减慢	β_1	传导加快
心肌	M	收缩力减弱	β_1	收缩力增强
血管				
冠状血管	M	舒张	α_1	收缩
			β_2	舒张（为主）
皮肤黏膜血管	M	舒张	α_1	收缩

续表

效应器	胆碱能系统		肾上腺素能系统	
	受体	效应	受体	效应
骨骼肌血管	M	舒张[1]	α_1	收缩
			β_2	舒张（为主）
脑血管	M	舒张	α_1	收缩
腹腔内脏血管			α_1	收缩（为主）
			β_2	舒张
唾液腺血管	M	舒张	α_1	收缩
支气管				
平滑肌	M	收缩	β_2	舒张
腺体	M	促进分泌	α_1	抑制分泌
			β_2	促进分泌
胃肠				
胃平滑肌	M	收缩	β_2	舒张
小肠平滑肌	M	收缩	α_2	舒张[2]
			β_2	舒张
括约肌	M	舒张	α_1	收缩
腺体	M	促进分泌	α_2	抑制分泌
胆囊和胆道	M	收缩	β_2	舒张
膀胱				
逼尿肌	M	收缩	β_2	舒张
三角区和括约肌	M	舒张	α_1	收缩
输尿管平滑肌	M	收缩（？）	α_1	收缩
子宫平滑肌	M	可变[3]	α_1	收缩（有孕）
			β_2	舒张（无孕）
皮肤				
汗腺	M	促进温热性发汗[1]	α_1	促进精神性发汗
竖毛肌			α_1	收缩
唾液腺	M	分泌大量稀薄唾液	α_1	分泌少量黏稠唾液
内分泌				
胰岛	M	促进胰岛素释放	α_2	抑制胰岛素和胰高血糖素释放
	M	抑制胰高血糖素释放	β_2	促进胰岛素和胰高血糖素释放
肾上腺髓质	N_1	促进肾上腺素和去甲肾上腺素释放		
甲状腺	M	抑制甲状腺激素释放	α_1 和 β_2	促进甲状腺激素释放
代谢				
糖酵解			β_2	加强糖酵解
脂肪分解			β_3	加强脂肪分解

注：（1）为交感节后胆碱能纤维支配；（2）可能是胆碱能纤维的突触前受体调制乙酰胆碱的释放所致；（3）因月经周期，循环血中雌、孕激素水平，妊娠以及其他因素而发生变动

　　此外，在中枢神经系统内，除有胆碱能和肾上腺素能受体外，还有多巴胺受体、5-羟色胺受体、γ-氨基丁酸受体、甘氨酸受体、阿片受体等。这些受体还可进一步分成多种亚型，分别有其受体阻断剂。中枢内受体系统的分布与效应十分复杂，许多问题有待深入研究。

近年来的研究还发现，受体不仅存在于突触后膜，在突触前膜上也存在，称为突触前受体（presynaptic receptor）。多数突触前受体的作用是抑制突触前神经末梢递质的释放，起反馈抑制作用。例如，突触前膜释放递质去甲肾上腺素过多时，去甲肾上腺素与突触前膜的 α_2 受体结合，产生的效应是抑制去甲肾上腺素的进一步释放。临床上应用 α_2 受体激动剂可乐定（clonidine）治疗高血压就是根据这一原理。但也有一些突触前受体的作用是易化神经递质的释放。

第三节　反射中枢活动的一般规律

神经系统以反射的形式参与机体的功能调节。在反射活动中，神经元间存在复杂的相互联系，具有共同的活动规律。

一、反射与反射中枢

反射（reflex）是指在中枢神经系统的参与下，机体对内、外环境变化所做出的有规律的反应。反射活动必须经过反射弧来完成，完整的反射弧由感受器、传入神经、反射中枢、传出神经和效应器5部分组成。外周神经系统的传入神经为中枢提供体内、外环境因素变化的信息，传出神经则将中枢整合后发出的信息传至效应器官以调节其功能活动。

反射中枢（reflex center）是反射弧的中枢部分，是反射活动中最关键和最复杂的环节，突触是反射弧各个环节相互联络的基础。在生理学上，反射中枢是指调节某一生理功能的神经元群。它通过传入神经接受来自感受器的传入冲动，并对传入信息进行整合处理，通过传出神经控制效应器，实现各种生理功能。

中枢神经系统中，由大量神经元组合成不同的反射中枢，如心血管中枢、呼吸中枢等。根据分布在中枢神经系统的不同部位，可分为脊髓水平、皮质下结构水平和大脑皮质水平。

二、中枢神经元的联系方式

人体中枢神经系统内有亿万个神经元，其中传出神经元约为数十万个，传入神经元较传出神经元多1～3倍，而中间神经元的数目更大。中枢的神经元之间通过突触构成复杂而多样的联系方式，这些联系方式是实现神经中枢复杂生理功能的结构基础。中枢神经元之间的联系方式主要有以下几种（图11-6）。

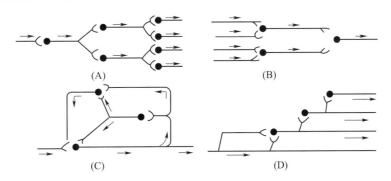

图 11-6　中枢神经元的联系方式示意图
箭头表示兴奋传递方向；（A）：辐散式；（B）：聚合式；（C）：环式；（D）：链锁式

（一）辐散式联系

一个神经元的轴突可以通过分支与许多神经元建立突触联系，称为辐散（divergence）。这种联系方式可使一个神经元的兴奋引起许多神经元同时兴奋或抑制。辐散式联系在感觉传入途径上多见。

（二）聚合式联系

许多神经元的轴突末梢与同一神经元建立突触联系的方式，称为聚合式（convergence）。这种联系方式能使许多神经元的作用集中到同一神经元，从而发生总和或整合作用。聚合式联系在运动传出途径上多见。

（三）链锁式与环式联系

链锁式联系（chain connection）是指神经元通过侧支一个接一个依次连接的联系方式。兴奋通过链锁式联系，可以扩大空间作用范围。环式联系（recurrent connection）是指一个神经元的轴突侧支可通过与多个中间神经元联系后再返回到原来的神经元，构成闭合环路的联系方式。兴奋通过环式联系时，由于环路中神经元的性质不同而表现出不同的效应。如果环路中各种神经元的生理效应相同，则兴奋由于反复在环路中传导，导致兴奋活动时间延长，产生正反馈效应。如果环路中存在抑制性中间神经元，则兴奋经过环状联系将使原来的神经元活动减弱或及时终止，产生负反馈效应。

三、反射中枢内兴奋传递的特征

兴奋在中枢内传递时，往往需要通过一次以上的突触。由于突触结构和化学递质参与等因素的影响，导致兴奋在中枢的传递具有明显不同于神经纤维上冲动传导的特征。

（一）单向传递

在反射活动中，兴奋传递只能由突触前神经元向突触后神经元方向传递，而不能逆向传递。单向传递是由突触传递的性质所决定的。一般说来，因为只有突触前膜能释放神经递质，与突触后膜相应受体结合而发生生理效应，故兴奋传递是单向的。

（二）中枢延搁

兴奋通过中枢传递时，其传递速度比较慢，历时较长，称为中枢延搁（central delay）。中枢延搁产生的主要原因与兴奋通过化学性突触传递需要耗费比较长的时间有关。化学性突触传递包括突触前膜释放递质、递质在突触间隙的弥散并作用于突触后膜上相应受体以及产生突触后电位等多个环节，每个环节都需要一定的时间。据测定，兴奋通过一个突触所需要的时间为 0.3~0.5 毫秒。一个反射活动中经历的突触传递数愈多，中枢延搁的时间就愈长。

（三）兴奋的总和

在一般的反射活动中，单根纤维传入的一次冲动所释放的递质，在突触后膜上只能引起很小的局部电位，不能引起反射效应。如果同时有较多的传入纤维兴奋或者单根纤维短时间内多次冲动相继传入，每一次冲动引起的兴奋性突触后电位就可发生空间总和和时间总和，使突触后膜去极化幅度增大，故突触后神经元始段的去极化可达到阈电位水平，从而爆发动作电位，产生传出效应。这种局部电位总和起来的现象称为兴奋的总和。

（四）兴奋节律的改变

在一般的反射活动中，传出神经元的兴奋节律常常与传入神经元的不同，称为兴奋的节律改变。传出神经元的兴奋节律与传入冲动的节律和自身的功能状态均有关系。特别是在多突触反射中，传入神经元与传出神经元之间要经过中间神经元的传递，中间神经元的功能状态与联系方式对传出神经元的兴奋节律也有影响。因此，最后传出神经元的兴奋节律取决于各种影响因素的综合效应。

（五）后发放

在反射活动中，当作用于感受器的刺激停止后，传出冲动仍可延续一段时间，这种现象称为后发放

（after - discharge）。中间神经元的环式联系是产生后发放的主要原因之一。此外，在效应器（如骨骼肌）发生反射时，其感受装置（如肌梭）又受到刺激，兴奋冲动再由传入神经传到中枢，这些继发性传入冲动的反馈作用能纠正和维持原先的反射活动，这也是产生后发放的原因之一。

（六）对内环境变化的敏感性和易疲劳性

突触部位易受内环境理化因素的影响，如缺氧、二氧化碳过多以及某些药物等都可作用于突触传递的某些环节而影响突触的信息传递。此外，相对于兴奋在神经纤维上的传导，突触部位也是反射弧中最易发生疲劳的环节，突触疲劳的发生可能与突触前膜释放的递质耗竭等原因有关。

四、中枢抑制

在反射活动中，中枢内既有兴奋活动又有抑制活动。中枢抑制使反射活动有序进行并保持在一定的强度。中枢抑制与中枢兴奋共同作用使各种反射得以协调进行，因而二者具有同样重要的生理意义。某一反射进行时，其他某（些）反射可能被抑制，例如吞咽时呼吸停止、屈肌反射进行时伸肌活动受抑制。根据抑制现象发生在突触后还是突触前，一般将中枢抑制（central inhibition）分为突触后抑制和突触前抑制两类。

（一）突触后抑制　🄴微课11-3

在反射活动中，由于突触后神经元出现抑制性突触后电位而产生的中枢抑制，称为突触后抑制（postsynaptic inhibition）。这种抑制效应是兴奋性神经元先兴奋抑制性中间神经元，由后者释放抑制性递质，引起突触后膜产生抑制性突触后电位，因而使突触后神经元受到抑制。根据抑制性中间神经元的联系方式，突触后抑制又分为以下两种类型。

1. 传入侧支性抑制　传入神经纤维兴奋一个中枢神经元的同时，经侧支兴奋一个抑制性中间神经元，进而使另一个中枢神经元抑制，这种现象称为传入侧支性抑制（afferent collateral inhibition），又称为交互抑制（reciprocal inhibition）。例如，引起屈肌反射的传入纤维进入脊髓后，一方面兴奋支配屈肌的运动神经元，另一方面通过侧支兴奋抑制性中间神经元，使支配伸肌的神经元抑制，从而引起屈肌收缩而伸肌舒张，以完成屈反射（图11-7）。传入侧支性抑制不仅发生在脊髓中，脑内也存在，其意义在于使不同中枢之间的活动保持协调一致。

2. 回返性抑制　一个中枢的兴奋活动可通过兴奋一个抑制性中间神经元而返回抑制原先发动兴奋的神经元的活动，称为回返性抑制（recurrent inhibition）。回返性抑制的结构基础是抑制性神经元与原先发动兴奋的神经元发生环式联系。这样，某一中枢的神经元兴奋时，一方面经其轴突外传，另一方面经轴突侧支去兴奋一个抑制性中间神经元，由它返回并抑制原来神经元的活动，抑制性神经元也可发出分支到同一中枢的其他神经元，使其活动被抑制。脊髓前角运动神经元与闰绍细胞之间的功能联系就是典型的回返性抑制（图11-8）。回返性抑制是一种负反馈抑制，其意义在于及时终止运动神经元的活动，或使同一中枢内许多神经元的活动同步化。

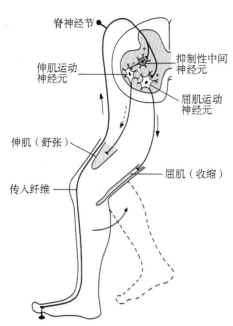

图11-7　传入侧支性抑制示意图
实线箭头和"＋"示兴奋；
虚线箭头和"－"示抑制

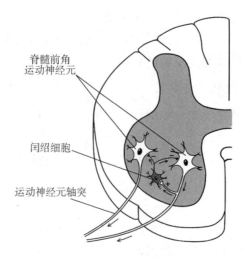

图 11 - 8　回返性抑制示意图

+：示兴奋；-：示抑制

（二）突触前抑制

突触前抑制（presynaptic inhibition）是由于某些机制使突触前神经元释放递质减少，而导致突触传递过程被抑制。通常情况下，突触前抑制是指突触前膜释放兴奋性递质减少，导致突触后神经元 EPSP 幅度降低。

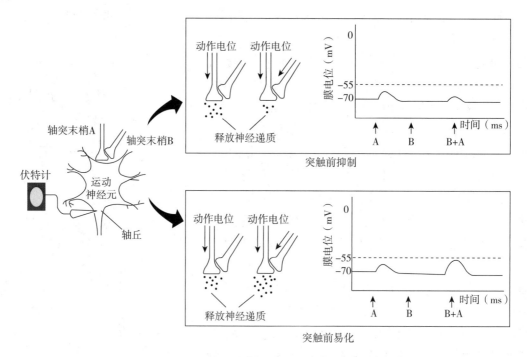

图 11 - 9　突触前抑制和突触前易化示意图

突触前抑制的结构基础是轴突 - 轴突式突触（图 11 - 9）。轴突 A 与轴突 B 构成轴突 - 轴突式突触，轴突 A 的末梢又与运动神经元的胞体形成轴突 - 胞体式突触。当刺激轴突 A 时，可使运动神经元产生 10mV 的兴奋性突触后电位；当刺激轴突 B 时，运动神经元不产生反应；若先刺激轴突 B，随即刺激轴突 A，则可使运动神经元产生的兴奋性突触后电位减小，仅有 5mV。这说明轴突 B 的活动能减少轴突 A 末梢兴奋性递质的释放，使运动神经元兴奋程度降低而产生突触前抑制。突触前抑制产生的机制尚不完全清楚，可能是先刺激轴突 B 时，B 神经元释放兴奋性递质，使 A 神经元先产生了 EPSP，膜去极化。

当轴突 A 受刺激时，由于 A 神经元的动作电位在膜去极化的基础产生，此时 A 神经元膜上 Na^+ 通道开放效率较原来降低，故产生的动作电位幅度低，导致轴突 A 释放的兴奋性神经递质减少，从而突触后运动神经元的 EPSP 幅度降低。

突触前抑制在中枢神经系统内广泛存在，尤其多见于感觉传入途径中，对感觉传入活动的调节具有重要作用。

五、中枢易化

中枢易化（central facilitation）根据易化现象发生在突触后还是突触前，可分为突触后易化（postsynaptic facilitation）和突触前易化（presynaptic facilitation）两类。突触后易化表现为 EPSP 的总和，由于突触后膜的去极化，更靠近阈电位水平，如果在此基础上再接受一个刺激，就很容易爆发动作电位。突触前易化与突触前抑制具有相同的结构基础，但发生的是与突触前抑制相反的变化（图 11-9）。轴突 A 在轴突 B 的影响下，轴突 A 末梢释放的兴奋性递质增多，导致突触后神经元 EPSP 幅度增大，即产生运动神经元的突触前易化。

第四节　神经系统的感觉分析功能

人类通过神经系统的感觉功能了解内外环境的变化。内外环境变化的各种刺激由机体的感受器感受，然后被转换成神经冲动，通过传入神经传向各级中枢。部分感受器传入信息可到达大脑皮质（皮层）相应区域，产生特定感觉；部分感受器的传入信息并不引起特定感觉，而是作为机体反射活动的信息传入。机体的感觉有视觉、听觉、前庭感觉等特殊感觉，还有一般感觉，包括躯体感觉和内脏感觉。本章主要阐述各级中枢对感觉的分析功能，而感受器的特性和特殊感觉器官的功能将在第十二章详述。

一、脊髓的感觉传导功能

脊髓是四肢、躯干及内脏器官的感觉信号传入高级中枢的必经之路。躯体感觉包括浅感觉和深感觉两大类。浅感觉又包括触-压觉、温度觉和痛觉；深感觉即为本体感觉，主要包括位置觉和运动觉。躯体感觉的传入通路一般由三级神经元接替。初级传入神经元的胞体位于脊髓后根神经节或脑神经核中，其周围突与感受器相连，中枢突进入脊髓和脑干后发出两类分支，一类在不同水平直接或间接通过中间神经元与运动神经元相连而构成反射弧，完成各种反射，另一类经多级神经元接替后向大脑皮质投射，形成感觉传入通路，产生各种不同感觉。

深感觉和精细触觉（辨别两点间距离和物体表面的形状及纹理的触觉）的传入纤维进入脊髓后沿后索上行，在延髓下部的薄束核和楔束核更换神经元，换元后的第二级神经元发出纤维交叉至对侧组成内侧丘系，后者抵达丘脑的特异感觉接替核换元，然后发出纤维到达大脑皮层的相应部位。浅感觉（粗略触-压觉、温度觉和痛觉）的传入纤维进入脊髓后在后角换元，第二级神经元发出纤维经白质前连合交叉至对侧后上行，形成前外侧索传入系统。其中，传导痛觉和温度觉的纤维形成脊髓丘脑侧束上行；传导粗略触-压觉的纤维形成脊髓丘脑前束继续上行（图 11-10）。前外侧索传入系统中投射纤维大部分到达丘脑的特异感觉接替核，少部分到达丘脑的非特异投射核。

由于传导本体感觉和精细触-压觉的纤维先上行后交叉，痛觉、温度觉和粗略触-压觉的纤维先交叉后上行，所以在脊髓半离断的情况下，离断水平以下的患侧（离断的同侧）发生本体感觉和精细触-压觉障碍，而痛觉、温度觉和粗略触-压觉的障碍则发生在健侧（离断的对侧）。另外，痛觉、温度觉传入纤维进入脊髓后，仅在进入水平的 1~2 个节段内换元并经前连合交叉到对侧，而粗略触-压

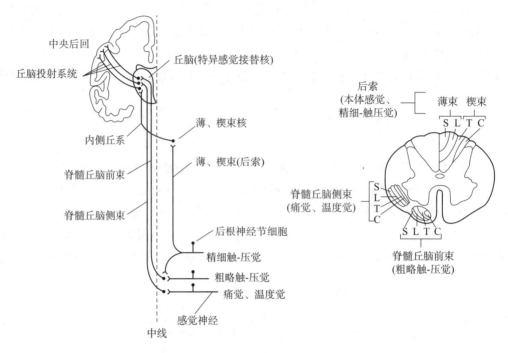

图 11 – 10　四肢和躯干感觉传导通路（左图）及脊髓横断面（右图）示意图
S：骶；L：腰；T：胸；C：颈

觉传入纤维进入脊髓后则分成上行和下行纤维，分别在多个节段内换元再交叉到对侧。所以在脊髓空洞症患者，如果较局限地破坏中央管前交叉的感觉传导路径，可出现痛觉、温度觉和粗略触 – 压觉障碍的分离现象，即出现相应节段双侧皮节的痛觉和温度觉障碍，而粗略触 – 压觉基本不受影响。

二、丘脑及其感觉投射系统

人和皮质发达动物的丘脑是最重要的感觉接替站，同时它也能够对感觉进行粗略的分析综合。皮质不发达动物的丘脑则是感觉的最高级中枢。

（一）丘脑的核团

丘脑由近 40 个神经核团组成。除嗅觉外的各种感觉都在丘脑更换神经元，然后再向大脑皮质投射。根据丘脑核团的功能特点，将其分为以下 3 类。

1. 特异感觉接替核　主要有腹后核（包括腹后内侧核与腹后外侧核）、外侧膝状体、内侧膝状体等。它们接受第二级感觉投射纤维，换元后投射到大脑皮质感觉区。腹后核是躯体感觉的中继站，来自躯体不同部位的纤维在腹后核内换元，其空间分布有一定的规律，腹后外侧核接受来自躯干四肢的传入纤维，来自足部的纤维在腹后外侧核的最外侧部换元，来自上肢的纤维在腹后外侧核的内侧部换元，腹后内侧核接受来自头面部的传入纤维。内侧膝状体和外侧膝状体分别是听觉和视觉传导通路的换元站，发出的纤维分别向听皮质和视皮质投射。

2. 联络核　主要有丘脑前核、丘脑外侧核、丘脑枕核等，它们接受来自特异感觉接替核和其他皮质下中枢的纤维，换元后投射到大脑皮质的特定区域，其功能与各种感觉在丘脑和大脑皮质的联系协调有关，但不引起特定感觉。其中，丘脑前核接受来自下丘脑乳头体的纤维，并发出纤维投射到大脑皮质扣带回，参与内脏活动的调节；丘脑外侧核主要接受来自小脑、苍白球和后腹核的纤维，而后发出纤维投射到大脑皮质运动区，参与运动调节；丘脑枕核接受内、外侧膝状体的纤维，再发出纤维投射到皮质顶叶、枕叶和颞叶联络区，参与各种感觉的联系功能。

3. 非特异投射核 是指靠近中线的髓板内核群，主要包括中央中核、束旁核、中央外侧核等。这些细胞群无直接投射到大脑皮质的纤维，但通过多突触的换元接替后，弥散地投射到整个大脑皮质，具有维持和改变大脑皮质兴奋状态的作用。

（二）感觉投射系统

各种躯体感觉（嗅觉除外）都要在丘脑更换神经元，然后再向大脑皮质投射。由丘脑投射到大脑皮质的感觉投射系统，根据其投射特征的不同分为特异投射和非特异投射两大系统。

1. 特异投射系统 丘脑特异感觉接替核及其投射至大脑皮质的神经通路称为特异投射系统（specific projection system）。该系统投向大脑皮质的特定区域，呈点对点的投射关系，投射纤维主要终止于皮质的第4层，与该层神经元构成突触联系，引起特定感觉。联络核在结构上大部分也与大脑皮质有特定的投射关系，故也归入该系统。

2. 非特异投射系统 丘脑的髓板内核群及其投射至大脑皮质的神经通路称为非特异投射系统（non-specific projection system）。该系统经多次换元并弥散性投射到大脑皮质的广泛区域，因而与皮质不具有点对点的投射关系。该系统纤维进入皮层后，多以游离神经末梢形式与神经元的树突构成突触，起维持和改变大脑皮质兴奋状态的作用。

只有在非特异投射系统维持大脑皮质清醒状态的基础上，特异投射系统才能发挥作用，形成清晰的特定感觉。究其感觉信息来源，特异投射系统和非特异投射系统均来自机体除嗅觉以外的各种感觉。这些感觉传导通路的第二级神经元传入纤维可上行直接到丘脑的感觉接替核换元，也可上行通过脑干时发出侧支与脑干网状结构的神经元发生突触联系，在网状结构多次换元后失去其特异性，再上行达丘脑的非特异投射核。实验研究表明，损坏脑干头端网状结构，保留上传的特异感觉传导通路，动物出现类似睡眠的现象和相应的脑电图波形；若在中脑水平切断特异感觉通路而不损坏网状结构，则动物处于清醒状态。由此说明，脑干网状结构内存在上行起唤醒作用的功能系统，这一系统也被称为网状结构上行激动系统（ascending activating system）。该系统是一种多突触传递系统，易受药物影响而使传递发生阻滞。例如，巴比妥类药物可能就是阻断了该系统的信息传递而产生催眠效应的。

三、大脑皮质的感觉分析功能

大脑皮质是人类产生感觉的最高级中枢。各种感觉传入冲动经特异投射系统最后投射到大脑皮质的特定感觉代表区，代表区在感觉功能上具有不同分工。

（一）体表感觉代表区

体表感觉代表区包括第一感觉区和第二感觉区，以前者更重要。

1. 第一感觉区 位于中央后回，产生的感觉定位明确而清晰，投射规律为：①交叉投射，即左侧躯体的感觉投射在右侧皮质，右侧躯体的感觉投射在左侧皮质，但头面部感觉的投射是双侧的；②呈倒置安排，即下肢的感觉区在皮质的顶部，上肢感觉区在中间，头面部感觉区在底部，但头面部的内部安排仍是正立的；③投射区域大小与感觉分辨精细程度有关，分辨愈精细的部位，代表区愈大，如手（尤其是拇指和示指）的代表区面积很大；相反，躯干的代表区则很小（图11-11）。

2. 第二感觉区 位于大脑外侧沟的上壁，在中央前回和脑岛之间，其面积远比第一感觉区小。在第二感觉区，头部的代表区位于和中央后回底部相连的区域，足部的代表区则位于外侧沟上壁的最深处。身体各部分感觉向第二感觉区的投射定位不如中央后回那么完善和具体。切除人类的第二感觉区

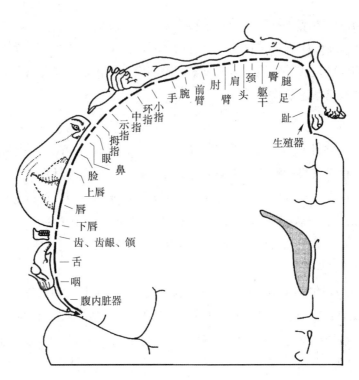

图 11 –11　人大脑皮质第一感觉区示意图

后，并不产生显著的感觉障碍。另外，第二感觉区还接受痛觉传入的投射。

（二）本体感觉区

本体感觉是指肌肉、关节等的位置觉与运动觉，目前认为，中央前回既是运动区，也是本体感觉代表区。它们接受来自肌肉、肌腱和关节等处的感觉信息，以感知身体的空间位置、姿势及身体各部分在运动中的状态。实验发现，刺激人脑的中央前回，可引起受试者试图发动肢体运动的主观感觉；切除动物的运动区，由刺激本体感受器作为条件刺激建立起来的条件反射会发生障碍。

（三）内脏感觉区

内脏感觉的代表区混杂在第一感觉区中，区域比较分散。人脑的第二感觉区、运动辅助区及边缘系统皮质等也与内脏感觉有关。刺激第二体表感觉区及邻近部位会引起味觉、恶心或排便感等，刺激运动辅助区会引起心悸、面部发热等感觉。内脏感觉区较小且不集中，这可能是内脏感觉定位不够准确和性质模糊的原因之一。

（四）特殊感觉

1. 视觉　视觉皮质代表区位于枕叶距状裂的上、下缘。由视网膜神经节细胞发出的纤维形成视觉传导路，来自两眼鼻侧的视神经纤维交叉形成视交叉，左眼颞侧和右眼鼻侧视网膜的传入纤维投射到左侧枕叶皮质，而右眼颞侧和左眼鼻侧视网膜的传入纤维投射到右侧枕叶皮层。因此，当一侧视皮质受损可造成两眼对侧偏盲，双侧视皮质损伤可导致全盲。另外，视网膜的上半部传入纤维投射到距状裂的上缘，下半部传入纤维投射到距状裂的下缘，视网膜中央的黄斑区投射到距状裂的后部，周边区投射到距状裂的前部。

2. 听觉　听觉代表区位于颞横回和颞上回。听神经传入纤维首先在同侧脑干的耳蜗神经核换元，换元后的纤维大部分交叉到对侧上橄榄核，再次换元后形成外侧丘系上行，小部分不交叉进入同侧外侧丘系上行。外侧丘系的纤维可直接或经下丘换元后抵达内侧膝状体，再由其发出纤维组成听辐射，投射至皮质听觉代表区。由此可见，听觉通路的一个重要特点是外侧丘系内含双侧耳蜗听觉感受器的传入纤维，所以一侧外侧丘系以上的听觉传入通路受损，不会引起全聋。另外，不同音频的感觉信号在听觉皮质的投射具有精确的频率定位。

3. 平衡觉　平衡觉在大脑皮层的代表区位于颞上回后方。前庭器官接受刺激后，将其转换为神经冲动，经前庭神经上传，与听神经一起形成第Ⅷ对脑神经。前庭神经上行至前庭核换元后发出纤维，在脑干的内侧上行，先与外侧丘系一起上行至被盖中央束后外侧的部位，然后向上抵达背侧丘脑腹后核换元，再发出纤维向前庭皮层投射。

4. 嗅觉和味觉　嗅觉代表区随着进化而逐渐缩小，位于边缘叶的前底部，包括梨状区皮质的前部和杏仁核的一部分。电刺激人边缘叶的前底部时，受试者能产生焦橡皮气味的特殊主观感觉。嗅觉的感受器即嗅细胞的中枢突组成嗅丝进入嗅球，并于嗅球内的僧帽细胞换元，然后由僧帽细胞的轴突形成嗅束，上传至嗅皮质。嗅觉的信号可以在两侧嗅皮质之间传输，但并不对称。

味觉代表区在中央后回头面部感觉区的下侧和脑岛后部皮质。人类味觉传导的第一级神经元胞体位于第Ⅶ、Ⅸ、Ⅹ对脑神经的神经节内，其中枢突组成的味觉传入神经上传至延髓孤束核换元后，发出纤维交叉至对侧加入内侧丘系，然后向上抵达丘脑腹后内侧核换元，再发出纤维投射至大脑后回底部和岛叶皮质。味觉皮质中的某些神经元仅对单一味觉刺激发生反应，有的神经元除对味觉刺激发生反应外，还对冷热和机械刺激敏感。

四、痛觉

痛觉（pain）是机体受到伤害性刺激时产生的不愉快感觉和情感性体验，常伴有自主神经系统反应。痛觉可成为机体遭遇危险或发生疾病的警觉信号，起着保护机体免受进一步伤害的作用。痛觉根据伤害性刺激发生的部位分为躯体痛和内脏痛，躯体痛又分为体表痛和深部痛。

（一）痛觉感受器和致痛物质

痛觉感受器是脊髓背根神经节和三叉神经节中初级感觉神经元的游离神经末梢，不易发生适应，没有固定的适宜刺激。痛觉感受器也称伤害性感受器（nociceptor），因为任何刺激只要因过强而达到伤害程度（即伤害性刺激）均可使其兴奋。痛觉感受器广泛分布于皮肤、肌肉、关节和内脏器官。致痛物质是产生痛觉的重要物质基础。伤害性刺激作用于机体导致局部组织破坏，释放 K^+、H^+、组胺、5 - HT、缓激肽、前列腺素、白三烯等内源性致痛物质，当致痛物质达到一定浓度便可激活痛觉感受器，将相应的伤害性刺激转换为局部去极化电位，进而触发动作电位产生，冲动沿传入纤维传入中枢神经系统，在脊髓、延髓、下丘脑及大脑皮质等部位激活不同的神经环路，从而引起痛觉和各种痛反应。

（二）躯体痛

1. 体表痛　发生在体表某处的疼痛称为体表痛。当皮肤受到伤害性刺激时，可先后出现快痛（fast pain）和慢痛（slow pain）。快痛产生与消失均迅速，定位明确，性质多为尖锐的刺痛，常伴有反射性屈肌收缩。慢痛产生与消失均缓慢，定位不明确，性质多为烧灼样痛，常伴有情绪反应和心血管、呼吸变化。外伤时，上述两种痛觉相继出现，不易明确区分。快痛由直径较粗、传导速度较快的 A_δ 类纤维传导，其兴奋阈值较低，吗啡对其镇痛的效应不明显；慢痛由无髓鞘、传导速度较慢的 C 类纤维传导，其兴奋阈值较高，吗啡对其镇痛的效应明显。快痛主要经特异投射系统到达大脑皮质的第一和第二感觉区，而慢痛主要投射到扣带回。此外，许多痛觉纤维经非特异投射系统投射到大脑皮质的广泛区域。

2. 深部痛 深部痛发生在躯体深部，如骨、关节、骨膜、肌腱、韧带和肌肉等的疼痛。深部痛一般表现为慢痛，定位不明确，可伴有恶心、出汗和血压改变等自主神经反应。出现深部痛时，可反射性引起邻近骨骼肌收缩而导致局部组织缺血，而缺血又使疼痛进一步加剧。当肌肉持续收缩而发生痉挛时，血流受阻使致痛物质在局部堆积，持续刺激痛觉感受器，于是形成恶性循环，使痉挛进一步加重；当血供恢复后，该致痛物质被带走或被降解，因而疼痛缓解。

（三）内脏痛与牵涉痛

1. 内脏痛 内脏器官受到伤害性刺激时产生的疼痛称为内脏痛（visceral pain），常由机械性牵拉、痉挛、缺血和炎症等刺激所致。内脏痛与皮肤痛相比，具有以下特点：①定位不准确，这是内脏痛最主要的特点，如腹痛时，患者常不能说出所发生疼痛的明确位置。内脏痛定位不准确的原因与痛觉感受器在内脏的分布比在躯体稀疏得多有关。②主要表现为慢痛，即发生缓慢，持续时间较长，常呈渐进性增强，但有时也可迅速转为剧烈疼痛。③对机械性牵拉、痉挛、缺血和炎症等刺激敏感，而对切割、烧灼等通常易引起皮肤痛的刺激却不敏感。④常引起不愉快的情绪活动，并伴有恶心、呕吐和心血管及呼吸活动改变，这可能是由于内脏痛的传入通路与引起这些自主神经反应的通路之间存在密切的联系。

内脏疾病除了引起患病器官本身的疼痛外，还可引起邻近体腔壁浆膜受刺激或骨骼肌痉挛而产生疼痛，称为体腔壁痛（parietal pain）。例如，胸膜或腹膜炎症时可发生体腔壁痛。这种疼痛与躯体痛相似，也由躯体神经，如膈神经、肋间神经和腰上部脊神经传入，所以其疼痛定位准确。

2. 牵涉痛 某些内脏疾病往往引起远隔的体表部位发生疼痛或痛觉过敏，这种现象称为牵涉痛（referred pain）。例如，心肌缺血时，常感到心前区、左肩和左臂疼痛；胆囊炎、胆石症发作时，可感觉右肩区疼痛；患阑尾炎时，发病初期常出现脐周和上腹部疼痛；患胃溃疡或胰腺炎时，可出现左上腹和肩胛间疼痛；肾结石可引起腹股沟区疼痛；输尿管结石则可引起睾丸疼痛等。躯体深部痛也有牵涉痛的表现。由于牵涉痛的体表放射部位比较固定，所以在临床上对诊断某些内脏疾病具有重要参考价值。

牵涉痛的产生机制常用会聚学说和易化学说加以解释。会聚学说认为，来自牵涉痛的躯体组织与患病内脏的传入纤维会聚到脊髓同一水平的同一后角神经元，即两者通过共同的通路上传，由于平时疼痛刺激多来源于体表部位，因而大脑皮质将内脏传入误认为体表传入，于是发生牵涉痛。易化学说认为，患病内脏的传入冲动提高了邻近的躯体感觉神经元的兴奋性，从而对体表传入冲动产生易化作用，使平常不至于引起疼痛的刺激信号变为致痛信号，从而产生痛觉过敏（图11-12）。

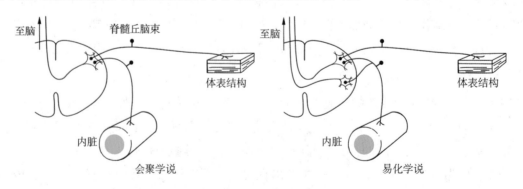

图11-12 牵涉痛产生机制示意图

⊕ **知识链接**

针刺镇痛

　　针刺镇痛是通过针刺一定穴位达到镇痛的一种方法。针刺镇痛具有安全、简便、经济和有效的特点，在我国已有 3000 余年历史，目前仍被国内外广泛应用。针刺穴位时引起的局部组织酸、胀、重等复合感觉，称为针感或"得气"感。

　　针刺镇痛源自我国传统医学的针灸，其发生的机制也已应用现代医学的理论和技术手段而部分被揭示。自 20 世纪 60 年代开始，我国科技工作者从外周、中枢、解剖和生化等多方面开展针刺镇痛机制的研究，使我国在针刺镇痛领域的研究居于世界领先水平，其中具有代表性的生理学家包括张香桐和韩济生等。目前认为，针刺穴位可能主要因刺激使穴位（深部）的感受器兴奋，局部产生兴奋，后者沿外周神经中的Ⅳ类和Ⅲ类纤维传入各级中枢。针刺传入信息和痛传入信息可在外周感受器和中枢的各级水平发生相互作用；还可激活不同的内源性镇痛系统，从而使疼痛得以减轻或被阻止。

第五节　神经系统对躯体运动的调节

⇨ **案例引导**

　　临床案例　患者，女，17 岁，运动员，运动会赛前训练时失误，头先着地，造成第 6 和第 7 颈椎开放性、粉碎性骨折，75% 错位。四肢和胸以下躯体失去知觉和运动功能。诊断：高位截瘫。

　　讨论：

　　1. 脊髓的功能有哪些？

　　2. 脊休克期间患者整体功能活动有哪些改变？

　　3. 脊休克后有哪些功能可恢复或部分恢复？为什么？

　　运动是人体的基本功能活动之一，分为随意运动、反射运动和节律性运动等。躯体的各种运动均受神经系统的调控，骨骼肌一旦失去神经系统的支配，就会发生功能障碍。调节躯体运动的神经结构包括脊髓、脑干、基底神经节、小脑和大脑皮质运动区等。各个神经结构之间高度协同、整合，共同调控躯体运动。

一、脊髓对躯体运动的调节

　　脊髓是躯体运动调节的最基本反射中枢，能完成如屈肌反射、对侧伸肌反射、牵张反射和节间反射等一些简单的躯体运动反射。但脊髓在整体受高位中枢的调节控制。

（一）脊髓运动神经元与运动单位

　　1. 脊髓运动神经元　脊髓前角存在支配骨骼肌运动的 α、γ 和 β 运动神经元。α 运动神经元支配梭外肌纤维，其兴奋时可引起它所支配的所有肌纤维收缩。α 运动神经元既接受从脑干到大脑皮质各级高位中枢的下传信息，也接受来自四肢、头面部皮肤、肌肉和关节等处的外周传入信息，因此是躯体运动反射的最后公路。α 运动神经元会聚各种运动信息，整合后发出一定形式和频率的冲动支配骨骼肌，可引发随意运动，调节姿势，协调肌群间的活动。γ运动神经元传出纤维较细，支配骨骼肌的梭内肌纤维。γ运动神经元的兴奋性较α运动神经元高，常以较高频率持续放电，可调节肌梭感受装置的敏感性。β运动神经元对梭内肌、梭外肌都有支配作用，但其功能尚不十分清楚。

2. 运动单位　由一个α运动神经元及其所支配的全部肌纤维所组成的功能单位，称为运动单位（motor unit）。运动单位的大小相差很大，例如，一个支配眼外肌的运动神经元只支配6~12根肌纤维，而一个支配三角肌的运动神经元可支配约2000根肌纤维。前者有利于肌肉的精细运动，而后者则有利于产生巨大的肌张力。不同运动单位的肌纤维是交叉分布的，有利于产生均匀的肌张力。

（二）脊休克

脊髓水平可完成多种反射，但由于其受高位中枢调控，脊髓自身所具有的功能不易表现出来。为研究脊髓本身的功能，可将脊髓和高位中枢在颈髓第5节段水平离断，使脊髓失去高位中枢的调控，同时保持实验动物的呼吸功能。这种脊髓与高位中枢离断的动物称为脊髓动物，简称脊动物。与高位中枢离断的脊髓会暂时丧失反射活动能力而进入无反应的状态，这种现象称为脊休克（spinal shock）。

脊休克主要表现为离断面以下的脊髓所支配的躯体与内脏反射均减退以至消失，如骨骼肌张力降低甚至消失，外周血管扩张，血压下降，发汗反射消失，粪、尿潴留等。脊休克是暂时现象，一些以脊髓为基本中枢的反射活动可以逐渐恢复，最先恢复的是屈肌反射和腱反射等比较简单和原始的反射，而后是对侧伸肌反射和搔爬反射等较复杂的反射活动，血压也逐渐回升到一定水平，并具有一定程度的排粪、排尿能力。另外，其恢复速度与动物的进化程度有关，低等动物恢复较快，越高等的动物恢复越慢。例如，蛙在脊髓离断后数分钟内反射即可恢复；犬于数天后恢复；而人类则需数周以至数月反射才能恢复。且恢复的这些反射功能并不完善，往往不能很好地适应机体生理功能的需要。例如，基本的排尿反射可以进行，但排尿不受意识控制，且尿不尽，容易引起膀胱感染；某些屈肌反射过强，汗腺过度分泌等。

脊休克的产生与恢复，说明脊髓本身能完成一些简单的反射。脊休克的产生，并不是由脊髓切断的损伤刺激所引起，而是由于离断面以下的脊髓突然失去高位中枢的调控，尤其是失去高位中枢对脊髓的易化作用，导致脊髓的兴奋性下降，从而不能实现其正常功能。

（三）脊髓对肌紧张与姿势的调节

中枢神经系统可通过调节骨骼肌的紧张度或产生相应的运动，以保持或改正躯体在空间的姿势，这种反射称为姿势反射（postural reflex）。在脊髓水平完成的姿势反射有对侧伸肌反射、牵张反射、节间反射等。

1. 屈肌反射与对侧伸肌反射　当脊椎动物肢体的皮肤受到伤害性刺激时，可反射性引起受刺激一侧肢体的屈肌收缩而伸肌舒张，表现为肢体屈曲，这种反射称为屈肌反射（flexor reflex）。该反射使肢体脱离伤害性刺激，具有保护意义，但不属于姿势反射。屈肌反射的程度与刺激强度有关。如果受到的伤害性刺激较强，则可在同侧肢体发生屈曲的基础上出现对侧肢体伸直，这种反射活动称为对侧伸肌反射（crossed extensor reflex）。对侧伸肌反射使对侧肢体伸直以支持体重，具有维持姿势保持平衡的作用，故是一种姿势反射。

2. 牵张反射　有完整神经支配的骨骼肌受外力牵拉时，引起受牵拉的同一肌肉收缩的反射活动，称为牵张反射（stretch reflex）。牵张反射包括腱反射和肌紧张两种类型。 🄴 微课11-4

（1）**腱反射**（tendon reflex）　是指快速牵拉肌腱时发生的牵张反射。例如，当叩击髌骨下方的股四头肌肌腱时，可引起股四头肌发生一次快速收缩。腱反射的传入纤维较粗，传导速度较快，反射的潜伏期很短，约0.7毫秒，是单突触反射。它的中枢常只涉及1~2个脊髓节段，所以反应的范围仅限于受牵拉的肌肉。临床上常采用检查腱反射来了解神经系统的功能状态，腱反射减弱或消失常提示该反射弧的某个部分受损；而腱反射亢进，则说明控制脊髓的高位中枢作用减弱，常提示高位中枢出现病变。

（2）肌紧张（muscle tonus）　是指缓慢持续牵拉肌腱时发生的牵张反射，表现为受牵拉的肌肉处于紧张性收缩状态。肌紧张的反射中枢有多个突触接替，为多突触反射。肌紧张时，肌肉中的肌纤维轮流收缩，所以不易发生疲劳，产生的收缩力量也不大，不会引起躯体明显的位移。在人类，直立时的抗重力肌一般是伸肌，由于重力的持续影响，使肌紧张主要表现在伸肌。因此，肌紧张对维持躯体姿势具有重要作用，是维持姿势最基本的反射活动，也是其他姿势反射的基础。肌紧张反射弧的任何部分受到破坏，即可出现肌张力的减弱或消失，表现为肌肉松弛，这时身体的正常姿势无法维持。伸肌和屈肌都有牵张反射，在人类，伸肌是抗重力肌，所以脊髓的牵张反射主要表现在伸肌。

（3）牵张反射的反射弧　牵张反射的感受器是肌梭（muscle spindle）。肌梭是一种长度感受器，属于本体感受器。其两端细小，中间膨大，外面有一层结缔组织膜，膜内含 6～12 根特殊的肌纤维，称为梭内肌纤维（intrafusal fiber），膜外的一般肌纤维称为梭外肌纤维（extrafusal fiber）。肌梭附着于肌腱或梭外肌纤维上，与梭外肌纤维平行排列，呈并联关系。梭内肌纤维的收缩成分在两端，中间部分是感受装置，无收缩功能，它们呈串联关系（图 11-13）。梭内肌纤维分核袋纤维（nuclear bag fiber）和核链纤维（nuclear chain fiber）两类。肌梭的传入神经纤维有直径较粗的 I$_a$ 类纤维与直径较细的 II 类纤维两种，前者末梢呈螺旋形缠绕于核袋纤维和核链纤维的感受装置部位；后者末梢呈花枝状，主要分布于核链纤维的感受装置部位。两种纤维的传入信号都抵达脊髓前角的 α 运动神经元。I$_a$ 和 II 类纤维的传入冲动进入脊髓后，除产生牵张反射外，还通过侧支和中间神经元接替上传到小脑和大脑皮质感觉区。

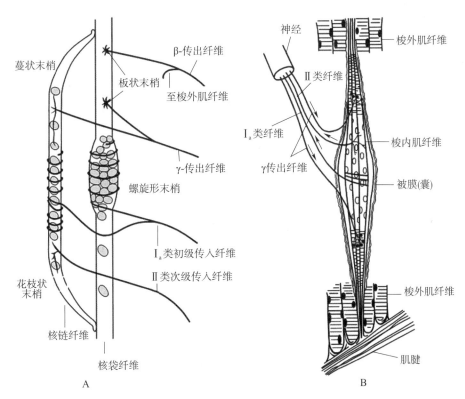

图 11-13　肌梭组成及牵张反射弧示意图

A：肌梭组成；B：牵张反射弧示意图

当肌肉受外力牵拉时，梭内肌感受装置被动拉长，使螺旋形末梢发生变形，导致 I$_a$ 类纤维传入冲动增加，冲动频率与肌梭被牵拉的程度成正比，肌梭传入冲动增加可引起支配同一肌肉的 α 运动神经元活动加强和梭外肌收缩，从而产生牵张反射。当梭外肌纤维收缩变短时，肌梭也变短而放松，它的中间部分感受装置受到的刺激减弱，传入冲动减少甚至停止，梭外肌纤维又恢复原来的长度。Ⅱ 类纤维传入的功能可能与本体感觉有关。

γ 运动神经元支配梭内肌，当它兴奋时，可使梭内肌从两端收缩，中间部位的感受装置被牵拉而提高肌梭的敏感性。因此，γ 运动神经元对调节牵张反射有重要意义。

除肌梭外，还有一种感受器称为腱器官（tendon organ），它分布于肌腱胶原纤维之间，与梭外肌纤维呈串联关系，其传入神经是 I_b 类纤维。腱器官是一种张力感受器，其传入冲动增加，通过抑制性中间神经元对 α 运动神经元产生抑制作用。当整块肌肉受牵拉时，由于肌组织较肌腱组织更富有弹性，牵拉所产生的张力大部分加在肌组织上，使之明显被拉长，而加在肌腱组织上的张力则较小，长度变化也不大。所以，肌肉受牵拉时，肌梭首先兴奋而产生牵张反射。若施加在肌肉的牵拉力加大，腱器官也可兴奋，从而抑制牵张反射，以避免肌肉被过度牵拉而受损。这种由腱器官兴奋引起的牵张反射抑制，称为反牵张反射（inverse stretch reflex），也称为腱器官反射。

3. 节间反射（intersegmental reflex）　是指脊髓某一节段神经元发出的轴突与邻近节段的神经元发生联系，通过上、下节段之间神经元的协同活动所进行的一种反射活动。例如，在动物脊休克恢复后期，刺激腰背皮肤引起后肢发生的搔爬反射就属于节间反射。

二、脑干对肌紧张和姿势的调节

脑干位于皮层中枢与脊髓之间，在功能上起到"上下沟通"的作用。脑干可通过调节肌紧张以保持一定的姿势，并参与躯体运动的调节，其对肌紧张的调节主要是通过脑干网状结构易化区和抑制区的活动而实现。

（一）脑干对肌紧张的调节

脑干网状结构内存在抑制或加强肌紧张及肌运动的区域，前者称为抑制区，后者称为易化区。易化区范围较抑制区广，包括延髓网状结构的背外侧部分、脑桥被盖、中脑中央灰质及被盖，也包括脑干以外的下丘脑和丘脑中线核群等部位（图 11 - 14）。另外，前庭核、小脑前叶两侧部和后叶中间部等部位也有易化肌紧张的作用，也包括在易化区中。抑制区相对较小，位于延髓网状结构的腹内侧部分（图 11 - 14）。易化区和抑制区均通过网状脊髓束的下行通路实现其易化或抑制作用。易化区兴奋 γ 运动神经元，增加肌梭敏感性，以增强肌紧张；而抑制区则通过抑制 γ 运动神经元，降低肌梭敏感性，从而实现对肌紧张的抑制。除了脑干网状结构外，还有脑外结构也对肌紧张进行调控，它们和脑干网状结构的易化区和抑制区共同构成了易化系统和抑制系统。如易化肌紧张的前庭核和小脑前叶两侧部，抑制肌紧张的大脑皮质运动区、纹状体、小脑前叶蚓部等。这些脑外结构分别调控脑干网状结构易化区和抑制区，以实现对肌紧张的调节。正常情况下，易化区的活动较抑制区强，两者在一定水平上保持相对平衡，以维持正常的肌紧张。

（二）去大脑僵直

在动物中脑上、下丘之间切断脑干后，动物出现肌紧张亢进，尤其是伸肌，表现为四肢伸直、坚硬如柱、头尾昂起、脊柱挺硬，这一现象称为去大脑僵直（decerebrate rigidity）（图 11 - 15）。去大脑僵直是由于在中脑上、下丘之间切断脑干后，切断了大脑皮质和纹状体等部位与网状结构的功能联系，造成易化区活动明显占优势的结果。如果此时切断相应的脊髓后根以消除肌梭传入冲动，该肌肉的僵直现象即消失。由此认为，这种僵直属于 γ 僵直。若将上述切断后根的去大脑动物进一步切除小脑前叶，能使僵直再次出现，这种僵直属于 α 僵直，因为此时后根已切断，γ 僵直已不可能发生，而是高位中枢通过

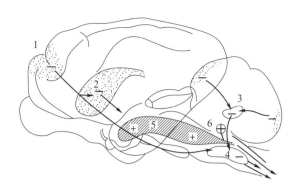

图 11 - 14　猫脑干网状结构下行抑制和易化系统示意图

+：表示易化区；－：表示抑制区

1：大脑皮层运动区；2：尾状核；3：小脑；4：网状结构抑制区；5：网状结构易化区；6：延髓前庭核

下行性作用，直接或间接通过脊髓中间神经元提高 α 运动神经元的活动而出现的僵直。若在此基础上进一步切断第Ⅷ对脑神经，以消除由内耳半规管和前庭传到前庭核的冲动，则僵直再次消失，说明 α 僵直主要是通过前庭脊髓束而实现的。

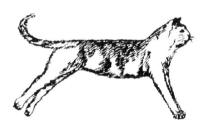

图 11 - 15　猫去大脑僵直示意图

去大脑僵直是由于在中脑上、下丘之间切断脑干后，切断了大脑皮质和纹状体等部位与网状结构的功能联系，造成易化区活动明显占优势的结果。人类也可出现类似现象，临床上当蝶鞍上囊肿引起皮质与皮层下失去联系时，可出现明显的下肢伸肌僵直及上肢的半屈状态，称为去皮层僵直（decorticate rigidity）。人类在中脑疾病出现去大脑僵直时，表现为头后仰，上、下肢均僵硬伸直，上臂内旋，手指屈曲（图 11 - 16）。临床上当患者出现去大脑僵直时，往往提示病变已严重侵犯脑干，是预后不良的信号。

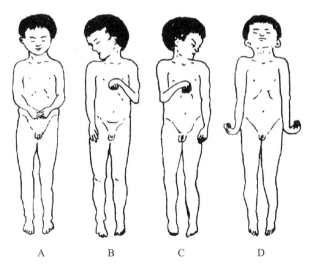

图 11 - 16　人类去皮质僵直和去大脑僵直

A、B、C：去皮质僵直；D：去大脑僵直

从牵张反射的产生机制，可将去大脑僵直分为两种：α 僵直和 γ 僵直。前者是由于高位中枢的下行性作用，直接或间接通过脊髓中间神经元提高 α 运动神经元的活动而出现的僵直；而后者是高位中枢的下行性作用，首先提高 γ 运动神经元的活动，使肌梭的传入冲动增多，转而增强 α 运动神经元的活动而出现的僵直。

（三）脑干对姿势的调节

由脑干整合而完成的姿势反射有状态反射、翻正反射、直线和旋转加速度反射等。

1. 状态反射　头部在空间的位置发生改变以及头部与躯干的相对位置发生改变，都可反射性地改变躯体肌肉的紧张性，这一反射称为状态反射（attitudinal reflex）。状态反射包括迷路紧张反射和颈紧张反射。迷路紧张反射是内耳迷路的椭圆囊和球囊的传入冲动对躯体伸肌紧张性的反射性调节，其反射中枢主要是前庭核。颈紧张反射是颈部扭曲时，颈部脊椎关节韧带和肌肉本体感受器的传入冲动对四肢肌肉紧张性的反射性调节，其反射中枢位于颈部脊髓。状态反射对于维持姿势具有重要意义。在正常情况下，状态反射常受高级中枢的抑制而不易表现出来。

2. 翻正反射　可保持站立姿势的正常动物，若将其推倒则可翻正过来，这种反射称为翻正反射（righting reflex）。例如，使动物四足朝天从空中落下，则可清楚地观察到动物在坠落过程中首先是头颈扭转，使头部的位置翻正，然后前肢和躯干跟随着扭转过来，接着后肢也扭转过来，最后四肢安全着地。

三、小脑对躯体运动的调节

依据与小脑联系的传入和传出纤维情况，可将小脑分为前庭小脑、脊髓小脑和皮层小脑 3 个功能部分，它们分别与前庭系统、脊髓和大脑皮层形成 3 个闭合的神经回路。小脑是中枢神经系统中最大的运动结构，对于维持身体平衡、调节肌紧张、协调与形成随意运动有重要作用（图 11 - 17）。

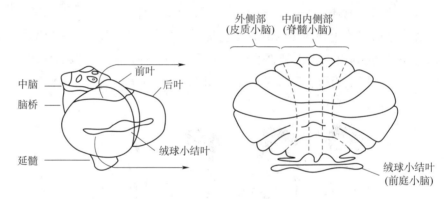

图 11 - 17　小脑分区模式图

左图：小脑的分区，以原裂和后外侧裂可将小脑横向分为前叶、后叶和绒球小结叶 3 部分；右图：小脑的功能分区，依据小脑功能可分为前庭小脑、脊髓小脑和皮层小脑 3 个功能部分

（一）维持身体平衡

前庭小脑主要由绒球小结叶构成，它与前庭器官和前庭神经核有密切联系。其维持身体平衡的反射途径为：前庭器官（直接或经前庭核）→绒球小结叶→前庭核→脊髓前角运动神经元→肌肉。实验证明，切除绒球小结叶的猴，或因第四脑室肿瘤压迫损伤绒球小结叶的患者，可出现平衡功能严重失调、身体倾斜、站立困难等症状，但其他随意运动仍能协调。

此外，前庭小脑也接受经脑桥核中转的外侧膝状体、上丘和视皮层等处的视觉传入信息，通过调节眼外肌的活动而协调头部运动时眼的凝视运动。猫切除绒球小结叶后，当头部固定于某一特定位置时，可出现眼震颤，即位置性眼震颤。

（二）协调随意运动与调节肌紧张

脊髓小脑由小脑前叶和后叶的中间带（包括蚓部和半球中间部）组成，主要接受来自脊髓和三叉神经的传入，也接受视觉、听觉等传入信息。小脑后叶中间带主要参与协调随意运动，而小脑前叶主要参与调控肌紧张。脊髓小脑可察觉运动执行情况和运动指令之间的偏差，一方面向大脑皮质发出矫正信号，修正运动皮层质的活动，使其符合运动的实际情况；另一方面，通过脑干－脊髓下传途径调节肌肉的活动，纠正运动的偏差，使运动能按运动皮层预定的目标和轨道准确进行。脊髓小脑受损后，随意运动的力量、方向及限度将发生变化，运动变得笨拙而不准确，患者可出现意向性震颤，即不能完成精巧动作，在运动过程中肌肉抖动把握不住方向，在精细动作终末出现震颤。这种小脑损伤后的动作性协调障碍，称为小脑性共济失调（cerebellar ataxia）。

此外，小脑前叶对肌紧张的调节有易化和抑制双重作用，前叶两侧部有易化肌紧张的作用，而前叶蚓部则有抑制肌紧张的作用。后叶中间带对肌紧张也有易化作用。在进化过程中，抑制肌紧张的作用逐渐减弱，而易化肌紧张的作用逐渐加强。故脊髓小脑受损患者可出现肌张力减退、四肢乏力。

（三）参与随意运动设计

皮层小脑指半球外侧部，它不接受外周感觉的传入，而主要与大脑皮层感觉区、运动区和联络区构成回路，其主要功能是参与随意运动的设计和程序的编制。随意运动的产生包括运动的设计和执行两个不同阶段，并需要脑在设计和执行之间进行反复的比较来协调动作。例如，骨骼肌在完成一个新动作时，最初常常是粗糙而不协调的，这是因为小脑尚未发挥其协调功能。经过反复练习以后，大脑皮层与小脑之间不断进行联合活动，同时脊髓小脑不断接受感觉传入信息，逐步纠正运动过程中发生的偏差，使运动逐步协调起来，从而皮层小脑内储存了一套运动程序。当大脑皮层要发动某项精巧运动时，可通过环路联系，从小脑中提取储存的程序，再通过皮质脊髓束发动这项精巧运动，使骨骼肌活动协调，动作平稳、准确、熟练且完成迅速，几乎不需经过思考。

四、基底神经节对躯体运动的调节

基底神经节（basal ganglia）是指皮层下一些核团的总称，与躯体运动有关的主要是纹状体，包括尾核、壳核和苍白球。此外，丘脑底核、中脑的黑质和红核在功能上和基底神经节紧密联系，因此，也被归入其中。基底神经节的主要功能是通过对肌紧张的控制，调节和稳定随意运动。基底神经节和皮层小脑是与大脑皮层构成环路联系的两个重要皮层下区域。

（一）基底神经节与大脑皮层的联系

基底神经节接受大脑皮层的纤维投射，其传出纤维经丘脑前腹核和外侧腹核接替后又回到大脑皮层，构成基底神经节与大脑皮层之间的回路，该回路可分为直接通路和间接通路两条途径（图11－18）。

1. 直接通路 指皮质广泛区域→新纹状体→苍白球内侧部→丘脑前腹核和外侧腹核→大脑皮层运动前区的神经通路。大脑皮层对新纹状体起兴奋作用，新纹状体可抑制苍白球内侧部，而苍白球内侧部又抑制丘脑。因此当新纹状体活动增加时，丘脑和大脑皮层的活动增加，这种现象称为去抑制（disinhibition）。因此，直接通路加强了基底神经节的兴奋输出，可易化大脑皮层发动运动。

2. 间接通路 是在上述直接通路中的新纹状体与苍白球内侧部之间插入苍白球外侧部和丘脑底核两个中间接替过程的通路，其途径为：皮层广泛区域→新纹状体→苍白球外侧部→丘脑底核→苍白球内侧部→丘脑前腹核和外侧腹核→皮层运动前区。这条通路中同样存在去抑制现象，即新纹状体到苍白球外侧部和苍白球外侧部到丘脑底核的投射纤维都是抑制性的。间接通路的作用可部分抵消直接通路对丘脑和大脑皮层的兴奋作用。

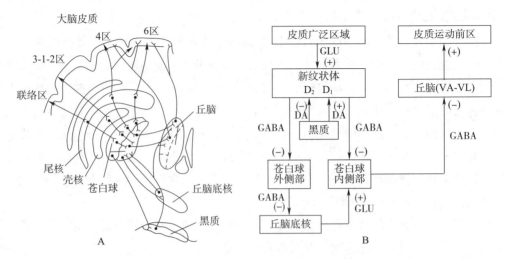

图 11 –18　基底神经节与大脑皮层之间神经回路模式图

A. 基底神经节与大脑皮层的神经回路；B. 直接通路与间接通路

DA：多巴胺；GABA：γ–氨基丁酸；GLU：谷氨酸；（＋）：兴奋性作用；（–）：抑制性作用

（二）黑质 – 纹状体投射系统

黑质和纹状体之间存在密切的联系（图 11 –19），黑质 – 纹状体多巴胺能投射系统由黑质发出，纤维投射到新纹状体内的中型多棘神经元。当黑质 – 纹状体多巴胺能纤维末梢释放的多巴胺激活多棘神经元上的 D_1 受体时，可增强直接通路的活动；而激活多棘神经元上的 D_2 受体时，可抑制间接通路的活动。多巴胺通过影响直接通路和间接通路，使丘脑 – 皮层投射系统活动加强，从而易化大脑皮质层发动运动。

（三）与基底神经节损害有关的疾病

基底神经节损伤的临床表现可分为两大类：一类表现为运动过少而肌紧张增强，如帕金森病（Parkinson disease）；另一类表现为运动过多而肌紧张降低，如亨廷顿病（Huntington disease）。

1. 帕金森病　又称震颤麻痹（paralysis agitans），其主要症状是全身肌紧张增高、肌肉强直、随意运动减少、动作缓慢、面部表情呆板，常伴有静止性震颤。其病因是双侧黑质病变，黑质 – 纹状体多巴胺递质系统功能受损，引起直接通路活动减弱而间接通路活动增强，使大脑皮层对运动的发动受到抑制，从而出现运动减少和动作缓慢的症状。在临床实践中，使用左旋多巴以增加多巴胺的合成，能明显改善帕金森病患者的症状。近年来，人们正在探索基因治疗帕金森病的可能性。

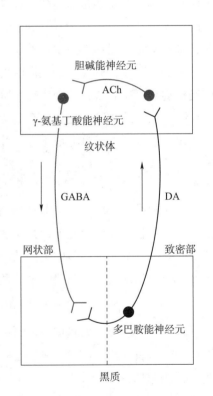

图 11 –19　黑质纹状体环路示意图

2. 亨廷顿病　又称舞蹈病（chorea），主要表现为不自主的上肢和头部的舞蹈样动作，伴肌张力降低等症状。其病因主要是双侧新纹状体病变，新纹状体内胆碱能神经元和 γ – 氨基丁酸能神经元功能减退，减弱了对苍白球外侧部的抑制作用，引起间接通路活动减弱而直接通路活动相对增强，对大脑皮层发动运动产生易化作用，从而出现运动过多的症状。临床上用利血平耗竭多巴胺可缓解其症状。

五、大脑皮层对躯体运动的调节

大脑皮层是调节躯体运动的最高级、也是最复杂的中枢。它接受感觉信息的传入，其下行信息抵达脊髓前角和脑干的运动神经元来控制躯体运动。

（一）大脑皮层的运动区

与躯体运动有密切关系的大脑皮层区域，称为大脑皮层运动区。人类的大脑皮层运动区包括中央前回、运动前区、运动辅助区和后顶叶皮层等区域（图11－20）。

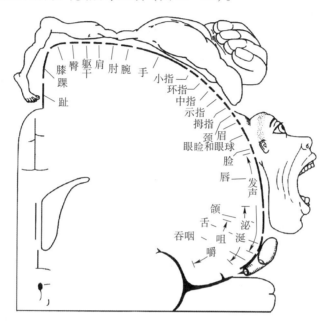

图11－20 人大脑皮层运动区示意图

1. 主要运动区 包括中央前回和运动前区，是控制躯体运动最重要的区域。它们接受本体感觉冲动，感受躯体的姿势和躯体各部分在空间的位置及运动状态，并借此调整和控制全身的运动。主要运动区有以下功能特征：①交叉支配，即一侧皮层运动区支配对侧躯体的骨骼肌。但在头面部，除面神经支配的眼裂以下表情肌和舌下神经支配的舌肌主要受对侧支配外，其余运动（如咀嚼运动、喉运动及上部面肌运动）的肌肉均为双侧性支配。因此，一侧内囊损伤将产生对侧下部面肌及舌肌麻痹，但头面部多数肌肉活动仍基本正常。②代表区的大小与运动的精细和复杂程度有关，即运动越精细越复杂的肌肉，其代表区面积越大。如手和五指及发声部位所占皮层面积很大，而躯干所占面积则很小。③运动区定位的安排是倒置的，即下肢的代表区在皮层顶部，膝关节以下肌肉的代表区在半球内侧面；上肢肌肉的代表区在中间部；而头面部肌肉的代表区在底部，但头面部代表区的内部安排是正立的。

2. 其他运动区 包括运动辅助区、第一感觉区、第二感觉区等。人的运动辅助区位于两半球内侧面、扣带沟以上、4区之前的区域。

（二）运动传导通路

大脑皮质运动区发出的对躯体运动调节的主要传导通路有皮质脊髓束和皮质脑干束。

1. 皮质脊髓束 分为皮质脊髓侧束和皮质脊髓前束。皮质脊髓束中约80%的纤维在延髓锥体跨过中线，在对侧脊髓外侧索下行而形成皮质脊髓侧束。其余约20%的纤维在延髓不跨越中线，在脊髓同侧前索下行而形成皮质脊髓前束。在人类，皮质脊髓前束在种系发生上较古老，其功能是控制躯干和四肢近端肌肉，尤其是屈肌的活动，与姿势的维持和粗略的运动有关；而皮质脊髓侧束在种系发生上较新，其功能是控制四肢远端肌肉的活动，与精细的、技巧性的运动有关。

2. 皮质脑干束 是由皮质发出，经内囊到达脑干内各脑神经运动神经元，直接或间接止于脑神经核的传导束。该束发出的纤维支配面部、口、舌、咽的肌肉，调节眼肌、面肌和咀嚼肌的运动。

皮质脊髓束和皮质脑干束发出的侧支和一些直接起源于运动皮质的纤维，经脑干某些核团接替后形成顶盖脊髓束、网状脊髓束和前庭脊髓束，主要参与对近端肌肉粗略运动和姿势的调节；由前角皮质神经元发出的轴突纤维或轴突侧支抵达红核的大细胞，红核细胞发出红核脊髓束交叉至对侧下行，终止于脊髓背外侧的中间神经元，主要参与对四肢远端肌肉精细运动的调节。

运动传导通路又常分为锥体系和锥体外系两个系统。锥体系是指皮质脊髓束和皮质脑干束传导通路；锥体外系是指锥体系以外的所有控制脊髓运动神经元活动的下行通路。正常的随意运动是在锥体系和锥体外系的协同配合下完成的。由于锥体系和锥体外系的皮层起源相互重叠，在脑内的下行途径中彼此间亦存在着复杂的纤维联系，而且，锥体系的下行纤维也并非全部通过延髓锥体。从皮层到脑干之间的病理过程引起的运动障碍，往往难以区分究竟是锥体系还是锥体外系的功能受损。如临床上的锥体束综合征，实际上就是这两个系统合并损伤的结果。

第六节　神经系统对内脏活动的调节

内脏活动的调节由于不受意识支配，故调节内脏活动的神经结构称为自主神经系统（autonomic nervous system），包括传入神经和传出神经两部分，但习惯上仅指其传出部分。按结构和功能的不同，自主神经系统分为交感神经系统（sympathetic nervous system）和副交感神经系统（parasympathetic nervous system）两大部分，其神经纤维广泛分布于全身各内脏器官（图 11 –21）。

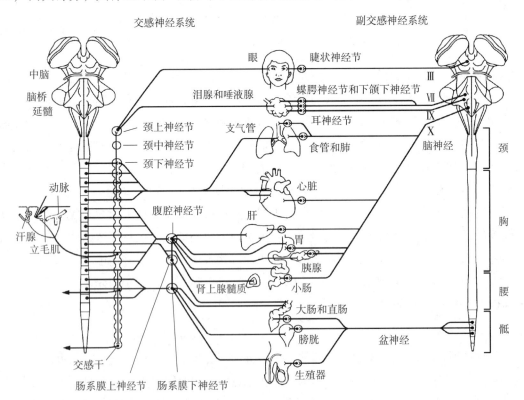

图 11 – 21　人体自主神经分布示意图

一、自主神经系统的结构与功能特点 🅔 微课 11 –5

（一）自主神经系统的结构特点

自主神经从中枢发出至效应器前都要在自主神经节内更换一次神经元。由脑和脊髓发出到神经节的纤维称为节前纤维，属于 B 类纤维，传导速度较快；由自主神经节内发出的纤维称为节后纤维，属于 C 类纤维，传导速度较慢。交感神经节位于椎旁节和椎前节中，离效应器官较远，因此节前纤维短而节后纤维长；副交感神经节通常位于效应器官壁内，因此节前纤维长而节后纤维短。交感神经起自脊髓胸、腰段灰质的侧角，兴奋时产生的效应较广泛；而副交感神经起自脑干的脑神经核和脊髓骶段灰质相当于侧角的部位，兴奋时产生的效应相对局限。

（二）自主神经系统的功能

自主神经系统主要调节心肌、平滑肌和腺体的活动。交感和副交感神经的主要递质和受体系统是乙酰胆碱和去甲肾上腺素及其相应的受体。自主神经系统胆碱能和肾上腺素能受体的分布及其生理功能总结于表 11 –2 中。

（三）自主神经系统的功能特点

1. 紧张性支配　静息状态下，自主神经系统持续地向内脏器官发放低频神经冲动，使效应器经常维持一定的活动状态，称为自主神经系统的紧张性。各种内脏功能调节都是在紧张性活动的基础上进行。例如，切断心迷走神经，心率即加快；切断心交感神经，心率则减慢。一般认为，自主神经的紧张性来源于中枢，而中枢的紧张性则来源于神经反射和体液因素等多种原因。

2. 双重支配　人体内多数组织器官都受交感和副交感神经的双重支配，两者的作用往往是相互拮抗的。例如，心交感神经能加强心脏的活动，而心迷走神经则起相反作用。这种相互拮抗作用使受支配器官的活动能适应机体在不同条件下的需要。在某些效应器上，交感神经和副交感神经也可表现为协同作用。例如，交感神经和副交感神经兴奋都能促进唾液腺的分泌，但前者引起的唾液分泌是少量、黏稠的，而后者引起的唾液分泌是大量、稀薄的。

3. 受效应器所处功能状态影响　自主神经的作用与效应器的功能状态有关。例如，刺激交感神经可引起未孕动物的子宫运动抑制，而对有孕子宫却可加强其运动。又如，胃幽门处于收缩状态时，刺激迷走神经能使之舒张；而幽门处于舒张状态时，刺激迷走神经则使之收缩。

4. 对整体生理功能调节的意义　交感神经系统活动范围广，在紧急情况下占优势，其生理意义在于动员机体潜能以适应环境的急变。副交感神经系统活动较局限，安静时活动占优势，其生理意义在于保护机体、休整恢复、促进消化、积蓄能量以及加强排泄和生殖功能，使机体保持安静时的生命活动。

二、内脏活动的中枢调节

调节内脏活动的中枢分布于中枢神经系统的许多部位，它们既分工又协调一致。

（一）脊髓对内脏活动的调节

脊髓是内脏活动调节的初级中枢，对内脏活动具有一定的调节能力，如基本的血管张力反射、发汗反射、排尿反射、排便反射、阴茎勃起反射等，可在脊髓水平完成。但脊髓反射活动的调节是初级的，调节能力弱，不能很好适应正常生理功能的需要。例如，脊休克之后可出现直立性低血压。因为，此时血压反射的调节能力很差，外周血管阻力不能及时发生适应性改变。此外，患者排尿和排便反射虽能进行，但不能排空，且不受意识控制，出现尿、便失禁。

（二）低位脑干对内脏活动的调节

延髓是维持生命活动的基本中枢。循环、呼吸等的反射调节在延髓水平已初步完成，因此，延髓有"生命中枢"之称。此外，脑桥存在呼吸调整中枢、角膜反射中枢，中脑中存在瞳孔对光反射中枢。

（三）下丘脑对内脏活动的调节

下丘脑内有许多神经核团，与边缘系统、脑干网状结构之间都有密切的形态和功能方面的联系，是较高级的内脏活动调节中枢。下丘脑主要是通过摄食、饮水和性行为等本能行为以及对体温、水平衡和激素分泌等的调节，将内脏的活动同其他功能结合在一起，形成完善而精确的整体功能。

1. 调节摄食行为　是动物维持个体生存的基本活动。下丘脑外侧区存在摄食中枢，用电流刺激此区时，动物食量大增。腹内侧核存在饱中枢，如果刺激此区，动物将停止摄食活动。摄食中枢和饱中枢神经元的活动具有相互制约关系，由于这些神经元对血糖敏感，故血糖水平的高低可调节摄食中枢和饱中枢的活动。

2. 调节水平衡　损毁下丘脑可导致烦渴与多尿，说明下丘脑对渴觉的形成和机体对水的摄入与排出调节过程中发挥重要作用。实验证明，下丘脑外侧区（靠近摄食中枢）有控制摄水的区域。引起渴觉的主要因素是血浆晶体渗透压升高和细胞外液量明显减少，前者经下丘脑前部的脑渗透压感受器而起作用，后者通过肾素－血管紧张素系统介导，血管紧张素Ⅱ可刺激间脑的室周器引起渴觉。

3. 调节体温　体温调节的基本中枢位于视前区－下丘脑前部，该部位存在温度敏感神经元，它们既能感受所在部位的温度变化，也能对传入的温度信息进行整合，调节机体的产热和散热活动，使体温保持相对稳定（详见第七章）。

4. 调节垂体激素分泌　下丘脑内的神经内分泌小细胞能合成多种下丘脑调节肽，这些肽类物质经垂体门脉系统运送至腺垂体，从而调节腺垂体激素的分泌；而下丘脑视上核和室旁核的神经内分泌大细胞能合成血管升压素和缩宫素，经下丘脑垂体束运送至神经垂体储存。

5. 控制生物节律　机体内的许多活动能按一定的时间顺序发生周期性变化，这一现象称为生物节律（biorhythm）。根据周期的长短，生物节律可分为高频节律（周期低于一天，如心动周期、呼吸周期等）、中频节律（日节律）和低频节律（周期高于一天，如月经周期）。日节律是最重要的生物节律，如血细胞数、体温、促肾上腺皮质激素分泌等的日周期变动。目前认为，日节律的控制中心可能在下丘脑的视交叉上核，它通过与视觉感受装置发生联系，使体内日周期与外环境昼夜周期同步。若人为改变昼夜的光照变化，可使一些功能的日周期发生位相移动。

6. 调节情绪反应　情绪属于心理活动，通常伴随躯体运动、自主神经和内分泌功能的变化。下丘脑中有与情绪反应密切相关的区域，研究表明，下丘脑内近中线的腹内侧区存在防御反应区，电刺激该区可引发防御性行为，出现一系列交感神经活动亢进的现象，如张牙舞爪、毛发竖起、心跳加速、呼吸加快、瞳孔扩大、血压升高等反应。正常情况下，下丘脑的情绪活动受到大脑皮质的抑制而不易表现出来，切除大脑后抑制解除，便可表现出来。临床上，人类的下丘脑疾病，也常常出现情绪异常，也说明下丘脑参与情绪反应的调节。

（四）大脑皮层对内脏活动的调节

大脑皮层是调节内脏活动的高级中枢，与内脏活动关系密切的皮层结构是边缘系统和新皮质的某些区域。

边缘系统包括边缘叶以及与其有密切关系的皮层和皮层下结构。边缘叶包括海马、穹窿、海马回、扣带回、胼胝体回等。与边缘叶结构和功能密切相关的皮层包括岛叶、颞极和眶回，皮质下结构包括杏仁核、隔区、下丘脑、丘脑前核等。边缘系统是调节内脏活动的高级中枢，对内脏活动的调节复杂而多变。例如，刺激扣带回前部可出现呼吸抑制或加速、血压下降或上升、心率减慢、胃运动抑制、瞳孔扩大或缩小；刺激杏仁核可出现咀嚼、唾液和胃液分泌增加、胃蠕动增强、排便、心率减慢、瞳孔扩大。此外，边缘系统还与情绪、食欲、性欲、生殖、防御、学习和记忆等活动有密切关系。

新皮质是大脑皮质中除边缘系统皮质部分以外的进化程度最新的部分。研究表明，新皮层与内脏活动有关，而且区域分布和躯体运动代表区的分布有一致的部分。例如，电刺激动物的新皮质，除能引起躯体运动外，也能引起内脏活动的改变，包括血管舒缩、汗腺分泌、呼吸运动、直肠和膀胱活动等的改变。

第七节　脑的高级功能

人类的大脑除了在感觉、躯体运动和内脏活动的调节中发挥重要作用以外，还有更为复杂的高级功能，如睡眠、觉醒、学习、记忆、思维、语言等。这些活动产生的过程中，伴有相应的生物电变化。

一、大脑皮层的生物电活动

大脑皮层的生物电活动包括自发脑电活动和皮层诱发电位。

（一）自发脑电活动

在无明显刺激的情况下，大脑皮层经常性自发地产生节律性电位变化，称为自发脑电活动（spontaneous electrical activity of brain）。临床上使用脑电图仪在头皮表面记录到的自发脑电活动称为脑电图（electroencephalogram，EEG）（图 11 – 22）。

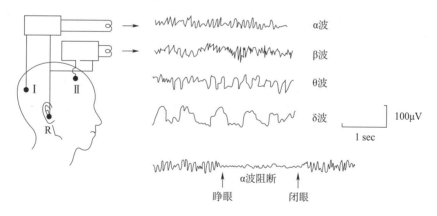

图 11 – 22　正常脑电图的描记和几种基本波形
Ⅰ、Ⅱ：引导电极放置位置（分别为枕叶和额叶）；R：无关电极放置位置（耳郭）

1. 脑电图的波形　在正常情况下，脑电图按频率快慢分为 4 种波形：α 波、β 波、θ 波和 δ 波（表 11 – 3）。

（1）α 波　是成年人安静时的主要脑电波。在成年人清醒、安静、闭眼时出现，睁开眼睛或接受其他刺激时，α 波立即消失转而出现 β 波，这一现象称为 α 波阻断（α – block）。此时被试者再安静闭眼，则 α 波又重现。

（2）β 波　是一种不规则的低振幅快波。当受试者睁眼视物或接受其他刺激时出现，是大脑皮层处于紧张激动状态的标志。

（3）θ 波　在成人困倦时可以出现。在幼儿时期，脑电波频率比成人慢，常见到 θ 波，青春期开始时才出现成人型 α 波。

（4）δ波　成人在清醒状态下，几乎没有δ波，但在睡眠期间、极度疲劳或麻醉时可出现。在婴儿时期，脑电频率比幼儿更慢，常可见到δ波。一般认为，高振幅的慢波（θ波或δ波）可能是大脑皮层处于抑制状态时电活动的主要表现。

表 11-3　正常人脑电图的几种基本波形

脑电波	频率（Hz）	波幅（μV）	常见部位	出现条件
α波	8～13	20～100	枕叶	成人安静、闭眼、清醒时
β波	14～30	5～20	额叶、顶叶	成人活动时
θ波	4～7	100～150	颞叶、顶叶	少年正常脑电，或成人困倦时
δ波	0.5～3	20～200	颞叶、枕叶	婴幼儿正常脑电，或成人熟睡时

正常成年人的脑电图以α波和β波为主。当有许多皮层神经元的电活动趋于一致时，出现低频率、高振幅的波称为同步化波，当皮层神经元的电活动不一致时，就出现高频率低振幅的波形，称为去同步化波。临床上，癫痫患者或皮层有占位病变（如肿瘤等）的患者，其脑电波常发生改变。在没有镇静剂等药物作用下，若出现持续零电位的脑电图，则是脑死亡的表现。

2. 脑电波形成的机制　脑电波的节律比神经元动作电位的频率慢很多，但与神经元突触后电位的时程比较接近。一般认为，脑电图记录的电位变化是由突触后电位形成的，是大量神经元同步活动发生的突触后电位的总和。因为锥体细胞在皮层排列整齐，其顶树突相互平行并垂直于皮层表面，因此，其同步电活动易总和而形成强大电场，从而改变皮层表面的电位。大量皮层神经元的同步电活动则依赖于皮层与丘脑之间的交互作用，一定的同步节律的非特异投射系统的活动，可促进皮层电活动的同步化。

（二）皮层诱发电位

感觉传入系统或脑的某一部位受刺激时，在皮层某一局限区域引出的电位变化称为皮质诱发电位（evoked cortical potential）。皮层诱发电位可通过刺激感受器、感觉神经或感觉传导途径的任何一点而引出，常见的皮层诱发电位有躯体感觉诱发电位（SEP）、听觉诱发电位（AEP）和视觉诱发电位（VEP）等。诱发电位一般由主反应、次反应和后发放3部分组成（图11-23）。主反应为先正后负的电位变化，在大脑皮层的投射有特定的中心区。主反应出现在一定的潜伏期之后，即与刺激有锁时关系。次反应是跟随主反应之后的扩散性续发反应，可见于皮层的广泛区域，与刺激没有锁时关系。后发放为一系列正相的周期性电位波动。

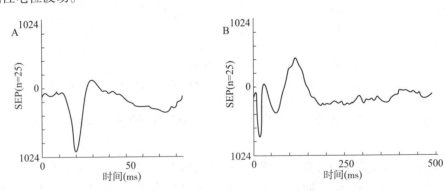

图 11-23　刺激家兔腓总神经引起的躯体感觉诱发电位（SEP）

A：刺激后0～100毫秒内的SEP描记，即B中前100毫秒的展宽；B：刺激后0～500毫秒内的SEP描记，刺激后约12毫秒出现先正（向下）后负（向上）的主反应，随后出现次反应，约300毫秒后出现后发放；横坐标为描记时间；纵坐标为计算机数字量；n为计算机叠加次数

皮层诱发电位波幅小，又出现在自发脑电波的背景上，因此较难分辨。应用计算机将电位变化叠加

和平均处理能使主反应突显出来，而其他成分则互相抵消。利用记录诱发电位的方法，可了解各种感觉在皮层的投射定位。诱发电位也可在颅外头皮上被记录到，对于研究人类的感觉功能、神经系统疾病、行为和心理活动等有一定的价值。

二、觉醒和睡眠

觉醒（wakefulness）与睡眠（sleep）是人和高等动物生命活动中所必需的两个相互转化的生理过程。觉醒与睡眠的昼夜交替是人类生存的必要条件。觉醒状态可使机体迅速适应环境变化，因而能进行各种体力和脑力劳动；而睡眠则使机体的体力和精力得到恢复。

（一）觉醒

觉醒状态可分为行为觉醒和脑电觉醒，前者表现为对新异刺激有探究行为；后者指脑电图波形呈去同步化快波的状态，对新异刺激不一定有探究行为。

觉醒状态的维持与脑干网状结构上行激动系统的作用有关，上行激动系统主要通过非特异感觉投射系统而到达大脑皮层。临床上，巴比妥类催眠药、乙醚等麻醉药就是通过作用于该系统而抑制大脑皮层的活动。行为觉醒的维持可能与黑质多巴胺能系统的功能有关。而脑电觉醒的维持与蓝斑上部去甲肾上腺素能系统和脑干网状结构胆碱能系统的作用都有关，前者的作用是持续性的或紧张性的，后者的作用则为时相性的，并能调节前者的脑电觉醒作用。

（二）睡眠 🇪 微课 11-6

一般情况下，成年人每天所需睡眠时间 7~9 小时，老年人需 5~7 小时，儿童需要睡眠时间 10~12 小时，新生儿需 18~20 小时。人类的睡眠分为非快眼动睡眠和快眼动睡眠两个时相，不同的睡眠时相状态，脑电图和机体的生理功能表现不同。

1. 睡眠的时相 睡眠可分为非快眼动睡眠（non-rapid eye movement sleep，NREM sleep）和快眼动睡眠（rapid eye movement sleep，REM sleep）两个时相。NREM 睡眠时脑电图主要呈现同步化慢波，故曾称之为慢波睡眠（slow wave sleep）。但目前认为，人的 NREM 睡眠可分为 Ⅰ、Ⅱ、Ⅲ 和Ⅳ共 4 个时期，只有Ⅲ期和Ⅳ期才是慢波睡眠。REM 睡眠时脑电图呈现去同步化快波，也称为快波睡眠（fast wave sleep）。睡眠过程中两个时相互相交替，成人进入睡眠后，首先是 NREM 睡眠，持续 80~120 分钟后转入 REM 睡眠，维持 20~30 分钟后，又转入 NREM 睡眠；整个睡眠过程中有 4~5 次交替，越近睡眠的后期，REM 睡眠持续时间越长。两种睡眠时相状态均可直接转为觉醒状态，但在觉醒状态下，一般只能进入 NREM 睡眠，而不能直接进入 REM 睡眠。

NREM 睡眠期间，人体的视、听、嗅、触等感觉功能减退，骨骼肌反射活动（包括肌紧张）减弱，伴有瞳孔缩小、心率减慢、血压下降、代谢率下降、体温下降、呼吸变慢、发汗功能增强等一系列自主神经功能的改变。机体的耗氧量下降，但脑的耗氧量不变；同时，腺垂体分泌生长激素明显增多。因此，NREM 睡眠有利于促进机体生长和体力恢复。

REM 睡眠期间，脑电图呈现去同步化快波，与觉醒时很难区别。与 NREM 睡眠相比，REM 睡眠期间各种感觉进一步减退，以致唤醒阈提高，骨骼肌反射和肌紧张进一步减弱，肌肉几乎完全松弛，可有间断的阵发性表现，如眼球快速运动、部分躯体抽动、血压升高、心率加快、呼吸加快而不规则等，此外，若在此期间被唤醒，80% 左右的人会诉说正在做梦，上述阵发性表现可能与梦境有关。REM 睡眠期间，脑的耗氧量增加，脑血流量增多，脑内蛋白质合成加快，但生长激素分泌减少。快波睡眠与幼儿神经系统的成熟有密切的关系，可能有利于建立新的突触联系，促进学习记忆和精力恢复。REM 睡眠期间出现的阵发性表现，可能与心绞痛、哮喘、阻塞性肺气肿缺氧发作等易于发生在夜间有关。

2. 睡眠的机制 睡眠发生的机制至今仍不很清楚，但有众多事实表明，睡眠并非脑活动的简单抑制，而是一个主动过程。研究发现，脑干尾端延髓网状结构、下丘脑后部、丘脑髓板内核群邻旁区、丘脑前核的间脑区域、视前区和 Broca 斜带区与 NREM 睡眠产生有关；REM 睡眠的产生则与脑桥网状结构有关。此外，人们还发现多种促眠因子、激素和细胞因子等有睡眠调节作用。

三、学习与记忆

学习与记忆是密切联系的神经活动过程。学习（learning）是指人和其他动物不断接受外界环境信息而获得新的行为习惯的过程。记忆（memory）是指大脑将获取的信息进行编码、储存及提取的过程。学习与记忆都属于脑的高级活动。部分或完全失去回忆和再认能力称为遗忘。学习是记忆的前提，记忆是学习的结果，二者密不可分并相互依存；记忆和遗忘都是复杂的脑功能活动，所以在发生记忆的同时，伴随的遗忘是正常且不可回避的。

（一）学习的形式

学习可分为非联合型学习（non - associative learning）和联合型学习（associative learning）两种形式。

非联合型学习不需要在刺激和反应之间形成某种明确的联系，只需一种刺激即可产生，是一种简单的学习形式，包括习惯化和敏感化。例如，人们对有规律出现的强噪声会逐渐减弱反应，即出现习惯化，这有助于避免许多无意义信息的干扰；相反，在强的伤害性刺激之后，对弱刺激的反应会加强，即出现敏感化，这有助于强化对有意义信息的应答。

联合型学习是指在时间上很接近的两个事件重复地发生，最后在脑内逐渐形成联系，如条件反射的建立和消退。人类的学习形式多是联合型学习，并且主要是通过语言、文字和符号等进行学习和思维，这样即使没有具体事物的刺激，也能建立许多联系，并把积累起来的知识传承下去，既简化了学习的过程，也提高了学习的效率。经典条件反射和操作式条件反射即属于这种类型的学习。经典条件反射是在非条件反射的基础上，在大脑皮层参与下建立起来的高级反射活动，如望梅止渴。操作式条件反射是受意识控制的更为复杂的条件反射，它要求人或动物必须完成某种动作或操作，并在此基础上建立条件反射。

（二）记忆的形式

根据记忆的储存和回忆方式，记忆可分为陈述性记忆（declarative memory）和非陈述性记忆（non-declarative memory）两类。陈述性记忆是指与特定的时间、地点和任务有关的事实或事件的记忆，其形成依赖海马、内侧颞叶等脑区，又可分为情景式记忆和语义式记忆。前者是对特定事物或场景的记忆，后者是对语言文字的记忆。非陈述性记忆是指对一系列规律性操作程序的记忆，不涉及记忆在海马的滞留时间，如某些技巧性的动作、习惯性的行为和条件反射等。陈述性记忆和非陈述性记忆同时参与学习记忆的过程，可相互转化。例如，在学习骑自行车的过程中需对某些情景有陈述性记忆，一旦学会后，就成为一种技巧性动作，由陈述性记忆转变为非陈述性记忆。

根据记忆保留时间的长短可将记忆分为短时程记忆（short - term memory）和长时程记忆（long - term memory）两类。短时程记忆的保留时间仅几秒到几分钟，其长短仅能满足于完成某项极为简单的工作，如打电话时的拨号。长时程记忆保留时间则可自几小时到数年，有些内容，如与自己和亲人密切相关的信息，可终生保持记忆。短时程记忆通过反复运用和强化可向长时程记忆转化，人类长时程记忆是个容量几乎无限的储存系统。

（三）记忆的过程与遗忘

1. 人类的记忆过程　记忆过程可分为感觉性记忆、第一级记忆、第二级记忆和第三级记忆 4 个阶段

（图 11-24）。感觉性记忆是指由感觉系统获得信息后，首先在脑的感觉区内储存的阶段。历时短暂，不超过 1 秒。感觉性记忆若未经处理即很快消失。感觉性记忆得来的信息，经过加工处理（口头表达和非口头表达），整合成新的连续印象，则转入第一级记忆。第一级记忆的时间也很短，从几秒到几分钟。感觉性记忆和第一级记忆属于短时性记忆。通过反复学习和运用，信息便在第一级记忆中循环，从而延长它在第一级记忆中的停留时间，这样，信息就容易转入第二级记忆中。第二级记忆是一个大而持久的储存系统。发生在第二级记忆中的遗忘是由于先前的或后来的信息干扰所致。有些记忆，如自己的名字和每天都在操作的手艺等，通过长年累月的运用则不易遗忘，它储存在第三级记忆中。第二级记忆和第三级记忆属于长时程记忆。

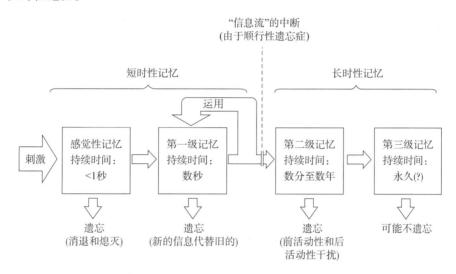

图 11-24　人类记忆过程示意图

2. 遗忘（forgetting）　是指部分或完全失去回忆和再认的能力，是一种正常的生理现象。遗忘在学习过程中即已开始，在感觉性记忆和第一级记忆阶段，遗忘的速率很快，以后逐渐减慢。实验表明，在学习 20 分钟后，学习内容的 41.8% 被遗忘，1 个月后，学习内容的 78.9% 被遗忘。但遗忘并不意味记忆痕迹的消失，因为复习已经遗忘的内容总比学习新的内容容易。产生遗忘的原因与条件刺激长时间不强化而引起的消退抑制和后来信息的干扰等因素有关。遗忘与学习记忆是同时伴行的、既对立又统一的脑高级活动。正常的生理性遗忘实际上具有适应性保护作用，有利于脑内储存更有用的信息。

临床上由于疾病情况所致的记忆功能障碍，称为遗忘症（amnesia），可分为顺行性遗忘症和逆行性遗忘症两类。前者表现为不能保留新近获得的信息，多见于慢性酒精中毒，其发生机制可能是由于信息不能从第一级记忆转入第二级记忆。后者表现为不能回忆脑功能障碍发生之前一段时间内的经历，多见于脑震荡，其发生机制可能是第二级记忆发生了紊乱，而第三级记忆却未受影响。

学习和记忆功能发生障碍，如发病率较高的老年性脑退化症以及多种疾病引起的记忆功能障碍，都将会导致智力减退，进而产生精神和人格的变异，严重影响人类的生活质量。因此，人类深入探索自身学习和记忆功能的奥秘十分必要。

（四）学习和记忆的机制

迄今为止，有关学习和记忆的机制仍不十分清楚。与记忆功能密切有关的脑内结构有大脑皮层联络区、海马及其邻近结构、杏仁核、丘脑和脑干网状结构等。顶叶皮层可能储存有关地点的影像记忆，额叶皮层在短时程记忆中有重要作用。与近期记忆有关的神经结构是海马回路，杏仁核参与情绪有关的记忆。感觉性记忆和第一级记忆可能与中枢神经元的环路联系有关，这种联系可产生后作用和连续活动。突触可塑性可能是学习和记忆的生理学基础。较长时程的记忆与脑内的物质代谢有关，尤其与脑内蛋白质合成有关。有研究表明，脑内乙酰胆碱、儿茶酚胺、GABA、血管升压素等可促进学习和记忆，而缩宫素、阿片肽等则作用相反。

四、语言中枢和大脑皮层功能的一侧优势

语言是人们进行思维和交际的工具，在人类的生活中发挥着十分重要的作用。

（一）大脑皮层的语言中枢

语言是人类特有的认知功能之一。与语言有关的脑区位于大脑侧沟附近。大脑皮层一定区域的损伤可引起各种特殊形式的语言功能障碍（图 11 – 25）。①感觉性失语症：由颞上回后部损伤引起，患者能讲话、书写、看懂文字，也能听见别人的发音，但听不懂别人讲话的含义。②运动性失语症：由中央前回底部前方 Broca 区受损引起。患者能看懂文字，也能听懂别人的谈话，自己却不会讲话（并非与发音有关的结构受损）。③失读症：由角回损伤引起，患者视觉正常，但看不懂文字的含义。④失写症：由额中回后部接近中央前回手部代表区受损引起。患者能听懂别人的讲话和看懂文字，也会说话，但不会书写，手的其他功能正常。以上所述各区在语言功能上既有相互联系也有独立处理语言信息的能力，正常情况下，它们协调活动，得以完成复杂的语言功能。

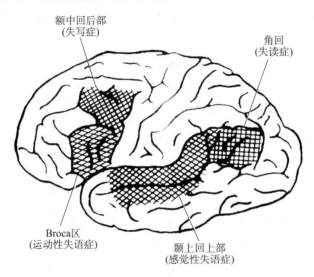

图 11 – 25　大脑皮层与语言功能有关的主要区域

（二）大脑皮层功能的一侧优势

人类两侧大脑半球的功能是不对称的。左侧皮层在语言活动功能上占优势，故称为优势半球（dominant hemisphere）。这种一侧优势的现象仅出现于人类。在主要使用右手的人（右利者），语言活动功能主要由左侧大脑皮层管理，而与右侧皮层无明显关系。一侧优势现象虽与遗传有一定关系，但主要是在后天生活实践中逐步形成，这与人类习惯使用右手有关。2 ~ 3 岁之前的小儿如果发生左侧皮层损伤，其语言活动的紊乱和右侧半球损伤时无明显的区别，说明此时还没有建立起左侧优势，双侧半球均与语言功能活动有关。10 ~ 12 岁后，左侧优势逐步建立，左侧半球若在成年后受损，就很难在右侧皮层再建语言中枢。

研究发现，右侧半球在非语词性的认知功能上占优势，如对空间的辨认、深度知觉、触 – 压觉认识、图像视觉认识、音乐欣赏分辨等。但是这种优势也是相对的，因为左侧半球有一定的非语词性认知功能，右侧半球也有一定的简单的词语活动功能。

上述两侧大脑半球对不同认知功能的优势现象，可通过裂脑（split brain）实验加以证实。在患有

顽固性癫痫发作的患者，为了控制癫痫在两半球之间传布发作，常将患者的胼胝体切断。手术后，患者对出现在左侧视野中的物体（视觉投射到右侧半球）不能用语词说出物体的名称，而对出现在右侧视野中的物体（视觉投射到左侧半球）就可以说出物体的名称，说明语言活动中枢在左侧半球。例如，将一把钥匙的图像置于患者的左侧视野令其认识，他虽不能用语言说出这一图像是"钥匙"，但可闭着眼睛借助于触觉用左手从几件不同的物品中找出一把钥匙，表明他能认识图像所示的物品。正常人能对左侧视野中的物体说出其名称，是因为胼胝体将两侧半球的功能联系起来的结果，证明两侧大脑皮层的认知功能是有相互联系的。

（赵春玲　张文靖）

答案解析

目标检测

1. 简述突触传递的基本过程，并比较兴奋性和抑制性突触传递的异同。

2. 简述周围神经系统胆碱能纤维的分布、与递质结合的受体类型以及递质受体结合后产生的生理效应。

3. 试比较神经纤维兴奋传导和反射中枢内兴奋传递的特征。

4. 对心动过速伴有支气管哮喘的患者，可否使用对 β_1 和 β_2 受体均有阻断作用的药物普萘洛尔？为什么？

5. 试比较特异投射系统和非特异投射系统。

6. 内脏痛与皮肤痛相比有何特点？

7. 何谓脊休克？有何表现和特点？

8. 比较腱反射与肌紧张的异同点。

9. 小脑对躯体运动主要有哪些调节功能？

10. 大脑皮质运动区有哪些功能特征？

11. 举例说明基底神经节受损后的主要表现。

12. 比较交感与副交感神经系统的结构与功能特征。

13. 下丘脑对内脏活动的调节功能有哪些？

书网融合……

本章小结　　　　微课1　　　　微课2　　　　微课3

微课4　　　　微课5　　　　微课6　　　　题库

第十二章 感觉器官

PPT

📖 学习目标

　　1. 掌握 眼的调节；折光异常；视网膜的感光功能；视力，暗适应和明适应，视野；中耳的传音功能。

　　2. 熟悉 感受器的概念及一般生理特性；声音传导途径；耳蜗微音器电位；前庭器官的功能。

　　3. 了解 双眼视觉和立体视觉；人耳的听阈和听域；嗅觉和味觉。

第一节　概　述

　　感觉（sensation）是客观物质世界在脑的主观反映，是机体维持稳态，适应内、外环境不断变化所必需的一种功能。机体接受的各种刺激先作用于不同的感受器或感觉器官，经感受器转换为相应的神经冲动，沿特定的神经通路到达大脑皮层的特定区域，经中枢神经系统的整合或分析处理，最后产生相应的感觉。由此可见，感觉是通过特定的感受器或感觉器官、传入神经和大脑皮层的共同活动而产生的。

一、感受器与感觉器官 🅔 图集 12–1

　　感受器（receptor）是指分布于体表或组织内部的一些专门感受机体内、外环境变化的结构或装置。感受器的结构形式具有多样性，最简单的感受器就是感觉神经末梢，如痛觉和温度觉感受器；有些感受器是在裸露的神经末梢周围包绕一些由结缔组织构成的被膜样结构，如环层小体、肌梭等。另有一些感受器是结构和功能上都高度分化的感受细胞，如视网膜中的视杆细胞和视锥细胞是光感受细胞，耳蜗中的毛细胞是声感受细胞等，这些感受细胞连同它们的附属结构（如眼的屈光系统、耳的集音与传音装置），即构成了复杂的感觉器官（sense organ）。高等动物最主要的感觉器官有眼、耳（包括耳蜗和前庭）、鼻、舌等，这些感觉器官都分布在头部，称为特殊感觉器官。

　　机体的感受器结构多样，功能各异。根据感受器分布部位的不同，可分为内感受器和外感受器，分别感受内、外环境变化。外感受器还可分为远距离感受器和接触感受器，如视、听、嗅觉感受器归属于远距离感受器，而触、压、味、温度觉感受器则归类于接触感受器。内感受器也可再分为本体感受器和内脏感受器。前者有肌梭等，后者则存在于内脏和内部器官中。感受器可按所接受刺激性质的不同而分为机械感受器、温度感受器、化学感受器、电磁感受器、伤害性感受器等。当然有一些感受器只是向中枢神经系统提供内、外环境改变的信息，引起某些调节性反应，并不产生特定的主观感觉，如动脉压力感受器等。

二、感受器的一般生理特性

（一）感受器的适宜刺激

每种感受器通常只对某种特定形式的刺激最敏感，这种形式的刺激就称为该感受器的适宜刺激

（adequate stimulus）。例如，一定波长的电磁波是视网膜感光细胞的适宜刺激，一定频率的机械振动是耳蜗毛细胞的适宜刺激等。但感受器并不只对适宜刺激有反应，非适宜刺激也可引起感受器产生一定的反应，但其引起反应所需的刺激强度通常要比适宜刺激大得多。例如，所有的感受器均能被电刺激所兴奋，压迫眼球可刺激视网膜感光细胞产生光感等。每种感受器都有其特有的感觉阈（sensory threshold）。当刺激时间一定时，引起感受器兴奋所需的最小刺激强度称为强度阈值；而当刺激强度一定时，所需的最短作用时间称为时间阈值。对于某些感受器来说（如皮肤的触觉感受器），当刺激强度和时间一定时，刺激作用还要达到一定的面积，称为面积阈值。对于同一性质的两个刺激，其强度的差异必须达到一定程度才能使人在感觉上得以分辨，这种刚能分辨的两个刺激强度的最小差异，称为感觉辨别阈（discrimination threshold）。

（二）感受器的换能作用

各种感受器都具有将作用于它们的不同刺激能量转换为传入神经的动作电位的功能，这一作用称为感受器的换能作用（transducer function）。因此，可以把感受器看成是生物换能器。换能过程中，感受器受到刺激后，会先在感受器细胞或传入神经末梢产生一种过渡性的膜电位变化，在感受器细胞产生的膜电位变化称为感受器电位（receptor potential），而在相应的传入神经末梢产生的膜电位变化则称为发生器电位（generator potential）。对神经末梢感受器来说，发生器电位就是感受器电位，其换能部位与产生神经冲动的部位相同。所有发生器电位或感受器电位都是通过跨膜信号转导，把不同的外界刺激转换成电位变化的结果。和体内大多数细胞相同，所有感受器细胞对外来不同刺激信号的跨膜转导，主要是通过膜通道蛋白或 G 蛋白耦联受体系统把外界刺激转换成跨膜电信息。例如，肌梭感受器电位的产生是由于机械牵拉造成肌梭感觉神经末梢的变形，从而使机械门控钙通道开放，Ca^{2+} 内流所致；感受器电位电紧张扩布至传入神经末梢，使该处的电压门控钠通道开放，Na^+ 内流而产生动作电位。

感受器电位或发生器电位与终板电位一样，是一种局部电位，不具有"全或无"特性，可发生总和，并以电紧张的形式沿所在的细胞膜扩布。因此，感受器电位或发生器电位可通过改变其幅度、持续时间和波动方向，真实地反映和转换外界刺激信号所携带的信息。

感受器电位或发生器电位的产生并不意味着感受器功能的完成，只有当这些过渡性电变化使该感受器的传入神经纤维发生去极化并产生"全或无"式的动作电位时，才标志着这一感受器或感觉器官换能作用的完成。

（三）感受器的编码功能

感受器在进行换能作用的同时，还把刺激所包含的环境变化的信息也转移到了动作电位的序列之中，这就是感受器的编码（coding）功能。传入神经将此信息传到中枢后，中枢神经系统根据这些电信息的序列而获得对外部世界的认识。

外界刺激的性质、强度以及其他属性是如何进行编码的问题，尚需进一步研究。不同感受器所产生的传入神经冲动都是一些在波形和产生机制上基本相同的动作电位，并无本质上的差别。因此，不同性质的外界刺激不可能通过动作电位的幅度大小或波形变化来编码。目前已知，刺激的强度可通过单一神经纤维上动作电位的频率高低和参与电信息传输的神经纤维数目的多少来编码。许多实验和临床实践中观察到，不同性质感觉的产生，决定于刺激的性质和被刺激的感受器以及传入冲动所到达的大脑皮层的终端部位。因为机体的高度进化，使得某一感受器细胞选择性地只对某种特定性质的刺激发生冲动并循特定的途径到达特定的大脑皮层，引起特定的感觉。所以不论刺激发生于某一特定感觉通路上的哪个部分或是如何引起的，它所引起的感觉都与感受器受到刺激时引起的感觉相同。例如，用电刺激患者的视神经或直接刺激枕叶皮层，都会引起光亮的感觉；肿瘤或炎症等病变刺激听神经时，患者会产生耳鸣的症状。

（四）感受器的适应现象

当恒定强度的刺激持续作用于感受器时，感觉神经纤维上动作电位的频率会逐渐下降，这一现象称为感受器的适应（adaptation）。适应的程度可因感受器的类型不同而有很大的差异，通常可把它们区分为快适应感受器和慢适应感受器两类。快适应感受器对刺激的变化十分灵敏，适于传递快速变化的信息，对生命活动十分重要，以触-压觉感受器为代表。慢适应感受器包括肌梭、关节囊感受器、颈动脉窦压力感受器和颈动脉体化学感受器等。这类感受器在刺激持续作用时，冲动频率通常仅在一开始出现轻微降低，并在较长时间内维持于这一水平。感受器的这种慢适应过程有利于神经系统对体内某些功能活动进行长时间的持续监测及随时调节。例如，潜在的伤害性刺激往往可能引起疼痛的刺激，如果其感受器显示明显的适应，在一定程度上就会失去报警意义。适应并非疲劳，因为对某一强度的刺激产生适应之后，如果再增加该刺激的强度，又可引起传入冲动的增加。

感受器发生适应的机制比较复杂，它可发生在感觉信息转换的不同阶段。感受器的换能过程、离子通道的功能状态以及感受器细胞与感觉神经纤维之间的突触传递特性等均可影响感受器的适应。另外，在压力持续作用期间，由于神经纤维膜内、外的离子重新分布，神经纤维本身对刺激也能逐渐适应，但这个过程要慢得多。

第二节　视觉器官 🄔 图集 12-2

⇒案例引导

> **临床案例**　患者，男，56岁。因左眼视物模糊半个月入院。患者有十余年糖尿病病史，但未坚持服药或给予胰岛素治疗。半个月前无明显诱因出现视物模糊、视力下降，无头痛，无发热，饮食、睡眠尚可。查体：血压120/80mmHg，心率65次/分，空腹血糖14.3mmol/L，视网膜小动脉硬化，直径变小，眼底左视盘水肿，下方见线状出血。初步诊断：左眼缺血性视神经病变，糖尿病。
>
> 讨论：
>
> 1. 试述视觉产生的生理过程。
>
> 2. 患者出现视物模糊、视力下降等症状的原因有哪些？
>
> 3. 糖尿病患者为何会出现视觉病变？

研究表明，在人脑所获得的外界信息中，至少有70%以上来自于视觉（vision）。人类通过视觉系统可以感知外界物体的大小、形状、颜色、明暗、动静和远近等。视觉功能正常与否对个体的生存、学习和工作影响很大。

视觉的外周感觉器官是眼（图12-1）。眼的结构复杂，眼外肌控制眼球运动，巩膜、脉络膜等支持和营养眼球，而折光系统和视网膜则与视觉功能直接相关。折光系统由透明无血管分布的角膜、房水、晶状体和玻璃体组成；感光系统即视网膜，包括色素上皮细胞、感光细胞（视杆细胞和视锥细胞）、双极细胞、神经节细胞、水平细胞和无长突细胞等。人眼的适宜刺激是波长为380~760nm的电磁波，在这个可见光谱的范围内，外界物体发出的光线，透过眼的折光系统成像于视网膜，经感光细胞将外界光刺激所包含的视觉信息转变成生物电信号，并在视网膜中进行编码、加工，由视神经传入视觉

中枢做进一步分析处理，最后形成视觉。 e 微课 12 – 1

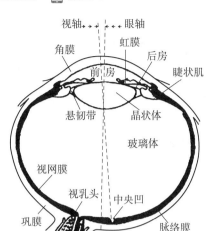

图 12 – 1　人眼球的水平切面示意图

一、眼的折光功能

（一）眼的折光系统的光学特征

按照光学原理，光线透过两个折射率不同的折光体时，其折射特性由界面的曲率半径和两种介质的折射率所决定。人眼的折光系统是一个复杂的光学系统。射入眼内的光线，先后通过角膜、房水、晶状体和玻璃体 4 种折射率不同的媒介，以及 4 个屈光度不等的折射面，即角膜的前、后表面和晶状体的前、后表面。入眼光线的折射主要发生在角膜的前表面。应用几何光学原理进行较复杂的计算发现，正常成年人眼在安静状态不作调节时，它的折光系统后主焦点聚焦于视网膜上，来自远处（6m 以外）物体的各发光点的平行光线，可在视网膜上形成清晰的图像。

（二）眼内光的折射与简化眼

眼的折光系统是由曲率半径不同、折光系数不等的多个折光体构成，要用一般光学原理画出光线在眼内的行进途径和成像情况时，显得十分复杂。因此，有人根据眼的实际光学特性，设计了与正常眼在折光效果上相同，但更为简单的等效光学系统或模型，称为简化眼（reduced eye）。简化眼是假想的人工模型，其光学参数和其他特征与正常眼等值，故可用来分析折光系统的成像情况。简化眼模型由一个前后径为 20mm 的单球面折光体构成，入射光线仅在由空气进入球形界面时折射一次，此球面的折射率为 1.333，曲率半径为 5mm，即节点在球形界面后方 5mm 的位置，第二焦点恰好位于视网膜的位置。这个模型和正常安静时的人眼一样，正好能使平行光线聚焦于视网膜上（图 12 – 2）。

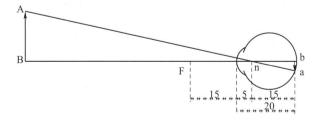

图 12 – 2　简化眼及其成像示意图（单位：mm）

F：前焦点；n：节点；△AnB 和△anb：两个相似直角三角形；如果物距（近似于 Bn）和物体大小（AB）为已知，则可根据相似三角形对应边的比例关系计算出视网膜上物像的大小（ab），也可计算出两三角形对顶角（即视角）的大小

利用简化眼可方便地计算出不同远近的物体在视网膜上成像的大小。如图 12 - 2 所示，△AnB 和 △anb 是具有对顶角的两个相似三角形，由此可得：

$$\frac{AB(物体的大小)}{Bn(物体至节点的距离)} = \frac{ab(物像的大小)}{nb(节点至视网膜的距离)}$$

式中，nb 固定不变，为 15mm，那么，根据物体的大小和物体距眼睛的距离，就可计算出视网膜上物像的大小。实际上，人眼所能看清楚的最小视网膜像的大小，大致相当于视网膜中央凹处一个视锥细胞的平均直径（≈5μm）。正常人的视力限度用人眼所能看清的最小视网膜像的大小来表示，而不能用所能看清楚的物体的大小来表示。因为物像的大小不仅与物体的大小有关，也与物体与眼之间的距离有关。

（三）眼的调节 📱 微课 12 - 2

当眼在看远处（6m 以外）物体时，从物体上发出的光线可认为是平行光线，正常眼不需作任何调节即可在视网膜上形成清晰的像。通常将人眼不作任何调节时所能看清物体的最远距离称为远点（far point）。视近物（6m 以内）时，人眼需要通过一系列的调节，才能产生清晰物像。如果人眼不作调节，从 6m 以内物体上发出的呈不同程度辐射状的光线，通过眼的折光系统将成像在视网膜之后，由于光线到达视网膜时尚未聚焦，因此只能形成一个模糊的视觉形象。人眼的调节亦即折光能力的改变，主要是靠改变晶状体的折光力来实现的。此外，还包括瞳孔的调节和双眼会聚。 📱 微课 12 - 3

1. 晶状体的调节 晶状体是一个富有弹性的双凸透镜形的透明体，位于虹膜之后，其外周通过悬韧带与睫状体相连，睫状体内有睫状肌。当眼看远物时，睫状肌处于松弛状态，这时悬韧带保持一定的紧张度，牵引晶状体，使其形状相对扁平；当看近物时，可反射性地引起睫状肌收缩，悬韧带松弛，晶状体变凸，折光能力增强，从而使物像前移而成像于视网膜上（图 12 - 3）。眼视近物时，晶状体形状的改变是通过反射实现的。其过程如下：当模糊的视觉图像到达视觉中枢时，由此引起的下行冲动经皮层 - 中脑束到达中脑正中核，继而传到动眼神经缩瞳核，再经动眼神经中副交感节前纤维传到睫状神经节，最后经睫状神经到达眼的睫状肌，使其收缩，引起悬韧带松弛，晶状体由于其自身的弹性而向前方和后方凸出，尤以前凸更为明显。由于睫状肌与瞳孔括约肌都受副交感神经支配，其递质为乙酰胆碱，应用阿托品可阻断该神经 - 肌肉接头的兴奋传递，故临床上做某些眼科检查时，常用阿托品点眼来散瞳；但由于阿托品同时阻断了睫状肌的收缩，影响晶状体变凸而使视网膜成像变模糊。

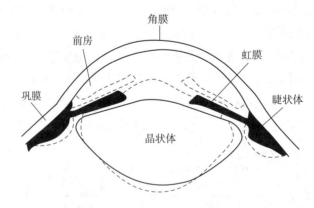

图 12 - 3 视调节前后睫状体位置和晶状体形态的变化示意图
实线：表示安静时的情况；虚线：表示看近物时经过调节的情况

晶状体的最大调节能力可用眼能看清物体的最近距离来表示，这个距离称为近点（near point）。近点可作为判断眼的调节能力大小的指标，近点越近，说明晶状体的弹性越好，即眼的调节能力愈强。晶状体的弹性与年龄有关，例如，10 岁儿童的近点约为 9cm，20 岁左右的成人约为 11cm，而 60 岁时可达

83cm。随着年龄的增长，晶状体的弹性逐渐下降，眼的调节能力也就逐渐减弱，造成近点远移，这种现象称为老视（presbyopia）。老视眼看远处物体时与正常眼无异，只是看近处物体时调节能力减弱，需佩戴凸透镜矫正。

2. 瞳孔的调节　虹膜中间的圆孔称为瞳孔（pupil）。正常人眼瞳孔的直径变动范围是 1.5 ~ 8.0mm，通过瞳孔开大肌和瞳孔括约肌的舒缩来调节。人眼视近物时，可反射性地引起双侧瞳孔缩小，称为瞳孔近反射（near reflex of the pupil）或瞳孔调节反射（pupillary accommodation reflex）。在上述晶状体变凸的反射中，由缩瞳核发出的副交感神经也支配瞳孔括约肌，使其收缩，引起瞳孔缩小。瞳孔缩小可减少入眼的光线量及折光系统的球面像差（像呈边缘模糊的现象）和色像差（像的边缘呈色彩模糊的现象），使视网膜成像更为清晰。

瞳孔的大小主要由环境中光线的亮度所决定，当环境较亮时瞳孔缩小，环境变暗时瞳孔散大。瞳孔的大小由于入射光量的强弱而变化，称为瞳孔对光反射（pupillary light reflex）。瞳孔对光反射与视近物无关，它是眼的一种重要的适应功能，其意义在于调节入眼的光量，使视网膜不会因光线过强而受到损害，也不会因光线过弱而影响视觉。其反射过程是：强光照射视网膜所产生的冲动经视神经传到中脑的顶盖前区，再沿动眼神经中的副交感纤维传出，使瞳孔括约肌收缩，瞳孔缩小。瞳孔对光反射的效应是双侧性的，即光照一侧眼时，双侧瞳孔同时缩小，故又称为互感性对光反射。瞳孔对光反射的中枢位于中脑，因此临床上常将该反射作为判断中枢神经系统病变部位、病情危重程度以及麻醉深度的重要指标。 🔲 微课 12 - 4

3. 双眼会聚　是指当双眼注视某一近物或被视物由远移近时，两眼视轴向鼻侧会聚的现象，也称辐辏反射（convergence reflex）。其意义在于两眼视近物时，物像仍可落在两眼视网膜的对称位置上，避免复视。其反射途径是在上述晶状体调节中传出冲动到达动眼神经核后，经动眼神经传至双眼内直肌，引起该肌收缩，从而使双眼会聚。

（四）眼的折光能力异常

正常人眼无需调节就可使平行光线聚焦在视网膜上，因而可看清远处的物体；看近处物体时，只要物体离眼的距离不小于近点，经过眼的调节，也能看清 6m 以内的物体，这种眼称为正视眼（emmetropia）。若眼的折光能力异常或眼球的形态异常，在安静状态下平行光线不能聚焦于视网膜上，则称为非正视眼（ametropia），也称屈光不正（或折光异常），包括近视、远视和散光（图 12 - 4）。

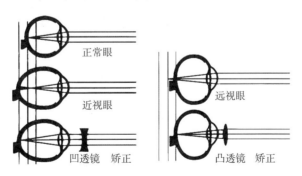

图 12 - 4　眼的折光异常及其矫正

1. 近视（myopia）　是由于眼球前后径过长或折光系统的折光能力过强，使物体发出的平行光线聚焦在视网膜之前，因而在视网膜上形成模糊的物像。近视眼看近物时，由于近物发出的光线呈辐散状态，故不需调节或只需作较小程度的调节，物像便可落在视网膜上。因此，近视眼的近点和远点都移近。近视眼可用凹透镜加以矫正。

2. 远视（hyperopia）　是由于眼球的前后径过短或折光系统的折光能力太弱所致。来自远物的平行光线聚焦于视网膜后方，故不能清晰地成像于视网膜上。远视眼的特点是在看远物时就需调节，看近物时，则需作更大程度的调节才能看清，因此，远视眼的近点比正视眼远。由于远视眼不论看近物还是看远物都需要进行调节，故易发生调节疲劳，甚至产生头痛。远视眼可用凸透镜矫正。

3. 散光　正常人眼的角膜呈正球面，球面上各个方向的曲率半径都相等，因而到达角膜表面各个点上的平行光线经折射后均能聚焦于视网膜上。散光（astigmatism）是指角膜表面在不同方向上曲率半径不同，使平行光线入眼后不能在视网膜上形成焦点，导致视物不清或物像变形。除角膜外，晶状体表面曲率异常也可引起散光。散光可通过佩戴相应的柱面镜进行矫正。

⊕ **知识链接**

有晶体眼后房型人工晶体植入术

有晶体眼后房型人工晶体植入术又称 ICL 手术，它是现代眼科屈光矫治领域又一创新科技成果。ICL 是一种柔软的人工晶体，可安放在人眼晶体前安全区，厚度仅 50μm 左右，植入后还可取出。简单地说，ICL 植入术是将 ICL 安放在眼球屈光系统中的后房间隙，并固定于睫状沟内，以达到长久矫正屈光不正的目的。临床治疗用于矫正大范围的近视、远视和散光，而无需去除或破坏角膜组织，手术后无需缝合。ICL 手术目前被认为是可替代角膜切削手术进行屈光矫正的最新技术，是矫治近视的最新和最安全的技术之一。

（五）房水和眼压

房水（aqueous humor）是充盈于眼的前、后房中的透明液体。房水来源于血浆，由睫状体脉络膜丛产生，由后房依次流经瞳孔、前房、前房角的小梁网，最后经巩膜静脉窦（scleral venous sclerae）进入静脉。房水在生成与回流中保持动态平衡，形成房水循环。

房水具有营养角膜、晶状体及玻璃体的功能。由于房水量的恒定及前、后房容积的相对恒定，因而眼压也保持相对稳定，这对于保持眼球特别是角膜的正常形状与折光能力具有重要意义。人眼的总折光能力与眼内各折光体都有关系，但最主要的折射发生在空气与角膜的接触面上，约占总折光能力的80%。因此，角膜的形状和曲度的改变将明显影响眼的折光能力。如眼球被刺破，将会导致房水流失、眼压下降、眼球变形，从而引起角膜曲度改变。房水循环障碍（如房水排出受阻）会导致眼压增高，眼压的病理性增高称为青光眼（glaucoma），这时除眼的折光异常外，还可引起头痛、恶心等全身症状，严重时可致角膜混浊、视力丧失。

二、视网膜的感光换能功能

视网膜的基本功能是感光换能。物体发出的光线，通过眼的折光系统在视网膜上形成物像，随后刺激视网膜上的感光细胞，将光能转化成视神经上的电活动，最终在视觉中枢形成主观意识上的"像"。

（一）视网膜的结构特点

视网膜（retina）是位于眼球最内层的厚度仅为 0.1～0.5mm 的神经组织，其结构十分复杂。视网膜从外向内大致可分为 4 层，依次为色素上皮层、感光细胞层、双极细胞层、神经节细胞层（图12-5）。

色素上皮层不属于神经组织，其细胞内含有黑色素颗粒和维生素 A，具有防止光线反射和营养感光细胞的作用。

感光细胞层有视杆细胞（rod cell）和视锥细胞（cone cell）两种特殊分化的神经上皮细胞。这两种

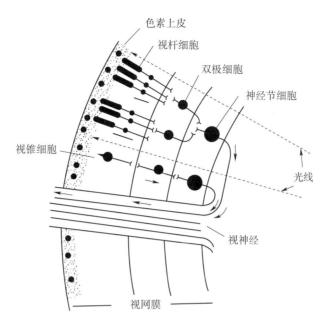

图 12 - 5　视网膜的主要细胞及其联系模式图

箭头表示神经冲动

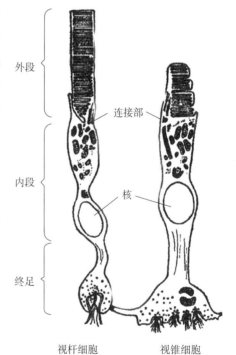

图 12 - 6　感光细胞结构示意图

细胞在形态上均可分为三部分，由外向内依次为外段、内段和终足（图 12 - 6）。视杆细胞的外段呈长杆圆柱状，视紫红质（rhodopsin）集中在该部位。这种视色素是产生视觉的物质基础。视锥细胞外段呈短圆锥状，有三种不同的视色素。两种感光细胞都通过终足与双极细胞建立化学性突触联系，双极细胞再和神经节细胞相联系。

此外，视网膜由黄斑向鼻侧约 3mm 处有一直径约 1.5mm 的淡红色圆盘状结构，称为视神经乳头。这是视网膜上视觉纤维汇集穿出眼球的部位，是视神经的始端。该处无感光细胞，无光感受作用，故称盲点（blind spot）。正常人由于用双眼同时视物，一侧盲点可被对侧眼的视野所补偿，因此感觉不到盲点存在。

（二）视网膜的两种感光换能系统

在人的视网膜中存在两种感光换能系统，即视杆系统和视锥系统。视杆系统由视杆细胞和与之相联系的神经细胞组成，对光的敏感度较高，能感受弱光刺激，无色觉，对物体细节的分辨能力较差，专司暗视觉。视锥系统由视锥细胞和与之相联系的神经细胞组成，对光的敏感度低，只能感受强光，能辨别颜色，且对物体细节具有较高的分辨能力，专司明视觉。

证明视网膜上存在上述两种不同感光换能系统的证据有：①两种感光细胞在视网膜中的分布不同。在中央凹处只有视锥细胞，中央凹外的周边部分则主要是视杆细胞。人眼在明亮处中央凹的视敏度最高，能看清细微结构，有色觉功能；在暗处，视网膜周边部的敏感度较高，能感受弱光刺激，但分辨能力较低，且无色觉。②两种感光细胞的联系方式有所不同。视杆系统的细胞联系中存在较高程度的会聚，而视锥系统会聚程度则低得多。在视网膜周边部，可见多达 250 个视杆细胞经少数几个双极细胞会聚于一个神经节细胞。这使视杆系统没有高分辨能力，但却是刺激得以总和的结构基础。而在中央凹处，可见一个视锥细胞只同一个双极细胞联系，而该双极细胞也只同一个神经节细胞联系的一对一联系方式，这使视锥系统具有很高的精细分辨能力。③不同动物种系的习性不同。某些只在白昼活动的动物，如麻雀、松鼠等，其感光细胞多为视锥细胞；而在夜间活动的动物，如猫头鹰等，其视网膜中只有视杆细胞。④两种感光细胞含有的视色素不同。视杆细胞中只有一种视色素，而视锥细胞却含有三种吸收光谱特性各异的视色素，这符合视杆系统无色觉功能而视锥系统可辨别物体颜色的事实。

（三）视杆细胞的感光换能机制

1. 视紫红质的光化学反应 视紫红质是由一分子视蛋白和一分子视黄醛的生色基团组成的结合蛋白质。当视网膜接受光照时，视杆细胞外段上的视紫红质迅速分解为视蛋白和视黄醛。视黄醛是视紫红质中吸收光的成分，由维生素A氧化而来。视黄醛在光照作用下由11-顺型视黄醛转变为全反型视黄醛。这种光异构导致视黄醛与视蛋白分离，而视蛋白的分子变构经过复杂的信号转导后，诱发视杆细胞发生感受器电位。

视紫红质的光化学反应是可逆的，在暗处又可重新合成，其反应的平衡点取决于光照强度。视杆细胞释放全反型视黄醛，由异构酶将之异构为11-顺型视黄醛，与视蛋白结合后形成视紫红质（图12-7）。此外，全反型视黄醛也可先转变为全反型视黄醇，由异构酶转化为11-顺型视黄醇，再转变为11-顺型视黄醛，最后与视蛋白结合，形成视紫红质。另一方面，储存于色素上皮层中的维生素A，即全反型视黄醇，同样可以转变为11-顺型视黄醛。另外，视网膜中过多的视黄醇也可逆转成为维生素A。人在暗处视物时，合成过程相对较快，视紫红质数量较多，对弱光较敏感；相反，在亮光处时，分解大于合成，视杆细胞几乎失去感受光刺激的能力。事实上，在强光条件下视觉是依靠视锥系统来完成的。在视紫红质分解和再合成的过程中，有一部分视黄醛被消耗，依赖于维生素A来补充。因此，若长期维生素A摄入不足，可影响人的暗视觉，导致夜盲症（nyctalopia）的发生。

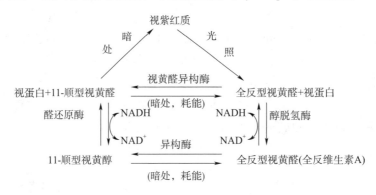

图12-7 视紫红质的光化学反应示意图

2. 视杆细胞的感受器电位 视网膜未经光照时，视杆细胞的静息电位只有-30～-40mV，比一般细胞小得多。这是因为视杆细胞在非光照状态时，外段膜上有相当数量的Na^+通道处于开放状态，可产生稳定的内向电流，称为暗电流（dark current），这时感受器细胞处于去极化状态。当视杆细胞受到光照时，外段膜上的Na^+通道关闭，暗电流减弱或消失，细胞膜出现超极化的电位变化，即感受器电位。

（四）视锥系统的换能和颜色视觉

视锥细胞的视色素也是由视蛋白和视黄醛结合而成，只是视蛋白的分子结构略有不同。这些分子结构的微小差异，决定了与视蛋白结合在一起的视黄醛对某种波长的光线最为敏感，进而区分出了三种视锥色素。当光线作用于视锥细胞外段时，也发生了类似视杆细胞的超极化型感受器电位，最终在相应的神经节细胞上产生动作电位。

1. 色觉与三原色学说　视锥细胞的一个重要功能是辨别颜色。色觉（color vision）属于一种复杂的物理心理现象，是不同波长的光线作用于视网膜后，在视觉中枢形成的主观映像。正常人眼可辨别波长 380~760nm 的 150 余种颜色，每种颜色分别对应一定波长的光线。人类产生色觉的机制尚不清楚，以三原色学说（trichromatic theory）最受认可。该学说认为，在视网膜上存在三种视锥细胞，分别含有对红、绿、蓝三种光敏感的视色素。当某一波长的光线作用于视网膜时，使三种视锥细胞以一定的比例产生不同程度的兴奋，这样的冲动传入中枢，就产生某一种色觉。如红、绿、蓝三种色光按任意不同的比例进行适当的混合，就会产生不同颜色的视觉。

2. 色盲与色弱　色盲（color blindness）是一种对全部颜色或某些颜色缺乏分辨能力的色觉障碍。色盲是由于视网膜缺乏相应的视锥细胞引起的，可分为全色盲和部分色盲。全色盲极为少见，表现为对所有颜色都不能辨别，只能分辨光线的明暗。部分色盲可分为红色盲、绿色盲及蓝色盲，临床上最多见红色盲和绿色盲。色盲绝大多数是遗传因素所致，少数是由于视网膜病变。近年来，科学家已经分离出了编码人的视色素基因，并成功地克隆了三种视锥色素。

有些人因为健康因素或营养不良，视锥细胞的反应能力较弱，使其对颜色的识别能力降低。这种色觉异常通常由后天因素引起，称为色弱（color weakness）。

三、与视觉有关的几种生理现象

（一）视敏度

眼对物体细小结构的分辨能力，称为视敏度（visual acuity），又称视力。视力通常用视角的倒数来表示。视角（visual angle）是指物体上两点发出的光线入眼后通过节点所形成的夹角。视角大小与视网膜像的大小成正比。受试者能分辨的视角越小，其视力越好。视力主要与视锥细胞的功能有关。中央凹处视力最好，而视网膜周边部视力差。

（二）暗适应和明适应

当人长时间在明亮环境中而突然进入暗处时，最初看不见任何东西，经过一定时间后，视觉敏感度才逐渐增高，能逐渐看见在暗处的物体，这种现象称为暗适应（dark adaptation）。相反，当人长时间在暗处而突然进入明亮处时，最初感到一片耀眼的光亮，也不能看清物体，稍待片刻后才能恢复视觉，这种现象称为明适应（light adaptation）。

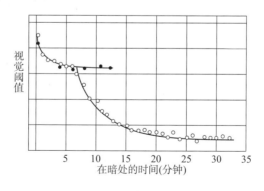

图 12-8　暗适应曲线

○：表示白光对全眼的测定结果；●：表示红光对中央凹测定的结果（即视锥细胞单独的暗适应曲线）

暗适应是人眼在暗处对光的敏感度逐渐提高的过程。在进入暗处 5~8 分钟后，人眼的视觉阈值出现明显下降；此后视觉阈值继续降低，一直到进入暗处 25~30 分钟时，下降到最低点并稳定于这一水平（图 12-8）。上述视觉阈值的第一次下降，主要由视锥细胞的视色素合成增加所致；第二次下降亦为暗适应的主要阶段，与视杆细胞中视紫红质的合成增加有关。

明适应通常在几秒内即可完成。明适应是视杆细胞在暗处积蓄起来的视紫红质，进入亮处遇强光后迅速分解，因而产生耀眼的光感。当视紫红质大量分解后，对光不敏感的视锥色素才能在亮处感光而恢复视觉。

（三）视野

单眼固定注视正前方一点时，该眼所能看到的空间范围，称为视野（visual field）。同一光照条件下，不同颜色的视野大小不一，白色视野最大，黄、蓝色次之，再次为红色，绿色视野最小。视野的大小可能与感光细胞在视网膜的分布范围有关。另外，由于面部结构（鼻和额）阻挡视线也可影响视野的大小，使得颞侧和下方的视野较大，而鼻侧与上方的视野较小。临床上某些视网膜和中枢神经系统的疾病，有特殊形式的视野缺损，因此检查视野可帮助疾病的诊断。

（四）视后像和融合现象

注视一个光源或较亮的物体一定时间后闭上眼睛，这时可感觉到一个光斑，其形状和大小均与该光源或物体相似，这种主观的视觉后效应称为视后像（afterimage）。视后像的持续时间与光刺激强度和时间有关，如果光刺激很强和（或）持续时间很长，那么视后像可持续几天甚至几周。

如果用重复的闪光刺激人眼，当闪光频率较低时，主观上常能分辨出一次又一次的闪光。当闪光频率增加到一定程度时，重复的闪光刺激可引起主观上的连续光感，这称为融合现象（fusion phenomenon）。这种现象是由于闪光间歇时间比视后像的时间更短而产生的。

能引起闪光融合的最低频率称为临界融合频率（critical fusion frequency，CFF），它与闪光刺激的亮度、闪光的光斑大小及被刺激的视网膜部位有关。当光线较暗时，闪光频率低至 3~4 周/秒即可产生融合现象；随着光照强度的增大，临界融合频率可高达 100 周/秒。电影每秒钟放映 24 个画面，电视每秒钟播放 60 个画面，所以观看电影和电视时主观感觉其画面是连续的。视网膜不同部位的临界融合频率不同，愈靠近中央凹，其临界融合频率愈高。另外，闪光的颜色、视角的大小、受试者的年龄及某些药物等因素均可影响临界融合频率，尤其是中枢神经系统疲劳可致临界融合频率下降。劳动生理中常将临界融合频率作为中枢疲劳的指标。

（五）双眼视觉和立体视觉

牛、马、羊等哺乳动物的双眼位于头的两侧，因此，两眼的视野完全不重叠，左、右眼各自感受不同侧面的光刺激，这些动物仅有单眼视觉（monocular vision）。人和灵长类动物的双眼在头部前方，视物时双眼鼻侧视野相互重叠，因此，凡落在此范围内的物体能被两眼同时所见。双眼同时看某一物体时产生的视觉称为双眼视觉（binocular vision）。双眼视物时，两眼视网膜上各形成一个完整的物像，通过眼外肌的精细协调，可使来自物体同一部分的光线成像于两眼视网膜的对称点上，从而产生单一物体的视觉，称为单视。某些疾病，如眼外肌瘫痪或眼球内肿瘤压迫等均可使物像落在两眼视网膜的非对称点上，因而在主观上产生有一定程度互相重叠的两个物体的感觉，称为复视（diplopia）。双眼视觉的优点是可以弥补单眼视野中的盲区缺损，扩大视野，并产生立体视觉。

双眼视物时，主观上可产生被视物体的厚度以及空间的深度或距离等感觉，称为立体视觉（stereoscopic vision）。其主要原因是两眼存在一定距离，同一物体在两眼视网膜上的像并不完全相同，左眼看到物体的左侧面较多，而右眼看到物体的右侧面较多，来自两眼的图像信息经过视觉高级中枢处理后，形成具有立体感的物体形象。然而单眼视物，有时也能产生一定程度的立体感觉，这主要是通过调节和单眼运动而获得的。另外，这种立体感觉的产生也与生活经验、物体的阴影变化等有关。

第三节　听觉器官 图集 12-3

⇒案例引导

临床案例　患者，女，44 岁。左耳阻塞感伴耳鸣、听力下降 2 个月，无其他症状。检查见左耳鼓膜内陷，鼓室积液。血清 VCA-IgA 抗体检查 1：40 阳性。鼻内镜检查鼻咽部左侧壁有肿块，表面不平，色淡红。颈淋巴结未触及。眼球活动佳，伸舌无偏斜。鼻咽和颅底扫描示鼻咽部占位，颅底骨质无破坏；胸片无异常；鼻咽部活检报告为鼻咽未分化癌，临床分期 $T_1N_0M_0$ Ⅰ 期。电测听示左侧传导性耳聋，右耳正常。放疗治疗 1 个月后，患者的听力下降明显改善。初步诊断：早期（Ⅰ期）鼻咽癌，左侧传导性耳聋。

讨论：

1. 听觉产生的生理过程怎样？

2. 试用生理学知识解释为何鼻咽癌患者的首发症状多为耳部症状？

3. 患者治疗 1 个月后，为何听力障碍有显著改善？

听觉器官由外耳、中耳和内耳的耳蜗组成。声波通过外耳和中耳组成的传音系统传递到内耳，经内耳耳蜗的感音换能将声波的机械能转变为听神经上的动作电位，神经冲动沿听神经传至大脑皮层的听觉中枢，产生听觉（hearing）。因此，听觉是由耳、听神经和大脑皮层听觉中枢三者的共同活动来完成的。听觉对动物适应环境和人类认识自然有着重要的意义。

人耳的适宜刺激为振动频率为 20~20000Hz 的空气振动疏密波，即声波；人耳能感受的声波压强（声强或声压）范围为 0.0002~1000dyn/cm²。对每一个频率的声波来说，都有一个刚刚能引起听觉的最小强度，称为听阈（hearing threshold）。当声压在听阈以上继续增加时，听觉的感受也相应增强，但当强度增加到某一程度时会引起鼓膜疼痛感，这个限度称为最大可听阈（maximum hearing threshold）。图 12-9 为人的听力曲线，以声波频率为横坐标，以声压为纵坐标。图中下方曲线表示不同频率的听阈，上方曲线表示其最大可听阈，两者所包含的面积为听域（hearing span）。由图可知，人耳最敏感的声波频率在 1000~3000Hz，人类的语言频率较此略低，主要分布在 300~3000Hz 范围内。

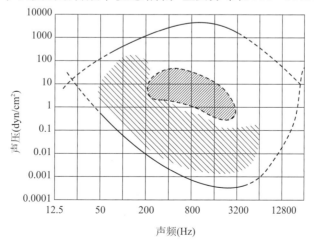

图 12-9　人的正常听域图

中央斜线区为通常的语言听域区，左下方较大的斜线区为次要语言听域区

一、外耳和中耳的传音作用

（一）外耳的功能

外耳由耳郭和外耳道组成。耳郭的形状有助于采音，还可帮助判断声源的方向。外耳道开口于耳郭，终止于鼓膜，是声波传导的通路。根据物理学原理，一端封闭的管道对于波长为其长度4倍的声波能产生最大的共振作用，即增压作用。人类的外耳道长约2.5cm，其共振频率约3800Hz，经实验测量，当频率为3000～5000Hz的声波传至鼓膜时，其强度要比外耳道口增强12分贝。

（二）中耳的功能

中耳由鼓膜、听骨链、鼓室和咽鼓管等结构组成。中耳的主要功能是将声波振动能量高效地传递到内耳淋巴，其中，鼓膜和听骨链在传音过程中起增压作用。

鼓膜是一椭圆形浅漏斗状的薄膜，面积为50～90mm²，厚度约0.1mm，其顶点与锤骨柄相连。鼓膜具有较好的频率响应和较小的失真度。当鼓膜接受频率在2400Hz以下的声波时，其振动可与声波同步。

听骨链由锤骨、砧骨及镫骨三块听小骨依次连接。锤骨柄附着于鼓膜，镫骨脚板与前庭窗（又称卵圆窗）膜相贴，砧骨居中。三块听小骨形成一个固定角度的杠杆，锤骨柄为长臂，砧骨长突为短臂。

声波由鼓膜经听骨链到达前庭窗膜时，其声压增大，而振幅稍减小，这就是中耳的减幅增压作用。其原因主要是：①鼓膜实际的振动面积约59.4mm²，而前庭窗膜的面积仅3.2mm²，二者之比为18.6∶1。如果听骨链传递时总压力不变，则作用于前庭窗膜上的压强为鼓膜上压强的18.6倍。②听骨链杠杆的长臂与短臂之比为1.3∶1，因而通过杠杆的作用在短臂一侧的压力将增大为原来的1.3倍。综上两方面的作用，声波在整个中耳传递过程中总增压效应为24.2倍（18.6×1.3）（图12-10）。

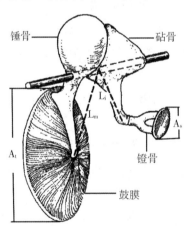

图12-10　中耳的传音和增压功能示意图

A 和 As 分别为鼓膜和镫骨脚板的面积；Lm 和 Li 为杠杆长臂（锤骨柄）和短臂（砧骨长突）的长度

咽鼓管是连接鼓室和鼻咽部的通道，其鼻咽部的开口常处于闭合状态，在吞咽、打哈欠时开放。咽鼓管的主要功能是保持鼓室内压与外界大气压的平衡，这对维持鼓膜的正常形状、位置和振动性能有重要意义。咽鼓管若因炎症被阻塞，可导致鼓室内的空气被吸收，鼓室内压降低，使鼓膜内陷而引起耳鸣、耳痛等症状，影响听力。

（三）声波传入内耳的途径

声音可通过气传导与骨传导两种途径传入内耳。正常情况下以气传导为主。

1. 气传导　声波经外耳道、鼓膜、听骨链和前庭窗膜进入耳蜗，这一传导途径称为气传导（air conduction），是声波传导的主要途径。此外，鼓膜振动也可引起鼓室内空气的振动，再经圆窗传入耳蜗。但这一途径在正常情况下并不重要，只有当鼓膜穿孔或听骨链运动障碍时方可发挥一定的代偿作用。

2. 骨传导　声波直接引起颅骨的振动，进而引起位于颞骨骨质中的耳蜗内淋巴的振动，这个途径称为骨传导（bone conduction）。骨传导的敏感性低，在正常听觉的形成中作用甚微。

当鼓膜或中耳病变引起传音性耳聋时，气传导明显受损，而骨传导却不受影响，甚至相对加强。但当耳蜗病变引起感音性耳聋时，气传导和骨传导均减弱。因此，临床上常用音叉检查患者气传导和骨传导受损的情况，来判断听觉障碍的产生部位和原因。

二、内耳的感音作用　📱微课 12 – 5

内耳又称迷路（labyrinth），由耳蜗（cochlea）和前庭器官（vestibular apparatus）组成。耳蜗的主要作用是将传递到耳蜗的机械振动转变为听神经纤维上的动作电位。前庭器官的功能将在本章第四节中阐述。

（一）耳蜗的结构要点

耳蜗是由一条骨性管腔盘绕中间锥形骨轴（蜗轴）旋转 2.5 ~ 2.75 周所形成。耳蜗管的横断面上可见斜行的前庭膜和横行的基底膜将管道分为三个腔，分别称为前庭阶、鼓阶和蜗管。前庭阶在耳蜗底部与前庭窗膜相接，鼓阶在耳蜗底部与圆窗膜相接，两个管腔中均充满外淋巴，在耳蜗顶部相交通。蜗管则是一个充满内淋巴的盲管。基底膜上的声音感受器（柯蒂器，organ of Corti）由内、外毛细胞及支持细胞等组成（图 12 – 11）。蜗管的近蜗轴侧有一行纵向排列的内毛细胞，靠外侧有 3 ~ 5 行纵向排列的外毛细胞。每个毛细胞的顶部表面均有上百条排列整齐的听毛，外毛细胞中较长的听毛埋植于胶冻状的盖膜中。盖膜在内侧连蜗轴，外侧游离在内淋巴中。毛细胞顶部与内淋巴接触，底部与外淋巴接触，其底部有丰富的听神经末梢。人类一侧耳蜗的内毛细胞约为 3500 个，外毛细胞约为 16000 个。听神经 90% ~ 95% 的传入纤维分布在内毛细胞上，只有 5% ~ 10% 的传入纤维分布在外毛细胞。

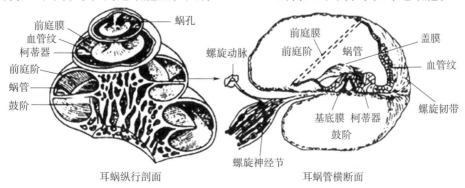

图 12 – 11　耳蜗及蜗管的切面图

（二）耳蜗的感音换能作用

1. 基底膜振动和行波理论　当声波振动通过听骨链传至前庭窗膜时，压力变化即刻传递给耳蜗内的淋巴液和膜性结构。如果前庭窗膜内陷，前庭膜和基底膜则下移，使鼓阶的外淋巴压迫圆窗膜，导致圆窗膜外凸；相反，当前庭窗膜外凸时，整个耳蜗内的淋巴液和膜性结构又作相反方向的移动，如此反复，形成振动（图 12-12）。在正常气传导的过程中，圆窗膜起缓冲耳蜗内压力变化的作用。基底膜的振动从底部开始，就按照行波（travelling wave）方式向耳蜗的顶部方向传播。声波频率不同，行波传播的距离和最大振幅出现的部位也就不同。声波频率越高，行波传播越近，最大振幅出现的部位愈靠近耳蜗底部；相反，声波频率愈低，行波传播的距离愈远，最大振幅部位愈靠近蜗顶（图 12-13）。对于每一个声波频率来说，在基底膜上都有一个特定的行波传播距离和最大振幅区，该区的毛细胞受到的刺激最强，与这部分毛细胞相联系的听神经纤维上的传入冲动最多。因此，来自基底膜不同区域的听神经冲动传到中枢的不同部位，就可引起不同音调的感觉。这可能就是人耳区分不同音调声音的基础。动物实验和临床研究都已证实，耳蜗底部受损时主要影响高频听力，而耳蜗顶部受损时主要影响低频听力。

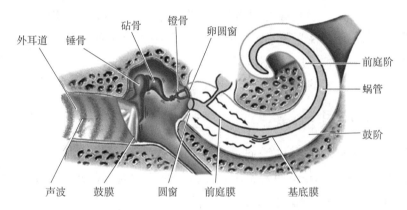

图 12-12　声波引起基底膜振动示意图

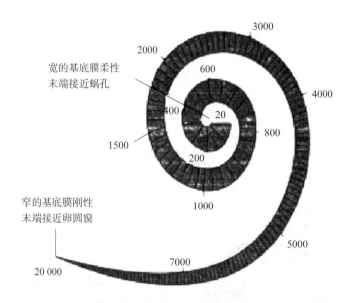

图 12-13　不同频率纯音引起基底膜产生最大振动的部位示意图
数字表示声波频率（Hz）；随着声波频率增大，行波传播的距离越近

2. 毛细胞兴奋与感受器电位　如图 12-14 所示，外毛细胞的一些听毛埋植于盖膜中，当行波引起基底膜振动时，盖膜与基底膜之间相对位置发生改变，使听毛受到剪切力的作用而发生弯曲或偏转；内

毛细胞的听毛呈游离状态，内淋巴的运动可使其弯曲或偏转。毛细胞顶部听毛的弯曲或偏转是对声波振动刺激的一种特殊反应形式，也是引起毛细胞兴奋并将机械能转变为生物电的开始。

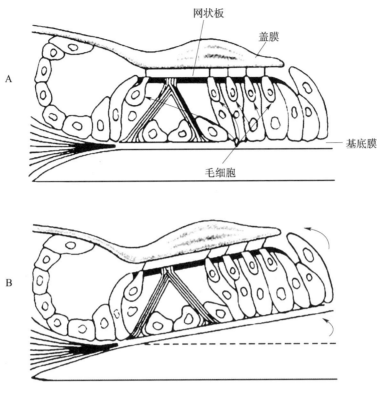

图 12－14　基底膜和盖膜振动时毛细胞顶部纤毛受力情况示意图

A：静止时的情况；B：基底膜在振动上移时，听毛因与盖膜间切向运动弯向蜗管外侧

在毛细胞的顶部有机械门控离子通道，也称机械电换能通道，该通道对机械力非常敏感。当静纤毛处于相对静止时，少部分通道开放并伴有少量的离子内流；如果内淋巴振动，会引起毛细胞上的听毛向不同方向弯曲或偏转，导致毛细胞膜上的机械门控离子通道开放或关闭，造成膜的去极化或超极化，经一系列过渡性的电位变化，最终引起听神经纤维产生动作电位，从而完成耳蜗的感音换能作用。

（三）耳蜗的生物电现象

1. 耳蜗内电位　耳蜗各阶内充满着淋巴，其中，前庭阶和鼓阶中是外淋巴，而蜗管中则是内淋巴。内、外淋巴在离子成分上差异很大：内淋巴中的 K^+ 浓度为外淋巴的 30 倍，而外淋巴中的 Na^+ 则比内淋巴高 10 倍。这就造成静息状态下耳蜗不同部位之间存在着电位差。在耳蜗未受刺激时，如果以鼓阶外淋巴电位为参考零电位，则测得蜗管内淋巴的电位为 $+80mV$ 左右，称为耳蜗内电位（endocochlear potential，EP），也称内淋巴电位（endolymphatic potential）。此时毛细胞的静息电位为 $-70 \sim -80mV$。由于毛细胞顶端与其他部位的细胞膜分别浸浴在内、外淋巴中，因此，毛细胞顶端膜内、外的电位差可达 $150 \sim 160mV$，而毛细胞底部细胞膜内外的电位差仅有 80mV 左右，这是毛细胞电位与一般细胞的不同之处。目前已证明，内淋巴中正电位的产生和维持与蜗管外侧壁血管纹细胞的活动密切相关。缺氧、毒毛花苷及临床常用的利尿药（如依他尼酸和呋塞米）均可引起内淋巴正电位不能维持，从而导致听力障碍。

2. 耳蜗微音器电位　当耳蜗受到声音刺激时，在耳蜗及其附近结构所记录到的一种与作用声波的频率和幅度完全一致的电位变化，称为耳蜗微音器电位（cochlear microphonic potential，CM）（图 12－15）。耳蜗微音器电位无真正的阈值，可以总和，其本质是耳蜗多个毛细胞在接受声音刺激时产生

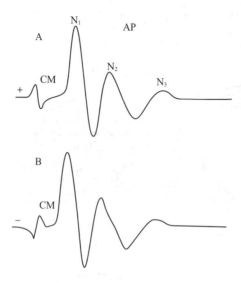

图 12 - 15　耳蜗微音器电位及听神经动作电位

CM：微音器电位；AP：听神经动作电位，包括 N_1、N_2、N_3 三个负电位。A 与 B 对比表明，

声音位相改变时，微音器电位位相倒转，但听神经动作电位位相不变

的感受器电位的复合表现。耳蜗微音器电位潜伏期极短，没有不应期，不易疲劳，不发生适应现象。在低频范围内，耳蜗微音器电位的振幅与声压呈正变关系。

3. 总和电位　在高频率、高强度的短纯音刺激时，蜗管或鼓阶内可记录到一种直流性质的电位变化，即总和电位（SP）。它是一个复合电位，包括毛细胞感受器的电活动和听神经末梢的兴奋性突触后电位，以前者为主。毛细胞完全破坏后，总和电位基本消失。

三、听神经动作电位

听神经动作电位是耳蜗对声音刺激所产生的一系列反应中最后出现的电位变化，是耳蜗对声音刺激进行换能和编码的结果，其作用是向听觉中枢传递声音的信息。根据引导方法的不同，可分为听神经复合动作电位和单纤维动作电位。

（一）听神经复合动作电位

听神经复合动作电位是由耳蜗微音器电位经总和而触发生成的，它是所有听神经纤维产生的动作电位的总和，反映了整根听神经的兴奋状态。持续声刺激所产生的复合听神经动作电位和微音器电位重叠在一起；而脉冲声刺激（如短声）所记录到的反应波形的起始部分为微音器电位，潜伏期后才出现听神经动作电位。如图 12 - 15 中，N_1、N_2、N_3 就是从整根听神经上记录到的复合动作电位，其振幅取决于声强、兴奋的纤维数及多个神经纤维放电的同步化程度。

（二）听神经单纤维动作电位

如果将微电极刺入听神经纤维内，可记录到单一听神经纤维的动作电位，这是一种"全或无"式的电位变化，安静时可自发放电，声音刺激时放电频率增加。不同的听神经纤维对不同频率的声音敏感性不同，用不同频率的纯音进行刺激时，某一特定的频率仅需一个微小的刺激强度便可使某一听神经纤维发生兴奋，这个频率即为该听神经纤维的特征频率（characteristic frequency，CF）或最佳频率。随着声音强度的增加，单一听神经纤维上放电的频率增加，同时产生放电的神经纤维数量也在增加。每一条听神经纤维都有自己的特征频率。听神经纤维的特征频率与该纤维末梢在基底膜上的起源部位有关，特征频率高的起源于耳蜗底部，特征频率低的则起源于耳蜗顶部。这也是人耳对于不同频率声音刺激编码作用的基础之一。

第四节 前庭器官

人和动物进行各种活动时必须保持正常的姿势。正常姿势的维持依赖于前庭器官、视觉器官和本体感觉感受器的协同活动，其中，前庭器官的作用最为重要。前庭器官由内耳中的三个半规管、椭圆囊和球囊组成，是人体感知自身姿势、运动状态及头部在空间位置的感受器，在保持身体的平衡中起重要作用。

一、前庭器官的感受装置和适宜刺激

（一）前庭器官的感受细胞

前庭器官的感受细胞是毛细胞。每个毛细胞顶端有两种纤毛，其中一种位于细胞的一侧边缘处，为最长的一条，称为动纤毛（kinocilium）；其余呈阶梯状排列，数量较多（60～100 条）、较短的纤毛，为静纤毛（stereocilium）（图 12 – 16）。毛细胞的底部有大量的感觉神经纤维末梢分布。毛细胞的适宜刺激是与纤毛的生长面呈平行方向的机械力的作用。当纤毛处于自然状态时，测得细胞的静息电位为 −80mV，同时与毛细胞相联系的神经纤维上有一定频率的持续放电。当外力使静纤毛朝向动纤毛一侧弯曲时，毛细胞膜即发生去极化，如果达到阈电位（−60mV）水平，传入神经冲动发放频率就增加，表现为兴奋效应；相反，当外力使静纤毛向背离动纤毛的一侧偏转时，则毛细胞膜发生超极化，传入神经纤维的放电频率减少，表现为抑制效应（图 12 – 16）。这是前庭器官毛细胞感受外界刺激的一般规律，其换能机制与耳蜗毛细胞类似。正常条件下，头部在空间位置的变化和机体运动状态的改变都能以特定的方式改变毛细胞纤毛的倒向，使相应神经纤维的冲动发放频率发生变化。这些信息传输到中枢，就可引起特定的运动觉和位置觉，并出现相应的躯体和内脏功能的反射性变化。

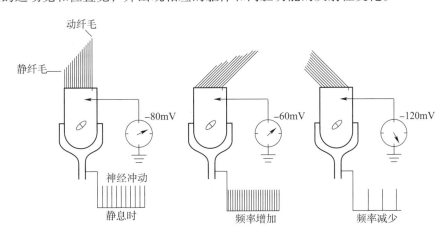

图 12 – 16 前庭器官中毛细胞顶部纤毛受力情况与电位变化关系示意图

（二）前庭器官的适宜刺激和生理功能

人体两侧内耳分别有上、外、后三个半规管（semicircular canal），各自代表空间的三个平面。外半规管又称水平半规管，当头向前倾 30°时，外半规管与地面平行，另两个半规管则与地面垂直。每个半规管与椭圆囊连接处的膨大部分，称为壶腹（ampulla）；壶腹内有一块隆起的结构，称为壶腹嵴（crista ampullaris），其中有一排毛细胞面对管腔，毛细胞顶部的纤毛都埋植在一种胶质性的圆顶形壶腹帽（cupula）之中。毛细胞上动纤毛与静纤毛的相对位置是固定的。在水平半规管内，当内淋巴由管腔朝向壶腹移动时，静纤毛向动纤毛一侧弯曲，引起毛细胞兴奋；而内淋巴离开壶腹时，则静纤毛向相反的方向弯曲，使毛细胞抑制。在上半规管和后半规管，因毛细胞排列方向的不同，内淋巴流动的方向与毛细胞反应的方式正好相反，即离开壶腹方向的流动引起毛细胞兴奋，朝向壶腹的流动则引起毛细胞抑制。

壶腹嵴的适宜刺激是正、负角加速度运动。人体三个半规管所在的平面相互垂直，因此可以感受空间任何方向的角加速度运动。旋转开始时，由于惯性，半规管腔中内淋巴的启动晚于人体和半规管，因此，当人体向左旋转时，左侧水平半规管中的内淋巴将向壶腹的方向流动，使该侧毛细胞产生较多的神经冲动；与此同时，右侧水平半规管中内淋巴向远离壶腹的方向流动，于是右侧水平半规管壶腹传向中枢的冲动减少。当旋转突然停止时，由于内淋巴的惯性作用，两侧壶腹中毛细胞纤毛的倒向和冲动发放情况正好与旋转开始时相反。左右两侧毛细胞不同频率的冲动传到中枢时，就可使机体产生变速旋转运动的感觉。内耳迷路内的其他两对半规管也接受与它们所处平面方向相一致的变速旋转运动的刺激。

椭圆囊（utricle）和球囊（saccule）的毛细胞位于囊斑（macula）上，毛细胞的纤毛埋植于位砂膜中。位砂膜内含位砂，是一种胶质板。位砂的密度大于内淋巴，具有较大的惯性。椭圆囊和球囊囊斑的适宜刺激是直线加速度运动。当人体直立而静止不动时，椭圆囊囊斑的平面与地面平行，位砂膜在毛细胞纤毛的上方，而球囊囊斑的平面则与地面垂直，位砂膜悬在纤毛的外侧。在这两种囊斑上，几乎每个毛细胞的排列方向都不完全相同。这有利于分辨机体在囊斑平面上所进行的变速运动的方向。当头的位置发生改变或囊斑受到不同方向的重力及变速运动刺激时，毛细胞与位砂的相对位置发生改变，使得其中有些毛细胞发生兴奋，有些则发生抑制。不同毛细胞综合活动的结果，可引起特定方向的变速运动感觉，还可反射性地引起肌张力的改变，从而使机体在各种姿势和运动情况下保持身体的平衡。

二、前庭反应

（一）前庭姿势调节反射

来自前庭器官的传入冲动，除引起运动觉和位置觉外，还可引起各种姿势的调节反射。例如，当汽车突然开动时，由于惯性，身体会向后倾倒，与此同时，椭圆囊的位砂因其惯性使囊斑毛细胞的纤毛向后弯曲，其传入信息即反射性地引起躯干部屈肌和下肢伸肌收缩，从而使身体向前倾以维持身体的平衡。乘电梯上升时，球囊中的位砂使毛细胞纤毛向下弯曲，可反射性地引起伸肌抑制而使下肢屈曲；当电梯下降时，位砂对囊斑的刺激作用可导致伸肌收缩，下肢伸直。这些都是前庭器官的姿势反射，其意义在于保持机体一定的姿势和维持身体平衡。

（二）前庭自主神经反应

当前庭器官受到过强或过长时间的刺激时，通过前庭神经核与网状结构的联系，常引起自主神经功能失调，导致心率加速、血压下降、呼吸加快、出汗、皮肤苍白、恶心、呕吐、眩晕等症状，称为前庭自主神经反应（vestibular autonomic reaction）。其主要表现为迷走神经兴奋占优势的反应。某些前庭器官功能过敏者，一般的前庭刺激也会引发自主神经反应，可导致晕车、晕船等。

（三）眼震颤

眼震颤（nystagmus）是躯体作旋转变速运动时引起的眼球不自主的节律性运动。如水平半规管受到刺激（如以身体纵轴为轴心的旋转运动）时，可引起水平方向的眼震颤；上半规管受刺激（如侧身翻转）时，可引起垂直方向的眼震颤；而后半规管受刺激（如前、后翻滚）时，可发生旋转性眼震颤。

以水平方向的眼震颤为例，当头与身体向左旋转时，由于内淋巴的惯性，使左侧半规管壶腹嵴的毛细胞受刺激增强，而右侧正好相反，从而反射性地引起相应眼外肌的收缩和另一些眼外肌的舒张，于是出现两眼球缓慢向右移动，这一过程称为眼震颤的慢动相（slow component）；当眼球移动到两眼裂右侧端时，又突然迅速地向左侧移动，这一过程称为眼震颤的快动相（quick component）；之后再进行新的慢动相和快动相，反复交替。当旋转变为匀速转动时，旋转虽在继续，但眼震颤停止，眼球回到眼裂正中。当旋转突然减速或停止时，又出现与旋转开始时方向相反的慢动相和快动相组成的眼震颤（图12-17）。开始旋转时，眼震颤慢动相的方向与旋转方向相反，是由于前庭器官毛细胞受刺激而引起的，而快动相的方向与旋转方向一致，是中枢进行矫正的运动。临床上用快动相来表示眼震颤的方向。眼震颤试验通常是让受试者在20秒内旋转10次后突然停止旋转，然后检查旋转后的眼震颤。眼震颤的正常持续时间为20~40秒，频率为5~10次/分。如果眼震颤的持续时间过长，则说明前庭功能过敏。这类人易发生晕车、晕船及航空病。如果眼震颤的持续时间过短，则说明前庭功能减弱。某些前庭器官有病变的患者，眼震颤消失。

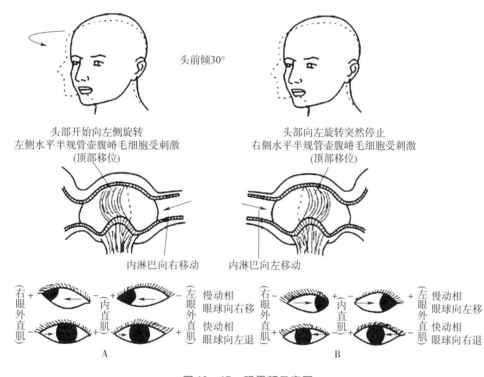

图 12 - 17　眼震颤示意图

A：头前倾30°，旋转开始时的眼震颤方向；B：旋转突然停止时的眼震颤方向

第五节　嗅觉与味觉

一、嗅觉

嗅觉（olfaction）感受器位于上鼻道及鼻中隔后上部的嗅上皮，两侧总面积约为5cm^2。嗅上皮由嗅细胞、支持细胞、基底细胞和 Bowman 腺组成。嗅细胞属于神经元。嗅细胞的顶部有4~25条短而细的纤毛，埋于上皮的黏液之中；细胞的底端（中枢端）的嗅丝穿过筛骨直接进入嗅球。

嗅觉感受器的适宜刺激是空气中有气味的化学物质，即嗅质。通过呼吸，这些分子被嗅上皮吸收，并扩散到嗅细胞的纤毛，与纤毛表面膜上的特异受体结合，导致膜上化学门控钙通道开放，引起感受器细胞去极化，并以电紧张形式扩布至嗅细胞的轴突始段处产生动作电位，沿轴突传向嗅球，进而传至更高级的嗅觉中枢，引起嗅觉。自然界中能引起嗅觉的气味物质可达两万余种，而人类只有1000种左右的嗅感受器细胞。这些嗅感受器细胞通过各种不同的组合，形成大量的嗅质模式，通过这些模式，人类能辨别和记忆1万种不同的气味。

通常把人与动物对嗅质的敏感程度称为嗅敏度（olfactory acuity）。嗅敏度可明显受某些疾病的影响，如感冒、鼻炎等。因此，即使是同一个人，其嗅敏度的变动范围也很大。嗅觉的另一个明显特点是适应较快，所谓"入芝兰之室，久而不闻其香，入鲍鱼之肆，久而不闻其臭"，就是嗅觉适应的典型例子。

二、味觉

味觉（gustation）感受器是味蕾（taste bud），主要分布在舌的背部表面和舌缘，口腔和咽部黏膜表面也有散在的分布。味蕾由味细胞、支持细胞和基底细胞组成。味细胞的顶端有纤毛，称味毛，是味觉感受的关键部位。味觉感受器的适宜刺激是食物中有味道的物质，即味质。

人舌表面的不同区域对不同味质刺激的敏感程度不一样，一般是，舌尖部对甜味比较敏感，舌两侧对酸味比较敏感，而舌两侧的前部则对咸味比较敏感，软腭和舌根部对苦味比较敏感。味觉的敏感度还受刺激物本身温度的影响，在20~30℃之间，味觉的敏感度最高。

味道是千变万化的，但都由酸、甜、苦、咸4种基本味道合成。人类能分辨的第5种基本味道是"鲜味"。尽管目前对"鲜味"的认识远不如其他4种，但它确实是一种独特的、能够清楚区分的味觉。味觉强度与味质的浓度有关，即使是同一种味质，由于其浓度不同，所产生的味觉也不相同，浓度大于0.04mol/L的食盐溶液引发的是咸味，而0.01~0.03mol/L的食盐溶液呈微弱的甜味。

实验证明，一个味感受器并不只对一种味质起反应，而是对酸、甜、苦、咸均有反应，只是反应的程度不同而已。但4种基本味觉的换能或跨膜信号转导机制并不完全相同。总之，引起各种味觉的物质的种类繁多，目前对其换能机制尚不十分清楚。味细胞产生的感受器电位通过突触传递引起感觉神经末梢产生动作电位，传向味觉中枢，中枢可能通过来自传导4种基本味觉的专用线路上神经信号的不同组合来认知基本味觉以外的各种味觉。

随年龄的增长，味蕾萎缩，味觉的敏感度也随之下降。味觉感受器也是一种快适应感受器，某种味质长时间刺激时，味觉的敏感度就迅速降低。通过舌的运动移动味质的部位，可使适应变慢。

（潘　虹）

目标检测

答案解析

1. 简述感受器的概念及其一般生理特性。
2. 正常眼视近物时发生哪些调节活动？
3. 简述近视、远视、散光的特点、原因和矫正方法。
4. 简述视网膜两种感光细胞的分布及其功能特征。
5. 为什么长期维生素A摄入不足会引起夜盲症？
6. 简述声波传入内耳的途径。

7. 电影放映速度为每秒 24 个画面，为什么观看电影时主观感觉其画面是连续的？

8. 简述前庭器官的适宜刺激及功能。

9. 为什么冷水进入一侧耳内，可导致头晕、恶心等自主神经功能改变？

书网融合……

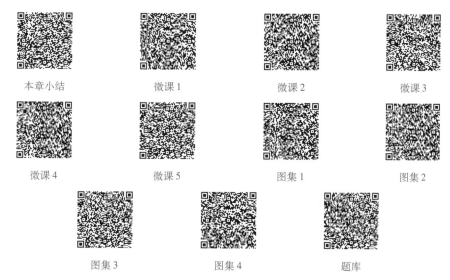

本章小结　　　　微课 1　　　　微课 2　　　　微课 3

微课 4　　　　微课 5　　　　图集 1　　　　图集 2

图集 3　　　　图集 4　　　　题库

参考文献

［1］ 朱大诚. 生理学［M］. 北京：中国医药科技出版社，2016.

［2］ 朱大诚. 生理学［M］.2 版. 北京：清华大学出版社，2017.

［3］ 赵铁建，朱大诚. 生理学［M］.5 版. 北京：中国中医药出版社，2021.

［4］ 王庭槐. 生理学［M］.9 版. 北京：人民卫生出版社，2018.

［5］ 邵水金，朱大诚. 解剖生理学［M］.3 版. 北京：人民卫生出版社，2021.

［6］ 朱大诚，杜友爱. 生理学［M］. 北京：人民军医出版社，2013.

［7］ 唐四元. 生理学［M］.4 版. 北京：人民卫生出版社，2017.

［8］ 唐晓伟，唐省三. 人体解剖生理学［M］.3 版. 北京：中国医药科技出版社，2017.

［9］ Guyton A C. Textbook of Medical Physiology［J］.11th edition，WB Saunders，2006.

［10］ 管又飞，朱进霞，罗自强. 医学生理学［M］.4 版. 北京：北京大学医学出版社，2018.

［11］ 王庭槐. 生理学［M］.3 版. 北京：高等教育出版社，2015.

［12］ 孙庆伟，李良东，蒋绍祖. 生理学［M］. 北京：中国医药科技出版社，2014.

［13］ 高明灿. 生理学［M］. 北京：人民卫生出版社，2021.

［14］ 李国彰. 生理学［M］. 北京：人民卫生出版社，2004.

［15］ 杨桂染. 生理学［M］. 北京：人民卫生出版社，2018.

［16］ 白波. 生理学［M］. 北京：人民卫生出版社，2018.

［17］ 高明灿，张义伟. 生理学［M］.3 版. 北京：科学出版社，2016.

［18］ 葛均波，徐永健，王辰. 内科学［M］.9 版. 北京：人民卫生出版社，2020.

［19］ 万学红，卢雪峰. 诊断学［M］.9 版. 北京：人民卫生出版社，2018.

［20］ 步宏，李一雷. 病理生理学［M］.9 版. 北京：人民卫生出版社，2018.

［21］ 管怀进. 眼科学［M］.2 版. 北京：科学出版社，2013.

［22］ 杨培增，范先群. 眼科学［M］.9 版. 北京：人民卫生出版社，2018.